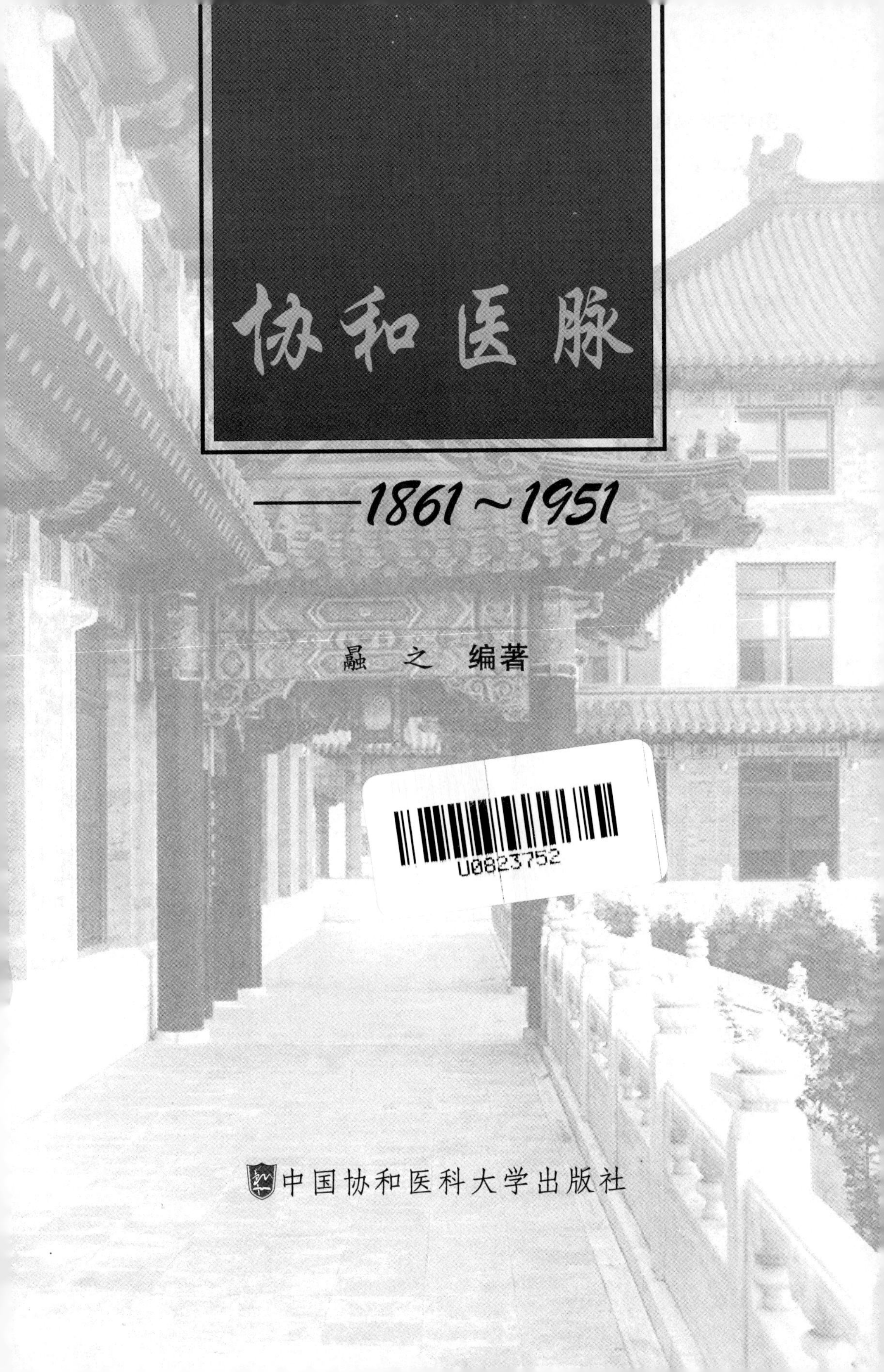

协和医脉

——1861～1951

聶 之 编著

中国协和医科大学出版社

图书在版编目（CIP）数据

协和医脉：1861～1951／聶之著．—北京：中国协和医科大学出版社，2014．5

ISBN 978-7-5679-0071-4

Ⅰ．①协… Ⅱ．①聶… Ⅲ．①医院-历史-北京市-1861～1951 ②北京协和医学院-校史-1861～1951 Ⅳ．①R199．2 ②R-40

中国版本图书馆 CIP 数据核字（2014）第 065261 号

协和医脉——1861～1951

编　　著：聶　之
责任编辑：韩　鹏
特邀编审：谢　阳

出版发行：中国协和医科大学出版社
（北京东单三条九号　邮编 100730　电话 65260378）
网　　址：www.pumcp.com
经　　销：新华书店总店北京发行所
印　　刷：北京佳艺恒彩印刷有限公司

开　　本：710×1000　1/16 开
印　　张：25．5
字　　数：400 千字
版　　次：2014 年 6 月第 1 版　2014 年 6 月第 1 次印刷
印　　数：1—3000
定　　价：65．00 元

ISBN 978-7-5679-0071-4

谨以此书献给所有协和先贤

序　一

2013年，于92岁的协和来说，是值得记忆的年份。一百年前的今天，1913年5月，美国石油大王洛克菲勒先生创建了洛克菲勒基金会，次年派出“中国医学考察团”来到中国，筹划建立远东地区最好的医学院和医院。八年后，也就是1921年，按照当时世界上最为先进的“约翰·霍普金斯”医学教育理念和模板创办的北京协和医学院及协和医院诞生了。当年的缔造者们为协和设定了明确的办院方向，“建立协和的目的是制定标准，培养医界领袖，充当中国医学未来的领导者和教育者，从而影响整个国家”。

沿着这一目标和方向，先辈们恪守科学精神，矢志不渝，使协和在国运危殆、民生凋敝的时代站在了世界医学巅峰。“黄金时代”的协和天才喷涌、大家不绝，成为中国近现代西医学的发源地，并左右了中国现代医学的走向。其影响力不仅体现在输出人才、制定规范和标准上，更重要的是积淀形成了一种精神风范和内在品质，概括地讲就是科学精神和人文精神，让协和后辈深深受益至今。

随着中国社会经济文化的全方位发展和兄弟医院的快速进步，协和的学术地位早已由当年的“鹤立鸡群”变为“鹤立鹤群”。尽管在上海复旦大学医院管理研究所公布的中国最佳医院排行榜上，协和连续三年位居榜首，但兄弟医院与我们的差距越来越小。这些年总有各界朋友问起，协和会不会像英国贵族那样逐渐走向没落？其实这也是当代协和人对自己的不断拷问。

协和无疑是幸运的，她的诞生和成长与中华民族的命运休戚相关，在每个时期的关键点上都备受历史的青睐。今天之中国比历史上任何一个时期都更接近中华民族伟大复兴的目标。在波澜壮阔的中华民族伟大复兴的历史进程中，在“中国梦”的重大历史背景下，协和人唯有再次紧紧抓住历史机遇，秉承“严谨、求精、勤奋、奉献”的协和精神，践行“病人满意、员工幸福”的办院理念，狠抓学科建设和人才培养，进一步提升管理水平，以强劲的实力参与国际竞争，续写协和新的辉煌，才能让协和重回建院之初的学术巅峰地位。这就是我们全体协和人在 2013 年的开年之际提出的“协和梦”。正如协和校歌所言，协和应“为古老中华恪尽己任（To serve our dear old China）”。

2013 年 5 月，让我们把目光从遥远的 1913 拉回到现实中来。现在距离协和建院百年 2021 年，恰好又是一个新的八年。曾经的无限辉煌，令我们频频回望。对协和历史的探究，不是单薄的炫耀，而是与先哲的对话，以找寻“医学从何处来，医学向何处去，协和向何处去?”的答案。藉此鉴古知今，反省自身，思行当下，孕育和引领协和乃至中国医学的未来之道。

本书作者是北京协和医院的一名外科医生，他从局内人的视角将所感受到的历史气息付诸于笔端，字里行间蕴含着协和青年一代对老协和历史的崇敬和深厚感情，也为研究中国现代医学史留下了不可多得的宝贵财富。

青年有了期待，国家才有未来，这让我们心头涌起无限的敬意和欣喜。

中国科学院院士
北京协和医院院长　赵玉沛

2014 年 5 月

序　二

这是一本描述协和百年历史，同时映射中国近代医学发展史的书。

本书的一大特点，是记述了在协和历史不同阶段上的协和人，据不完全统计有千余人，重点记述者二百余人。正是他们以及他们所代表的协和人，像一颗颗璀璨的明星装点着协和历史，装点着中国医学近代发展历史的星空。

此书插图三百幅，大多是我们首次见到，倍感亲切，弥足珍贵。

在近代医学发展中，协和起着举足轻重、无可替代的作用。深入了解协和的历史，才可能深刻理解协和。理解协和的办院宗旨、办院理念、协和精神，理解协和的八年制，理解协和严格的淘汰制，理解协和员工的高福利……也才能理解协和为何能培养出如此多的医学开拓者、研究菁英和医学大师；为何能战胜种种磨难，几度沉浮又几度崛起，历经百年而不衰。

本书作者是北京协和医院的外科医学博士，他聪明睿智，勤奋好学，成果卓著，在此之前已出版了数本学术专著。

为了给母校庆生，他收集查阅了大量历史资料，夜以继日历时两年余书写了这本阶段性的协和历史。

限于种种条件，本书尚不能全面展现协和的发展史，但它开了个好头。

此书涉及协和医院规划、临床医学、医学教育、医学管理、医学社会学、预防医学、医学护理学，阅后必有裨益。

北京协和医院前院长

戚可名

2014年5月

序　三

过去的协和是个说不完的话题。“黄金时代”的协和人在一个黑暗的时代造就了医学的光明时代，成就了那个时代独树一帜的协和气质，其流风馀韵至今仍传为佳话。

19世纪东西方再次相遇，此时西医的外科已遥遥领先。医学传教士们凭借手中的柳叶刀，叩开了中华帝国的大门，最终使西方医学获得了中国民众、上层乃至宫廷统治者的认同、信任、崇尚。1906年，协和医学堂创立，其宗旨是发展为中国皇家外科学院，将西方医学传播到中国的每一个角落。

20世纪初，由洛克菲勒基金会创建的北京协和医学院恰逢其时。当时，美国成为世界医学中心，由约翰·霍普金斯医学院的霍尔斯特德创立和传播的新型外科学体系，使外科手术成为疾病治疗中不可或缺的科学手段。霍尔斯特德对北京协和医院外科的建立极为关注，他培养的泰勒、韦伯斯特、乔治·范戈德相继来到协和外科，将约翰·霍普金斯外科模式及制度复制到协和。霍尔斯特德与泰勒一直保持书信来往，对协和外科的发展了如指掌。中国现代外科的先驱牛慧生、刘瑞恒、谢元甫、孟继懋、关颂韬、沈克非、刘瑞华、吴伟德、杨崇瑞、李清茂、毕华德、林文秉等也云集协和，开创了中国基本外科、骨科、泌尿外科、神经外科、心胸外科、肿瘤外科、耳鼻喉科、眼科及妇产科等手术专业体系，并孕育了吴英恺、方先之、吴阶平、赵以成、黄家驷、曾宪九、董秉奇、金显宅、张庆松、林巧稚、宋鸿钊、罗宗贤等临床大家。协和医院集高端人才、先进设备和实验室于一体，充分显现了西医学科的精髓。“北京协和医学院正和世界上一流的医学院一起携手研究最尖端的医学课题。”一时之间，协和成为中国医学科学的传播之窗，对中国近代医学的发展产生了深远的影响。

本书作者是一名优秀的外科医生，他用持柳叶刀之手书写了柳叶刀进入中国的辉煌历史，使我们得以眺见先辈的风范和背影，并更加明晰协和先贤如何在动荡不宁的战乱时代，高举医学救国的旗帜，鞠躬尽瘁地创建中国近代医学体系。

协和前辈所创造的辉煌诠释了柳叶刀真正的寓意：挽救生命并成为照亮医界的明窗。延续柳叶刀的荣耀是现代协和人的使命和责任，协和精神的薪火绝不能湮灭失传，我们需要继承传统，不断创新，永远走在时代前列。

中 国 工 程 院 院 士
北京协和医院外科学系主任　邱贵兴
2014年4月

自　序

每个时代都需要书写自己的历史作品。用当下的问题来追述往昔，梳理过去，品味旧事，以觅取识见，为现在及未来寻找支点和方向。动荡时代的协和人，谱写了一曲荡气回肠的乐章；明盛时期的协和人，如何秉承正德、厚生、敏行的传统，续写辉煌，答案需要求诸于过去。

十余年前进入协和，是因为“协和”令人无法抗拒的感召力。协和的碧瓦、雕梁、飞檐、回廊都蕴藏着耳熟能详的故事，行走于协和老楼，仿佛置身于历史的雾露之中，虽不湿衣，时时有润。沁润于此，传统无处不在，幽深意远的文化氛围，孕育了协和人翘然特立的风范。

五年前负笈东瀛，隔海回望，愈加思念协和，却发现自己对协和的过去陌生而模糊。故埋首于故纸旧书，皓首穷经，追索过去的协和。所幸的是有关协和的西文文献汗牛充栋，PUMC 触目皆是。透过尘封的史料，远隔千里的协和逐渐明晰、生动、丰满——妻儿遭受土匪持刀恐吓的科龄，依然头戴假辫冒死外出行医；抗击鼠疫、救护辛亥革命志士的吉义布，最终积劳成疾逝于中国；温润如玉的谦谦君子林可胜，国难之际，金刚怒目、慷慨从戎，功成之时，两袖清风、飘然离去；才华横溢的吴英恺，30 岁成为世界首位在胸腔吻合胃食管的外科医生，抗战伊始慨然归国效力；出身于农家的姚寻源毅然放弃赴美资助，奔赴定县，开创乡村卫生事业——斯人、斯时、斯事，勾勒出中国医者永恒的殿堂，虽不能至，心向往之。如此先贤却被淡忘甚至遗忘，使我萌生了将之付诸于笔端的冲动。

落笔的过程艰辛且快乐。身处协和，虽有“当局称迷”之弊，但亦有旁观者所不具有的切身体悟，可以洞察品味细节之处的静谧灵秀，细致入微地描绘协和的内在之美。我仅是一个历史写作的票友，用所熟知的医学综述方式，拂去岁月的尘埃，以局内人的视角，从细微琐碎之处重建协和的过去。真正的协和是无法用文笔描绘的，我只是用提炼的史料，拼凑出历史的大致原貌，描述协和先辈动人、动容、动情、动心之处。让自己以及所有喜爱协和的人，回到现场，感同身受那段尚未凝固的历史。

读史、读人、读心，然后读己。

在极其艰难的处境下，协和先辈不断推动中国医学臻于化境，成为一个时代医学领域之翘楚。他们的教书育才、治学为人、通识洞见、傲骨良知，给后人留下了千金难买的借鉴，其德、才、情、智成为后世仰慕的典范。

老协和的风范不仅拘囿于此——林巧稚一成不变的素色旗袍，一丝不乱的中式发髻，一尘不染的平底布鞋；林可胜精美的绘画、优雅的谈吐、豪迈的气质；闻亦传的长于诗文、工于书画，精于英文；林俊卿幽默的漫画、优美的嗓音以及独创的声乐体系；戚寿南刚直不阿、不畏权贵的骨气；王叔咸雄伟激昂的琵琶弹奏艺术；钟惠澜精通六国文字的惊人语言天赋；毕华德、关颂韬精湛过人的球技等等——让我们在苍白疲惫的协和脸、严谨科学的协和脑、悲天悯人的协和心之外，得以窥见洒脱飞扬的协和范儿。

厕身于卓尔不群的先辈，相比形绌神逋，方知自己的渺小平庸。怀旧并非是惬意与矜持地炫耀，而是透视过去，使我们知耻生勇。拒绝平庸之所以成为当代协和人的信念，是因为在曾经的卓越之旁，你没有自甘平庸的理由和玷污先辈光荣遗风的“勇气”。可以平凡，但决不平庸，这可能是协和先辈给予我们最宝贵的遗产。

感谢伦敦会和洛克菲勒基金会，为“协和”这一激动人心的故事提供了舞台，开启了协和医脉仁爱、慈悲的源泉。感谢远道而来的西方前辈，为协和医脉增添了奉献、科学的精神。感谢所有的中国协和先贤，他们是故事的真正主角：在满目疮痍的艰难时世，奠定了一个国家现代医学的大致框架，造就了协和医脉严谨、求精、勤奋、奉献的底蕴；国难之际，慷慨赴战，为协和医脉增添了英雄气概和爱国情怀；虽生不逢时，身处乱世，但保种强国的信仰，赋予他们勇气、力量、希望和执著；在几十年的动荡中，始终如一践行自己的信念，成就了那个时代为医者的至高境界——在一个悲惨时世造就了医学的美好时代。

衷心感谢赵玉沛、戚可名、邱贵兴三位协和师长为本书欣然作序，衷心感谢姜玉新前辈对本书的审阅，他们的言传身教使我切身体悟到真正的协和风范，在他们身上依然可以感受到协和医脉延绵至今的流风馀韵。感谢北京协和医院院史馆提供了取之不尽的史料。感谢段文利，她的校阅、建议与帮助益人匪浅。感谢吴东耐心细致地修订及鼓励。感谢袁钟社长，他对协和的挚爱、对人文医学的关注是本书完成的动力，没有他的大力推动和支持，本书难以面世。感谢众多协和人为我提供素材及资料，本书是协和人共同的结晶。感谢我的父亲，父亲的藏书使我儿时享受到阅读的快乐，如春至善的父爱是我一生前行的动力；感谢我的妻子，作为本书的第一位读者和审阅者，她的建议、批评、鼓励激发了我最大的潜能。

胡适云：历史就像一个任人打扮的小姑娘。幸运的是协和天生丽质，无需为之淡妆浓抹、溢美隐恶。愿我的小姑娘铅华洗尽，素颜朝天。

讴　之
2014 年 5 月

目　录

导言 / 1
第一篇　协和前史——伦敦会时代　1861~1915 / 7
协和之滥觞 / 9
火烧圆明园 / 9
医学传教的先驱 / 12
重返东方 / 19
北京施医院 / 24
中国最成功的医院 / 24
西来和缓 / 28
仅次于赫德的外国人 / 30
北京协和医学堂 / 33
到最贫瘠的地方 / 33
重建施医院 / 35
创建协和 / 38
抗击鼠疫 / 49
辛亥革命 / 55
变卖学校 / 56
第二篇　黄金时代——洛克菲勒时代　1915~1941 / 59
缘起——促进人类福祉 / 61
魔鬼与天使 / 61

现代的神学——医学 / 64
在全世界造福人类 / 66
造福中国人的最好方法 / 69
过渡阶段 / 88
神童校长 / 88
驻华“大使” / 91
中国式宫殿里的西医学府 / 95
为古老中华恪尽己任 / 107
中国的约翰·霍普金斯 / 113
约翰·霍普金斯模式 / 113
四巨人 / 119
开业典礼 / 129
发现“北京人” / 135
协和三杰 / 148
群星璀璨的病理系 / 167
大师云集的内科系 / 180
霍尔斯特德的传人 / 206
凯利的弟子们 / 236
东方维也纳 / 248
白衣天使的专业化 / 253
中国医学人文学科的起源——协和中文部 / 262
协和图书馆 / 264
红色医者 / 267
医学“国家化” / 273
协和——“医学国家化”的幕后推手 / 273
社会服务部 / 276
医学布尔什维克——兰安生 / 280
第一卫生事务所 / 285
第一助产学校 / 293
人间再无晏阳初 / 300
博士下乡 / 303
丙寅医学社 / 308
第三篇　戎马书生——抗战时期　1937~1945 / 313
国防医学体系 / 315
投笔从戎 / 315

救护总队 / 317
战时卫生人员训练总所 / 323
国防医学院 / 328
中央研究院医学研究所 / 331
保存医学的火种 / 334
国立贵阳医学院 / 334
湘雅医学院 / 337
中央大学医学院 / 340
国立上海医学院 / 343
美国医药援华会 / 348
对华英勇抗日之敬意 / 348
一碗饭运动 / 353
第一座血库 / 357
复兴中国医学教育 / 360
第四篇　涅槃重生——复校　1946~1951 / 363
复校波折 / 365
重生 / 369
参考文献 / 375

导　言

一所医（学）院与一个国家近代医学的成长史

“鸦片是被放在驼背上进入中国的，并最终折断了这个民族的脊梁。”[1]鸦片改写了中国的近代史，也带来了中国近代医学的启蒙。西医东渐，伴随着滚滚鸦片而来。在第一次鸦片战争前夕，伯驾、雒魏林等在广州用手术刀打开了中国的国门，正式开启了行医传教的序幕。

在屈指可数的医学传教先驱者中，雒魏林是最具特色的“拓荒者”。他虽然不是最早入华的医学传教士，但无疑是最成功的。与其“伟大的朋友”伯驾不同，来自近代医学中心的雒魏林，在入华之前，接受了系统完备的医学训练，掌握了近代医学的先进技术及医学理念。从广州—舟山—香港—上海—北京，随着中国国门的次第开放，雒魏林的行医路径涵盖了西医东渐初期的全部过程。第二次鸦片战争使中华帝国的心脏洞开，正在英国休假的雒魏林察觉到创造历史的机会，在圆明园余焰未了之时，火速返回中国首都——北京。他建立了北京第一所西式医院——北京施医院，用手术刀打开了帝国首都的城门，西方医学自此永久性地植入古老中国。

1864 年，年轻的德贞医生为北京施医院注入了活力。随着雒魏林的隐退，德贞开始独立承担伦敦会的北京施医院。他在一座古庙之中创建了一所真正意义上的西式医院。德贞在华四十余年，创立了正规的医院管理制度，倡导了新医学教育，并使中国的上层精英由衷地接纳了西方医学。1900 年，北京施医院毁于战火。莅年，德贞病逝于北京。

西医东渐对中国传统医疗格局乃至社会生活、社会心理都带来了微妙而深刻的影响，几乎所有的社会群体对西医的认知和接纳都经历了复杂的心理过程。始而被怀疑、猜忌、排斥，继而被试用、接受，再而被信任、高扬，最后长驱直入，占领了医学主导地位。面对一大批并不认可西医的官员和士大夫，雒魏林、德贞主动出击，通过在上层社会的公关活动，对名流显要施加影响以扭转局面，争取获得中国官方对西洋医学的认可与信赖。西方医学不单纯是一种科学的产物，借助西方医疗技术对疾病的解救过程，附着其中的西方理念、西方宗教传统也进一步得到深入的输送和渗透，以维护其更为长远的战略利益。“用枪炮没有完成的任务”在西医传教士小小的手术刀下得到了实现。

1901 年，另一位传奇人物——科龄医生入京，在一所废弃的店铺中重建北京施医院。灵活变通的科龄在短短数年内，凭借其精湛医术，成功进入清帝国宫廷，赢得了大清实际统治者慈禧太后及其亲信李莲英的信任。20 世纪初，为弥补经费不足，在科龄的倡导下，各差会联合提出“协和”理念，即由各差会合作办学、传教。1905 年，科龄向清廷陈请创办医学院，慈禧太后闻之慨然应允，并“赏给英国医士科龄所建医学堂一万两”，1906 年 2 月，“协和医学堂”举行开学典礼，成为“中国皇家外科学院”。

辛亥革命后，协和失去政府资助，经费匮乏，举步维艰。幸运的是远在美国的洛克菲勒基金会正在寻找“造福中国人的最好方法”。协和医学堂的外科医生约翰斯通[2] 在给基金会的回复中写道：“……现在我们帮助中国的时机已到，因为她已意识到自身的需要，青年人渴望学习西医。当前我们可做的决不仅仅是为这个伟大的国家奠定医学基础，机会远比这要大得多：我们可以塑造未来中国医生的品性。……西方医学在中国的前途光明。”

为获取第一手资料，洛克菲勒基金会派遣三届考察团赴中考察。考察团在仔细地研究了中国的现状、法律和经济等情况后，认为北京的协和医学堂将是获得基金会支持的首选机构。理由如下：北京是有历史意义的城市，是文化教育中心，易于吸引全国各地学生；当时教育部正努力统管全国的教育政策，加上协和医学堂已有基础，且是被中国政府承认的学校。1914 年 11 月 30 日，洛克菲勒基金会中华医学基金会（China Medical Board of the Rockefeller Foundation，简称 CMB）成立，其主要任务是重建北京协和医学院。1920 年 4 月 14 日，协和医学院董事会正式通过中华医学基金会提出的办学宗旨：举办与欧美最优秀的医学院校相媲美的高水平医学教育；提供科学研究的机会，特别是远东特殊问题的研究；传播现代医学和公共卫生知识。

经过 10 年考察、5 年建设，洛克菲勒人依当时医学教育的“实际可行的最高标准”建立了具有世界水平的北京协和医学院，期望其成为“中国的约翰·霍普金斯”。北京协和医学院厚积薄发，在短短20余年的时间就成为远东最好的医学中心，培养了一大批享誉国内外的著名临床医学家、医学科学家、医学教育家、护理学家和医政管理家，可谓人才济济，硕果累累。“现代医学的观念从这里源源不断地进入中国，这里没有理念上的冲突，因为健康是所有人渴求之事，并不受限是何者提供健康的保障。现代医学是无须考虑观念差异和界限能将人类联系在一起的纽带，是构建社会和谐的基石。”[3]

协和无疑是幸运的，在每个时期关键点上都获得了历史的青睐。在草创初期，中西两种异质文化的相遇摩擦，必然引发文化、思想及心理的障碍，西医得到认同的进程艰难而曲折。在这种情况下，传教医师个人的努力非常关键。雒魏林的坚定执着、德贞的聪慧好学、科龄的灵活变通对前协和期的发展缺一不可，他们凭借其一己之力，将西方医学永久性地植入古老中华的心脏。当协和后继乏力之际，千里之外的洛克菲勒基金会把协和作为“造福中国人”的最佳场所。凭借其雄厚的经济实力和高标准的办学宗旨，将刚刚成型的美国先进的医学教育模式移植到中国，打造出“中国的约翰·霍普金斯”。在短短20年间，“中国式宫殿里的西方学府”成为旷世经典。

从雒魏林入京到协和收为国有，从一所“二分之一英亩”的诊所到“远东独一无二”的医学院，协和走过了90年的历程。与此同时，中国的近代西医学也从无到有，由低到高，建立起系统的体系。“协和模式”通过其高标准的示范效应，成为中国近代医学发展史上不可或缺的标识，使中国的西医在起步时就从高起点出发，对中国医学的发展具有深远意义。

建国初期，协和将培养和积蓄的大批医学人才输送到全国军队和地方各主要医学院校、科研机构和医院，他们多数担任负责人和技术骨干，把协和的内涵、精神、气质、理念和传统带到各地，在中国近代医学发展中起到了不可替代的重要作用。多年来，老协和外派人员达百名之多，加之2288名到协和进修的人员，为中国的医学教育作出了巨大的贡献，对中国现代医学产生了深远的影响。

洛克菲勒基金会创建“协和”的主流思想是建立“精英模式”，培养中国医学未来的领袖。但是随着在中国越来越深的介入，基金会负责人对中国的实际情况了解日深，开始改弦更张，面向占人口绝大多数的卫生和教育。20世纪20年代，浦爱德在协和率先实行的“社会服务”制度，打破了西方医院封闭式的管理格局，从而促成了西方医疗触角向城市领域更加深入的拓展。但从区域整合的角度彻底打破医疗区域与生活世界的界限，对普通百姓生存状态产生重大影响的则是兰安生。被誉为“医学布尔什维克”的兰安生，到中国伊始，就向中国领导人进言——建立完整的由政府控制的卫生体系。兰安生支持卫生运动本土化，因为“60%有效的本土运动，远远胜于100%有效的西方运动”。他相继创建“京师警察厅试办公共卫生事务所”及第一助产学校，建立了完善的医疗保健网，解决辖区居民从生至死各个时期的疾病和健康问题。保健网由基层地段保健——医疗保健各科门诊——合同医院三级构成，这种三级保健的模式为陈志潜的乡村三级保健提供了借鉴。将医学和人群联系起来是兰安生的首创，使中国公共卫生领域超越了同时期欧美国家的水准。由于北京城市卫生运动成效显著，上海、南京、汉口、广州等大城市也竞相效仿，成立了独立的卫生部门，环境卫生大为改善，逐渐建立了传染病疫情报告和防治体系。1927年，兰安生的目光投向中国广袤的乡村。他与姚寻源、陈志潜、晏阳初等在定县开创了中国乡村卫生事业，创建了世界上“第一个系统的乡村卫生组织”，为以后的“赤脚医生”体系提供了模板，并为印度、印度尼西亚等国家所效仿。

走出医院、走进胡同、奔向乡村的“兰安生-陈志潜模式”，超越个体，关注更广人群。这一模式使以培养“医学精英”为己任的“协和模式”视野逐渐开阔，开始着力于公共卫生事业。在兰安生的感召下，杨崇瑞、姚寻源、李廷安、方颐积、袁贻瑾、颜春晖、沈骥英、裘祖源、陈志潜、叶恭绍、卢永春、俞焕文、何观清、周美玉、王琇瑛等协和人相继投身于中国公共卫生事业，并占据了中国公共卫生领域的领导位置。“兰安生-陈志潜模式”，不仅是一个输送医药、技术和服务的过程，也是一个塑造观念与习惯的过程，还是一个国家认同与合法性重建的过程；包含着制度创制、国民关系重构等“国家建设”多重的深刻内涵。协和人为此克尽厥职，殊多建功，成为“医学国家化”的幕后推手。

抗战时期，协和人投笔从戎，奔赴前线。谦谦医者化身戎马书生，创建战地救护组织，完善了中国国防医学体系；并在后方保留了中国医学的火种，使中国的医学高等教育在残酷血腥的战争期间也没有中断。

协和医院的历史，不仅仅是一所西方医院在中国成长的个案史；她的诞生与中国近代历史休戚相关，其成长发展逐渐改变了中国人固有的生活节奏。协和所创建的医疗监控区域将医疗空间和生活空间叠合一起，成为城市管理的一个新型样板。虽然，协和并没有完全掌控中国的医学体系，但其总体上的布局与重点支持充分左右了中国近现代医学的走向[4]。没有一所医（学）院像协和一样对中国近代医学有着举足轻重的影响力，因此，透视协和的历史可以使我们感知在千年未遇之变局的近代中国，一批充满理想主义和爱国情怀色彩的协和医者，如何高举悲悯的帅纛，兢兢业业地创建中国近代医学体系。

当雒魏林在马车里摇摇晃晃地进入北京时，他可能并未意识到他将创造怎样辉煌的历史——一个国家的近代医学体系从此蹒跚起步。

第一篇

协和前史

——伦敦会时代　1861~1915

协和之滥觞

我行医的目的是为了荣耀上帝。

——基督徒医生的誓约

火烧圆明园

1860年，世界各国风云动荡。

是年，日本发生“樱田门事变”，江户幕府大老井伊直弼（Ii Naosuke）被杀。明治天皇被立为王储。樱田门事变成为明治维新的导火线，昔日的蕞尔小邦正日渐成为中国的心腹之患。

俄国拟出了解放农奴法令草案，由此启动了地方机构、市政、司法、军事等一系列资产阶级性质的改革，使之从农奴制社会逐步过渡到资本主义社会。侵略成性的北极熊于此年得到大清一百零四万平方公里的土地，作为它居间调停的报酬，成为本年度最大的赢家。

美国则选举出第一位共和党总统——亚伯拉罕·林肯（Abraham Lincoln），美国内战爆发在即。南北战争为美国资本主义的加速发展扫清了道路，并为美国跻身世界强国之列奠定了基础。洛克菲勒（John D. Rockefeller）才刚成年，是一位初出茅庐的产业大亨，但他已经从商业冒险中获得了不菲的回报——17000美元的利润。这一年，他在一条名叫金斯伯里的小河边建立炼油厂，开始创建庞大的石油帝国。3年后，24岁的洛克菲勒将他的第一桶煤油卖到了中国。

1860 年的法国在科学技术方面取得了了累累硕果。路易·巴斯德（Louis Pasteur）发现了微生物，揭示了感染性疾病的真实起因。雷克兰士（George Leclanche）发明了碳锌电池的前身；艾蒂安·勒努瓦（Jean Joseph Étienne Lenoir）发明了一种内部燃烧的汽油发动机；斯科特（Édouard-Léon Scott）则第一次记录下人类的声音。这一年，法国文学家雨果（Victor Hugo）在《致巴特勒上尉的信》写道："一天，两个强盗闯进了圆明园，一个抢劫，一个放火，一起彻底毁灭了圆明园……将受到历史制裁的这两个强盗，一个叫法兰西，另一个叫英吉利。……我希望有 ·天，法兰西能够脱胎换骨，洗心革面，将这不义之财归还给被抢劫的中国。……现在，我证实，发生了一次偷窃，有两名窃贼。先生，以上就是我对远征中国的全部赞誉。"[5]

大不列颠此时已成为首屈一指的军事、文化、科技和艺术大国，狄更斯（Charles J. H. Dickens）发表了《远大前程》，达尔文（Charles R Darwin）的《物种起源》在畅销；南丁格尔（Florence Nightingale）创建"南丁格尔护士学校"；李斯特（Joseph Lister）正在探索"李氏外科无菌技术"。维多利亚中期的英国人创建了"日不落"帝国，但英国被毁损的名誉却留在圆明园的灰烬和瓦砾之下。这一年，49 岁的雒魏林（William Lockhart）正在撰写《在华医学传教士：20 年经验的记述》（The Medical Missionary in China：A Narrative of Twenty Year's Exprience），命运将安排他在知天命之年，重返中国，去创造历史；23 岁的德贞（John Dudgeon）正在聆听李斯特的外科讲座，3 年后他将奔赴中国行医传教，并终老于中国；而"协和"的首创者科龄（Thomas Cochrane）6 年后才降临人间，46 年后创建协和医学堂。

"中华帝国是一艘破烂离奇的巨型战舰，仅仅由于一批机警的世袭官员的支撑，才使之在过去的一百五十年不至于沉没。她令邻国望而生畏只是（外强中干的）躯体和外表，一旦由无能之辈掌舵的话，战舰就会土崩瓦解。她可能不会立刻倾覆，其残骸会漂流一段时间，最终在海岸上撞得粉碎。但中华帝国绝不可能在因循守旧的基础上复兴。"[6] 这是 1793 年造访圆明园的第一任英国使节马戛尔尼（George Macartney）的预见。1860 年，虚骄自大、固步自封的大清已病入膏肓，医药罔效；内忧外患，一时俱来。2 月 21 日，捻军张宗禹部攻占商业重镇清江浦。5 月 6 日，太平天国忠王李秀成二破江南大营。9 月 21 日，八里桥之战，三万蒙古骑兵在洋枪洋炮下死伤过半，清军溃散，英法联军完胜，京师门户大开。9 月 22 日，住在圆明园的咸丰皇帝，以北狩为名逃往热河避暑山庄。天朝上国一溃千里，从此忍受着百年屈辱。

1860 年 10 月 18 日至 19 日，英法联军焚烧圆明园，“以此作为皇帝食言之惩戒，作为违反休战协定之报复。”圆明园曾经接纳过第一任英国使节马戛尔尼及第二任英国使节阿美士德（William Pitt Amherst），却被第三任英国使节额尔金勋爵八世毁于一旦。额尔金本名布鲁斯（James Bruce），其父额尔金勋爵七世，毁坏了希腊雅典万神殿，并掠走该神庙的精美大理石雕像，额尔金石雕成为大英博物馆的镇馆之宝。雨果指责父子二人先后毁坏理想艺术和幻想艺术的典范，额尔金家族成为希腊文明和中华文明的掠夺者和亵渎者。万园之园被焚烧了两天，身处北京城的目击者用日记记录了这个惊人的场景：“连续两个整天，浓烟形成的黑云一直飘浮在昔日繁华富丽之乡的上空。西北方向吹来的清风，将这浓密的黑云刮向北京城。浓烟带来了大量炽热的余烬，一浪接一浪地涌来，无声地落在大街小巷，述说和揭露皇家宫苑所遭受的毁灭与惩罚。日光被黑烟和浓云遮蔽，仿佛一场持久的日食一般。暗红的火光映照在往来忙碌的士兵脸上，使得他们活像一群魔鬼，在为举世无双珍宝的毁灭而欢呼雀跃。”[7] 断壁残垣、荒草斜阳的圆明园成为中华民族创痛的见证。火烧圆明园给中国人内心带来的伤痛从来没有停止过，并成为一个民族蒙羞和警醒的象征。

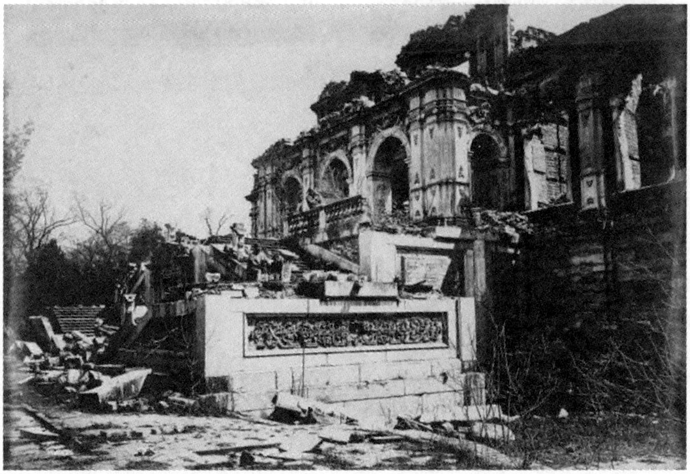

图 1-1　圆明园谐奇趣遗址（Thomas Child 摄）

1860 年 10 月 24 日下午，圆明园内余焰未灭，在中国北京清政府礼部衙门，惶恐不安的恭亲王奕䜣与傲慢自大的额尔金签订紫禁城下之盟——《北京条约》。开放天津为通商口岸，允许英国招募华工出国，割让九龙给英国，赔款白银 800 万两。签约后，英国即表示扶助清政府镇压太平天国革命，并支持洋务派奕䜣当政。10 月 25 日，奕䜣与法国代表葛罗（Baron Gros）签订《中法北京条约》，条件与英国等同，并允许法国传教士在各省租买田地建造教堂。11 月 14 日，俄国借机签订《中俄北京条约》，将乌苏里江以东约 40 万平方公里领土强行划归俄国，将新疆西北 44 万平方公里国土割让给俄国。美国公使因国内爆发南北战争而回国，但事后也利益均沾。条约中特别提出外国人可自由进入中国内地以及容许基督教传播的要求，同时教士和教民皆得到官府的保护。自此清帝国的心脏洞开，被查禁 120 多年的天主教正式弛禁。

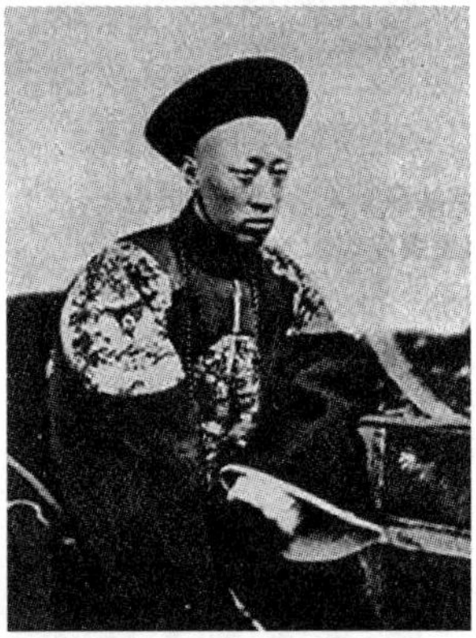

图 1-2　奕䜣

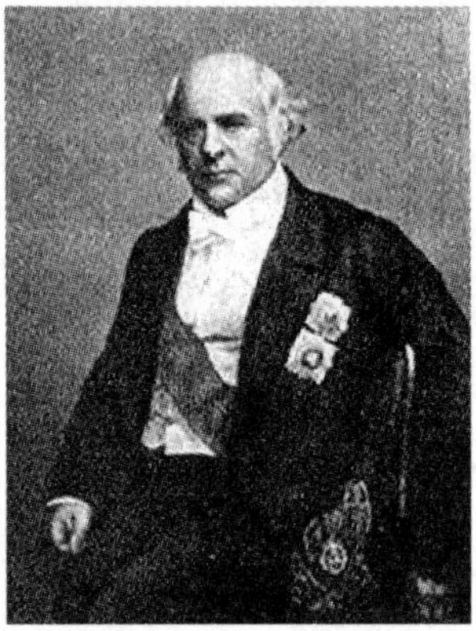

图 1-3　额尔金

伦敦会传教士杨格非（John Griffithy，又名杨笃信）兴奋得在信中写道："这封信带给你的消息，一定会使整个基督教国家所有的差会朋友深感兴趣。这个闭关锁国、自负傲慢、极度蔑视国外一切事物的古老辽阔的帝国，已经首次被迫打开了他迄今不能渗入的地区，……就这样，中国出人意料地对传教士、商人和学者开放了。这个国家实际上已经落入我们的手中，所有早已在中国的传教士和各自国内的差会，如果不去占领这块土地，不在 18 个省的每一个中心区永久立足的话，那将是有罪的。"[8]

医学传教的先驱

雒魏林 1811 年 10 月 3 日出生在英国的利物浦。他是英国伦敦会第一位入华的医学传教士，是医学传教的先驱者。雒魏林从小就立志做名医生，少年时跟随药剂师帕克先生做学徒。22 岁时，进入都柏林大学米斯医院（Meath Hospital of the University of Dublin），在威廉·斯多克斯医生（Dr.

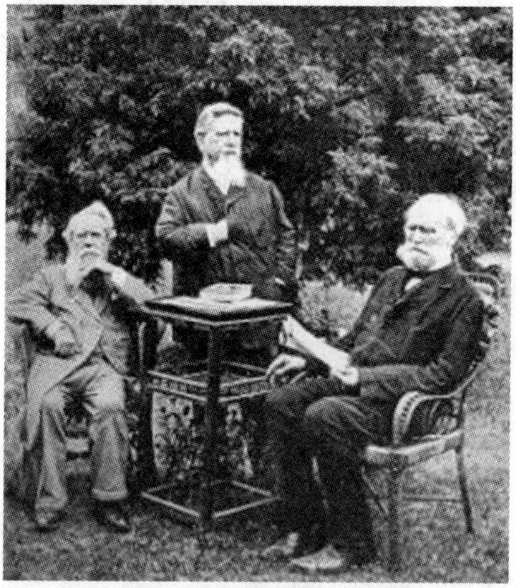

图 1-4　左起戴德生、杨格非、丁韪良（1905 年）

William Stokes）的指导下学习。斯多克斯是当时最杰出的医学教育家和内科医师之一，撰写了首部听诊器使用条例。结业后雒魏林又去了伦敦盖斯医院（Guy′s Hospital），以优异成绩考入外科医师学院，期间获得了 Mr. Key′s 外科奖。

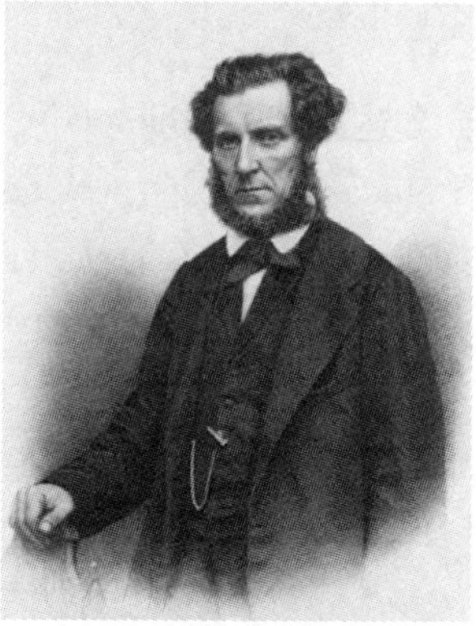

图 1-5　雒魏林（绘画）

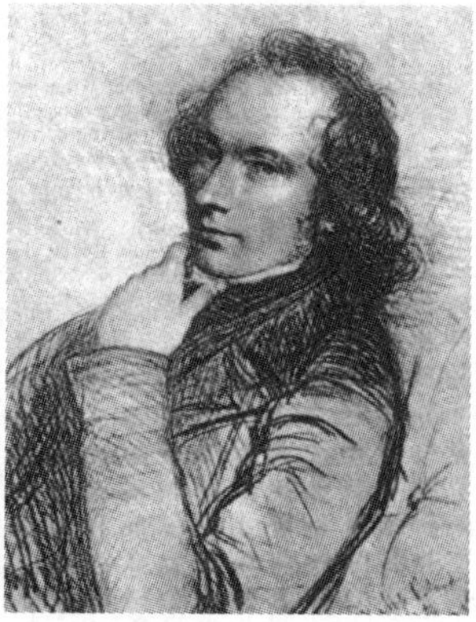

图 1-6　威廉·斯多克斯（绘画）

取得医生执照后不久，雒魏林遇到了伦敦会传教士——麦都思（Walter Medhurst），在其感召下立志成为医学传教士。麦都思自号墨海老人，著名汉学家，著有《中国的现状与展望》（China：Its State and Prospects）一书。在书中麦都思提出中国人的三大发明——航海罗盘、印刷术、火药，另一伦敦会传教士艾约瑟（Joseph Edkins）加入造纸术，形成四大发明之说。1838 年 7 月 31 日雒魏林同麦都思及其家人搭乘乔治四世号轮船启程前往中国，成为伦敦会委派的第一位医疗传教士。途中，雒魏林在麦都思的悉心指导下，每天学习中文，取得了长足的进步。

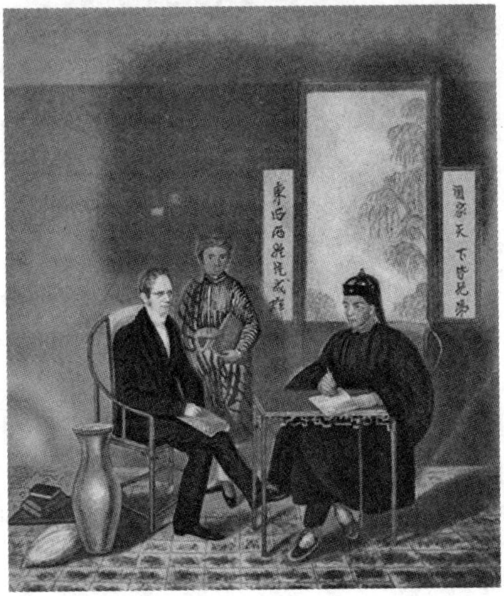

图 1-7　麦都思和华人信徒（绘画）

1838 年至 1858 年，雒魏林辗转于南洋巴达维亚（Batavia）、马六甲（Malacca）和中国的广州（Canton）、澳门（Macau）、香港（Hong Kong）、宁波舟山（Chusan）、定海（Tinhae）、上海（Shanghae）等地从事医疗传教工作，先后创建三所医院。鸦片战争期间，雒魏林认为英国政府发动鸦片战争来支持鸦片商人的商业利益完全是非正义的，在道德上是毫无根据的，而且是卑鄙无耻的。他给他的朋友写信，敦促他们去游说国会议员。1841 年他与 Catherine Parkes 在澳门结婚[9]。Catherine 的弟弟为巴夏礼（Harry Smith Parkes），正是他导致了圆明园被焚烧。

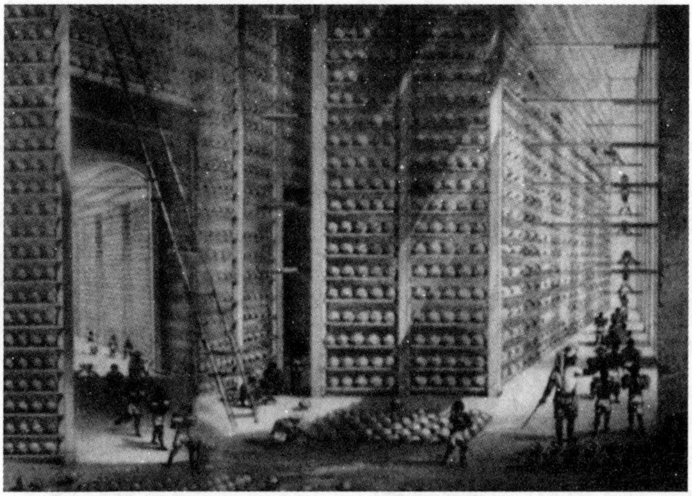

图 1-8　英国公司在印度巴特那（Patna）设立的鸦片仓库（1882 年）

1843 年 11 月 5 日雒魏林与麦都思抵达上海，是最早进入上海并生活在那里的外国人。雒魏林的信中写道："在中国，一块广阔的天地展现在我们面前，以前阻挡我们的大门现在已经分崩离析。"1844 年 2 月他开办上海最早一家西式医院，"雒氏诊所"在上海城内大东门一所租借的民宅里悄然开张。医院地处华界，且房屋的外形为中式，又专为中国百姓治病，又称中国医院。因拓展业务的需要，这所医院经多次搬迁扩建。最后迁至上海英租界山东路麦家圈六号，改名为山东路医院，后定名为"仁济医馆"，1932 年正式定名为仁济医院。医院为二层楼房，大门内有大厅一间，为候诊之所，内为病室，分为上中下三等。凡无力延医者，均往该院诊治。"医院一设立，建院宗旨就广为人知，每日都有大批人群涌向医院。人们喧闹着，急切地要求就诊。病人不仅有上海人，还有许多来自苏州、松江和周边其他地区，远至崇明岛。在我们交流的早期，人们所表现的信任，非常鼓舞人心。"[10]

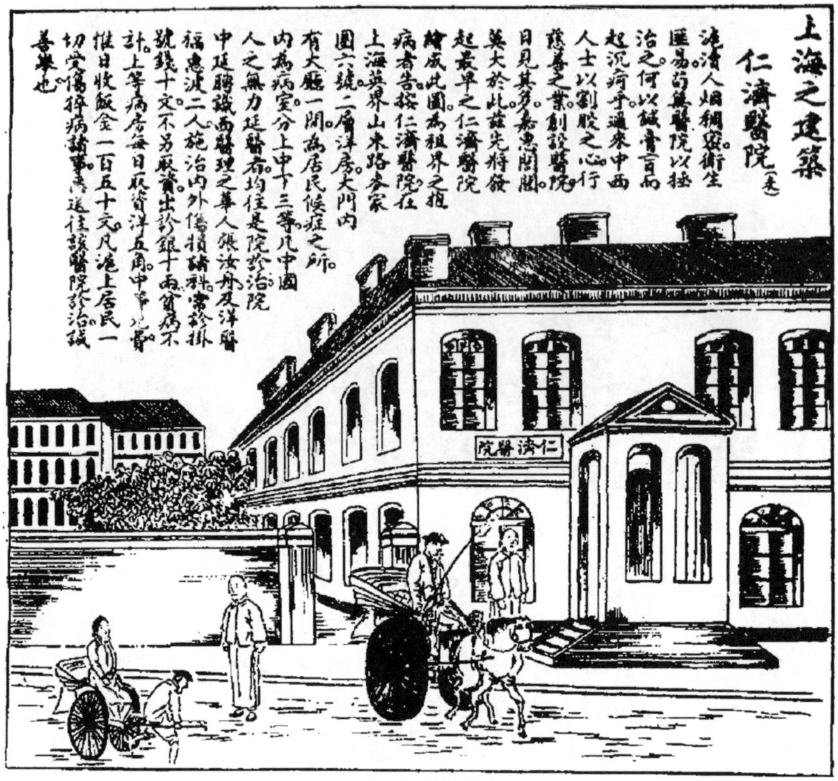

图 1-9　仁济医院

（引自环球社《图画日报》上海 1909 第 36 号第 2 页）

这所医院是上海最早的西医医院，其建设费用主要由英国商人、侨民和香港医学会募捐。这所医院的开设标志着基督教医务传教事业在上海的开始。这所医院的宗旨“即是服务的历史，为受难的人们服务”。雒魏林曾夸耀地说，人们通过医院第一次闻听福音，真理植根于他们的心灵，任何其他手段都无法取得如此有效的成就。在建立医院的同时，他培养了几位中国助手，其中黄春甫最为知名。黄春甫培训了大批种痘助手，开创上海地区施种牛痘先河，声名远播至江浙地带。20 世纪初，华人医生张汝舟主诊医院，1909 年任院长，与李平书等筹建中国新公学。至 1909 年，上海共有西医 56 名，只有 4 名华人，一半出自仁济医院。

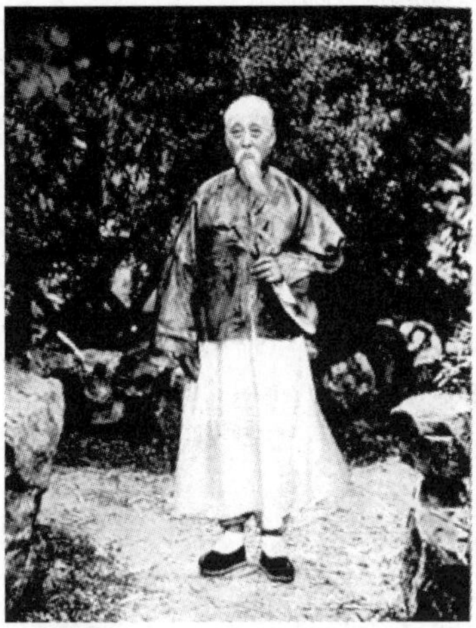

图 1-10　黄春甫（1908 年）

医院的经营管理模式也颇为现代。王尔敏评价说，雒魏林“不但是一个仁慈医生国手，救治群尘，亦且在一个组织机构机制而言，也是一个创业典范。对仁济医院开创体制，雒魏林一开始即奠定有效体制、良好基础”[11]。雒魏林与英国医学界人士一直保持着较为密切的联系，能够及时接受近代西医的最新发现和发明，快速应用于临床，从而使上海跟上了世界先进医疗技术的发展潮流。如 1849 年在西方出现了氯仿麻醉法，第二年仁济医院就将其应用于外科手术中。医院的开办极为成功，在 1844 ~ 1856 的 13 年间，医治病人总数为 150 000 人次[12]。作为晚清年代的一家教会医院，仁济的社会责任不仅仅是简单的行医治病、传道授教，同时承担了大量的社会救济与人道主义援助工作。史料统计，从 1844 年建院至 1904 年的 60 年间，仁济未曾收取任何医疗费用，所有来院的病患者均能得到免费诊治。遇上自然灾害，医院还多次开设粥房施舍灾民，缓解饥荒。1852 年饥荒发生后的 10 周内，仁济共施送米饭在 34392 碗以上。医疗和赈济费用，主要由伦敦布道会、中华医药传道会、外国行商等捐款，也有来自社会的资助。

1857 年底，由于健康状况不佳，雒魏林决定回国休养。病人们闻听消息后，给他送来了牌匾。离开上海后，他还收到了几个中国病人的感谢信。信上写道：“人们在世界上相遇，有些人做了善事，却从不谋求获得赞扬。他们随时准备帮助那些有困难的人，对于贫困的人总能给予慷慨的援助。……雒魏林医生是个有崇高精神的人，他的医学才能值得我们自豪。他习惯于容忍别人，一直乐于做好事。他做的每一件事都带有善意。……

他从不讲空话，做事很有条理，一直友好地对待每个人。他超常的忍耐心赢得了大家的拥护。……他把药分给穷人，但从来没有瞧不起他们。他解除了病人的痛苦，对于病人的治疗很有效，内在的病症也被他的治疗所抑制。他的门永远对病人开放，医院经常挤满看病的人，而他从未觉得麻烦。他给病人建立了舒适的病房，还雇人照顾他们，却从不收费。……当他坐船回国时，我们一直远远望着，希望他能够快乐。也许明年春暖花开时，他还会回来。”[11]雒魏林走后，由合信（Benjamin Hobson）主持仁济医馆。合信与管嗣复合译《西医略论》、《内科新说》和《妇婴新说》三部西医著作，免费印刷，风行一时。

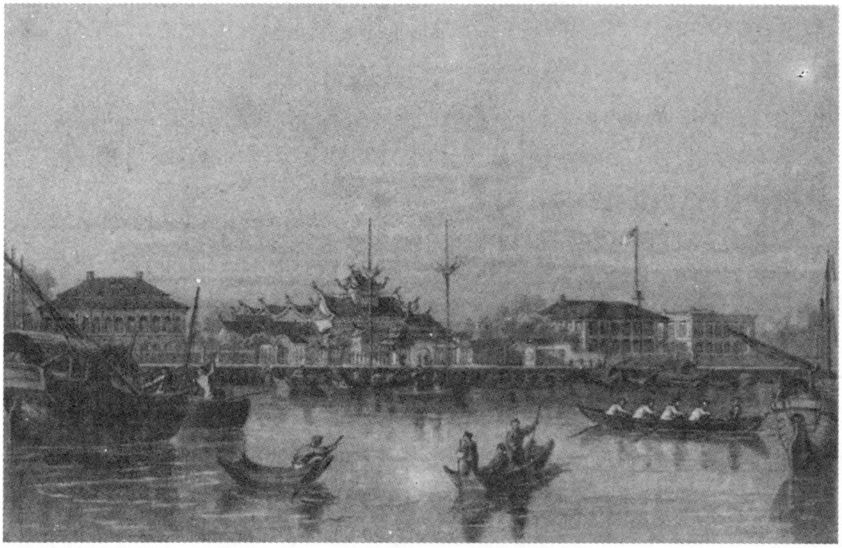

图 1-11　上海 1840 年代（绘画）

（引自 William Lockhart. The Medical Missionary in China：A Narrative of Twenty Years' Exprience）

雒魏林返回英国休假，撰写了《在华医学传教士：20 年经验的记述》一书。作为医学传教士和当事人，他在书中除了描述中国习俗、机构建制外，还对 1860 年以前的医学传教做了全面、细致的叙述。他这样总结了他在中国近二十年的医务传教生涯，“医务传道工作完全在中国展开了，多年的经验表明，医务传道是成功的。我们的努力没有白费，过去的成功让我们对未来充满希望。”[10]

重返东方

在第二次鸦片战争中，“巴夏礼人质事件”是火烧圆明园的直接肇因。34 岁的巴夏礼因此获得了巴斯勋章（the order of the Bath）。雒魏林通过内弟巴夏礼得知天主教正式弛禁，北京门户洞开。

1861 年 1 月 14 日英国伦敦会（London Missionary Society）举行特别会议，雒魏林列席了会议，会议上决定要尽快拓展在中国的传教活动，希望雒魏林尽快返回中国。

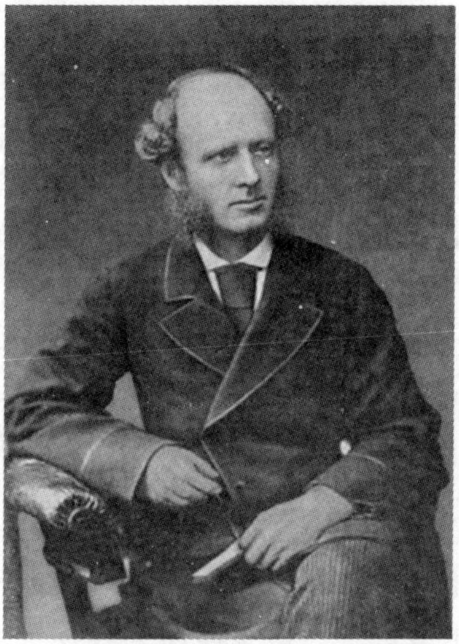

图 1-12　巴夏礼（绘画）

进入古老中华帝国的心脏，传教行医、荣耀上帝是雒魏林的终极梦想，此刻机会降临，50 岁的雒魏林兴奋不已。1861 年 2 月 25 日，伦敦会的理事们经讨论提出：如果雒魏林愿意的话，希望他尽快返回中国，在古老中华帝国的首都建立起新的教会。雒魏林迅速接受了他们的邀请。1861 年 6 月 11 日雒魏林离开英格兰，两个月后到达上海，稍作停留就出发北上了。1861 年 9 月初，雒魏林在马车里摇摇晃晃地进了皇城。这绝对是一个历史性的时刻。他给家里写信，说道：“我在地球的终点给你们写信，如果我要再往前进，我应该离家更近。”其兴奋之情溢于信笺。

雒魏林开始陶醉于新的生活之中：“我喜欢北京，这是一个非常好的地方。尽管街道上到处都是飞扬的尘土，但我却不想回避，因为这个地方处处吸引着我。我买了一匹马，快乐地骑着它四处游玩。一天早晨，我去寻找大象的棚舍，最后在皇家警卫的指引下找到了地方。50 座棚舍都毁坏了，只剩下一头又老又瘦的大象，就像最后一个莫西干人，看上去非常可怜。通往宫殿的道路上堆满了污秽、尘土和垃圾，乞丐们坐在宫殿的石栏杆上。街道十分宽阔，在六月的时候总是飞尘扑面，雨天则泥泞不堪。宫殿非常雄伟，我无法进入，只能在外眺望里面的园林和山坡。这里有很多东西值得欣赏和学习。对我而言，这个地方的方方面面都适合我，我很高兴来到这里。”[13]

他在北京御河桥英国使馆里与英国公使卜鲁斯（Frederick Bruce）在一起呆了 6 个星期。10 月 23 日，在《北京条约》签署一周年之际，他搬到英国使馆南隔壁自己的屋子里，开始从事医院的工作[14]。“我的房子占地二分之一英亩，向四周延伸。房屋为单层，在寒冷的冬天，我和我的仆人大平（音译 Ta-ping）住在一个房间里。现在的气候非常好，昼暖夜凉，整天阳光明媚。”[13]这所医院就是北京协和医院之滥觞。

雒魏林是伦敦会最早在北京开辟传教事业的传教士，同时也是第一个进入北京的基督教传教医生。关于他在北京工作的情况资料很少。起初，他住在公使馆里接受少量前来就诊的病人。开始每天只有两三个病人，但不久关于他医术精湛的名声很快传开了，前来就医的人越来越多。“当我住在公使馆时只有少量的病人来，但我一回到住所，便需要接待任何来访的病人。此后，病人开始大量涌来。”“病人包括各色人等，如大大小小的官员，穿着华丽的妇女。这真是令人激动的场景啊。在我这里注册的病例就有 3000 个，还不包括以前老的病人。”到 1862 年年底已有 22 144 人前来就诊，各个阶层的人“带着妻子、孩子纷纷到我这里来诊治，其中有商人、店员、各种工匠和村民，甚至许多乞丐。他们都聚集到我的诊所，欣然同意接受我的治疗，十分令人惊奇。”[13]

医院的候诊室能容纳 60 人，其中眼科病人为多。雒魏林认为“眼科疾病是值得医学传教士投入努力的好领域”，“它能够带来巨大改善，其优点显而易见”。眼科手术具有让盲目者重见光明的宗教象征意义，其悟性之眼打开，可以看到依据上帝法则所写下的奇妙事物。成群结队的眼科病人，红肿、混浊、疼痛难耐流泪不止的眼睛，构成了中国早期教会医院中的常见图景。雒魏林认为眼疾在中国盛行的原因，在于得不到及时的治疗：“经常有人问起，为什么中国人受眼病危害如此之甚？或许可以这样回答，虽说他们眼炎的发病率并不高于其他国家。但是眼睛发生感染时，若非及时治疗，娇弱的眼睛会迅速出现结构变化，遗留永久性病变，甚至退变。加之当地的外科医生又不具备治疗眼部炎症的技术，因此大量的患者因为眼部炎症导致严重的并发症。”[15]

在两年多的时间内，雒魏林建立了一个完整的医疗单位，开展了内科、眼科及外科等多学科的诊疗工作，并引进了乙醚、氯仿等最新的麻醉剂。他的医术高超，王韬称赞“西医洛颉（雒魏林）称刀圭精手……洛君尤精于眼科。……他如痈疽恶疡、跌打损伤，治之多立愈”[16]。在向伦敦会的报告里，他骄傲地说“卜鲁斯先生友善地对我说，你现在为开放北京做的事比我们大使馆做的还要多。”雒魏林用他的手术刀打开了北京的城门，近代西方医学第一次植入了中华帝国的政治中心，潜移默化地影响和改变了古老中国的医疗体系。

雒魏林创建了病案资料的管理制度，之后的北京施医院、协和医学堂均依此建立完备的病案资料；60 年后，北京协和医院将此传统发扬光大，协和病案最终成为“协和三宝”之一。

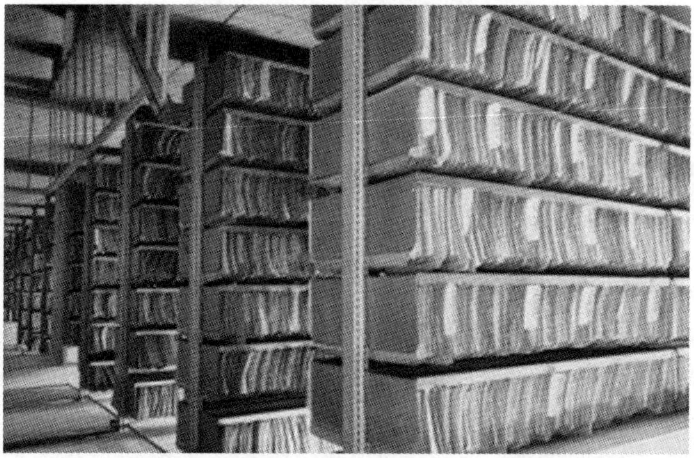

图 1-13　病历被誉为“协和三宝”之一

雒魏林是一个维多利亚时期典型的形象：坚持原则、意志坚定、不易亲近。宗教信仰是塑造他的生活和性格的支柱。其入华时期，是西医东渐的初创期，中西两种异质文化的相遇摩擦，必然引发文化、思想及心理的障碍，西医得到认同的进程艰难而曲折。在这种情况下，传教医师个人的努力非常关键。雒魏林创臻辟莽，独立开辟医疗场所，体现了个人英雄主义般的宗教热情。他一方面在国内向教会和教徒宣传向中国输入西医的必要性和可行性，一方面靠着个人的勤奋和毅力在中国诊治疾病。

雒魏林起初亲自对病人布道，并发放宗教宣传册。但随着医务活动的

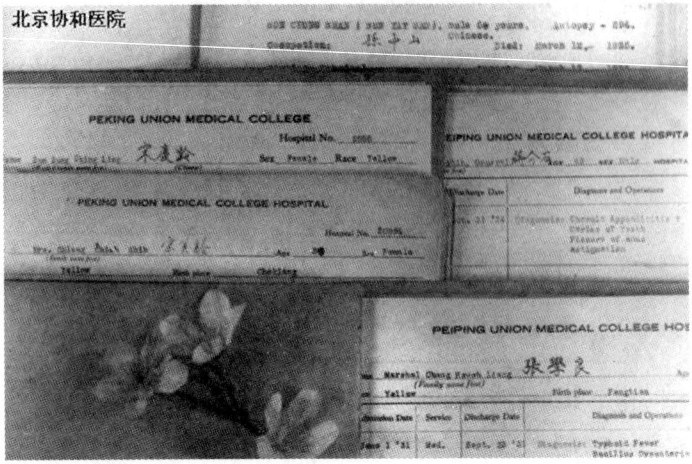

图 1-14　协和病案

（迄今协和医院保存的病历已近 300 万册，许多历史名人的病历在这里保存）

繁忙，医院的传教工作逐渐交给专门的传教士负责。他认识到传教士和医生的职责不可混淆；传教医生首先是医生，其次才负有传教之责。他指出："传教医生应该是完全的世俗人士，作为世俗人士可以在力所能及的范围内传教布道；但他不应承担牧师的责任，否则将不能专心于手术，不愿从事医院繁杂的工作。……无论是优秀的外科医生还是好的牧师，若被任命做医学传教工作，都会失败的。在新教和旧教传教中都有此种情形；一个人试图从事两种职业，常常有一种会明显失败，有时则两种都要失败，因而会失去而不是赢得善的影响和威力。"[10]基于这样的看法，雒魏林主张行医与传教应分离。

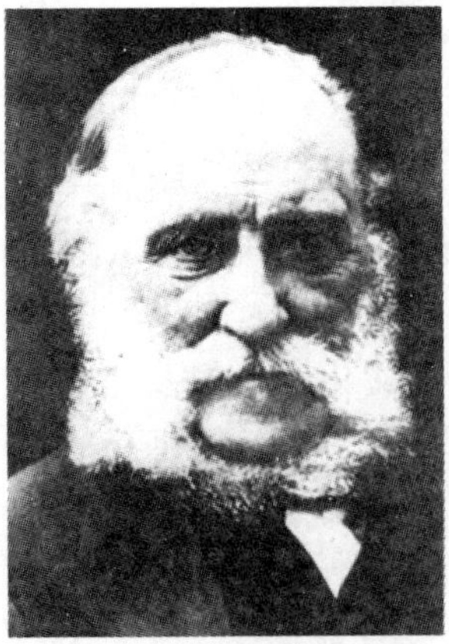

图 1-15　老年雒魏林

1864 年 3 月，在雒魏林的提议下，德贞博士受聘从英国来到这个医疗机构。同年 4 月雒魏林结束了在华行医生涯，辗转回到了英国。回国后雒魏林继续关注医学传教在中国的发展，1870 年代，雒魏林为执行董事的英东反鸦片会在伦敦成立。英东反鸦片会驳斥鸦片无害论，试图将各差会的反鸦片传教士联合起来汇集成一股社会力量，在英国推进反鸦片运动，力主禁止英国对华进行鸦片贸易，对根除吸食鸦片这一痼疾作出了重要贡献。雒魏林于 1896 年去世，享年 85 岁。

作为医学传教士，雒魏林在华活动了 20

年。这 20 年恰是西医东渐最初的 20 年，在寥寥无几的医学传教先驱者中，他是唯一把行医贯彻始终的全职医生，诊治人次 20 万之巨。虽然他抱有很高的宗教热情，在实际行动上却把主要精力放在医疗事业上。与他的朋友伯驾一样，雒魏林是 19 世纪最伟大的医学传教士之一。他长期进行的医务传教活动也必定会对中国人的心理产生一定影响，至少使部分中国人改变了对外国人的冷漠心理和看法，这种潜移默化的作用是不容低估的。雒魏林最大贡献是把西式医院植入中国的经济政治文化中心——上海和北京，被誉为中国医学近代化的先驱圣哲（王尔敏语），尤其是在后者建立的北京施医院，成为后来蜚声世界的北京协和医院的第一块基石，深刻地影响了中国近代医学的发展。1906 年，协和医学堂创建之际，将其主楼命名为“娄公楼”（Lockhart Hall），以表达对雒魏林创建协和雏形的敬意。50 年后，协和医学堂首批学生毕业；60 年后，北京协和医院举行开业典礼，西方医学永久性地融入古老中华。

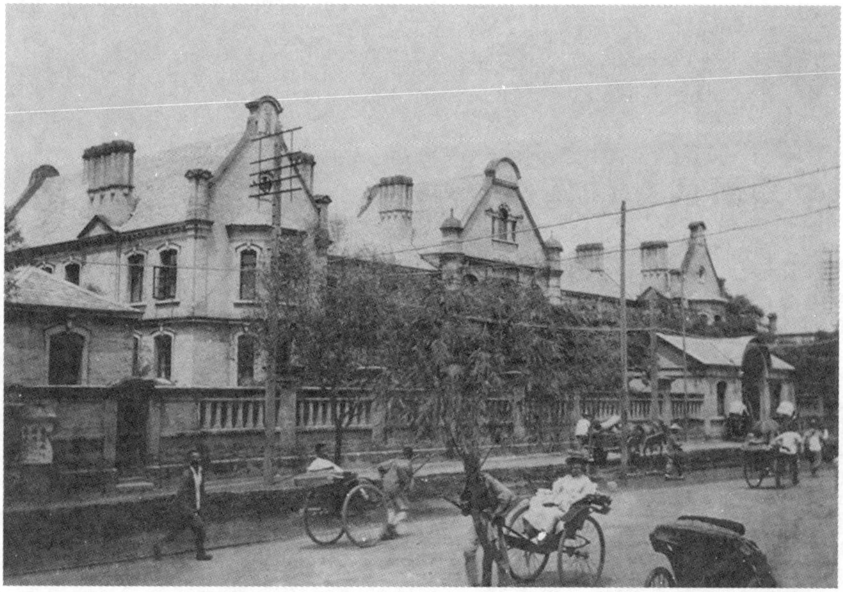

图 1-16 “娄公楼”（Lockhart Hall）

（Rockefeller Foundation. China Medical Board，100 *Years*：*The Rockefeller Foundation*，http：//rockefeller100. org/items/show/4919.）

北京施医院

他（德贞）访问穷人的陋室，也出入帝王的殿堂。

——丁韪良

中国最成功的医院

协和医学堂以及北京协和医学院西门矗立着一对双旗杆，这是延续了百余年前的北京施医院（Peking Hospital 亦称双旗杆医院）的标识。虽然其创始人德贞医生逐渐被人们淡忘，仅仅遗留下双旗杆的标志；但其创建理念及人文精神已成为北京协和医院的文化传统延续了下来。

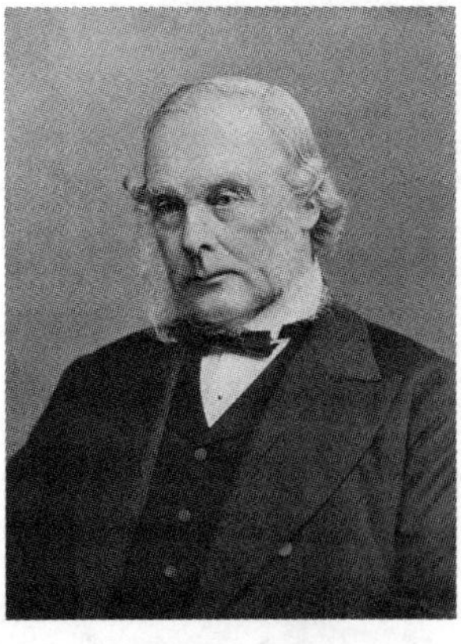

图 1-17　李斯特

德贞，字子固，1837 年生于苏格爱尔郡，1856~1862 年求学于爱丁堡和格拉斯哥大学（University of Glasgow），1862 年获外科学硕士学位。德贞求学期间正是西方医学教育近代模式逐渐完善的时期，而他又身处医学教育改革的重要场所，充分享受到了医学进步给知识传授带来的种种好处[17]。此时，担任外科教学的是李斯特爵士。李斯特发明了无菌技术——即通过保持手术室洁净和使用无菌器械来防止细菌侵入伤口，从而彻底改变了外科手术。1867

年，李斯特在《柳叶刀》（The Lancet）发表外科无菌技术。《英国医学杂志》声称李斯特的发明所拯救的生命超过了在 19 世纪所有战争中牺牲的总人数。德贞在皇家医院实习期间恰逢李斯特探索发明“李氏外科无菌技术”之际，是受李斯特熏陶的第一批医学生，这是德贞后来被国人尊为“西来和缓”的原因所在。

1863 年 7 月德贞受伦敦会派遣来华行医传教，26 岁的德贞携新婚妻子 Mary Clark 先在罘芝（烟台）短暂行医。1864 年 3 月 28 日，抵达北京，艾约瑟提到德贞的到来“让我们在雒魏林医生离开之前，看到了一丝光明的前景”。1864 年春季雒魏林返回英国，德贞继承了雒魏林在北京的所有医学事务，主持管理北京施医院，同时兼任英国使馆和美国使馆的私人医生。

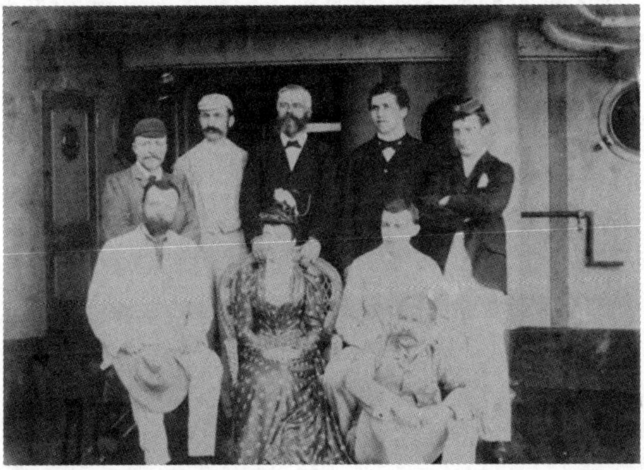

图 1-18　德贞（后排中央者，1862 年）

1865 年，英领馆因人员增多，房间不敷使用，遂收回租给伦敦会办诊所的房子。德贞斥资一千三百两银子购买了坐落在城东米市大街上的寺庙并重新装修，将之改造成一个装饰华丽、宽大、功能合理的医院：“共有五个院落，房间高大、宽敞、通风良好。医院的入口临街，通道宽敞。入口处的街面上矗立两个 70 英尺高的旗杆。第一个院落是女宾和华人贵宾的候诊室，大堂位于其东侧，面向街道。作为医院而言，这可能是东亚地区最好最漂亮的中国式建筑。屋顶高大，涂画着绚丽的色彩。佛像的底座被用作平台或桌子。院里竖着一块石碑，书写着医院建立日期和基督教进入北京的介绍。附属教堂南侧的小房间和厅是为来诊治的乞丐所特备的。为防偷窃和保障医院的安全，医院夜间锁门，清晨开门……大堂后面的院落有三间病房，其北侧是诊疗室，诊疗室西面一个小厅是厨房和助手的住所；

东边另外两个院落是给病人住的大房间。这所医院依照其原有的优雅装饰风格粉刷一新，庙宇式的建筑风格被画笔彩绘得非常华丽。”[18]医院内设有候诊室、门诊室、住院部、药房，有专门为女士、达官贵人分隔开的房间，配备一定数量的医护人员和医疗仪器，是一所近代意义上的医院。其药房及门市部销售西药，是北京最早的西药店。北京施医院开业后不到4年，总计有18 000住院病人，45 000人次门诊病人[19]。10年后，德贞又置买了原英领馆内诊所，作为施医养病之所，并立石碑记载，其碑文抄录件尚存于协和档案室。

北京施医院的病人来自各阶层，地域辐射至全国及朝鲜、蒙古、满洲和中亚地区。“本院初立时，治目疾者众，继则外科。今则内科、妇科亦求治倍于昔日，先是中国医士品评谓外国人精于外科，华人精于内科，余心以为，西国人不止精于外科，兹纲内科、妇科诸病，源源而来，可为确据其精于内科者。”[20]1870年代末期，内科类疾患成为施医院第一大类病，内科病例有热病、头痛、喉炎、精神类疾病、哮喘与咳嗽、咯血、胃部感染、肺结核、瘫痪包括半身不遂、风湿、炎症等疾病。1880年代末期，德贞在《万国公报》连载“西医汇抄”，这部临床治疗指导手册就是以内科为主，涉及热症、亏血、黄热病、小儿热病。皮肤科疾病是医院收治的另一大类，人数超过外科，德贞报道中国人中最常见疾病就是痈。施医院外科涉及的疾病有脓肿、撞伤、扭伤、烧伤、割伤、痈、坏疽、梅毒、兔唇、丹毒、

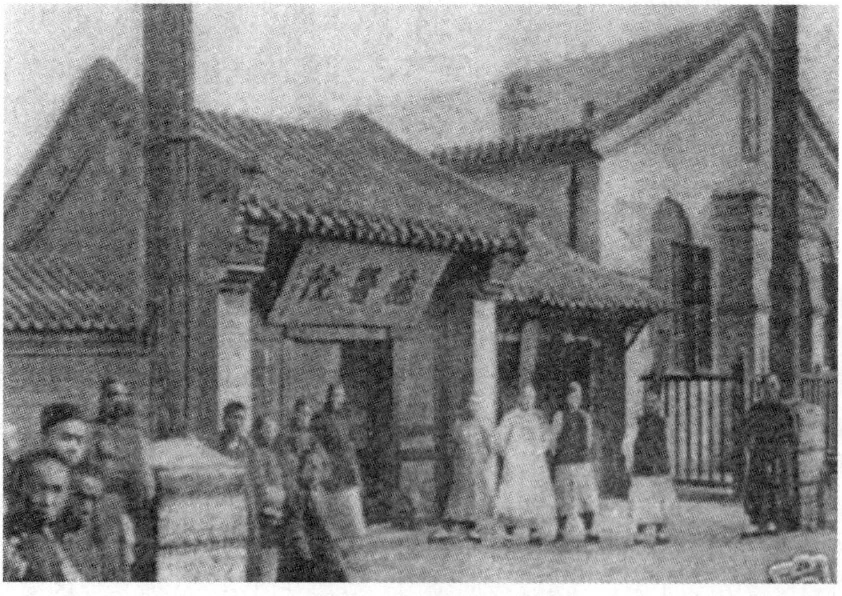

图1-19　北京施医院

息肉、溃疡、肿瘤等。

Gordon Cumming 在她的《Wanderings in China》一书中谈到德贞博士在这个医院的工作时说："即使这个城市处于正常的健康状态，这个医院也有繁多的病人，德贞博士如何能完成他的日常工作对我来讲是个奇迹。首先他必须亲自为 120 名病人开处方，同时还有繁重的出诊任务，包括几个其他国家的公使馆，需要在酷暑中坐着没有弹簧减震的马车长途跋涉。他每天还要抽出两个小时的时间和他的学生们专心致志地把一些有价值的书翻译为中文，当然他还要为政府学院准备讲义或者讲课。""医院便是他的中心，他的治疗基地，他投入自己的热情、灵魂和精神，日复一日永不间断地工作，他没有假期、没有休息日，安息日总是最忙碌的日子。"[19]

北京施医院的空间分布按专业功能设计，有候诊室、诊室、住院病房、女宾室和贵宾室、药房、学生和助手宿舍、厨房等。病房可住 50 位病人，医院规模和标准在中国的教会医院中都是一流的，与同时代欧洲的医院相比也毫不逊色。这所医院的中文名字为"北京施医院"或"京施医院"，英文为"Peking Hospital"，因德贞保留了寺庙门口原有一对二十余米高的双旗杆，又俗称为"双旗杆医院"。

19 世纪中期，世界医学的中心在欧洲，美国尚是医学先进理念的消费者而非贡献者，医院已经成为医学的一个永久性的特征。此时的北京并不存在欧洲人意识中"医院"这一概念。德贞是欧洲第一批接受近代外科先进理念及技术熏陶的医生，他将麻醉技术、无菌技术、分隔式病房等 19 世纪医学最重要的发明和理念应用于临床，建立了真正的西式医院。北京施医院的建立使中国"医院医学"基本与世界医学的发展同步。

从医院的建筑风格考察，施医院寺庙式建筑显示德贞深谙中华文化，借助寺庙所蕴含的慈悲为怀，为医院增添了慈善医疗的色彩。医院中文名称增添一"施"字，也同样传达慈悲乐施的信息。将西医院建在寺庙里，为之披上中华文化的外衣，德贞成功地消除了中国病人对外来陌生人和文化的怀疑和敌意，成为协和后来者如兰安生（John Black Grant）、鲍依琴、李宗恩等所效仿的典范。

从地理位置上考察，在公共交通体系尚未建立的晚清，北京施医院的地理位置得天独厚，早期设在英国使馆内的施医院较接近于内务府，而后迁移至哈德门大街的医院也相当靠近紫禁城，之后的协和医学堂及北京协和医院也一直位于紫禁城东侧这一区域。这为德贞接近皇城高官和满清贵族创造了外部条件。赢得中国士绅阶层的信任和尊重，接近政府高级官员，或是进入清宫廷中，是差会和传教士始终追求的目标，北京施医院在很短的时间里达到了这个目的。德贞是极少数获得满清贵族和清廷高官信任的西医医生，出色的医术让他得以从容地游走于清廷各派显要的家中，展现了西方医学的现代性和科学功能，从而能说服中国的上层精英接受这门知识，并参与到晚清政府试图推进的近代化进程中。

德贞对医院的管理办法也颇为先进。由雒魏林开始的病历记录，逐渐形成了正规的体系。医院开始使用专门的记录簿，记录和观察病人的病史及体征，通过表格详细描述病人的基本情况。医院所做的病案记录成为现代医院标准化建设的重要指标，并在以后的协和医院发扬光大。

德贞常自负地说施医院是中国最成功的医院。同文馆总教习丁韪良（William Alexander Parsons Martin）评价“德贞博士是北京最著名的一位开业医师。他和别些教会医师一样，是为贫苦人民而工作的，可是宫廷的门禁对他也是开放着的。他访问穷人的陋室，也出入帝王的殿堂。”[21] 1873 年，《申报》载文描述了当时的情况：“京都有西人设立医院一所。用以救济疾苦之人，意至善也。据云去夏至今一周年中共医有九千六百十八人，可见华人亦皆信其术精胜矣。”自此，北京施医院等教会医院成为中国人效仿的样板。

西来和缓

德贞的医术，特别是手术技术精湛，被国人视为具有几近行神迹的力量；曾纪泽曾言“德君专精医术，求诊者接踵于门，刀圭所投，嘘枯起废。”[22]内阁大学士贾祯、总理衙门的官僚沈桂芬的弟弟、谭廷襄的儿子和荣禄都接受过德贞成功的外科治疗，这几例病案使德贞誉满京城，国人将之比喻为中国古代名医“医和、医缓”，称之为“西来和缓”。差会将之作为医学传教的成功典范，广为宣传，极大地鼓舞了在华传教士[23]。

1884 年，德贞完成解剖学巨作《全体通考》，配卷解剖图谱，由同文馆印制出版，以同文馆的学生为主要读者对象，是晚清第一部官方解剖学教科书。《全体通考》，共 18 卷，分 16 册，其中图谱 2 册。主体内容译自《格雷解剖学》（Gray Anatomy 1858），“格雷氏系统解剖学者，为解剖学巨掌，英美医校，莫不宗之”。总理衙门大臣董恂为《全体通考》题签，广寿、荣禄、崇厚、陈兰彬、谭宝琦、张斯桂、骆钧等为该书作序，荣禄在序言写道：“子固之术精深绝妙，竟克臻此，夫乃叹人之少见者，不能不多所怪也。……用意良深，益人匪浅。”谭宝琦序言：“子固来自泰西，施医中土，生授扁灵之秘，早驰和缓之名。”由此可见德贞输入的医学、解剖学知识，已经获得了当时多数上层官员的认可和推崇[23]。

在《自序》中，德贞开宗明义，对中医学现状提出了批评：“予英人也，幼业西医，壮游东国，访考医术二十余年，窃叹中国之医书甚多，何明医之绝少也。细究其弊，一由于无专功，一由于泥古法。中国之医，从无幼习，类皆诵诗读书，半世无成，去而习医……操术未深，谋食便切，急于出试，高谈佐使君臣，空说望闻问切，视药料为名利之薮，等民命为孩儿之戏，有终身行医而不明人之全体者，其弊一也。华邦医道始于岐黄，其术非无可取，其法非不可遵，所异者，人泥其法，牢守一成之见而不知变通，坚执既往之方而不事思索，至一传再传，老成凋谢。而伐毛洗髓之事，刮骨疗毒之能，洗胃涤肠之妙，徒存其说，俱失其传。有数年学医而不明人之脏腑者，是泥古更以蔑古，其弊二也。”[23]写作《全体通考》时，德贞已在华行医二十余年，对中医也深有了解。他著述《全体通考》，除了向中国人介绍与中医迥异的人体结构知识外，还有更为深层的含意，就是希望中医的发展能进入世界医学发展的轨道，与西医学共同进步。

德贞还翻译了清代名医王清任的著作《医林改错》，发表于 1887 年创刊的《博医会报》上。德贞还用英文撰写了《中国的疾病：起因、状况和流行，同欧洲情况对比》一书，1877 年在英国出版。书中提及了中国唇裂患者的流行特点，是有关唇裂的第一篇正式文献[24]。德贞喜爱摄影，拍摄了许多中国的照片，他还利用摄影吸引患者就诊。

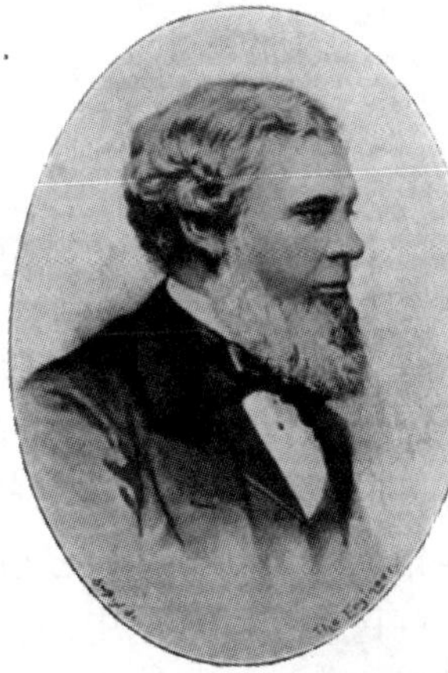

图 1-20　德贞

随着医院的建立和发展，德贞开始培养中国助手，这些助手一边向德贞学习医术，一边承担医院治疗工作，医院支付工资。中国助手不仅可减少他的工作量，还可以很大程度上减少他与民众之间的隔阂，使民众更容易接受完全不同于中国传统医学的西方医药。北京施医院最多时拥有 6 位中国助理，德贞的培养工作卓有成效，其中一位中国助手 1868 年赴天津开办了天津第一所西医诊所，在头两个月里接待了 900 位病人。然而，培养助手及招收生徒没法满足近代中国西医人才的需求，解决的途径只有通过正式的医学教育系统地训练中国人。

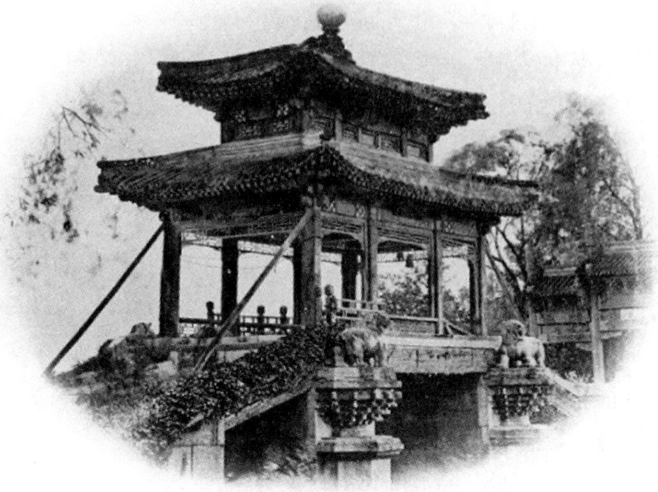

图 1-21　原清漪园荇桥（德贞拍摄 1867~1870 年）

仅次于赫德的外国人

德贞是中国新式医学教育的先行者，他是同文馆聘任的第一位医学与生理学教授，任教长达 23 年。1871 年在晚清帝国大学开出第一堂西医学课，昭示着“新医学教育的开始”[25]。同文馆的医学班，1900 年改为医学实业馆，于 1903 年并入京师大学堂，翌年改称医学馆，至 1907 年闭馆。同文馆的医学课程开创中国大学医科教学的先例，并对中国官方医学学堂建立提供了经验和师资。德贞在同文馆传授医学思想和科学精神，鼓励中医求变发展，试图将中国医学引入世界医学发展的领域。

德贞始终站在反鸦片运动的第一线，锲而不舍，成为传教士反鸦片运动最著名的代表之一[26]。1880 年代他研制戒烟丸，并出资购买哈德门附近的一座小庙，建立戒烟所，帮助病人戒毒。此后德贞提出了反鸦片的“德贞计划”，其目标为在中国建立一个健康卫生观念，并推进其生长发育，呼吁所有的在华传教士、海外慈善家和商人都来参与反鸦片的斗争。这个雄心勃勃的计划虽然获得舆论、道义和精神上的支持，但由于经费问题未能付诸实施。

德贞医生在华生活工作 38 年，参与了医院医学、公共卫生学、流行病学、新医学教育、解剖知识的传播等中国医学早期现代化的所有过程。德贞是 19 世纪后半叶北京城内知名度仅次于赫德（Robert Hart）的外国人，上而王公巨卿，下至农工商贾，几莫不知施医院德大夫者。其“明医”形象为各个阶层的中国人所认同，京城众多士大夫皆对其医术和品行嘉许再三：“施医十余年间，活人无算，而绝不受一钱，仁人君子之用心在斯乎”；“其居心慷慨、秉性慈祥，以天授者也”；“颇具古君子之风”；“既服其执艺之精，而尤叹其居心之厚也”[27]。

德贞在华诊治了150万人次患者，经历并参与了晚清的洋务运动，推进了中国医学现代化的早期进程，致力西医学传播与医学教育，同时向西方世界展示了中国医学文化和医学伦理精神。德贞的主要贡献在于创建北京施医院，他所展示的心存仁义、不炫虚名、起死回生、不谋其利的“明医”形象，以及“慈悲、专注、奉献”的人文精神，已成为协和医院的文化传统，绵延至今。

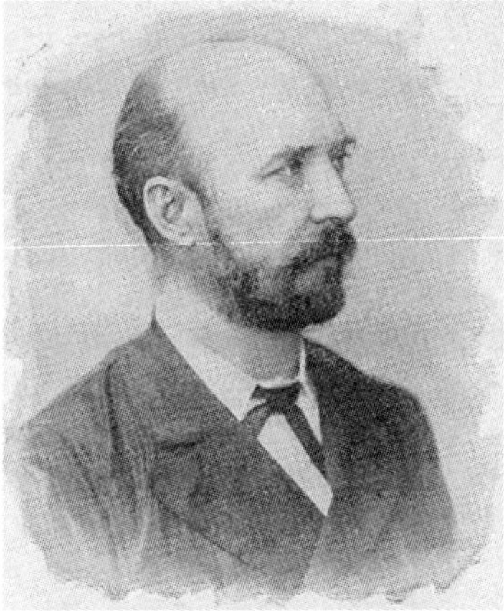

图 1-22　赫德（绘画）

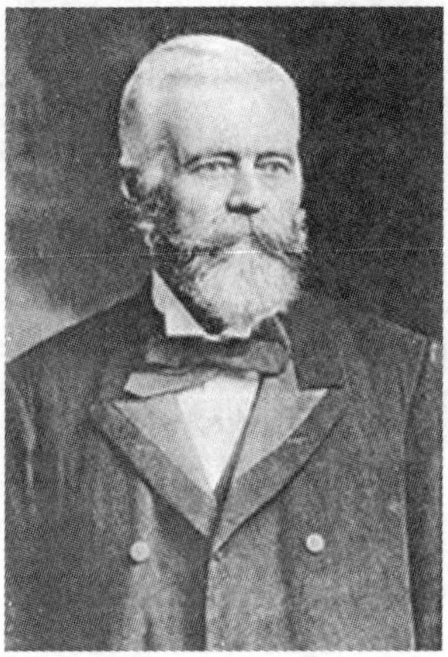

图 1-23　德贞

1900年6月13日，庚子民变“焚烧八面槽、双旗杆等处教堂、施医院、讲经堂”[28]，北京施医院焚毁殆尽，仅剩下双旗杆的残骸。德贞避入英国使馆；8月八国联军入侵，袭陷北京。但直至去世，德贞对施医院的毁损未置一词。1901年2月22日德贞去世，葬于中国。英国泰晤士报的讣告称他为“北京知名的居民”，英国医学期刊（British Medical Journal）则称之为“在中国知名度仅次于赫德的外国人”。如今，双旗杆上的旗帜依然飘扬在中国最高医学学府——中国协和医科大学的门前，德贞的明医风范成为协和人永远效仿的楷模。

1884年，创建北京施医院20年后，德贞脱离伦敦会，独立行医。北京施医院依次由SW Bushell、ET Pritchard、Eliot Curwen等医生负责，李小川

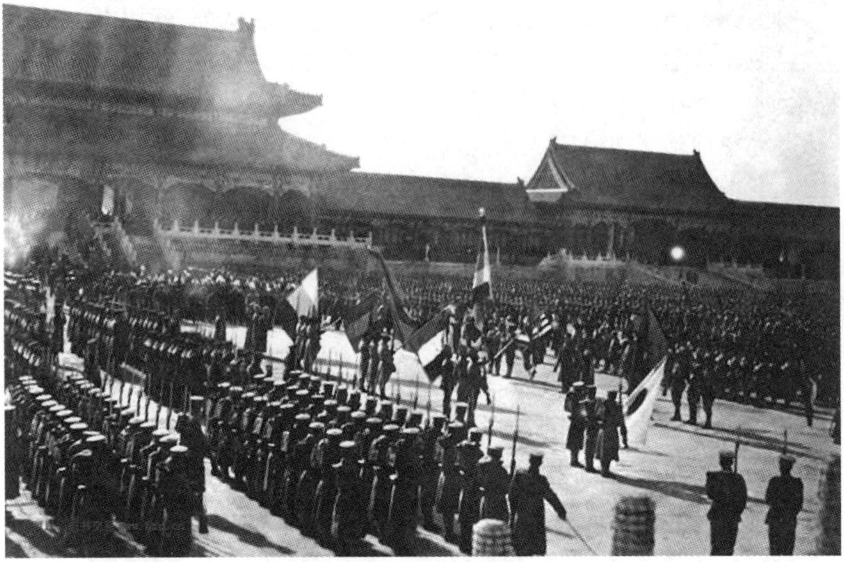

图 1-24　八国联军进入紫禁城（1900 年）

（音译 Li Hsiao-ch'uan）、刘宝庆（音译 Liu Pao-ching）等中国医生亦曾主持施医院的医疗工作。李小川在北京施医院焚毁 5 个月后，重建了伦敦会在京的诊所，并协助科龄重建北京施医院。

北京协和医学堂

协和医学堂即使现在不是也终将成为中国皇家外科学院。

——赫德

到最贫瘠的地方

“协和”（Union）一词在中国家喻户晓，几成为中国西医学的代名词，但其首创者科龄医生却被我们淡忘。

科龄，字祝九，1866 年出生于苏格兰。少年丧父，身为长子的科龄不得不在 13 岁辍学工作，养家糊口。1882 年，偶然听到美国著名布道家莱曼·穆迪（Dwight Lyman Moody）的演讲后，科龄决定终生献身于基督教传教事业。在克服了重重困难之后，30 岁的科龄于 1896 年毕业于格拉斯哥大学，取得了医师资格，并成为伦敦会的医学传教士。当伦敦会询问科龄的志向时，他回答道“到最贫瘠的地方”（To the neediest place there is!）。

1897 年，科龄携新婚妻子 Grace Hamilton Greenhill 到达中国辽宁省朝阳地区传教行医。当时的朝阳地区没有西方医学技术及人员，疟疾、麻风等传染病横行，鸦片成瘾者众多。科龄夫妇历尽艰辛建立一所仅有三间病房的小型西式医院，成为方圆一千公里范围内唯一的西医院。科龄夫人担任护士，协助科龄工作，随后科龄培养了一位农民的孩子刘义（音译 Liu-i）作为助手，不久之后刘义就可以处理日常医疗工作和小手术。数年后，刘义到北京寻找科龄，进入协和医学堂，1911 年成为协和医学堂首批毕业生。

生活在异国的科龄，其生活环境不仅艰难，而且充满风险。不少当地人对之怀有戒备之心甚至敌意，加之当地土匪横行，每次外出科龄都乔装改扮——戴假辫、穿中式长袍——以策安全。土匪曾经闯入科龄家中，持刀勒索钱财。但科龄夫妇没有退缩，坚持行医。由于当地缺医少药，很多患者蜂拥而至，医院每天的就诊患者超过一百人，大多是因贫困而无钱医治的农民和乞丐，所患疾病多为伤寒、麻疹、麻风病及鸦片成瘾症，而后者正是中国人对外国人，尤其是英国人怀有敌意的原因。有人指责科龄："你们外国人来这里，左手带耶稣，右手带鸦片。"也有人怀疑他们是间谍。随着科龄夫妇免费治愈了大量穷困患者，许多人对其怀有感激之情，逐渐接纳了他们，并成为他们的朋友。科龄是个虔诚的基督徒，行医的目的是荣耀上帝，他对伦敦会倡议："我们的工作应专注于那些愿意并渴望聆听上帝福音的人"[29]。在行医的同时，他和其他传教士发展了许多中国基督徒。1897~1899 年，科龄夫妇的三个儿子 Edgar Cochrane、Robert Greenhill Cochrane、Thomas Saville Cochrane 相继出生，他们均继承了父母的事业，终生成为医学传教士，Robert 日后成为著名的麻风病专家。

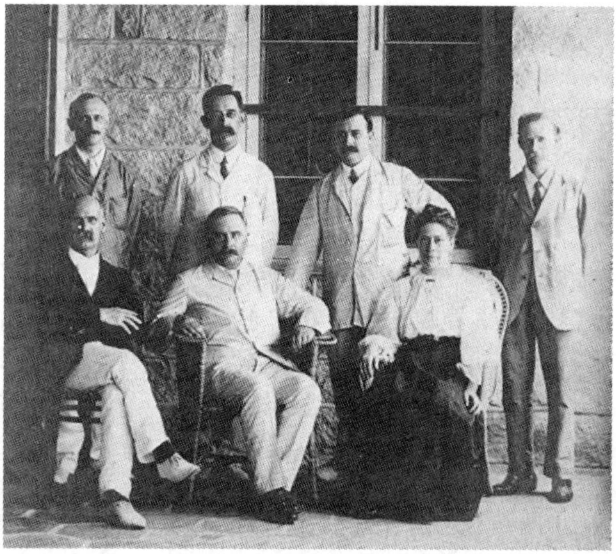

图 1-25　科龄（后排右 2）及夫人（前排右 1）

1899 年 Saville 医生得知科龄夫妇的事迹后，携带医药器械来到朝阳，协助科龄工作。同年，里达尔牧师夫妇（Rev & Mrs James Dunlop Liddell）来到朝阳，里达尔负责传教，其夫人是名护士，替代科龄夫人负责医院的护理。他们的次子李爱锐（Eric Henry Liddell 亦称伊利克），1924 年获得奥运会冠军，被誉为“苏格兰飞人”。次年李爱锐赴中国传教，抗战时期李爱锐坚持留在天津，直到 1943 年被日寇拘留并被押送到山东潍坊集中营。1945 年 2 月 21 日因病死于集中营。[30]

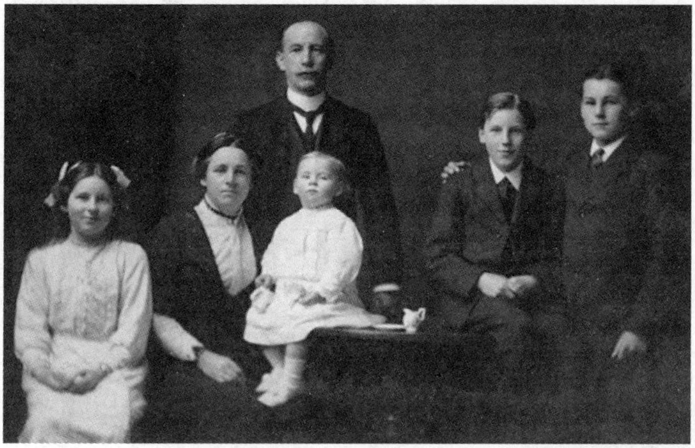

图 1-26　里达尔牧师夫妇与子女（少年李爱锐右 2）

1900 年庚子之变蔓延到朝阳，科龄等传教士面临杀身之祸。危难之际，科龄夫人、里达尔夫妇及孩子们先行逃离朝阳，科龄为了保护中国基督徒而留在朝阳。在刘义等人反复劝服和帮助下，科龄身穿长袍，策马逃离。但匆忙之中忘记佩戴假辫，被识破身份，陷于重围。危难之际，一位曾经被科龄救治的患者挺身而出，救出科龄。科龄策马飞奔，一天后到达火车站，Grace 带着孩子们一直等待科龄。一家人乘坐火车奔赴上海，由此乘船返回苏格兰。科龄没有放弃返回中国行医传教的梦想，他刻苦地学习中文，阅读中国历史文化书籍，不久他的中文读写能力有了长足的提高。上帝听到了他的祈祷，一年后科龄被伦敦会派往中国国北京。

重建施医院

科龄超人的勇气、出色的语言能力以及与中国人融洽相处的天赋引起了伦敦会上层的注意。1901 年，伦敦会派遣科龄只身返华，主持伦敦会在京所有事务，重建北京施医院，并寻机创建医学院。举目无亲的科龄一筹莫展，但幸运的是曾在北京施医院工作的中国医生李小川找到了他，并带他来到北京施医院的遗址。医院虽然已毁坏殆尽，但双旗杆依然屹立着。

“这是个好的征兆，” 李小川安慰科龄说：“旗杆依然存在。”[29]耸立了二百多年的双旗杆给予科龄希望和勇气。科龄发现医院附近有一座废弃的店铺可以改建为临时诊所，他寻找到店主，要求租赁店铺及其马厩。店主得知店铺将改建为医院救治患者后，无偿提供了店铺，科龄大为感动。店铺及马厩被粉刷一新，辟为住院患者的病房。诊所的条件十分简陋，只能将一块废弃的木门板作为手术床，但病人蜂拥而至，多为乞丐、无家可归者。条件虽然简陋，但科龄开展了所有类型的大手术，手术效果非常满意。李小川给予科龄莫大的帮助，召回了许多以前在医院工作的中国助手，协助科龄诊治病人、管理病房。

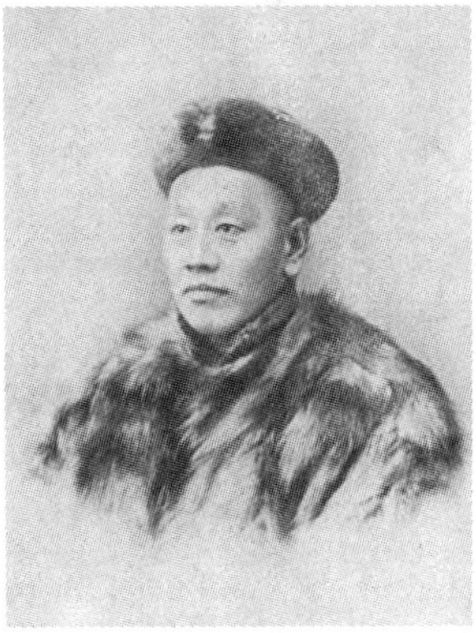

图 1-27　李小川

随着诊治病人的增多，科龄的医术广为人知，以此结识清民政大臣肃亲王爱新觉罗・善耆，并得到大清海关总税务司赫德的关注。1902 年夏秋间，北京暴发真性霍乱，其传染之广，经时之久为历年所未有。科龄向赫德毛遂自荐。在赫德及善耆的支持下，科龄发起并领导了中国第一次官方突发公共卫生事件应急行动，短短时间内即有效抑制了霍乱的蔓延，挽救了大量患者的生命。科龄由此声名鹊起，享誉京城，成为继德贞之后的“西来和缓”。肃亲王、端王等皇室成员竞相延请科龄为家庭医生，此外科龄还担任海关医务官、英国使馆医生等诸多职位[29]。科龄不仅重新恢复了西方医学的权威，使北京施医院成为中国最好的医院，像德贞一样成为名声仅次于赫德的西方人，而且完成了雒魏林、德贞梦寐以求的目标——进入中国宫廷[31]。

1903 年的某日，一位雍容华贵的满族贵夫人步入医院。在男女授受不亲的时代，上层女性即使有医疗的需求，也都必须遵循一套适合她的身体规范——不就男医。幸运的是，科龄在简陋的医院中专辟了一间贵宾就诊室，以备不时之需。精通汉语的科龄夫人接诊了来客，来客是德福晋(Duchess Te)，慈禧太后侄女及侍从宫眷。因身体有恙，慕名而来。两人相谈甚欢，但福晋的疾患需要科龄医生的手术治疗，如何治愈疾患而不违背礼教，成为两难的选择。德福晋提议义结金兰，两人结为姐妹，科龄则成为德福晋的姐夫（brother-in-law），从而绕开了手术时男女身体接触的礼教之防。手术后德福晋觐见慈禧太后，太后详细询问了神奇的外国“睡眠（麻醉）医术”。她命令德福晋呈献一张与科龄的合影，合影中，两人歃茶

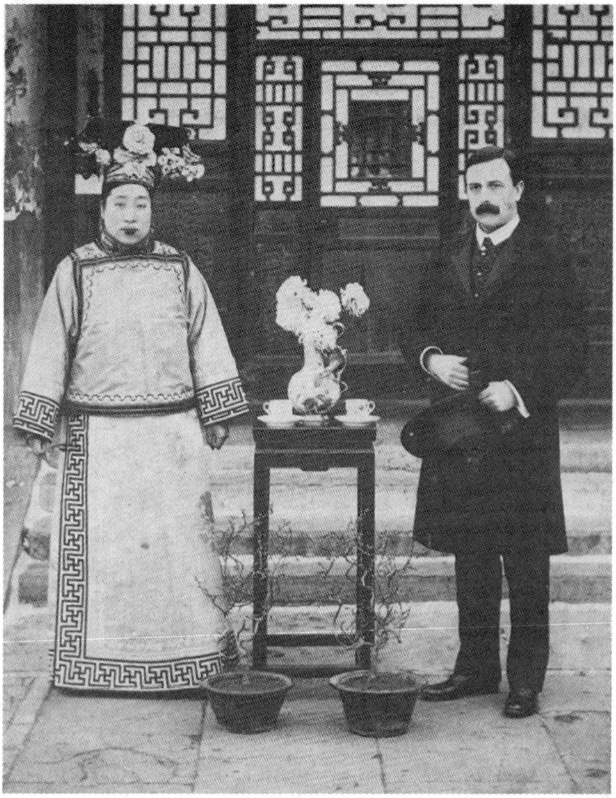

图 1-28　德福晋与科龄歃茶为盟

为盟，成为官方认可的正式结拜关系，科龄夫人成为宗室成员。太后随后赐予科龄礼物及大笔捐款，科龄的高超医术传遍宫廷[29]。

数月后，大太监李莲英半夜现身于医院，寻求科龄的治疗。李小川告诉科龄，李莲英是慈禧太后最宠爱的大太监，权倾朝野。科龄倾力医治李莲英的隐患，最终成为李莲英的私人医生和朋友。他向李莲英诉说了创建医学院的梦想，李莲英回答说："立刻向政府递交禀文，我会在老佛爷面前陈情美言，请其恩准!"科龄立刻拜见外务部会办大臣那桐，恰逢那桐母亲病危，经科龄抢救转危为安。待科龄说明来意后，那桐毫不犹豫地说他会代科龄起草奏章，并亲自呈送皇太后，以此答谢科龄的救母之恩。1904 年 5 月 26 日慈禧太后恩准奏请，并"赏给英国医士科龄所建医学堂一万两"。《泰晤士报》驻华首席记者莫理循（George Ernest Morrison）立刻在《泰晤士报》头版头条报道了上述消息，24 小时之内，西方各大报纸竞相转载[29]。

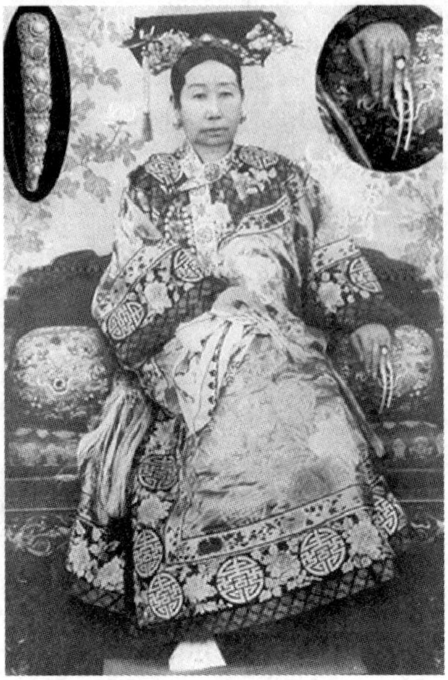

图 1-29　慈禧太后

创建协和

随着患者的增多，医疗成本不断增加，教会资金不足的问题日趋严重。医疗网点扩张受限，亦影响了传教网络规模的扩大。因此，在 1902 年北京传教会会议上，科龄率先倡议建立协和委员会（a Committee on Union），成立全国范围的基督教联盟，包含所有在华传教会。这是协和（Union）理念的首次提出，即进一步在空间和组织上联合分布在不同区域的教派，意味着不同差会合作事工的努力，主要反映在教会隶属的教育和医疗事业上。各宗派及机构间的联合运动，突破宣教差会各自为政的局面，正视中国教会为一个整体。随后各差会创办中华基督教教育会和中华博医会，开始在财政上实施“协和”行动，集中资金合办医院和医科学校[32]，先后在北京、沈阳、济南、汉口、成都、南京、福州、广州建立八所协和医学院。

协和（Union）理念的提出恰逢其时。1901 年，在义和团运动和八国联军入侵的双重打击之下，清政府为求生存而举办新政。1 月 29 日，慈禧太后以光绪皇帝的名义下诏变法，声称三纲五常虽为万世不易之理，但政府的统治方法则应顺应时代潮流，进行必要的改革。由此，为期 10 年的清末新政揭开了序幕。清末新政的改革内容十分广泛，涉及了政治、经济、教育、军事、法律等各个方面。在教育方面，废除八股文、科举，建立新的教育体系，鼓励创办新式学堂，派遣中国学生出国留学。

新政期间，清政府有关基督教的政策发生重大改变，对传教事业采取严格的保护政策。1902 年，清廷发布保护教堂的上谕："西人入中国已二百余年，其宗旨本劝人为善，教士远涉重洋，艰苦卓著，施医疗病，周济贫穷，无非克己利人。"在举办各项新政的同时，清政府开始注重本国的医疗卫生事业。光绪帝对医学下谕指示："医学一门关系至重，极应另立医学堂，考求中西医理，归大学堂兼辖，以期医学精进。"各地官员不仅对教会医疗事业严加保护，还积极支持教会医疗事业。当重建被毁教会医院或新建教会医院时，各地官员都予以租地等方面的支持。当新医院、新医学校建成、医学校学生毕业时，大小地方官员不仅给予捐助，而且都亲往参加以表支持。

1903~1904 年，英国伦敦会、美国长老会（American Presbyterian）和美国圣公会（American Board Mission）成立了华北协和教育会（the North. China Education Union），并且着手准备成立 5 个组织单位：预科学院（the College Preparatory）、华北协和自由艺术学院（North China Union College of Liberal Arts）、华北协和神学院（North China Union Theological College）、华北协和女子医学院（North China Union Women's College）以及协和医学堂（Union Medical College in Peking）。自此，医学院正式开始筹备。由于伦敦会是北京医学工作的先导，所以，医学院的工作主要由伦敦会负责。伦敦会为学校提供土地、房屋以及设备等等[33]。

随着时机不断成熟，科龄顺时而动，因机而发。基于"中国有病之人，每有非必死之症，而往往致死者，或由医治之不精，或由调治之已晚，死于非命"的状况，科龄倡议在北京建立一所高等西医学院，教授中国生徒，希望"追学医者果有成就，于以散诸四方。不惟通都大邑广设医馆，即僻壤穷乡到处林立。则抱病者，既不受庸医之害，又不至有耽误之虞"。1904 年在获得慈禧太后赏银之后，那桐、赵尔巽二人合捐银一万多两，其他京内外大臣也各有捐献。此外，外务部、税务处、总税务司等部门均同意每年捐款资助。1905 年，科龄致信庆亲王，提出学校要向中国政府立案，他说："唯是本学堂之文凭为学生卒业出身地步，若无中国学务处盖印，则各学生所持以为文凭者，毫无实在凭据，特恐各学生到处行医，而人之信从者不能广且众，即为所拯救者，亦不能众且多。"他请求依照医学馆办法，"所有本医学堂开学之日，拟请钦派大员来堂查阅，并诸生卒业文凭俯准交学务处盖印"。此信经外务部咨送学部。1906 年 2 月 6 日，在开学典礼前一周，学部在给外务部的咨文指出，"查奏定章程，公立私立学堂应先呈请立案，其学生毕业时得与官立学堂一律办理”，并要求外务部“转行传知该医士，将学堂开办年月，教科课程，学生人数一并呈报，由本部派员考查，果与定章相合，准予立案，将来毕业时，与官立学堂一律办理”。至于协和医学堂的“自发文凭由本部盖印一节，定章所无，碍难照办”。学部只是在学生毕业时派人考察，“如果及格加给准其充当医生执照”。学部虽没有同意给予协和医学堂毕业生以官立学校毕业生的同等待遇，但同意了科龄的立案请求，北京协和医学堂成为晚清惟一在政府立案的教会学校。1905 年 11 月，科龄用所筹款项在北京东单牌楼北石牌坊右边建造了一座引人注目的西式教学大楼[34]。

1906 年 2 月 12 日举行教学楼落成庆典，各差会联合举行了宗教仪式，由传教士和中国建筑工人参加。Scott 主教和 Wherry 博士发表了演说，盛赞“协和”理念所取得的硕果。13 日，协和医学堂举行开院庆典。这是“协和”理念提出后建立的首所协和医学校。次日举行开学典礼，各国大使除俄罗斯大使因病缺席外悉数参加，那桐奉皇太后旨前往观视，居中演说：“皇太后对（协和医）学堂极为关注，为其建立慷慨捐助大批银两。……我衷心希望学堂将永远昌盛，随着时间的流逝，她的员工和毕业生将之缔造成为中国人谋取无穷无尽福祉的机构，使她的名望播及中华帝国的每一个角落。”[29]随后海关总税务司赫德致辞，盛赞雒魏林的开创之功，希望协和医学堂能够发展为中国皇家外科学院，并将西方医学传播到不朽的大清帝国的每一个角落。据《协和医学堂征信录》一书描述：“举行开学典礼时，蒙钦派大臣那相国，临堂祝颂，代表盛意。各部贵显，及各国钦使，均同日毕至，颇极一时之盛。嗣则西商惠助巨款者有之，自备资斧愿充义务教员者有之，各慈善会以巨金延聘精通医术之士，以供本堂教授生徒者，又有之是以声震全球，名播通国。”[35]

协和医学堂共有三座主体建筑，1905 年 11 月在东单北大街路西、东帅府胡同建成的教学大楼，被命名为娄公楼，以纪念雒魏林的首创之功；1907 年由 Oliver W. Jones 资助建造第二座建筑——哲公楼，做为护士学校宿舍；1912 年，文海（Herbert Victor Wenham）医生在新开路路南建造第三座建筑，用作新的医院，后改为宿舍楼，文海医生 1914 年去世后改名为文海楼，以示纪念。三座建筑均为砖木结构，灰砖墙体，属西方古典折中主义风格。

协和医学堂学制五年，前二年进行医学基础教学，包括生理学、生物学、解剖学、组织学、药物学等科目；后三年进行临床各学科学习，包括外科解剖、门诊手术及包扎、内科、外科、妇产科、五官科、儿科、卫生学及其他科目。协和医学堂的生源没有地域之分和学历要求，考试科目包括中文、物理、化学、算术、地理及英文，各科目俱能明顺者即可入考。

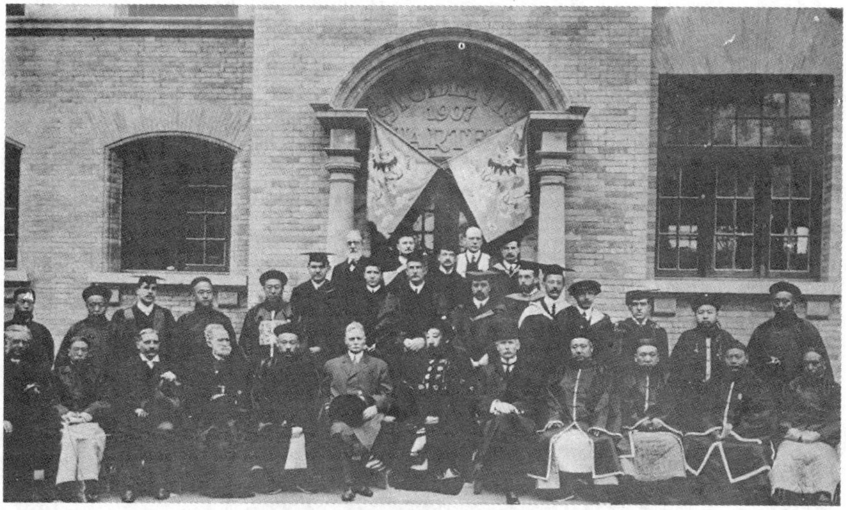

图 1-30　协和医学堂开院典礼嘉宾合影

（前排　那桐　左 7，赫德　左 4，科龄　第二排　右 6）

每年正月招生。第一年者为甲班，拟收学生 75 人，实收 40 人。教授课程以中文为主，学生亦需掌握英文。考试极为严格，分有月考、季考、岁考、大考，以观察学生之勤惰。“学生若考试列下等者，院长必予惩罚；有不及格者，必令其温习，使之洞悉无遗而后已，必至卒业后，由学部给予充当医生之执照，始许其悬壶以拯人之疾病”。[35]

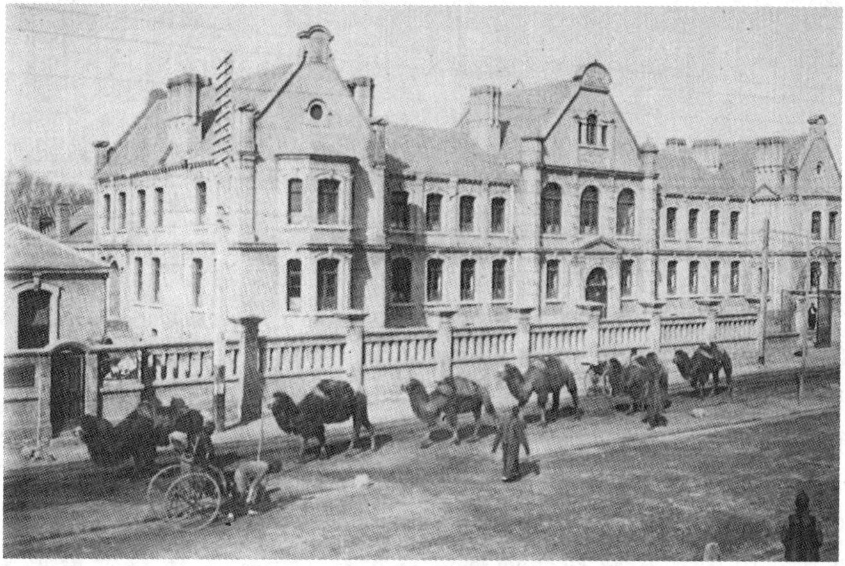

图 1-31　北京协和医学堂（1906）

1911 年 4 月 7 日《正宗爱国报》刊登一则“本京新闻”：“医学毕业誌盛：崇文门内石牌坊路西协和医学堂定于初九举行第一次毕业礼……是日午后一点钟开会，中国政府那琴轩中堂、徐菊人协揆均到会。那相登台演说医学宗旨并鼓励众学生。毕业学生十六人颁令文凭。共计到会中外官绅及中西医官三百余员，中西妇女八十余人。诚为一时之盛。”1911 年甲班谢恩增、吴三元、刘义等 16 人考试合格，获得文凭及学部颁发的医生执照，27 岁的谢恩增获第一名。

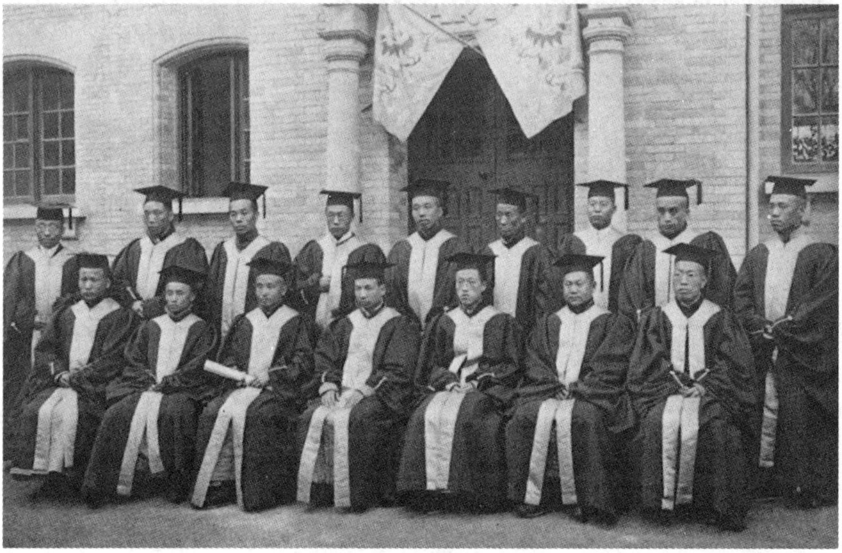

图 1-32　协和医学堂第一届毕业生（1911 年）

谢恩增毕业后留校，教授解剖学，并担任协和医学堂附属医院医生，同年与牧锦抒成婚；1914 年协助科龄整理编纂中文版的《骨学讲义 · 全》。1915 年谢恩增医士由洛克菲勒基金会提供助学金到美国哈佛医学院进修，1916 年获得公共卫生学博士后，转到宾夕法尼亚大学（University of Pennsylvania）医学院做研究生；1918 年初回国，同年 6 月接受北京协和医学院之聘请，担任解剖系助理一职，积极筹办解剖系；1919 年在中华医学杂志第 5 期上发表《一种新的实验室动物——中华仓鼠》一文；1920 年 2 月出席在北平召开的中华医学会第三次大会，被选举为书记；1920 年 8 月出席中国科学社第五次年会，发表了题为《中国脏腑经络学的沿革》的论文；1920 年底肺鼠疫在哈尔滨再次暴发，前往东北考察黑龙江及俄境防疫情况；同年其《中国古代解剖学回溯》一文在美国解剖协会官方出版物

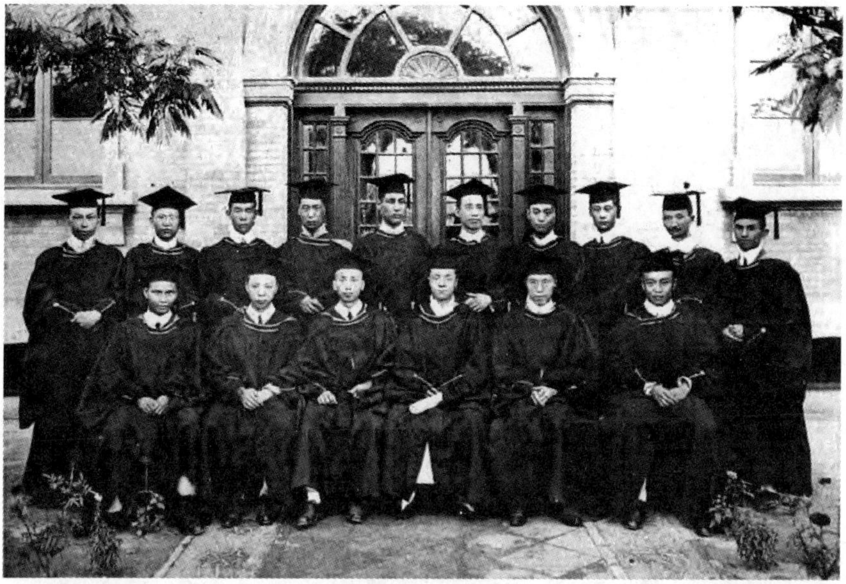

图 1-33　协和医学堂毕业生（1915 年）

《Anatomical Record》上发表。

吴三元，亦名吴肇春，家道贫寒，读完私塾即辍学，16 岁到枣强县肖张镇基督教会英国人办的医院当清洁工。吴三元天资聪慧、朴实勤恳，深得英籍院长钟爱，1906 年力荐吴三元入协和医学堂。1911 年，吴三元获医学博士学位后，回到资助其学医的肖张教会医院，成为该院第一位中国籍医生，期间与李爱锐兄弟共事。其医德医术闻名冀县、枣强、衡水诸县。抗战时期，吴三元多次秘密为八路军培训医务人员，购买提供药品，抢救保护伤病员。1956 年后，历任河北省人大代表、中华医学会理事等职。

协和医学堂是汇文大学堂的四个学院之一，并隶属于（华北）协和教育会，因此毕业证书上有科龄、协和教育会会长瑞思义（William Hopkyn Rees）及汇文大学堂监督刘海澜（Hiram Harrison Lowry）签名。瑞思义是伦敦会传教士，1883 年赴华传教，在华 40 年，精通汉语，是著名的汉学家。1910 年瑞思义联合美以美会、美国长老会、美国公理会、英国圣公会、伦敦会、青年会等基督教会组织在东四头条五号创办“华北协和华语学校”（North China Union Language School），最初只为传教人员教汉语、学习中国文化，后渐渐扩大到教来华的外交官和商人，成为主要为英美培养“中国通”的学校。教师有瑞思义、明义士（James Mellon Menzies）、恒慕义（Arthur William Hummel）等外籍汉学家，以及冯友兰、老舍、梁启超、王国

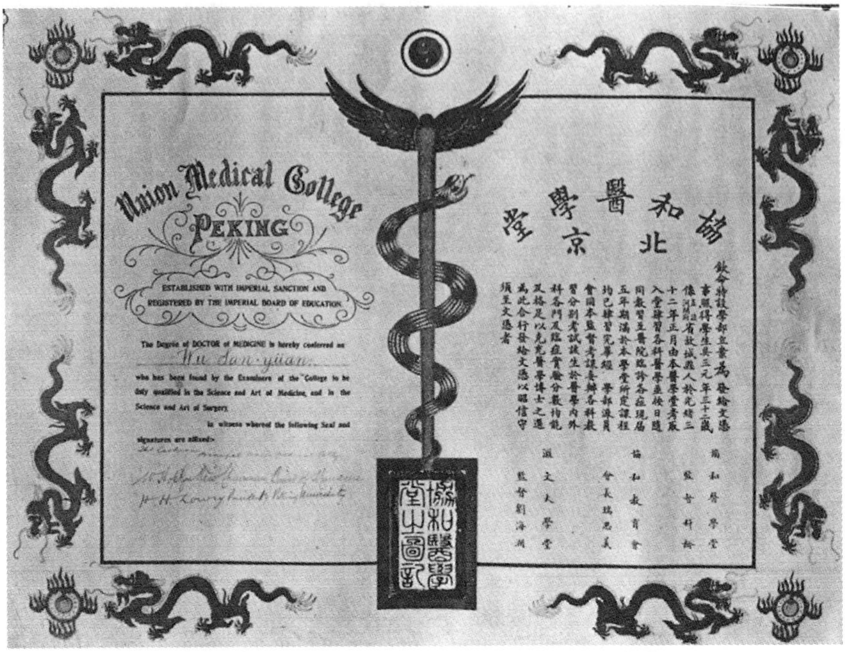

图 1-34　吴三元毕业证书（1911 年）

维、黄侃、顾颉刚等著名学者。史迪威将军（Joseph Warren Stilwell）、包瑞德（David Dean Barrett）、费正清（John King Fairbank）、范宣德（John C. Vincent）、戴维斯（John P. Davice）、谢伟思（John S. Servioce）等“中国通”，都曾就读于“华北协和华语学校”。1950 年代，在约瑟夫·麦卡锡（Joseph McCarthy）掀起的反共、排外运动中，四位约翰（John）都受到残酷迫害，成为美国对华政策失败的替罪羊。刘海澜是美以美会传教士。1867 年，刘海澜抵华，次年前往北京，开辟华北宣教区。1888 年成立大学——汇文书院，1905 年更名为“北京汇文大学堂”，刘海澜任校长。后更名为“汇文大学校”，1918 年汇文大学、华北协和女子大学及通州协和大学合并为燕京大学。

北京协和医学堂为了提高教学质量，普及推广西医知识，使中国学生深入理解西医学精髓，对该校教员提出了严格的要求。科龄要求各国教员将教材全部翻译成中西文对照版本，以便学员对所学知识融会贯通，并翻印各种医学书籍出售于世，让更多的中国人系统地学习西医理论和医疗技术。1914 年科龄在谢恩增的协助下出版发行了中文版的《骨学讲义·全》一书。科龄博士撰写前言：“本讲义绝大部分是来自莫里斯（Henry Morris）

解剖学专著的第二章，过去作为教授协和医学堂学生的讲义，当时以油印本分发给学生。现在印刷出版，自感可以更加发挥它的用途。本骨学讲义与希思（Shirley Brice Heath）的应用解剖学一起形成解剖教学的一个完整基础。”谢恩增在《骨学讲义 · 全》序言中写到：“戊寅（1906年）春，英医士科君祝九创设协和医校于北京，日课生徒，即以骨学一门为第一要义。讲授之余日，与增随时译述，偻计五阅暑寒，始克毕事。书成后，属增撮叙岩略。增不敏，窃以为医学广博，门类孔多，然各科以体学为依归，而体学尤以骨学为基础。学者苟于是三折肱焉，庶几得握要之图矣。癸未孟秋，序于都门之竹啸轩。”[36]

《协和医学堂征信录》对协和医学堂学科建设亦有详细介绍。学堂除讲堂、实验室外，又设有宿舍，宿舍楼分三层，也有操场，供学生运动。专科各房有割病房、养病房、内科室、外科室、配药室等。内科各症采用理化方法及显微镜，推求病因。“令学生亲为考验，务期胸中了澈，毫无遗漏，以期尽善尽美，不致令人生疑。”外科则由专科医师主理，详为指示讲解，学生轮流至此，“亲行考察，拟其治法，而匡其不逮，俾能日日研究，以期深造而自得。”割病房即手术室，按西方最佳规模构造，“房中十分整洁，苟有污秽，即以药水刷洗干净，令无半点飞尘。四壁及地，皆以光洁瓷砖砌成。周围玻璃窗，皆系双层，以阻外寒，以御外声。房顶有玻璃大窗，以为透光之用。室中所用灌洗器具、桌椅割台，皆有活动之机，可随意运转。滚水炉篇，温度合宜。每遇重要及寻常外科诸症，均按妥善法则，将病体洗浴洁淨，令主理迷蒙药者，以合宜药熏之，务令熟睡，俟毫不知痛痒时，始行施割。学生旁立，医师逐件口讲指点。如遇同类者，即令学生亲手割治，日日仿此而熟成。”养病房在学堂左面，为学生察病之所，“其房皆本卫生，理按西国成法，布置妥协，设有西洋柔软自行铁床，被褥轻暖，衣帽光洁，电灯电扇，无烟之暖水炉，四季花卉，屋宇宽畅，构造精良，几令有病者入而心旷神怡，忘其为病。举凡重要各证，皆留养于内，每日有专师率领各生至房内查病，逐条训示。每遇相同之证，即令学生亲为诊察，然后就师以正之。故每遇一病，必将其原委现象终局，并次第所用之药品，以及一切法则，无不体会于心。配药室有专门药师主理一切，每遇一方，需用数味药料配合而成。为药师者，必使其性不相反，调剂合宜。即为学生者，亦可轮流至药师面前亲聆训诲，更宜自行试验，以期心领神会，有着手回春之妙术焉”。[35]

学堂设有专门的组织解剖室，“考究人身各质如何构造之学。如一发之细，以目观之，仅见色黑而已，及以显微镜查之，则构造之形式颇奇。又如目前居中透明之膜，以目观之，毫无所见，以镜彰之，则层次秩然，依序排列，层层各异，有如禾穗者，有如球形者。如花笋者，虽一肉丝之微具，有条不紊，轻薄如皮肤，精微如脑部，以及肝胆脾胃肾筋骨血肉，莫不详为剖解考究，以为医学之一臂助焉。”[35] 1913 年，协和医学堂开展了尸体解剖教学，是国内最早开展尸体解剖的医学院校之一。

20 世纪初，微生物学方兴未艾，“乃医科至要至精之学，现正在穷究时代。古医未审此学，每谓病为感冒，或伤损所致，今则格致日深，试验愈确。”因微生物体至微，“目不能见，以极大力之显微镜观之，则形体毕呈，状态各别，奇异之形，难以意拟。顾体虽微，而毒则极烈，轻则经年累月，渐生诸病；重则顷刻之间，即能殒人生命。今西医士以法育之，察其性质，取物之力相敌以灭之，今已制有多种，颇着奇效。世间有最烈数症，如天花、白皮嗓子等症，近将绝迹矣。”[35] 为此，学校聘请微生物学家，教授学生。

协和医学堂初期聘用了十余位专职教师，大多为英美籍的专家学者。其中詹姆士·亨利·英格兰（James Henry Ingram）讲授治疗学、眼科学、精神病学及医学伦理，他早年培养许多中国医生，并发明了制作眼镜的设备，是中国北方最早制作眼镜的医生。他协助科龄创建协和医学堂，翻译了 Herbert A. Hare 的《临床治疗手册》。一战时期他和女儿盈路德（Ruth Ingram）一起赴西伯利亚红十字会医院，诊救了千余名伤员。Nehemiah S. Hopkins 讲授生理学，以《Kirke 生理学》中译本为教材；科龄讲授解剖学，查尔斯·吴·杨（Charles Wu Young）和 George Douglas Gray 讲授细菌学，George D. Lowry 讲授外科学。文海、约翰斯通、吉义布（J. G. Gibb）、Ernest J. Peill、W. H. Graham Aspland、Francis. J. Hall、E. R. Wheeler、John Maitland Stenhouse、R. A. P. Hill、E. J. Stuckey、B. T. Read、F. E. Dilley、J. J. Mulloney 等任临床教师[37]。

这些学者不仅学识渊博，而且兢兢业业，殚精竭力，10 年中有 3 位外籍教师殉职于中国。文海医生，文海奖学金的创立者，就读于伦敦大学，获得医学硕士学位。1900 年在圣巴塞洛缪医院（St. Bartholomew's Hospital）取得住院医师资格。在此期间文海成为医学传教士，立志到中国传教行医。他很快掌握了中文，可以流利地交流和书写中文。1907 年文海怀着帮助中国创建现代医学院的梦想，与夫人 Margery Angus 来到北京协和医学堂，文海任临床教师，文海夫人任职于护士学校。文海是位优秀的外科医生，他真挚奉献，工作极度认真，九年的时间未拿取分文薪金。他具有超凡的人格魅力，深受学生的喜爱。1911 年，在东北抗击鼠疫的一名协和医学堂的学生不幸传染鼠疫，他迅即返回北京求助于文海，文海倾尽全力照料这位学生，直至他离世。辛亥革命时，文海参加了协和救护医队，在汉口救治

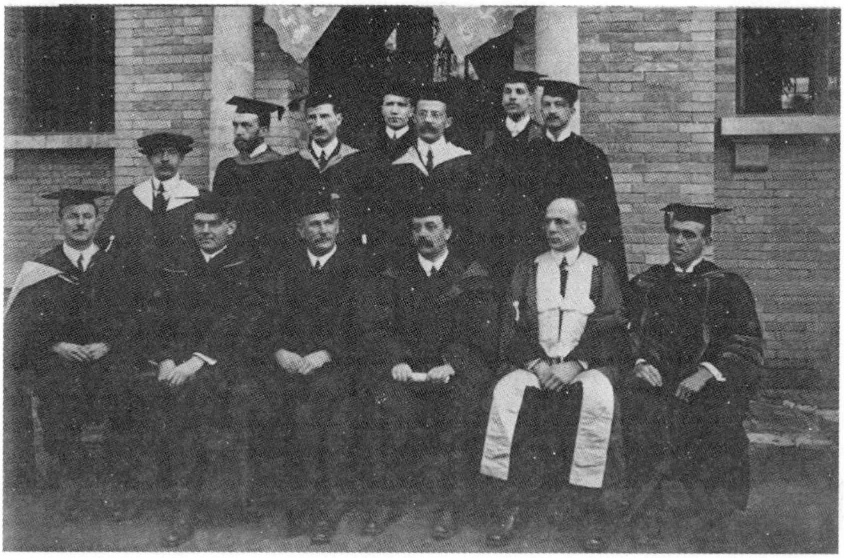

图 1-35　科龄（前排右 3）与教师合影（1906 年）

伤员。在教学行医的同时，1912 年文海领导建立了协和医学堂的第三座主体建筑——文海楼，用作新的医院。文海积极从事反鸦片运动，1913 年他陪同袁世凯的禁烟特使章遹骏将军赴英办理禁止印度鸦片药入关事宜。同年，章遹骏任“湖南育群学会”首任会长，促使湖南育群学会出面代表湖南省政府与美国雅礼会正式签订了合作办学的“十年协定”，对湘雅医学院的创建有殊功。1914 年 11 月，文海因肺炎医治无效去世，生前将自己资产捐赠协和，校方用其资产设立文海奖学金。文海奖学金是“为纪念文海医生对医学教育所做出的奋斗和不可磨灭的贡献，我们学校每年将此项奖学金授予品学最佳者。”按规定，每届毕业生中只有一人能够领取。1924 年北京协和医学院首届毕业典礼上，刘绍光获得文海奖学金，之后刘士豪、李廷安、诸福棠、林巧稚、朱宪彝、范权、邓家栋、汪凯熙、卢观全、周华康、张学德等相继获得文海奖学金，邓家栋用奖学金还清了上学时的欠款。这些文海奖学金的获得者日后均成为医学大家。

继文海去世后不久，英国医生吉义布亦因病去世。吉义布医生隶属于伦敦会，1908 年任职于协和，1910～1911 年协助伍连德博士防治东北肺鼠疫的流行，贡献颇多；1911 年辛亥革命时期任协和医学堂医队总队长，奔赴战场，医治伤残。1916 年 5 月 26 日，美国医生 Francis J. Hall 在照料患者时身患伤寒，不治身亡。

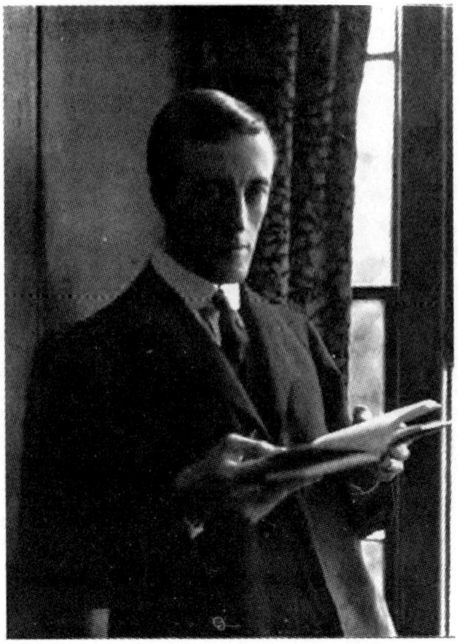

图 1-36　文海

协和医学堂配备一所护士学校，校长是 Edith J. Haward 女士，其助手为盈路德、文海夫人及 A. Christiansen。Joan Swann 任夜间护士长，王柯拉（Cora Wang 音译）为助理；Jo Carr 为病房护士长，裴秀兰（Pai Hsiu-lan 音译）为手术室护士长。在早期，医学堂附属医院是男医院，因当时中国礼教之防盛行，男性患者需由男性治疗护理，故只招收男性学生。护士入学无须考试，由医院相关人员推荐即可入学，学制三年。学生的文化程度参差不齐，大多为中学学历，亦有小学或大学学历。当时学习护理的男性很少，大多是家境贫寒，无力求学者。护理生的待遇较好，由医学堂提供食宿和制服，每月有 1~10 元的补助；毕业后月薪 25 元，之后每年递增 5 元，是当时工友月薪的 5 倍。一班入学时有 14 人，考核较为严格，以操作成绩为主，操作错误或态度恶劣者即被除名，毕业时仅有四五人。护校课程有生理学、卫生学、初级药理学、营养学、内外科护理学及操作，晚间上课。白天为实习时间，到全院各部门轮转，三个月轮换，不合格者即被除名。毕业时参加中华护士学会的公考，考试合格者给予公考证书及协和医学堂证书。医学堂末期招聘了一些女护士，以护理头等、二等病房的女患者。在洛克菲勒基金会收购协和医学堂后，学堂停止招收医学生，但为维持医院的运转，又招收两期护士生。

附属医院设有内科、外科、五官科和眼科，内外科未分专业。共有床位 90 张，男性床位 60 张，女性 30 张；分为头等、二等和三等，五官科和眼科各4个床位；内、外科各有30个床位。三等床位大多是免费医治的贫穷患者，免费患者需签署协议，同意病故后院方可以进行尸体解剖。医院的主治医生均为外籍医生，每日查房，确定治疗方案，由住院医师和护士执行。医院的规章制度较为完备，但偶有误发药物等医疗事故的发生。医院的宗教氛围浓厚，每日由传教士在病区做礼拜，并向病人传教。

协和医学堂是一所集教学研究与临床实验于一身的高等教育学院。"院内章程，具极美备。更于留养病人一节，逐渐推广，就诊之人，岁以万计，所治奇险各症，尤为特色。其举三例证之：一为某夫人患瘤生腹内，经本院剖其腹，出其瘤，厥病遂痊。二为中年男子某，患胃下口变窄之症，多年延医用药，迄未见效，经本院治以新法，将变窄处让出，复与肠胃他处各开一口，以药线缝合，半月而愈。三为有喇嘛者，患脑筋之头痛症，经本院启其颅骨寸许，将脑筋之病处剪而除之，其痛乃绝。故每岁所医痊奇险之症，类此者颇多，固不胜枚举也。"[35]医生医术精湛，治学严谨，很快博取了各国驻京人士以及清政府的信任。1907年2月22日，清外务部将协和医学堂列入专为驻京外国人看病的指定医院，并每月送银两，贴补协和医院医生随时为外国人看病出诊费用。1909年由英国、德国、意大利、日本和美国等国专家组成的国际检查委员会对协和医学堂学生考核，在考核报告中，意大利公使馆的外科医生 Captain de Giura 写道："我十分高兴地宣布考核成绩非常优异；学者们高超的教学水准使我印象深刻。"[37]

抗击鼠疫

作为唯一在清政府立案的教会医学校，协和医学堂的师生参与了1910年~1911年东北肺鼠疫的防疫工作。1910年夏，俄国境内西伯利亚由于旱獭传染发生鼠疫，中国男子张万寿恰值此时到鼠疫源地招募华工，10月初数名华工突然死亡，俄方驱逐染疫中国华工，使鼠疫由俄国传入中国境内。据《东三省疫事报告》记载，"俄人知该病之可恐，遂将该棚华工一律逐出。满洲里与达乌里亚间传染之媒介，实即被逐之华工，遂酿成此三省最惨最烈之疫症！"[38]两名被逐华工来到满洲里市，1910年10月25~26日，出现疫状，相继死亡。之后疫情如江河决堤般蔓延开来，不仅横扫东北平原，而且波及河北、山东等地。患病较重者，往往全家毙命，参与防治的员役兵警也相继死亡，一时间从城市到乡村都笼罩在死亡的阴影之下。东北鼠疫不仅造成了当地居民的大量死亡，而且还带来了生存压力及经济生活的全面恐慌，特别由于交通断绝而影响了城镇人民的正常生活。鼠疫出现后，清政府下令各处严防[39]。1911年1月，清政府召集北京所有医生在协和医学

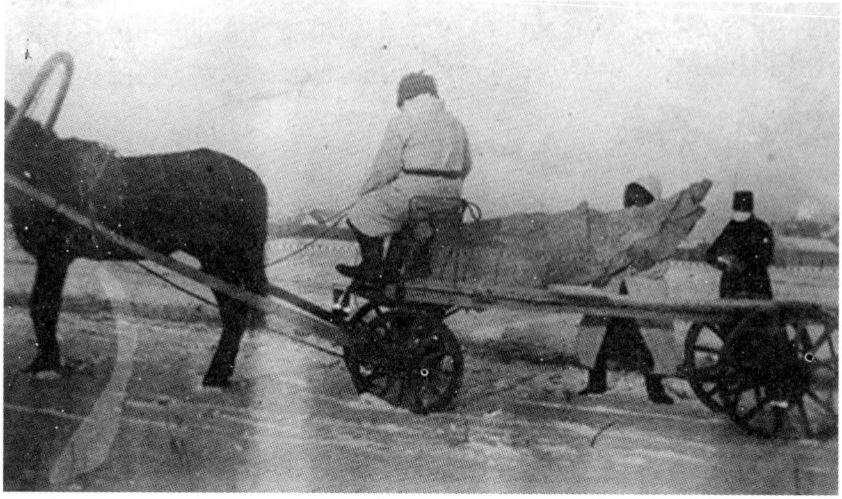

图 1-37　运尸队在搬运鼠疫死亡者的尸体（1911 年）

堂召开抗击鼠疫大会，商讨相关事宜，并指定协和医学堂为鼠疫防治中心。

1910 年 12 月，外务部派遣天津北洋陆军医学院副校长伍连德及协和医学堂的吉义布赴哈尔滨，伍连德为全权总医官，开始了大规模的鼠疫防疫工作。伍连德，字星联，祖籍中国广东台山，出生于马来西亚槟榔屿。1896 年，以优异的成绩获得维多利亚女皇奖学金，成为继林文庆之后第二位获女皇奖学金的华人，旋赴剑桥大学学习，是首位获得剑桥大学医学博士学位的华人。1905 年，伍连德与“纤细、柔弱，异常美丽且有着文学天才的”黄淑琼结婚，与林文庆、吴蔚然成为连襟。黄淑琼是中国首位在西方出版英文书籍的中国女士，以英文创作了中国四大美女（杨贵妃、西施、王昭君、貂蝉）小说，被美国汉学家盖尔斯（Herbert A. Giles）誉为惊人之作，在欧美各国销售，重印三次，销路颇佳。黄淑琼倡导和支持伍连德回中国建功立业，1907 年，伍连德应清政府特别聘请，出任天津陆军医学堂副校长职。其妹黄伍琼，在燕京大学护预科读书时结识吴蔚然，后结为夫妇。1942 年黄伍琼毕业于协和医学院护校，1947 年后一直在协和医院工作，任护士长、总护士长、护校教员等。

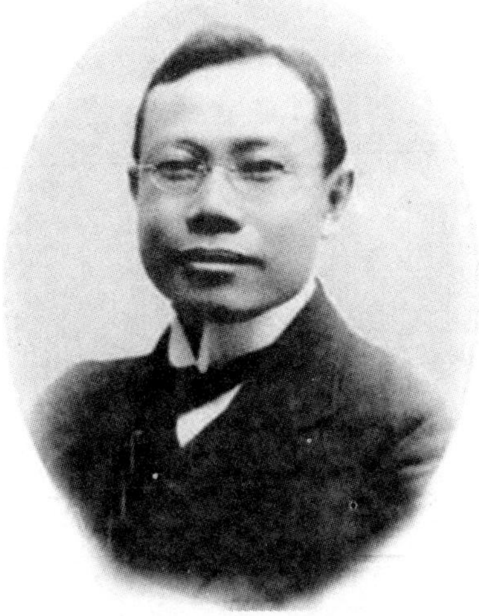

图 1-38　青年伍连德

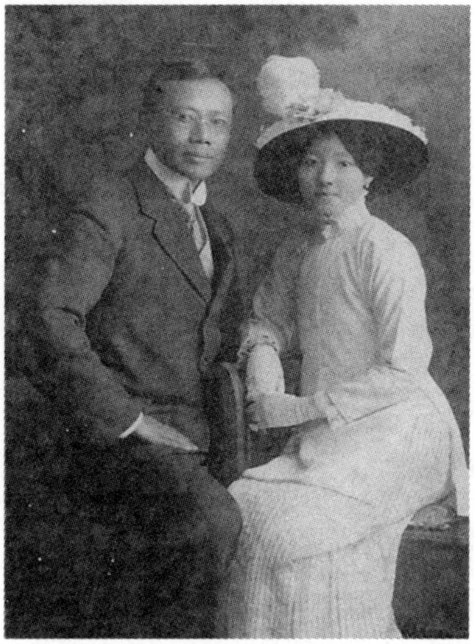

图 1-39　伍连德与黄淑琼

由于疫情发展迅速，防疫人员短缺，1911 年 1 月 18 日协和医学堂的 Stenhouse 和 Aspland 医生率 15 名中国医生和 30 名协和医学堂的高年级学生义无反顾志愿去疫区参与防疫工作。Aspland1868 年出生于多伦多，1896 年获医学博士学位，遂参加布道团到冰天雪地的拉布拉多行医传教，遇到未来的妻子 Ada Carwardine 护士小姐。Ada Carwardine 毕业于伦敦医院护士学校，1893 年参加布道团，因工作忘我勤奋，被同事称为“勇士”。八年后 Aspland 夫妇到中国北京，创建一所教会医院。1905 ~ 1912 年 Aspland 任协和医学堂妇产科教授，Carwardine 为医院护士长。疫情暴发后 Aspland 夫妇均报名志愿参加防疫工作，但当局拒绝女性参与防疫工作，只有 Aspland 医生成行。Aspland 夫妇一战时期返回欧洲，在法国、塞尔维亚、俄国参与战伤急救。一战结束后，重返中国，在行医的同时，参加世界反鸦片协会，积极投身于反鸦片事业，1944 年 Aspland 逝于中国。Stenhouse 于 1878 年出生于英属印度，1903 年获得剑桥大学医学硕士学位，后赴中国任职于协和医学堂，1911 年因抗击鼠疫获双龙佩章。1914 年返回欧洲，担任上尉军医，1916 年 8 月殉职于法国前线。其弟 Herbert Wilson Stenhouse 同年亦亡于战场。

与此同时，北京周边地区，如天津、河北等也出现鼠疫患者，两名协和毕业生和 13 名高年级学生奔赴天津防治鼠疫。1910 年 12 月 14 日三星客栈王桂林死亡，病因不明，19 日客栈伙计刘振江病危入协和医院，疑似鼠疫患者，次日死亡，尸检最终确诊为鼠疫。文海率领十名协和毕业生开始抗击北京鼠疫，分地段检疫隔离，调查每一例死亡患者，成效显著，三周后即扑灭了北京鼠疫。

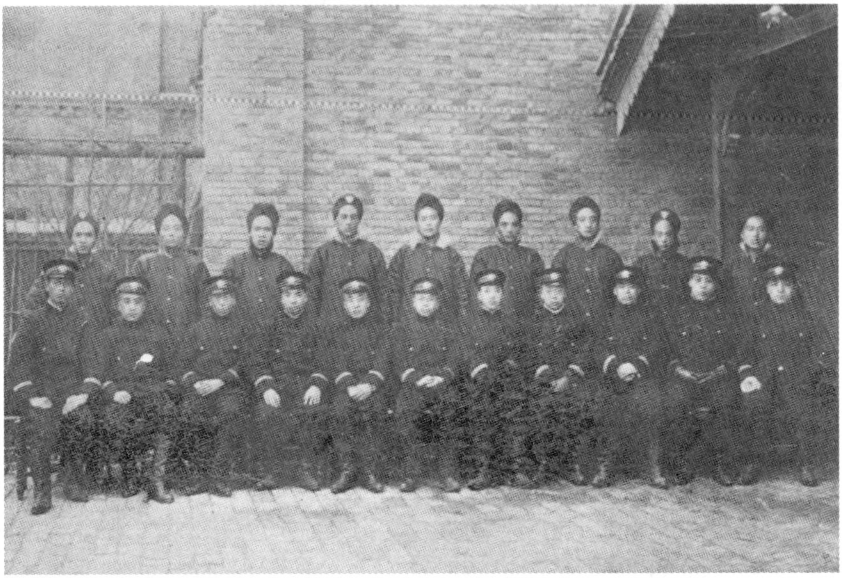

图 1-40　赴天津抗击鼠疫的协和医学生（后排）

在肺鼠疫的防疫过程中，协和医学堂的师生们在东北、天津、北京建立殊功。吉义布医生协助伍连德博士统筹指挥，正是在吉义布的强烈要求下，清中央政府指令东北当地驻军一千余人封闭城池，有效地隔离了肺鼠疫的传播；Aspland 和 Stenhouse 医生与协和医学堂的学生亲临防疫一线，检疫隔离。由于各种防疫措施处理得当，在当时疫情严重的局势下，不到 4 个月就成功扑灭了这场死亡人数 6 万之多、震惊世界的烈性传染病，指挥这次防疫的伍连德也因此名扬世界。由于事起仓促，防疫人员来不及培训，加上当时鼠疫是不治之症，以及科学的局限和知识的普及程度等因素，防疫队伍殉职率极高，2 名协和医学堂的医学生殉职，其中一名是学堂最聪慧的学生。但令人遗憾的是，现存的史料中无法查及两位殉职学生的姓名。协和医学堂获得中央政府的信赖和褒奖，协和师生抗击鼠疫的英雄事迹传遍中国。

为防止鼠疫再次暴发，伍连德在东三省总督赵尔巽的赞助下，于 1912 年建立东北防疫处，并先后在哈尔滨、三姓、拉哈苏苏、大黑河、满洲里及营口等处建了 6 所新式防疫医院。平日应诊，疫时防治，成为东北地区的

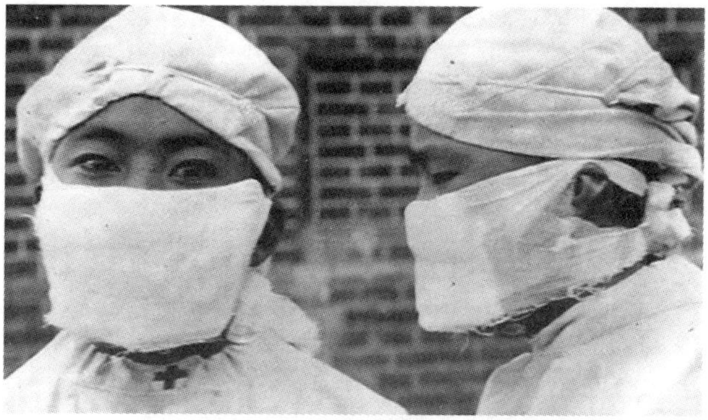

图 1-41 伍连德（左）（1911 年哈尔滨）

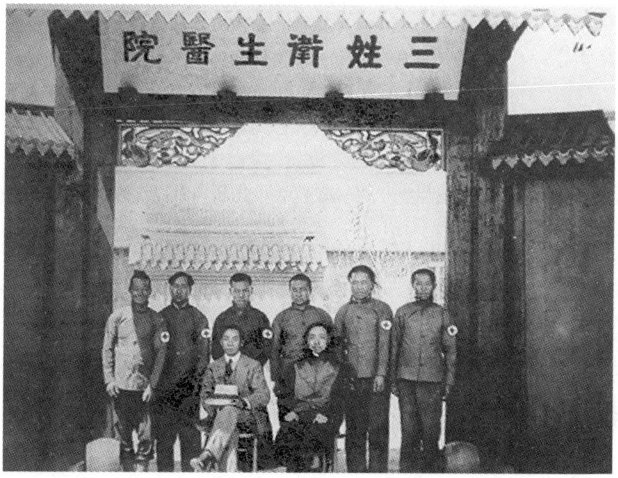

图 1-42 三姓卫生医院

卫生防疫中心，之后，伍连德驻守中国东北防疫、抗疫一线 20 余年。

1920 年底，东北鼠疫第二次暴发，10 年前伍连德所建立的鼠疫防疫系统起了关键作用，并发现了肺鼠疫的携带者——蒙古旱獭。这次流行仅仅限于西伯利亚和北满洲里，死亡数为 8 000 余人。第二次抗鼠疫依然有牺牲，协和医学堂毕业生、主管逐户检查的阮德毛医生于 1921 年 2 月殉职[40]。

鉴于伍连德的卓越成就，国际联盟卫生组织授予伍连德“鼠疫斗士”荣誉称号，清廷赐予他陆军蓝顶军衔并特赏“医科进士”头衔。伍连德的功绩得到了国际社会的认可，其好友莫理循致信说：“由于您在控制最近的

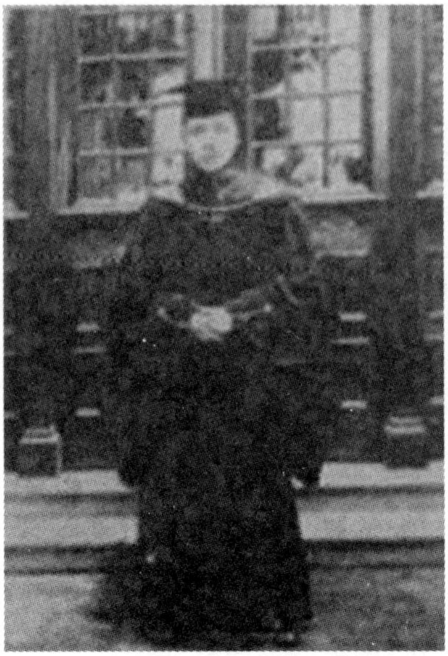

图 1-43　阮德毛医生

（引自 Wu Yu-Lin. Memories of Dr Wu Lien-Teh：Plague Fighter）

鼠疫流行中的功绩，您的名字在欧洲特别是英国家喻户晓。”梁启超则赞许“科学输入华五十年，国中能以学者资格与世界相见者，伍星联博士一人而已”。1935 年，伍连德被提名为诺贝尔生理或医学奖候选人，是迄今唯一的中国籍诺贝尔奖自然科学候选人。提名人为广州博济医院院长和岭南大学医学院教授嘉惠霖（William W Cadbury），提名理由：肺鼠疫的工作，尤其是发现了旱獭在其传播中的作用（Work on Pneumonic Plague and especially the discovery of the role played by the Tarbagan in its transmission）。1911 年国际鼠疫大会在中国召开，伍连德被公推为大会主席，这是来自 11 个国家的公共卫生专家在中国召开的第一次重要的国际会议。“这一事件被视为中国全面接受西方医学的标志性事件。”[41] 自此，西方医学在中国全面占据了主导地位。

当时国内外许多知名的学者都想去伍连德那里深造工作，如哈佛大学毕业的刘瑞恒曾致函伍连德，希望参加伍连德的团队，后经伍连德推荐到北京协和医院外科工作，10 年后成为协和医院的首任中国院长。1908 年哈佛大学校长查尔斯 · 艾略特（Charles W. Eliot）来华考察，伍连德受外交部派遣参与全过程。这次考察的结果是次年洛克菲勒基金会派委员会来华考察 17 所医学院校和 97 家医院，并开始协和医院的筹建。1938 年伍连德的孙女李刘美瑞出生于北京协和医院，由林巧稚大夫接生。

辛亥革命

1911年10月辛亥革命爆发，在那场翻天覆地的历史转折中，频频出现协和人的身影。1911年10月爆发武昌起义，清军与革命军开战。中国红十字会“京会”在吕海寰的主持下，依靠协和医学堂，组织起4个救护医队，举吉义布为总队长，包括教习12名、医士8名、学生34名，共54名。于10月底11月初先后开赴战地。各医队“诸医士、学生，一本热诚，不畏险阻，负囊携药，冒枪烟弹雨以争先，宿露餐风当雪地冰天而竞进，东至于青岛、济南，西抵于潼关、河洛，南达于武昌、汉口，北及于宣化、大同，凡遇伤痍，靡不竭力救治，刀圭甫毕，痛楚立捐，计所全活，为数甚广，以故医队所莅，到处欢迎，事毕将行，更相留挽。略可见在事诸君，备历艰辛，而不敢少负其责任也”。总队长吉义布与“襄理谢恩增，于各医队出发后，亲往各战地详细调查情形，斟酌办理一切，随于徐州、泰安、登州、营口普济医院、秦皇岛矿务、唐山矿务医院、昌黎医院七处，业经商明各该院长，改设红十字会医院，以备有事之用”。[42]总计治愈军民约1000余人。1912年10月底，谢恩增出席在上海召开的中国红十字会统一大会，作为北京总会代表在会上作了关于参加辛亥战事救护的成绩汇报。

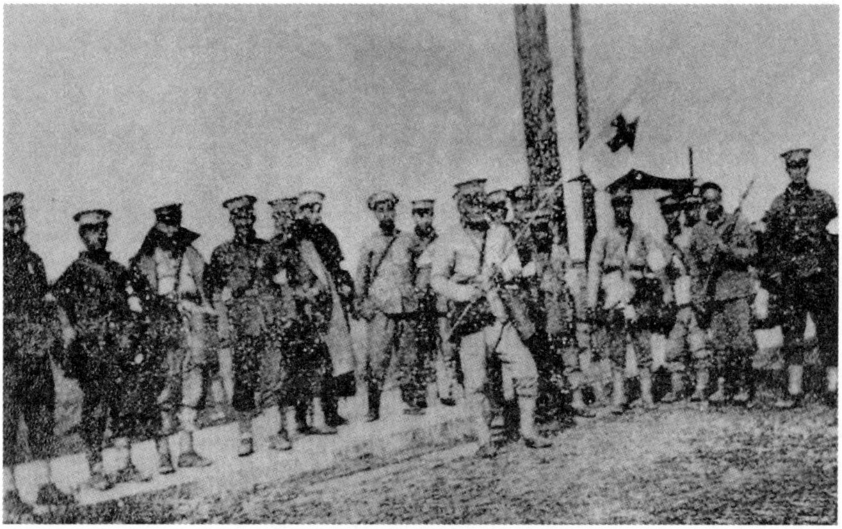

图1-44　辛亥革命中的红十字会救护队

变卖学校

北京协和医学堂开办后，名声日噪，慕名报考者年年见增。“有志斯道者，固无须远涉风涛，求学海外也。”1911 年入学人数达 104 人，为提高入学学生的素质，建立一年制的预科，在汇文大学堂就读；同年医学堂开创了研究生课程，培养更高层次的医学人才。该校绝大部分经费是由科龄院长从西方募捐而来，后因一次世界大战的爆发，西方国家自给不暇，协和医学堂所受捐助日益减少。开办初期，每年需用银不到万两。随着医学堂知名度提高，各地病人争相接踵，慕名而来，加大了医院的各项开支。“医事、学务倍益扩张，而用款亦岁增月益。此外兼办卫生各类事宜费用较前尤巨”。1910 年科龄将协和医学堂每年经费开支清单呈交外务部，详细开列学校各项花销，每年经费达银五万五千七百两。

此时协和医学堂已处于陷入经费拮据的困难处境。为解决资金短缺的问题，科龄院长想尽方法，募集捐助。科龄院长提出一个折中解决问题的办法，每年由西国和中国各捐助两万五千两，“其余所缺之款，科龄拟将自己每岁所得津贴薪金尽数添入，以补不足。再加以诸生学费合计之，约可计五千七百之谱。”[34]

科龄首先向总理外务大臣庆亲王奕劻申请补助，同时，科龄院长又求助于总税务司赫德帮同向奕劻说情，要求为协和医学堂划拨常年经费。此时的大清王朝已奄奄一息，国库亏空。但外务部和税务处硬是挤出银两，捐助协和医学堂。虽然杯水车薪解决不了根本问题，但是足以证明清政府对协和医学堂的重视程度。此外，税务处及总税务司分别筹拨，勉强凑够协和医学堂办公经费。1910 年学校出版《协和医学堂征信录》争取民间捐助：“学堂及医院之成立，端赖中西诸善士之资助，培植英才，造福祛病。第念学务院务，需款甚巨，不得不仰恳诸大善士众力捐输，热心赞成。诸君子仁爱为怀，定必乐于从事也。”“本学堂之所以成就，几费经营，更望仁人君子随时解囊，源源资助，俾堂中规模日益宏大，造就多士，以供国家器使。而拯济斯人，尤所冀幸。”

辛亥革命后，协和医学堂失去了政府的资助，资金进一步短缺，几经努力，未有起色。1915 年经费严重紧缺，跌入难以维持地步。科龄虽然对协和有难以割舍之情，但为了学校能够继续维持生存，被迫忍痛割爱，变卖所有权。但科龄提出学校应继续保持和发展原有的宗教氛围，并留用现有的职员。洛克菲勒向传教团体承诺，基金会只会选择品德优异、认可传教精神和目的、专业合格的人担任医学院的工作；协和的工作将继续沿着基督教的路线，传教士的特色将永远置于最重要的地位。

洛克菲勒基金会收购了协和医学堂的全部财产，包括附属医院。1915年中华医学基金会正式接管协和医学堂，本来新学校命名时准备冠以洛克菲勒的名字，但具有“东方头脑”的罗杰·顾临（Roger Sherman Greene）指出，这个名字对中国人来说冗长而拗口，建议保留“协和”两个字，更名为北京协和医学院。同年7月1日起，中华医学基金会担负该校的一切开支。美国投资收购了北京东单三条豫王府全部房地产（据朱启钤先生回忆，北京协和医院不过是豫王多铎府其中一部分，帅府园箭厂是王府卫队的操练场，亦属于豫王多铎府），在其原址上建造了一片气势恢弘的具有浓郁东方艺术特色的建筑群，扩大了北京协和医学堂的规模。

协和医学堂为教会服务的倾向比较明显，学生毕业后主要服务于教会办的医院与慈善机构，但比较重视实用医疗技术的教授与培训，办学四期培养了120名学生。协和医学堂为中国培养了一批优秀的医学专家，如谢恩增、杨崇瑞、马文昭、毕华德等，为传播近代新医学起到了积极促进和推动作用。当国难危急之际，身处象牙塔的协和人挺身而出，阮德毛等三名协和人为国献身。“苟利国家，生死以之”，成为协和人的信条，二十余年后的抗日战争中，协和人支撑起几乎整个国防医学的天空，奏响了协和历史上最可歌可泣的“医学救国”乐章。

科龄离开协和后，投身于基督教传教工作，他的三个儿子也在印度等地行医传教。但科龄对协和一直未能忘怀，他担任北京协和医学院董事会成员长达14年，并在协和设立了“科龄奖学金”，资助贫困而优异的学生，陈志潜依靠5年的“科龄奖学金”才得以毕业。1934年，科龄重返中国视察协和医学院，他向小洛克菲勒写信道：协和太中国化了；现有的职员差强人意，没有建校初期的职员所具有理想和激情；宗教系没有地位，无法得到学生的尊重，学校的牧师们应该更加热情地传教，营造更好的宗教氛围。但是缺少了宗教氛围的协和却更加接近科龄建校的初衷——成为世界一流的医学院校，在更加世俗化的洛克菲勒时期，协和步入了第一个黄金时代。

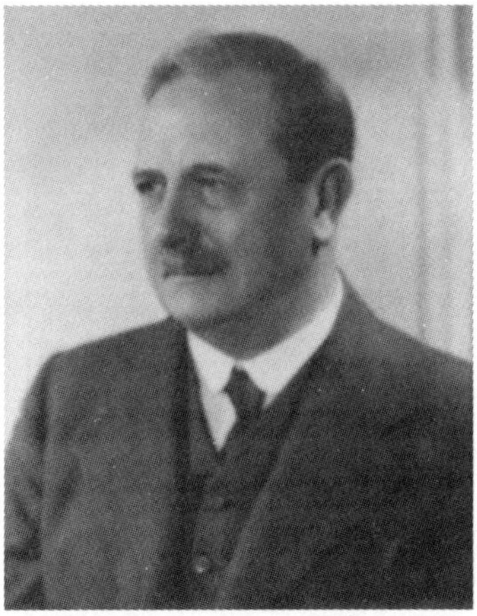

图1-45　老年科龄

第二篇

黄金时代

——洛克菲勒时代　1915～1941

缘起——促进人类福祉

我一直保留这样神秘的信念：上帝给我钱，是为了让我造福人类。

——约翰·戴维森·洛克菲勒

魔鬼与天使

二十世纪初，公理会招募基督教战士，派遣到偏远落后的地区传教，以此拯救“邪恶的世界”。此项活动需要巨额资金，许多人为此慷慨解囊，约翰·戴维森·洛克菲勒捐资 10 万美元，名列榜首。在美国波士顿的牧师集会上，得知此项消息后，教友们却发出愤怒的吼声：“我们不要这笔比垃圾还肮脏的钱……”

公理会华盛顿·格拉登（Washington Gladden）牧师责问道：“洛克菲勒的钱干净吗？我们明明知道是他的捐赠却收下，这岂不是同流合污吗？这种不义之财简直是一种欧洲中世纪的强盗贵族的掠夺，既冷酷无情又不仁不义，这是一种罪恶。在这种残忍的掠夺中，国家产业遭到破坏，证券变成了一张废纸，拥有微薄家业的人几乎被弄得家破人亡。我们大家不得不动魄惊心地看到，这一切都成全了这些百万富翁，任凭他们宰割上帝的儿女们，这是人世间最可怕的事，这些人变成了怪兽……”[43]

当时的洛克菲勒是一个名声扫地的人，一个“十恶不赦的罪人”、“当今最大的罪犯”，报纸上的漫画形象地把他描绘成一个“长脚伪君子”——一只手向乞讨的人施舍几枚硬币，另一只手在窃取成袋的黄金。久而久之，洛克菲勒这个名字几乎成了冷酷、贪婪、剥削、掠夺的同义词了。全美国似乎有一半的人想私刑处死他，而另一半人则垂涎他的贷款。出于对金钱的热爱，洛克菲勒大发横财，构建了一个前所未有的商业帝国，成为了世界第一名“十亿富翁”。洛克菲勒颇有“葛朗台”气质，带有一种很强的守财观念，虽有亿万家财，他却总是锱铢必较、患得患失；他一直勤奋工作，而不舍得“浪费”时间去放松。终于，因为忧虑、惊恐、压力及紧张，他把自己逼近死亡的边缘——在 53 岁时，洛克菲勒看起来就像个僵硬的木乃伊。医生们警告他：再不退休，就死路一条。为了活命，1897 年，他终于退休了。

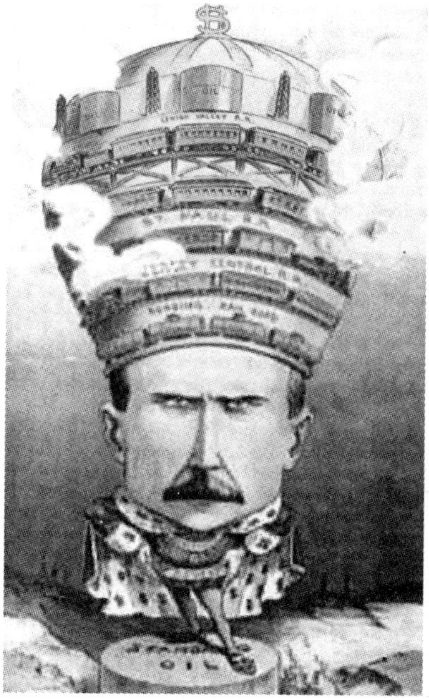

图 2-1　资本皇帝——洛克菲勒（漫画，1901 年）

这个手段“残酷”的财富狂人，其母却是一位虔诚的浸礼教徒，受其影响，洛克菲勒相信金钱带来的满足感来自“成就一些让别人满意的事情”[44]。因此，洛克菲勒虽然一方面狂热追求利润和金钱，但同时也恪守每项教规，并将所得收入的 10% 捐给教会，践行母亲灌输给他的人生哲理——工作、攒钱、散财。洛克菲勒的前半生在疯狂地积累财富，被称为“来自地狱的资本家”，晚年却一手建立起洛克菲勒基金会，全身心投入于慈善事业中。魔鬼的贪婪与天使的仁慈似乎集于他一身。随着财富的增加，洛克菲勒为成群的马屁精及觊觎他财产的阴谋家所包围，他认为：“巨大的财富也是巨大的负担和巨大的责任。它只会带来两种后果：不是巨大的好处就是巨大的灾难。”退休后他花费了数年时间，学会用一种系统、科学而又同他的财富规模相称的方式捐钱[45]。

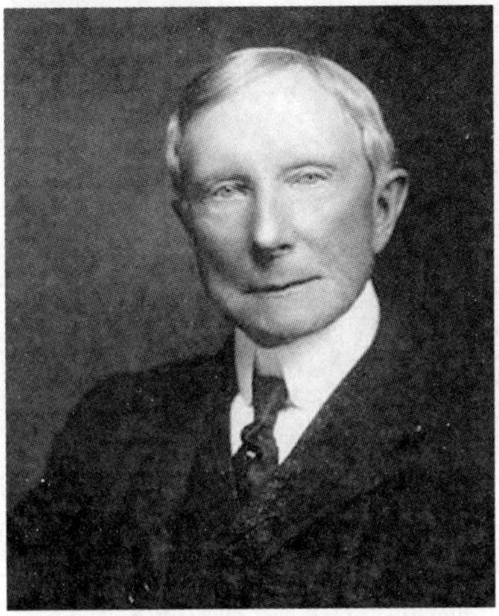

图 2-2　约翰・戴维森・洛克菲勒

（Rockefeller Foundation. China Medical Board，100 *Years*：*The Rockefeller Foundation*，http：//rockefeller100. org/items/show/4919.）

1888 年全美浸礼教教育学会成立，35 岁的弗雷德里克・盖茨（Frederick Gates）担任执行秘书。在盖茨卓有成效的说服下，洛克菲勒着手进行他的第一个主要慈善项目——创建芝加哥大学。

芝加哥大学被认为是第一所美国式的现代化大学，确立了美国大学特有模式，也就是以英国式本科学院为基础，建德国式研究生院于其上，周围辅之以职业学院，大学里的教授以科研为主要任务，学生除课堂学习外辅以体育、报纸等课外活动。芝加哥大学于 1890 年代成为世界级的一流私立大学。它提出的教育宗旨在防止学术课程和职业课程过分专门化方面，对其他大学的本科教育计划产生了巨大影响。芝加哥大学有 82 位校友曾获诺贝尔奖，其中包括华裔物理学家李政道、杨振宁、崔琦。芝加哥大学是洛克菲勒的标志性工程，在这项工程中，他明确了自己的工作方式，并把盖茨和小洛克菲勒（John D. Rockefeller Jr）培养成了他的代理人。不过耗资巨大的芝加哥大学让洛克菲勒不堪重负，到 1910 他为该校总共提供了 3500 万，以至于洛克菲勒担心“所有的余资都将耗尽”；在此之后，其慈善事业的重点转向了专业学院[46]。

1891 年 3 月盖茨辞去牧师的职位，专职处理洛克菲勒德慈善事业。他

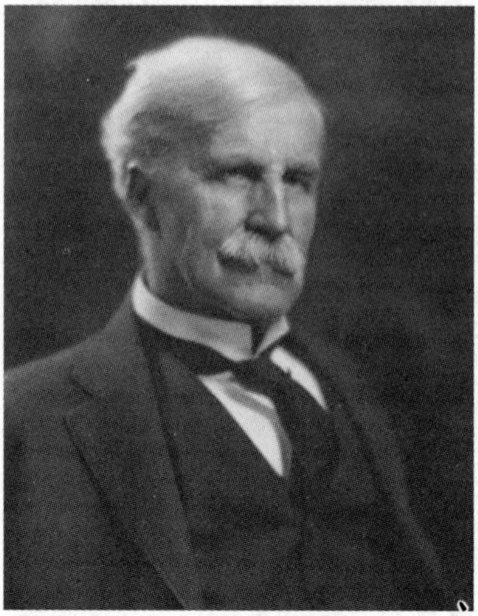

图 2-3　盖茨

（Rockefeller Foundation. China Medical Board, 100 *Years*: *The Rockefeller Foundation*, http://rockefeller100.org/items/show/4919.）

制订一个更加周全、更加系统的方式，对要求获得资金的所有个人和机构进行评估。幸运的是，盖茨的知识面很广，颇具智慧。他终止了洛克菲勒"零售式"慈善，以科学给予的原则，启动了"批发式"慈善，排除了对私人的资助，以科学慈善为宗旨，将社会改造与慈善联系在一起。在后来的几十年里，他们设计分配了一半以上的财富，把老派的教会慈举转化为现代化的慈善事业。洛克菲勒评价盖茨说："盖茨先生具有天赋，引导我们的捐助……他将商业技巧和慈善理念结合在一起的能力远超于我所知道的任何人"[47]。

现代的神学——医学

1897 年夏天，作为假期的消遣，盖茨阅读了著名医学家、被誉为美国医学四巨人之一的奥斯勒爵士（Sir William Osler）撰写的《医学原理与实践》（The Principles and Practice of Medicine）。这本厚度足可以用来顶住大门的书深深吸引了盖茨。奥斯勒的著作使盖茨对医学产生了极大的兴趣，由此对洛克菲勒基金会重点支持医学事业方面起到了关键作用。盖茨回忆道："我带着奥斯勒的著作回到百老汇大街 26 号的办公室后，我向洛克菲勒先生递交了一份备忘录。我列举了传染病，并指出已发现的细菌还很少，未来发现的空间还很大，特效药还十分少，不能治疗的病痛是如何令人震惊。”[48]

在盖茨极富感染力的备忘录的影响下，洛克菲勒于1901年捐资建立纽约洛克菲勒医学研究所。这是美国第一所医学研究中心，成为美国医学划时代的标志。美国的第一个诺贝尔医学奖诞生在这里，至少有20人次获得诺贝尔医学奖，被誉为“培养诺贝尔奖获得者的摇篮”。其中卡雷尔（Alexis Carrel）因发现一种缝合血管的方法和在组织培养上的杰出贡献而获得1912年诺贝尔生理学或医学奖。他发明的血管缝合技术挽救了一位儿童的生命，使洛克菲勒第一次在美国主流媒体上获得广泛赞誉。洛克菲勒日记中写到：“在经历了几十年躲避辱骂的日子之后，我们终于开始听到人们对洛克菲勒医学研究所真诚实意的赞扬，我感到非常欣慰，甚至有些意外。……金钱可以通过医学研究来造福世上每一个人，医学研究最具普世价值，对每一个人都至关重要。……我们得到了上帝的恩赐，现在我们又把这种爱施与他人，我想我的母亲会非常高兴地看到她的儿子在这个领域取得成绩。”[49]

洛克菲勒医学研究所与协和医学院有着非同寻常的联系，其院长是痢疾志贺菌（Shigella dysenteriae）的发现者西蒙·弗莱克斯纳（Simon Flexner），他不但参加了中国医学考察团，而且在建立北京协和医学院的决策中起了不可替代的作用[50]；他的弟弟阿伯拉罕·弗莱克斯纳（Abraham Flexner）是著名的医学教育家，他的Flexner报告为美国医疗教育的现代化和科学化奠定了基础，使美国的医学教育成为世界上公认的医学教育模式，协和就是依据这种模式建立的。两者的总建筑师均为查尔斯·古励志（Charles A. Coolidge）；众多的协和学者，如李清茂、冯德培、刘士豪、李振翩、汤汉志、张香桐、周启源等均曾在洛克菲勒医学研究所深造；协和第一任校长是美国洛克菲勒医学研究所的助理住院医师马克麟（Franklin McLean）。

在创建洛克菲勒医学研究所的过程中，盖茨与美国医学界建立了密切关系，并由此对现代医学的发展有了充分了解。作为浸信会牧师，盖茨用神学术语描述现代医学。在他的心目中医学被视为现代神学，是对现代社会的科学治疗；而洛克菲勒医学研究所是另外一种形式的神学院。他认为上帝和医生之间有着密切的关系，医生是上帝的宠儿，因为他们用有限的知识，日以继夜地研究以上帝为原型所制造的人类，拨开迷雾，寻找真理，并由此接近上帝的心灵。医学研究将发现和传播新的道德规范和社会规律——决定人们相互关系中的善与罪。因此，医学将指引人类的良知的方向，赋予我们新的职责。医学已处于科学进步的最前列，正在改善美国的文化和

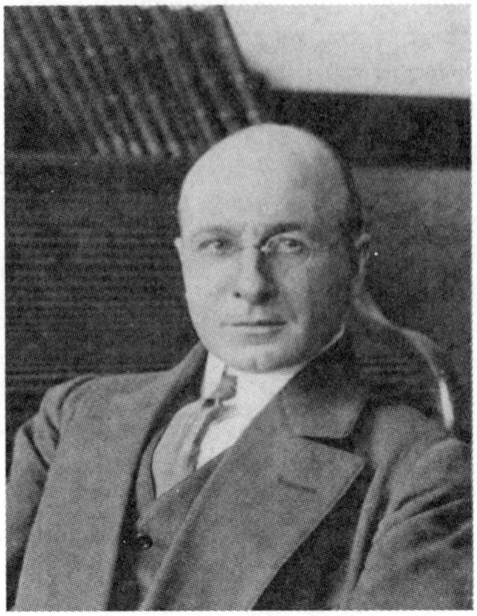

图 2-4 卡雷尔

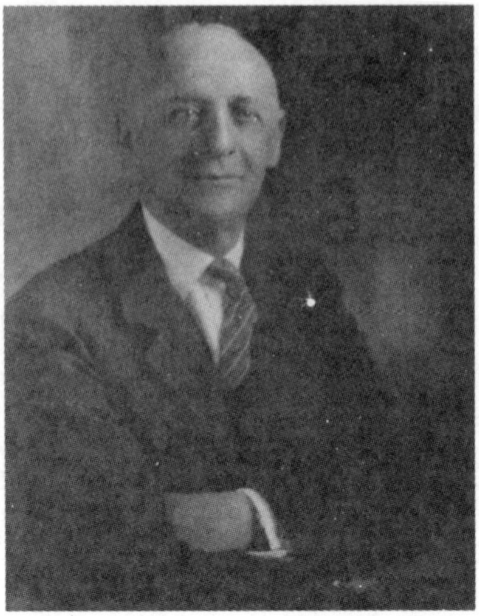

图 2-5 西蒙·弗莱克斯纳

(Rockefeller Foundation. China Medical Board, 100 *Years*: *The Rockefeller Foundation*, http: //rockefeller100. org/items/show/4919.)

社会。盖茨认为医学具有普世价值，对于生活在世界上每一个人而言都是最重要的价值。他预见到在20世纪里，医学不仅会有迅速地发展，而且也将给人类带来更大的福祉。支持医学、促进健康可成为慈善基金彰显最大作用的舞台[51]。作为洛克菲勒慈善事业的掌舵人，盖茨的思想深刻影响了洛克菲勒父子。洛克菲勒认为“战胜愚昧，发展知识的最有效方法就是资助高等院校，因为它们的毕业生会把学校的文化散播到四面八方。”此外，涉足医学慈善事业，可以有效避开政治风险，1917年小洛克菲勒解释为何对医学情有独钟：“这是一个不会有争议的领域，所以我认为人们几乎不可能对资金的用途及其潜在危险提出任何批评。医学研究工作是没有止境的。”[52]洛克菲勒父子和盖茨的“医学十字军东征”由此拉开序幕。

在全世界造福人类

早在1901年，老洛克菲勒就意识到应该成立一个规模宏大的信托慈善组织。1906年6月，盖茨对老洛克菲勒疾呼：“您的财产像滚雪球一样日益庞大！您必须跟上它的膨胀速度，捐赠要比财富增长的速度快！否则，它会把您和您子孙后代压垮。”为了不让后代挥霍或寄生于这笔巨大的遗产，应该建立一批为全人类谋求幸福的企业化慈善机构。“基金的数量应庞大到这样的程度：如何管理它将成为公众关心、了解和评论的焦点。”[47]小洛克菲勒对此极为推崇，认为是推进家族慈善事业的最佳途径。小洛克菲勒后来回忆说：“盖茨是一位杰出的理想家和创造家，我是个推销员——不失时机地向我父亲推销的中间人。”老洛克菲勒则喜欢建立一个单一的基金，由他掌握否决权，即采用一种新的方式管理其规模巨大的财富。时值起诉标准石油公司反托拉斯案甚嚣尘上之际，1910 年 3 月在一星期之内，洛克菲勒基金的联邦执照申请议案和标准石油公司反托拉斯案上诉讼状同时摆在公众面前，罪恶昭著的洛克菲勒和慈悲为怀的洛克菲勒并肩站在一起。经过长达三年的斗争、妥协，联邦执照申请议案以失败告终。1913 年，洛克菲勒基金会申请到纽约州经营执照，得以正式成立，洛克菲勒任第一任会长。基金会的建立是“为了人类的利益，以永久慈善事业的法人团体的形式将巨大财富作最后处置。”其宗旨是促进“知识的获得和传播、预防和缓解痛苦、促进一切使人类进步的因素，以此来造福美国和各国人民，推进文明。”

洛克菲勒基金会是一个具有全球眼光的慈善组织，早期的重点是支持医学、公共卫生和教育事业的发展。在推动医学事业方面，基金会确立了三大策略：建立医学科学研究机构、改革医学教育与协助改善公共卫生。由于基金会拥有一批精明强干的人物，如传教士布道家穆德（John Raleigh Mott）和盖茨、科学家威克利夫·罗斯（Wycliffe Rose）和弗莱克斯纳及企业家罗伯特·奥格登（Robert C. Ogden）和威廉·鲍德温（William H. Baldwin Jr），所以在美国医学、教育和社会政策的变革方面，起了不容低估的积极作用。洛克菲勒父子对这些人的影响，主要是通过金钱的威力。洛克菲勒基金会在人类历史上的影响是史无前例的：青霉素和其他数十种使用其捐赠经费完成的发明，挽救了成千上万人的性命和健康；病死率曾高达80%的儿童患脑膜炎，在其资助下的研究将其病死率降到 0. 01%以下；基金会在世界范围内资助控制钩虫病、黄热病、疟疾、肺结核以及其他传染病方面开展了富有成效的活动；在中国，北京协和医院及医学院是洛克菲勒基金会在中国最大、最著名的一项事业。中国早期的自然科学各学科的创立也得力于洛克菲勒基金会，1920 年代，基金会资助了生物、化学、物理、地质、考古、遗传学、农业学、植物学等，如清华大学的生物楼，周口店“北京人”的挖掘和考古工作及 1932 年中国霍乱的防治，洛克菲勒基金会都参与其中。在乡村建设方面，基金会于 1930 年代资助 150 万美元用于晏阳初的乡村建设计划以及在定县的实验，并在协和设立奖学金，培训从事农村公共卫生的护士。基金会帮助创建了燕京大学的社会学系以及协和医学院的社会医学，建立了我国的社会学科体系。此外，中国的英语教学、

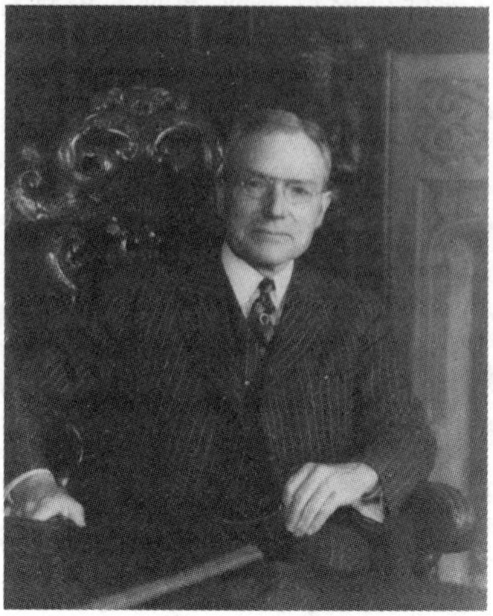

图 2-6　小洛克菲勒

（Rockefeller Foundation. China Medical Board，100 *Years*：*The Rockefeller Foundation*，http：//rockefeller100. org/items/show/4919.）

语言学研究、国家图书馆的建立等，洛克菲勒基金都给予了关键帮助。“在20世纪上半叶中国艰难地走向现代化的过程中，洛氏基金会起到了当时历史条件下所能起的积极作用。”[53]

基金会成立的同一年，美国国会批准通过了联邦所得税法，洛克菲勒使他的财富免于缴纳遗产税。他把大量的资金捐赠于基金会，在以后的12年中，根据确切的计算，老洛克菲勒共投资446 719 371美元又22美分；截止至21世纪，洛克菲勒基金共捐助67亿美元用于慈善事业。19世纪洛克菲勒的父亲——“治癌专家”比尔依靠兜售万能灵药而发家致富，洛克菲勒给了这种原始医学致命一击；他赋予慈善事业新的意义，即从医治社会问题的“病症”——救济，转向理解并消除其背后的“病根”——发展科学、教育与医疗卫生；通过促进知识创造，影响世界的现代化进程。

1905年《世界主义者》杂志主编赫斯特评价说，掌握和继承“这样一笔财产的人”，没有“用它去干坏事，使文明推迟1/4个世纪”，而是相反，“施展自己的财力去彻底改革这个世界”。与此同时，盖茨的传教热情已经倾注到洛克菲勒基金会的各项国际性规划之中。盖茨预见到洛克菲勒兴办的一些慈善事业可能产生的国际影响。作为浸信会牧师，盖茨自然关注传教运动、教会学校、皈依信仰和普度众生等有关事项，并且把传教运动的神灵感和商业活动的敏锐性紧密结合在一起：“事实上，通过一些直接和间接传教的代理机构，那些蒙昧国家正在到处充满着光明，并点缀着文明，到处散发出现代工业文明的气息，到处都在应用现代科学技术。……传教士们和教会学校正在把现代科学的应用，例如蒸汽机、电力、现代农业机械和现代制造业介绍到国外。其结果必将使外国的生产力成倍地增长。这将使它们富裕起来，成为美国产品的购买者，也使我们自己富裕起来，成为它们产品的进口者。我们目下还仅处于商业贸易的开端，对这个良好的开端和它未来的远景，我们都得归功于基督教传教士们所开辟的渠道。”[47]

在洛克菲勒基金会的第一次会议上，盖茨提出了这一设想：有史以来第一次所有的国家和岛屿敞开了大门，为英语国家的慈善事业提供了自由之地。从那时起，消除蒙昧和普救众生成为他们的世界使命。盖茨成为这个时代“英语”帝国乐观论者的化身；而当时像盖茨那样试图在全世界创立美国基督教和工业管理的人，他们的共同主题即是负起所谓“把光明散播到黑暗的大陆上去”的责任。基金会要实现一番大事业，需要一片广阔的天地进行它的实验[47]。他们的目光很快聚焦到神秘的远东文明古国——中国。20 世纪初的中国具备最适合的实验特性：唯一仍独立存在的广袤而贫穷的文明古国；正处于深刻的全面变革之中，正逐步接受西方文化；有一批极优秀的知识人，能成为传播西方文化的载体。

造福中国人的最好方法

中国曾经是全球医疗宣教最大的受惠国，享用了最多的医疗宣教资源。根据 1923 年的统计，当时中国享有全球医疗宣教资源中 53%的病床，48%的医生，32%的护士，以及 58%的医校。19 世纪下半叶，美国对遥远的中国怀有“浪漫的情怀”。那时盛行一种浪漫主义的说法，即人类文明始于东方，主要是中国和印度，一路西行由欧入美，现在顺理成章该由美国再传到它的发源地来完成这个循环。特别是第一次世界大战之后，背靠着大西洋彼岸信心动摇、自叹没落的欧洲旧大陆，隔太平洋遥望贫穷落后而又充满新生希望的古老而辽阔的中国，当时如同白板一样的中国成为美国改革运动最好的试验场，上帝选民们的历史使命感、自豪感和责任感，促使他们涌向东方，他们真诚地相信自己是新文明的代表。他们认为基督教精神是一种道德力量，而理性与科学则是社会变革的原动力，二者结合起来可以化腐朽为神奇，可以教化和改造贫穷、落后的中国。大量的基督战士深入中国的城市乡村，了解中国民众的生存状况，熟悉中国的国情[54]。明恩溥(Arthur Henderson Smith) 即为其中的佼佼者。明恩溥，基督教公理会来华传教士。1872 年来华，辗转天津、山东、上海、北京等地，先后在此建立起小学、中学和医院，同时兼任上海《字林西报》通讯员。在华22年的明恩溥撰写了《中国人的气质》（Chinese Characteristics）、《中国乡村生活》（Village Life in China）等书，在中、美、英等国引起巨大反响，被誉为“美国的中国事务政治家”[55]。鲁迅的《阿Q正传》一书深受《中国人的气质》的影响。1905年驻美公使梁诚首倡减收庚子赔款，提出用退款广设学堂派遣游学[56]。袁世凯拟将退款用于路矿，所获利润用于教育，并派唐绍仪到美斡旋。1906年，明恩溥返回美国，他也向美国总统西奥多·罗斯福建议：“此巨款应该真诚地归还中国，不过，必须在巩固两国友谊的方式下来实现。……可以规定必须用在选送优秀中国青年来美深造，同时更规定此项学生回国后，必须担任公职，或从事于公众福利事业。”罗斯福回答：“我完全同意你，……这是一个伟大的想法，我要设法完成它。”1907年美国总统罗斯福认为美国“宜竭力助中国之教育发达，使此地大人众之帝国，能振拔以适于今日之竞争世界，即如招致中国学生来此邦留学高等教育，亦达此目的之一法也。”[57]1908年12月31日，美国国务卿鲁特（Elihu Root）致函中国外交部：“我在此荣幸地转呈一份1908年12月28日的实施法令，该法令根据1908年5月25日国会两院联合决议，将有关1900年北京义和团骚乱所造成的损失及花费的部分赔款予以退还。我高兴地通知您，该项退款将从1909年1月1日起始。”[58]美国正式宣布退还“庚子赔款”的半数，计1060余万美元给中国，作为资助留美学生之用。1909年6月，北京设立了游美学务处，这就是清华大学的雏形。1909年8月，“留美预备学堂”（清华大学之肇始）建立，为中国留学生赴美打开了大门，一批又一批年轻学子从封闭的国度走向世界，他们中间涌现出众多优秀人才，归国后成为不同领域的奠基人，如数学的胡明复、姜立夫、江泽涵，物理学的叶企孙、吴有训、周培源，化学的杨石先、侯德榜、庄长恭、孙承愕，生物学的秉志、胡先辅、钱崇澍，建筑学的茅以升、梁思成，气象学的竺可桢，语言学的赵元任等等，其中影响最大当属胡适，他学成回国前，在日记上留下一句豪语：“如今我们回来，你们请看分晓罢！”吴宪、陈克恢、冯德培、孟继懋、凌淑浩、沈隽淇、关颂韬、沈克非、张锡钧、闻亦传、严仁英、王志均、赵以炳、米景贤、薛公绰、刘曾复、王世真、卢世壁、黄家驷等协和人均是在清华庚子赔款资助下赴美

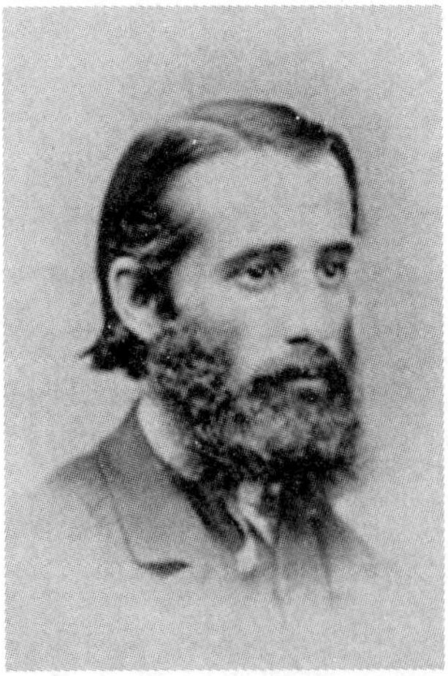
图2-7　明恩溥

留学。

北京协和医学院的建立与明恩溥亦有莫大关系。盖茨是明恩溥的忠实读者，在与明恩溥的通信中，盖茨写到："近日阖家拜读君之大作《中国人的气质》、《中国乡村生活》，如饮醇醪，不觉自醉。"随后，他建议洛克菲勒父子拓宽视野，将慈善事业的重心转向中国。1905 年，盖茨在写给老洛克菲勒的信中指出，应当将眼光转向世界，尤其是远东，他从经济、宗教、人道等方面分析了在世界范围内广泛开展慈善活动的理由。小洛克菲勒对中国的钟情缘于艺术。青年时代起，他就经常拜访百货巨头本杰明·奥特曼（Benjamin Altman）的寓所，因为那里收藏着各式华丽的中国瓷器。小洛克菲勒也因此成为一名中国清代瓷器的狂热爱好者，他写信对父亲说："瓷器是我唯一的爱好，也是我唯一想要花费金钱的地方。尽管这项爱好花销不菲，但它十分安静，低调而不张扬。"他认为中国瓷器制造技艺在康熙时期达到了顶峰，而经历了数百年传统的制造工艺达到了出神入化的水平，这是现代艺术中的"自我表现主义"所缺乏的。1915 年，小洛克菲勒斥资两百万美元买下银行家摩根（John Pierpoint Morgan）生前收藏的所有中国花瓶。小洛克菲勒的家中也充满了中国色彩，孩子在中式花园中嬉戏，花园的门是由紫禁城的砖瓦砌成的，有布满佛经、佛像的佛堂，餐具则是中国古董。对中华文化的迷恋是洛克菲勒基金会选择中国的一个重要原因。顾临回忆道："洛克菲勒先生和他的顾问长期以来对中国深感兴趣。中国不仅有辉煌的过去，也将有辉煌的未来。外界些许的帮助就可激发它的内在动力去创造巨大的成效；这不仅惠及中国，也将惠及整个世界。"[52]

1907 年，盖茨开始与中国传教会及明恩溥等在华传教士接触，希望他们帮助洛克菲勒基金会寻找"造福中国人的最好方法"。传教会热情地给予回复："中国正在苏醒，她迫切需要西方教育，尤其是西方医学。"协和医学堂的外科医生约翰斯通回复得更为翔实："……现在我们帮助中国的时机已到，因为她已意识到自身的需要，青年人渴望学习西医。当前我们可做的决不仅仅是为这个伟大的国家奠定医学基础，机会远比这要大得多：我们可以塑造未来中国医生的品性。我们要他们成为为基督理想所感召的人……这里一切都在迅速变化中。……中国需要和平与秩序以便发展她那么渴望发展的一切：学校、医院、铁路、商店、工厂。让我们希望并争取真正的上帝——基督和教会——连同这一切一起来到，假如教会还是真的维护正义的工具的话。""西方医学在中国的前途光明。中国人既能干又独立，除非迫不得已，不会长时间受制于外国人的教导。让我们一开始就把他们引上正途。学童可以很好地接受老师的影响，但当他成年时，就会进入固执、自以为是的阶段。我一向认为，早期教育可帮助年轻人度过他自以为是的阶段（大约 20 年）。这也适用于中国。中国现在如饥似渴地吸收我们所给予的一切。有许多迹象表明，年轻的中国不会甘于一直向外国人学习，她将骄傲而独立地管起自己的事情来。……从去年起，雇用中国教员以完全摆脱外国人的倾向十分强烈。遗憾的是，这种倾向为时过早，因为一些人尚不能胜任。我们必须面对现实，尊重他们的独立性。然而目前仍是影响中国的好时机，因为在许多领域内中国还愿意听我们的话，接受我们的影响，并在我们所传授的理论指导下行事。”[2]

在近百年的时间里，传教会在现代教育和西方医学等方面取得了令人瞩目的成绩，建立了 20 多所医学院校和 200 多家医院。西蒙·弗莱克斯纳这样说过：“亲眼看到传教士医生所做的杰出的大量努力之后，没有人不对他们的工作感到骄傲。毫无疑问，是他们把西医介绍到中国，大大地减轻和预防了病痛。”[52]明恩溥希望基金会能够提供资金和美国医学改革的经验，进一步巩固和发展传教事业，但不希望洛克菲勒基金会另起炉灶，取代他们，忽视或损害了教会长期以来的努力。博医会告诉盖茨：“我们有许多医学院，我们需要将之建得更好，而非建立新的医学院。……因此，如果能给予我们帮助，我们希望采用在一些大型医学中心合作运营的方式。”[52]反馈的信息使盖茨备感欣慰，他相信对于古老的中国而言，最具普世性的西方医学可能更容易被接受。但洛克菲勒人不但对教会及传教士关于医学和教育的目的的观点并不认同，而且对何为教育与科学的本质亦见仁见智。盖茨在致明恩溥的信中提出，西方人应该通过教育来帮助中国人按照自身的方式，在西方精神的指引下重铸中华文明；用西方的道德和科学培养年轻人成为未来的领袖，并将他们送到美国的高等学府深造，给他们一种脱胎换骨的教育[59]。

1908 年哈佛大学校长查尔斯·艾略特考察了中国的医学状况，在同年的校长年度报告中，他提及：20 世纪初的中国卫生条件恶劣，原因在于，一方面缺乏必要的卫生设施，另一方面由于人们的卫生知识匮乏。疫病流行猖獗，以美国九千万的人口来看，如果只有一百六十所医院，没有专门的儿童医院，没有为穷人开办的诊所，如果所有的医学校都撤消，如果九千万人没有任何卫生知识，如果每家都有结核病人，没有一个城市没有天花，到处是淋巴鼠疫……如果这就是你们要居住的地方，那会是什么样的情形。更何况中国人口数倍于美国。他强调：“这就是中国。”当时留学哈佛医学院的刘瑞恒也在场，几年后他回忆起这场报告时仍觉得羞愧难当[60]。此外，艾略特还谈到了中国医生的情况，在中国成为一名医生似乎非常简单，无须资格与执照，只要你决定成为一名医生，你就能成为一名医生，只要你的父亲是一名医生，你也会被看成是一名医生。中国的医学教育虽历史悠久，但知识陈旧，教材也是一千五百年之前的，特别是西方所重视的解剖学在中国是不开设的，因此解剖学知识错误百出。所以，当时在西医看来很简单的手术，中国医生也是不会做的。当时的中国，对西方医学的需要是非常迫切的。不仅如此，他指出这些情况对于美国来说也同样重要。当时美国与中国的关系日益密切，不但有教会的人员为了传教，远涉重洋来到中国，还有数千计的商人来到中国经商，甚至还有一些政府的代表。中国的医疗状况至少对于这些美国人都具有重要意义。艾略特还指出，既便在美国国内，也并非与中国完全无关。疾病不分国界，只要中国存在传染病流行，就会使美国人染上此病，对整个世界来说也是一样。中国政治方面已出现了民主的曙光；教育方面旧的教育体系——科举制度被废除，新的类似于西方的大学、学院、语法学校的教育体系已经出现；经济方面中国工业有了迅速的发展，特别是在一些重要城市；医疗方面虽然落后，但人们越来越信赖西医并希望得到西医的治疗，关于让大量的中国医生接受现代医学科学培训的呼声越来越高。中国将不再是一个愚昧落后的国家。他还特别提到，中国人本性的友善、诚实，都表明中国是一个值得去帮助的朋友。“只有在一个人最需要的时候成为他的朋友才算是真正的朋友，正是这种想法使我转向了中国医疗的需求。”

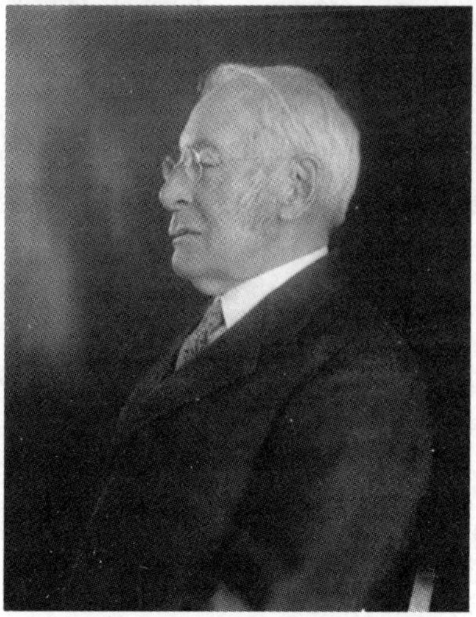

图 2-8　查尔斯·艾略特

（Rockefeller Foundation. China Medical Board, 100 *Years*: *The Rockefeller Foundation*, http: //rockefeller100. org/items/show/4919.）

1908 年，盖茨提出了资助中国教育事业的设想。他计划花大约 1 千万美元，“我们或许可以自己在中国建立一所如同西方大学那样的名副其实的大学，其本身可为中国政府提供一个模式，并且可为中国的新教育培养师资。”[61]他建议洛克菲勒成立一个东方教育委员会去研究远东地区的教育问题。为获取第一手资料，洛克菲勒基金会董事、时任芝加哥大学校长的裘德逊（Henry P. Judson）建议盖茨“广泛研究中国情况，不仅要听取传教士的意见，而且也要听取经济学家、教育家和政府官员的意见。”[61]同年，东方教育委员会派遣东方教育考察团前往东方，成员有芝加哥大学的神学教授伯尔顿（Ernest DeWitt Burton）和地理学教授钱伯林（Thomas Chrowder Chamberlin），对日本、印度和中国进行了 6 个月的考察，考察主要目标是中国。

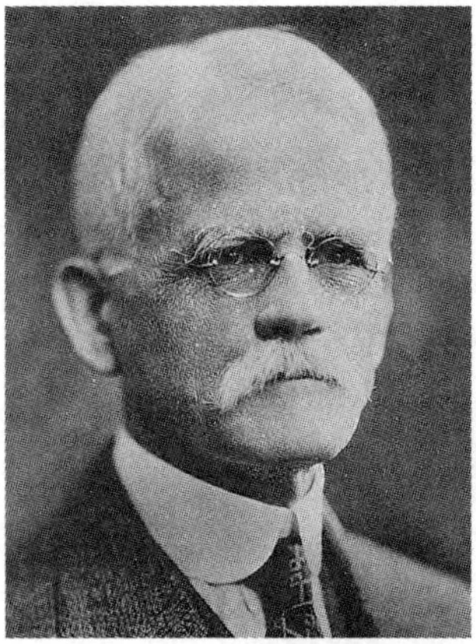

图 2-9　伯尔顿

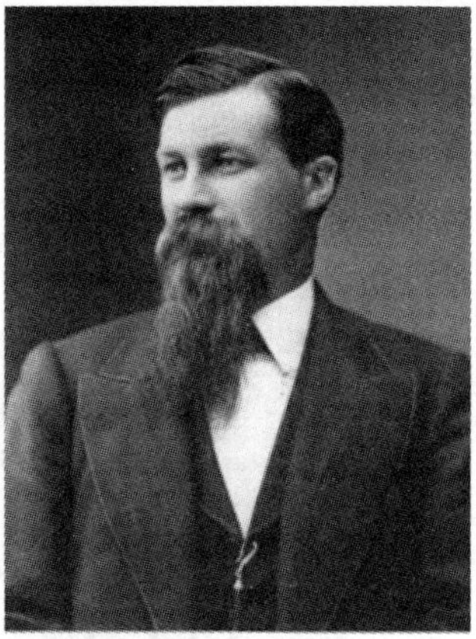

图 2-11　钱伯林

在提交给洛克菲勒基金会的 6 册考察报告中，伯尔顿全面地描述了中国的情况：在医学教育方面，中国人办的医学院校只有三所，其中两所是军医学校。在广州、杭州、上海等地有教会办的医学校，但印象最深的是北京的协和医学堂。对于一个拥有 4 亿人口，且饱受流行病、地方病和营养缺乏性疾病侵袭的国家，医疗保健主要依靠古代的医疗技术，而正在学习西方医学的学生尚不足 400 名。因此，发展医学教育极为迫切。“协和医学堂”首次出现在洛克菲勒基金会的视野中。伯尔顿相信在中国建立一所研究性大学将几乎导致“一次社会革命”。它能“为中国政府树立起一个榜样并能为中国的新教育培养出教师”[62]。但建立综合性大学的提议招致了众多的反对，清政府不允许建立一个完全独立的私立大学，传教团队也公开反

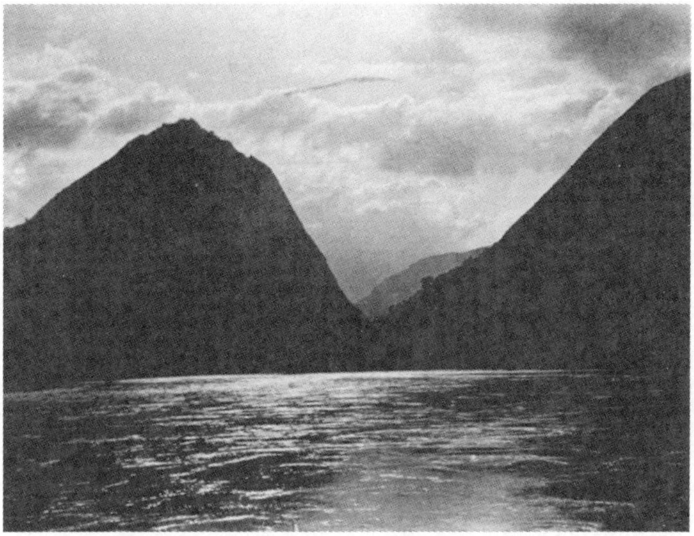

图 2-11　巫山峡（钱伯林摄 1909 年）

对建立无信仰的世俗大学。

盖茨考虑如果在中国还不适宜办大学教育，“难道我们不能通过医学在中国做到我们尝试通过大学教育没能做到的事情?”古老的中国有着巨大悠久的传统医学体系，而传教会的医学体系不仅资金匮乏，而且只是把医学作为传教的工具。他们不会也不能展现西方医学的优越性，从而不能获取中国知识人的青睐。只有建立一所世界一流的西方医学院校才能达到上述目的。这个想法获得了洛克菲勒基金会秘书、董事杰罗姆·顾临（Jerome Greene 罗杰·顾临的兄弟）的支持。一个替代方案——建立一所医学院的计划又很快被制定了出来。

1913 年 10 月 22 日，顾临在洛克菲勒基金会董事会上提出：基金会若想投资中国的医学事业，必须全面研究相关问题。基于此，1914 年 1 月 19 日，洛克菲勒基金会召开关于中国的医学与教育工作会议。芝加哥大学校长裘德逊，哈佛大学校长艾略特，约翰·霍普金斯医学院院长韦尔奇（William Henry Welch），洛克菲勒医学研究所所长西蒙·弗莱克斯纳，《美国医学教育报告》作者亚伯拉罕·弗莱克斯纳（Abraham Flexner），哥伦比亚大学教授孟禄（Paul Monroe），芝加哥大学教授伯尔顿和钱伯林，大众教育委员会主任巴特利克（Wallace Buttrick），国际基督教青年会代表穆德，国际卫生委员会主任罗斯，北洋大学堂校长丁家立（Tenney Charles Daniel）等教育和医学界的著名人物应邀出席了这次会议。

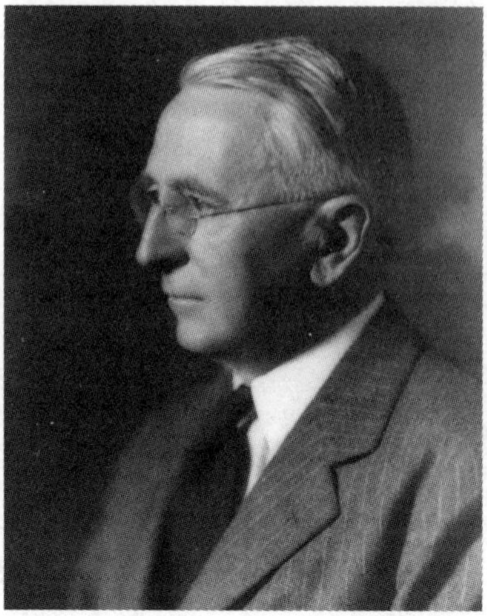

图 2-12　杰罗姆·顾临

（Rockefeller Foundation. China Medical Board, 100 *Years*: *The Rockefeller Foundation*, http: //rockefeller100. org/items/show/4919.）

洛克菲勒的开幕词阐述了会议的目的："基金会初建，像个没有经验的孩子。整个世界都是它的试验场。……多年来我们对中国的问题深感兴趣……中国正在发生巨大的变化，由此产生的机遇千载难逢，值得我们去考虑。"杰罗姆·顾临提出两个议题——教育与医学教育，公共卫生。董事会初步决定在中国开展医学方面的工作，并强调这些工作应由现有的机构来承担。随后，盖茨提交报告——《渐进有序地在中国发展一个完善的、有效的医学系统》。报告指出支持中国医学科学的发展是最优选择，行动计划如下：

（1）派遣专家调查中国的医学和教育现状；

（2）选择最好的医学机构，向之提供资料及捐助；

（3）制订海外访问教授计划并培训中国医生和护士；

（4）若计划行之有效，将之扩展到其他医学中心。

会议最终成立一个专门研究中国公共卫生和医学状况的委员会，组成中国医学考察团前往中国进行医学考察，以提供一份详细的调查报告供基金会最终决策所用[63]。

1914 年 3 月 21 日，第一届中国医学考察团（First China Medical Commission）的成员裘德逊、皮博迪（Francis Weld Peabody 后任协和第一位客座教授）及顾临乘坐"皇帝号"邮轮奔赴中国，开始历时 4 个月的考察。

考察团受到中国各界的热情欢迎，总统袁世凯和副总统黎元洪给予接见和款待，教育总长汤化龙致信感谢，各级官员承诺提供所需要的任何支持；北京学界举行欢迎会，著名学者、时任北洋政府币制改革署负责人的梁启超对委员会的工作颇感兴趣。新闻媒体也对考察团的工作倍感关注，《申报》、《大公报》、《民国日报》等报纸都报道了考察团的行程与多项活动，如《湖南公报》1914 年 5 月 31 日上刊文：

美国最大富翁柔氏，世所称为火油大王者，近捐金七千万元（每一美金合华银二元）作世界医术善举。此款大半将为造就中国医术人才及兴办医院之助，故特派数人来华调查，所派者皆彼邦名士。现任美国驻汉总领事顾临亦在其列。前月抵京谒见，袁大总统极为欢迎并致谢辞。

考察团在华期间分赴北京、天津、济南、芝罘、青岛、上海、南京、汉口、长沙、香港、广州、汕头、厦门、福州等 11 个省的 17 所医学院、88 家医院，涵盖中国几乎所有重要的医学院和医院，与许多医学院教师和医生进行了交流，并通过调查表获得了未访问主要医疗机构的相关资料。考察团成员还与博医会、基督教青年会、中央政府、各省的官员以及各界名流举行了一系列会议。考察团在仔细地研究了中国的现状、法律和经济等情况后，认为北京的协和医学堂将是获得基金会支持的首选机构。理由如下：北京是有历史意义的城市，是文化教育中心，易于吸引全国各地学生；当时教育部正努力统管全国的教育政策，加上协和医学堂已有基础，且是被中国政府承认的学校。委员会的工作使洛克菲勒非常满意，他认为中国官方的合作意愿有利于基金会在中国发挥更大的影响[64]。

1914 年底，中国医学委员会出版了调查报告《中国的医学》（Medicine of China）。报告的内容包括导言、中国的卫生状况、中国本土的医学与外科、西方医学在中国、教会主办医学教育的标准、解剖与尸体解剖、中国人对待现代医学的态度、建议和附录 9 个方面。总体看法是“目前中国尚无合格的医学院，但有些医学院已在考虑提高师资水准和改善教学环境”。医院方面也不尽人意，优秀的职员和设备匮乏，特别是缺乏护士，而护士是医院正常运行的基本保证。最后，报告提出建议：基金会在中国开展医务工作很有必要，与其他工作相比医学工作是最重要的，此项工作可与教会医学院和医院合作；可通过医院来推进接种和疾病预防等公共卫生；基金会考虑在北京建立一所医学院，第二所可选在上海，同时资助湘雅医学院；设立研究金和奖学金，资助研究生和学者赴海外学习深造；基金会应资助高水准的医务工作，资助医院改善医疗条件，如医生和护士的薪金、设备、图书等；邀请专家来华演讲，设立驻华管理机构，建立一个顾问委员会[65]。《中国的医学》调查报告发布后，引起了广泛地回应。当时正游访美国的黄兴致信洛克菲勒对基金会的计划表示了钦佩与赞赏。

1914 年 11 月 5 日，洛克菲勒基金会接受了考察团关于资助中国医疗卫生事业的提议，但有限的资金应集中在北京、上海等少数地区，集中在发展医学精英教育方面。11 月 30 日，洛克菲勒基金会中华医学基金会成立，由小洛克菲勒出任首届主席，巴特利克任执行主任，顾临任驻华主任，委员裘德逊、西蒙·弗莱克斯纳、盖茨、毕巴礼、韦尔奇、罗斯、穆德、古德诺（Frank T. Goodnow，时任袁世凯总统府首席政治顾问）、默菲（Start J. Murphy）。CMB 的主要任务是重新建立北京协和医学院并资助部分中国医学院和医院的建设与发展。CMB 的成立引起了美国社会的广泛关注，《纽约时报》、《华盛顿邮报》、《芝加哥论坛报》分别以“洛克菲勒向中国的疾病宣战”、“对中国的医学援助”、“洛克菲勒将治愈中国的疾病创伤”为题，报道了洛克菲勒基金会将在中国建立医学院和现代化医院的消息。《中华医学杂志》也刊登了资助报告的主要内容。China Medical Board of the Rockefeller Foundation，又译为罗氏驻华医社。基金会曾遍访中外人士，讨教 CMB 的中文译名，但因意见不一，最终未能明确。1947 年 China Medical Board 独自运作，中文译名为“中华医学基金会”。1915 年 6 月 CMB 与协和医学堂达成协议，用二十万美元购买其的全部产权，接管协和医堂，留用部分原有职员。不过，传教士的影响没有立刻结束，传教士教师仍然继续留任，设立宗教系及社会工作系。协和医学堂到一九一四年共毕业学生 120 名，有外国教师十四人，房屋地皮投资十三万一千九百美元，有男病床六十张和女病床三十张[66]。北京协和医学院董事会由十三名董事组成，原协和医学堂六个资助教会分别任命的一名代表参加新的董事会，科龄为伦敦会任命的董事[67]，小洛克菲勒、韦尔奇、皮博迪、胡恒德（Henry S. Houghton）、艾略特、裘德逊及穆德等七人代表洛克菲勒基金会，约翰·穆德为协和医学院首届理事长。

穆德 1865 年 5 月 25 日出生于美国纽约，1895 年组建了基督教青年协会（Young Men's Christian Association YMCA），并担任总干事。一战期间，穆德成为美国国家战争工作委员会总干事，为了实现“在这一代把福音传遍天下”，发起“国外传教学生志愿者运动”（Student Volunteer Movement for Foreign Missions），并赢得杰出服务奖章。晏阳初在其感召下赴法国战场参加对华工服务工作。1946 年，因长期致力于建立和加强国际新教基督徒学生组织，推动和平发展，穆德荣获诺贝尔和平奖。穆德曾是美国威尔逊政府驻中国大使人选，但他却认为洛克菲勒基金会可以通过教育和传教工作去塑造未来的国际体系，其作用远远大于美国驻中国大使，所以婉言谢绝。穆德确实具有政治家的素质和敏锐，在 CMB 的讲话中他说：“若要等到中国局势完全稳定后才去实行我们的计划，我们将丧失与其交流的绝佳机会。”“拥有 4 亿人口的国家世界仅此一家，她刚刚踏进现代，新生一代正在成长。首批接受现代化教育的学生将成为新中国屈指可数的领导者。他们将为这个国家确立各项标准并定下步调。”中国政局的不稳定，西方国家在这里享有多种特权和影响，以及不支持现代科学和医学的旧有机制等因素都有利于基金会在华的活动。基金会可以事先精心设计它的项目，并随后严格按照计划执行，而不必在实际中不断讨价还价、调整方针、临时拼凑。基金会必须参加这场十字军远征，并且还必须有意识地通过国际团体及教育规划，使它非宗教化，形成“对领导者的投资”，为基督教和西方争取这些领导者的思想感情。1920 年 4 月 14 日，协和医学院董事会正式通过中华医学基金会提出的办学宗旨：举办与欧美最优秀的医学院校相媲美的高水平医学教育（本科、毕业后和进修教育）；提供科学研究的机会，特别是远东特殊问题的研究；传播现代医学的和公共卫生知识。

为了深入全面地了解中国的情况，制定出合理、可行的实施方案，1915 年 8 月 CMB 组建第二届中国医学考察团，成员为巴特利克、韦尔奇、西蒙·弗莱克斯纳和小盖茨。考察团提出，CMB 并非单纯资助现有的医学教育和医疗工作，而是要创办一所在中国甚至在远东都是最高水平的医学机构——中国的约翰·霍普金斯医学院，大多数成员赞同该机构应在北京。考察团在北京受到了中国政府官员和医学界的热烈欢迎。政府高层予以接见，医学界精英如北洋军医学院院长全绍清、北洋医学院院长经亨咸、国立北京医学专门学校校长汤尔和、陆军马医学堂校长姜文熙、陆军部军医处主任方石珊、海军部军医处主任唐文渊、北京隔离医院院长陈祀邦以及袁世凯的私人医生屈永秋等人设宴款待，伍连德因故未出席。考察历时 4 个月 20 天，访问大学、医学院 35 所，医院、诊所 37 家[68]。

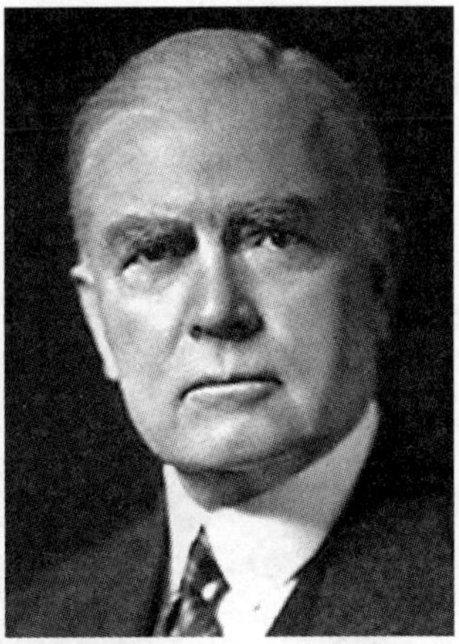

图 2-13　约翰·穆德

韦尔奇多次发表演讲，表示 CMB 在中国医学发展中的作用是临时的。一旦时机成熟就会交给中国人管理，目前首先需要解决的问题是希望中国政府承认协和医学院的文凭。韦尔奇指出中国已落后于西方，通过引进西

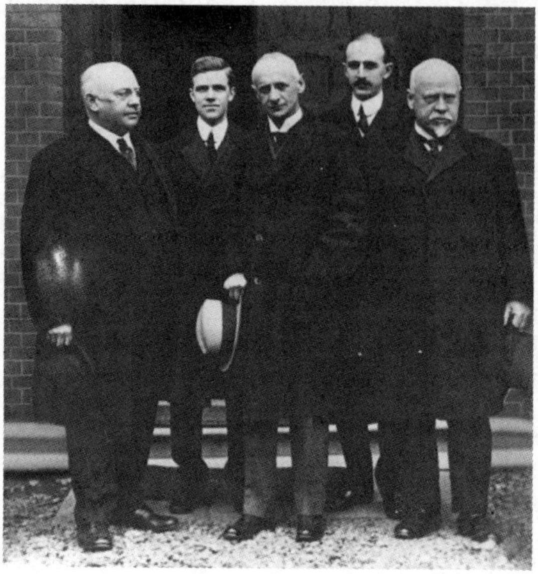

图 2-14　第二届中国医学考察团成员

（Rockefeller Foundation. China Medical Board，100 *Years*：*The Rockefeller Foundation*，http：//rockefeller100. org/items/show/4919.）

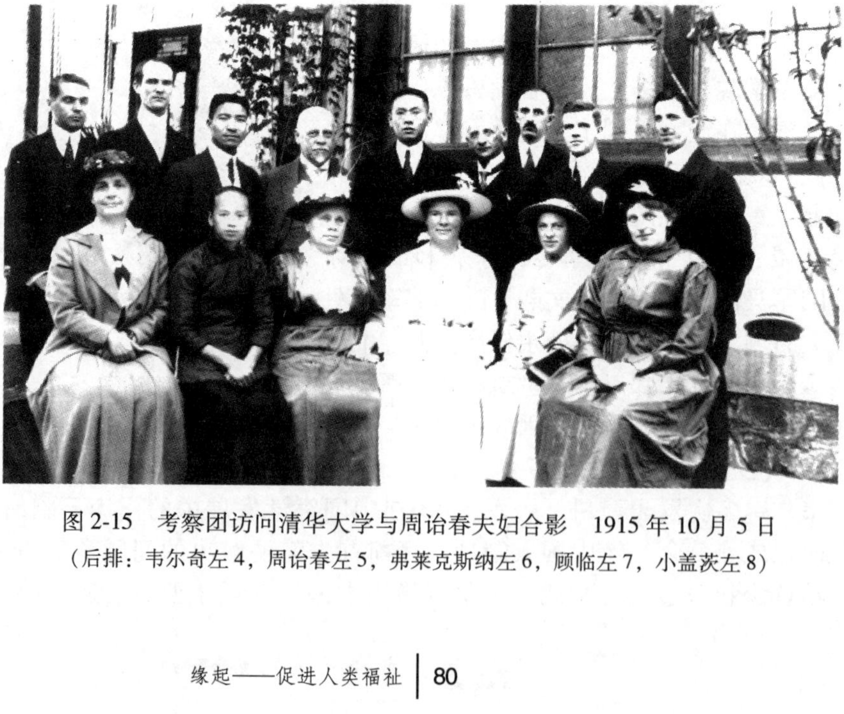

图 2-15　考察团访问清华大学与周诒春夫妇合影　1915 年 10 月 5 日

（后排：韦尔奇左 4，周诒春左 5，弗莱克斯纳左 6，顾临左 7，小盖茨左 8）

方医学不仅可以改善病人的医疗保健，而且可以提高整个现代科学在中国的影响。他指出全世界都认识到医学科学有能力为人类谋福利，而中国医学还停留在亚里士多德和盖仑的时代，因此中国应当努力学习现代科学。在中国两个多月的考察，使韦尔奇对提出解决中国医学发展的方法充满兴趣，考察团将落实洛克菲勒基金会在中国发展现代医学教育的目标。洛克菲勒基金会在中国开展医学教育是慈善性质的，目的是训练中国的医务人员；在中国洛克菲勒基金会的主要任务不是一般性质的医疗服务，而是集中支持几个医学中心，开展现代医学教育，提升整个社会的文明水平。最后，他赞扬了教会的医学工作，肯定了传教士医生的功劳，但同时又指出，传教士医生只是满足了一时的需要，要发展中国的现代医学应加入新的力量。10 月 11 日下午，韦尔奇在协和医学堂为学生发表演讲，这是美国医学“四巨人”第一位与协和交集者。他说，作为医学院的教师，能在此给学生演讲更感亲切。现代医学发展迅速，对传染病的认识日渐深刻，发现了有效的控制手段。我们这次来中国访问就是为了了解这里需要什么。他还告知学生，你们从医学院带走的知识和实践经验是很少的，只是最基本的，是今后的基础。韦尔奇的演讲对协和医学院的学生无疑是一次极大的鼓舞，不过，此时协和医学堂学生面临的是将被安置到其他医学院学习的命运，因为洛克菲勒基金会接管协和医学堂后立即着手的是按约翰·霍普金斯医学院的标准重建医学院。

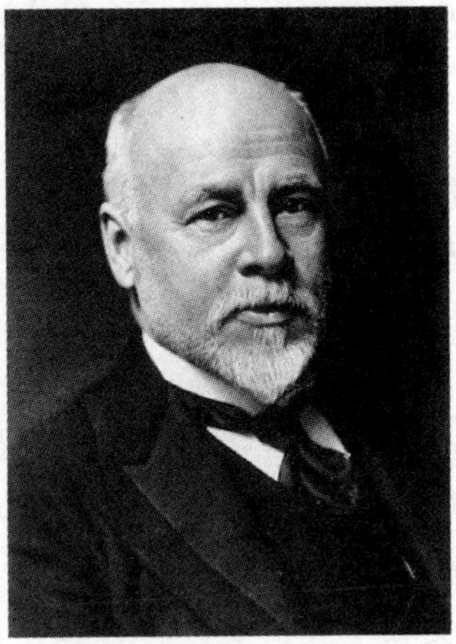

图 2-16　韦尔奇

考察结束后，在中美两国引起巨大反响。《纽约时报》发表了以“美国将为中国培养医学人才”为题的长篇报道，详细介绍了考察团在中国开展了 6 个月的实地考察情况以及 CMB 将在中国开展的资助项目，并特别强调了将建立两所现代化医学院的计划。新创刊的《中华医学杂志》对洛克菲勒基金会在中国的医学活动给予了积极评价：

柔氏提倡医学部之代表人，为美国约翰霍波金大学卫尔区博士，著作等身，为近世医学界之泰斗。纽约病原研究所所长弗勒斯纳博士，美国教育部秘书长柏梯克博士，青年会总干事穆德博士。名贤硕学，荟萃一堂。柔氏医学部提倡之力，于中国医界前途，放一异彩，可操左券。……近今中外人士合办医学卫生事业者，已极著成效。柔氏医学部甚望能助中国人医士及富于公德心之公民，尽力于卫生及医学各事业。

第二届中国医学考察团的报告认为：当时中国的医学教育水平太低，所有医学校的师资水平和教学设备都很差；学生的预备教育不够；用中文教学有很大的局限性。如韦尔奇考察了传教士最好的医学院之一——协和医学堂，其病理课的教学设备不足，四人共用一台显微镜，没有活检，学生只是观察标本切片，没有机会动手制作切片。因此报告建议：为了培养高水平的医学人才，必须用英文教学，因为英文是进行世界科学技术交流所必需；学生的入学条件应尽可能如美国第一流医学院的要求，要在正规中学毕业后至少再读二年预科，内容应包括物理、化学、生物、数学、英文和中文；要选聘有教学能力并能做科学研究的专职师资，而这类人才是不能用当时教会医学院和医院那样的低薪所能吸引得到的；不可能在当时任何一所医学校包括“协和医学堂”基础上改造提高，以达到最高水平的要求。因此要办一所够得上世界第一流水平的医学院就要从头开始；要同时办一个护士学校。由于当时中国各综合大学，无论公办或教会办的，所设的自然科学课程化学、物理、生物和数学和英文的水平不够理想，因此决定自办医预科，学制定为三年。办校地点以北京、上海为宜。

洛克菲勒基金会初步设想在上海建立第二个医学中心，由圣约翰医学院、中国哈佛医学院、金陵大学医学系级及中华医学会下属四个医学院校合并而成。1916年4月6日，洛克菲勒基金会决定成立“洛克菲勒基金会上海医学院”，4月11日董事会成立。中国哈佛医学院于1916年6月30日宣布停办。由于第一次世界大战和经济不景气的影响，加上北京协和医学院的预算已远远超支，最终成立上海医学院的计划取消。中国哈佛医学院已有两届9名学生毕业，1914届的谢元甫（George Y. Char）、陈宗贤（Ts'en Tsung-hsien）日后进入北京协和医院工作，成为中国泌尿外科及生物制品的创始人。祝慎之、戚寿南、胡正祥、乐文照、吴旭丹、林文秉、金铸等被送往美国深造，就读于美国哈佛医学院和约翰·霍普金斯大学医学院，数年后相继回国，除金铸外均曾任职于北京协和医院[69]。

北京协和医学院是依当时医学教育的“实际可行的最高标准”而建立的具有世界水平的医学院，洛克菲勒基金会的期望是使之成为“中国的约翰·霍普金斯”。后来基金会或多或少被维持这所“约翰·霍普金斯”的重负缠住而难于脱身。它同时也是一所“其标准之确定无视所在国的实际社会和经济条件”的医学院，胡适曾言协和是“一所独轮手推车式的国家里的飞机式的学院（an airplane college in a wheelbarrow country）”。为了维持

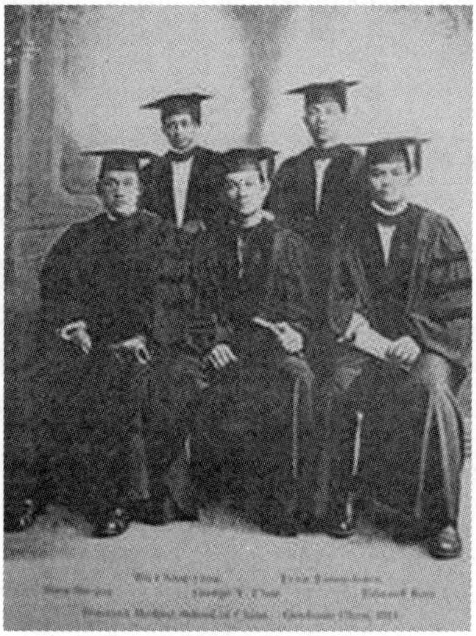

图 2-17　HMSC 第一届毕业生

谢元甫（George Y. Chary 前排居中者），陈宗贤（Ts'en Tsung-hsien 后排右者）

协和的高标准，洛氏基金会不仅要为医学院本身投入巨资，还需资助其他十余所中国高等院校的自然科学专业，以提高其教学质量，以确保协和具有受过充分基础科学训练的稳定的学生来源。这些工作使基金会在进入中国后的头 20 年里无暇从事其他事务。根据基金会 1947 年的年度报告，自 1916 至 1947 的 32 年间，用于创建、维持和发展这所“远东独一无二”的医学院的拨款总数达44 652 490美元[70]。在短短 20 余年的时间，北京协和医学院就成为远东最好的医学中心，培养了一大批享誉国内外的著名临床医学家、医学科学家、医学教育家、护理学家和医政管理家。协和被小洛克菲勒骄傲地称为“我的义子”，是基金会皇冠上最璀璨的明珠。CMB 的报告写道：“北京协和医学院的创建使我们显得比我们实际上做的更聪明。现代医学的观念从这里源源不断地进入中国，这里没有理念上的冲突，因为健康是所有人渴求之事，并不受限于何者提供健康的保障。现代医学是无须考虑观念差异和界限而将人类联系在一起的纽带，是构建社会和谐的基石。”[71]协和将培养和积蓄的大批医学人才输送到全国军队和地方各主要医学院校、科研机构和医院，他们多数担任负责人和技术骨干，把协和的内涵、精神、气质、理念和传统带到各地，在中国医疗卫生事业发展中起到了不可替代的重要作用。据北京协和医院院史馆的不完全统计，建院以来协和外派人员如下：

解放军总医院：外科专家陆惟善、妇科专家叶蕙芳、儿科专家李耕田、骨科专家吴之康及马承宣、心外科专家李功宋、胸外科专家康礼源、神经内科专家匡培根及曹起龙

中国军事医学科学院：微生物专家谢少文、传染病专家张学德、放射科专家徐海超、病理专家刘永、药理专家周金黄、公卫专家俞焕文及蒋豫图

解放军胸科医院：胸心外科专家吴英恺、呼吸内科专家朱贵卿、心外科专家侯幼临、胸外科专家黄国俊、胸外科专家邵令方、心外科专家郭加强

北京大学医学院：泌尿外科专家谢元甫、神经外科专家关颂韬、内科专家吴朝仁、内科专家王叔咸、内科专家马万森、皮肤科专家胡传揆、皮肤科专家王光超、妇产科专家严仁英、泌尿外科专家吴阶平、眼科专家刘家琦、骨科专家冯传汉、骨科专家陈景云、妇产科专家康映蕖、妇产科专家王耀云

中国医学科学院阜外心血管医院：吴英恺、黄宛、朱贵卿、方圻、王诗恒。

中国医学科学院整形外科医院：宋儒耀、桂世礽、赵恩生、凌贻淳、郭光昭等

中国医学科学院肿瘤医院：胡懋华、谷铣之、王正颜、苏学增、曾绵才、刘炽明、杨大望、于同瑞

中国医学科学院首都儿科研究所：周华康、籍孝诚、赵时敏

中国医学科学院病毒学研究所：邱福僖

北京积水潭医院：孟继懋、宋献文、陈嘉尔、赵溥泉

北京妇产医院：林巧稚

北京第二传染病医院：李邦奇、刘玑昌

广东：放射科专家谢志光（广州中山医学院、广州肿瘤研究所）、儿科专家钟世藩（广州中山医学院）、神经科专家汤泽光（广州中山医科大学）、内科专家陈国桢（广州中山医科大学）、内分泌科专家周寿恺（广州中山医学院）、胸外科专家卢观全（河北唐山开滦医院）、病理专家秦光煜（广州中山医学院）

上海：外科专家黄家驷（上海第一医学院附属中山医院等）、骨科专家李鸿儒（上海第一医学院附属华山医院）、公卫专家徐苏恩（上海第一医学院）、预防医学专家范日新（上海第一医学院）、微生物专家林飞卿（上海第一医学院）、外科专家沈克非（上海第一医学院附属中山医院）、公卫专家颜福庆（上海第一医学院）、内科专家林兆耆（上海第一医学院）、传染病专家戴自英（上海第一医学院附属华山医院）、外科专家崔之义（上海第一医学院附属中山医院）、妇产科专家林元英、郭泉清、田雪萍

天津：泌尿科专家施锡恩（河北医学院、天津医学院）、内分泌专家朱宪彝（天津医学院、天津市内分泌研究所所长）、儿科专家范权（天津市儿童医院）、神经外科专家赵以成（天津市立总医院）、骨科专家方先之（天津人民医院、天津医学院）、血液学专家邓家栋（天津输血及血液学研究所）、肿瘤专家金显宅（天津市第一中心医院）、心脏病专家卞万年（恩光医院）、妇产科专家俞霭峰、柯应夔、林崧

山东：眼科专家潘作新（山东大学医学院）、皮科专家穆瑞五（山东大学医学院）

浙江：热带病专家王季午（浙江医科大学）、血液学专家郁知非（浙江医科大学）

江苏：皮肤病专家李洪迥、曹松年（中国医学科学院皮肤病研究所）

四川：公卫专家陈志潜（重庆大学医学院）、内科专家戚寿南（中央大学医学院）

贵州：内科专家张乃峥（桂林南溪山医院）

福建：心外科专家李温仁（福州协和医院、福建医学院）

加上香港、台湾等地区的协和人，协和外派人员达百名之多，成为中国医学界各个领域的领军人物，是我国诸多医学专业学科的先驱者和学科带头人。此外，自学校开办到被日寇强占为止，各类进修人员总数为2288名，远远超过毕业生人数。1935~1937年间，中华医学会成立了12个专科学会，其中首任会长有9名协和人。新中国建立后，中华医学会又增设了3个专科学会，此时15名会长中，有12名是协和人。1948年，中央研究院医药卫生领域8名院士中，有5位是协和人。1955年中国科学院选出的第一批医院卫生界学部委员中，协和人占2/3。虽然，协和并没有完全掌控中国的医学体系，但其总体上的布局与重点支持充分左右了中国近现代医学的走向[72]。

医学和公共卫生事业能直接解救疾病给人民造成的巨大苦难，而20世纪初正值生物医学研究迅速发展和重大传染病控制始见成效之时，洛克菲勒基金会以医学和公共卫生为优先并非仅是个人之偏好，实乃深谋、明智之举。从广义来说，洛克菲勒基金会与教会有相通之处，它的宗旨基本上带有人道主义和慈善事业的色彩。他们对中国的贫穷、苦难抱着悲天悯人的情怀，从中国令人眼花缭乱的动荡局势中看到希望——既是中国新生的希望，又是美国人可以施加影响的希望。他们对中国基本上是居高临下的态度，同时又感受到中国人的民族自尊心和强烈的独立愿望，对此给予一定尊重。不论是在教还是在俗，他们都是热切地要以基督精神来改造中国，塑造一代新人。和早期来中国纯粹传教的教会不同的是，他们的对象不是

无知百姓，而是受过高等教育的优秀青年。正因为有这样的一个文化阶层，他们才认为值得一做，可以在这里一显身手[73]。它还体现了人类的一种理想，因此，不能简单地从实用主义的观点来评判。1913~1933年，洛克菲勒基金会在中国投入的资金总额为3 700万美元，使中国成为基金会最大的海外受惠国，并远远大于第二海外受惠国英国1700万美元的数额。

在特定的政治环境下，慈善基金会与国家政治利益之间的矛盾，显然影响到对其价值的评判。洛克菲勒基金会的对华捐赠过程始终伴随着“内外夹攻”。对慈善基金会的行为有：“动机论”、“目的论”、“后果论”甚至“阴谋论”的种种解读。当时的中国政府对于洛克菲勒基金会的捐赠充满了质疑。朝鲜战争之后，由于中美关系转变为敌对状态，洛克菲勒基金会等美国在华事业，均被视为帝国主义的侵略行径。直至改革开放以前，慈善基金会常被看作西方文化渗入或帝国主义文化侵略的一部分，协和曾被当作“美帝国主义文化侵略的堡垒”受到长期、严厉的批判。2004年Hans Ruesch在《洛克菲勒药品帝国的真相》（The Truth about the Rockefeller Drug Empire：The Drug Story）一文揭露洛克菲勒创建协和的“阴谋”：“……洛克菲勒过去一直对中国有着特殊的兴趣。由于美孚石油公司几乎是‘中国油灯’用油的唯一供应者，因此他把钱用来设立中华医学基金会和北京协和医学院，扮演着‘伟大的白人教父’的角色，来向他卑微的孩子们传播知识。洛克菲勒基金会投资达四千五百万美元用来‘西化’（实际上是摧垮）中医。”[74]

吊诡的是，在美国不断有政客攻击洛克菲勒基金会帮助共产党，蓄意破坏资本主义制度。1951年基金会在美国受到“非美和颠覆性活动，或违背美国利益与传统的目的”的调查，被指责“32年来在中国花了几千万美元，绝大部分是资助了中国的高等教育，培养了大批人才，而革命一来，这些人纷纷倒向共产党，是洛氏基金会的钱培养了中国共产党的骨干力量。当前在朝鲜战场上牺牲的美国青年部分应归罪于该基金会的所作所为鼓励了中国高等院校的知识分子倾向中共的潮流！”1953年罪名进一步升级：指控基金会是一项旨在美国推行社会主义的“恶毒阴谋”的一部分[2]。

老谋深算的洛克菲勒先生最终还是没有摆脱被政治调戏的命运，依然是万众瞩目的魔鬼兼天使。但这一切都未影响到洛克菲勒基金会对华捐助的决心。洛克菲勒父子希望将西方的完善教育模式移植到中国，但这种理想化的迁移带来的却是医学院与当时中国实际需求之间的断层：基金会所研究的高端医学课题无法帮助当时的中国解决最基本也最严峻的基本医疗保障问题。即使面对巨大的阻力与困难，洛克菲勒基金会依然锲而不舍地试图以“华北计划”来实践“教育推动中国发展”的理念，他们甚至提出了“教育是改变社会意识形态的工具”。也许正是出于这种理论的强大支撑，洛克菲勒基金会才会始终执着追寻自己在中国的战略，并不断调整着捐助领域[75]。

或许以下的赞誉对洛克菲勒先生更恰如其分：一位从未治疗过一例病人的医生；一位从未上过一堂课的医学教育家；一位从未做过任何研究的医学研究者。然而，他完成的医学研究、医学教育和医疗工作远非是任何一位在这三个领域里的杰出人物所能完成的任务。

过渡阶段

为古老中华恪尽己任（To serve our dear old China）。

——Lorin Webster

神童校长

1915~1917 年是新旧学校的过渡阶段，亦为新校的筹备改组时期，但医疗工作未有停顿。接管后的学校于 1916 年 1 月 24 日成立新总务部，接管旧校的一切行政事务。同年秋，将旧校三个班低年级的学生转入山东齐鲁大学医学院肄业，以便改组和准备招收新的学生，按新计划进行教学；旧校二个班高年级的学生留本校实习。至 1918 年，他们皆次第毕业。

1916 年 2 月 24 日，纽约大学管理部发给这个新校办理医学教育的凭证（即毕业生将拿到纽约大学的毕业证书），北京协和医学院获得美国法律上的认可。CMB 开始物色协和未来的校长，标准是：年轻有为，热衷医学教育，而非已功成名就者；从美国学校中优先选择。适合的人选寥寥无几，CMB 首先和华盛顿大学的罗宾生（George Canby Robinson）接触，但他因家庭、事业无法分身而婉辞，十余年后罗宾生赴协和担任客座教授。西蒙·弗莱克斯纳认为马克麟（Franklin C. McLean）可能是最佳人选，极力举荐给基金会。经充分考核，时任洛克菲勒医学研究中心助理住院医师的马克麟，获得了董事会的一致认可。

马克麟出身于医学世家，祖、父皆为医生。马克麟 1907 年毕业于芝加哥大学，1910 年，获拉什医学院（Rush Medical College）医学博士学位，1915 年获芝加哥大学哲学博士学位。马克麟是一位科学天才，痴迷于科学研究，被誉为“神童”，他发明了第一种血糖临床检测方法。实习结束后不久即被聘任为药理学教授，是当时医学界最年轻的教授之一。为了扩展自身的研究背景，马克麟放弃教授职位，转至洛克菲勒医学研究中心担任助理住院医师，并由此改变了人生轨迹。1916 年 6 月 20 日协和医学院董事会聘任 28 岁的马克麟担任临时校长兼内科教授。一个月后马克麟来到中国，拜访了中国主要的医学院校和医院，与顾临、胡恒德探讨了教师的聘任、学校的设计以及未来发展规划等诸多问题，并联名提交了《北京协和医学堂现状及其发展规划》的报告，包括：医预科的规划；校园的设计；医学院教师的聘任计划；病房及员工宿舍；图书楼以及应伦敦会要求建立独立的宗教场所等六章节。关于新建医学院的标准，基金会处于两难的境地：是针对中国严重缺乏西医人才现有的状况，短时间内培养大量的普通水平的医学人才；还是立足于未来，建立高标准的医学院，培养少而精的医学领袖，通过他们培养中国自己的医学人才。马克麟与顾临、胡恒德认为协和的办学目标应该是：按照西方一流标准，建立一个致力于医学教育、科研、服务病人的中心，以提供现代教育和研究的机会，使中国的医学事业跻身全世界前列。把最好的现代医学引入中国，使之受益[76]。基金会新任主席文森特（George E. Vincent）对此报告大为赞赏。韦尔奇、西蒙·弗莱克斯纳也支持马克麟的建议。1917 年奠基典礼后不久，马克麟向协和医学院董事会提交报告：协和中外员工的满意度逐渐增高，热情高涨，中国教育部也表现出积极合作的态度。董事会此时才正式任命马克麟为北京协和医学院校长。

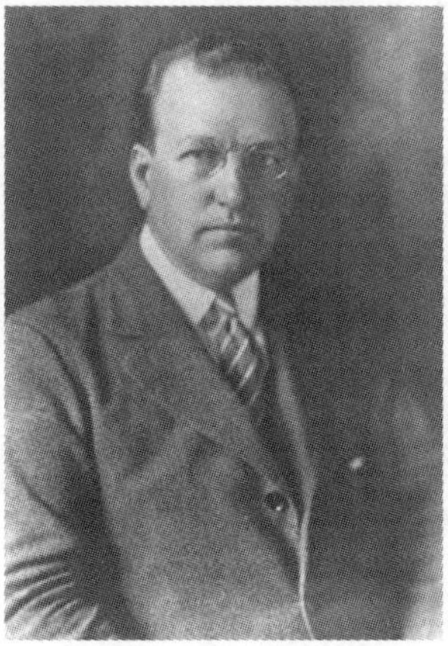

图 2-18　罗宾生

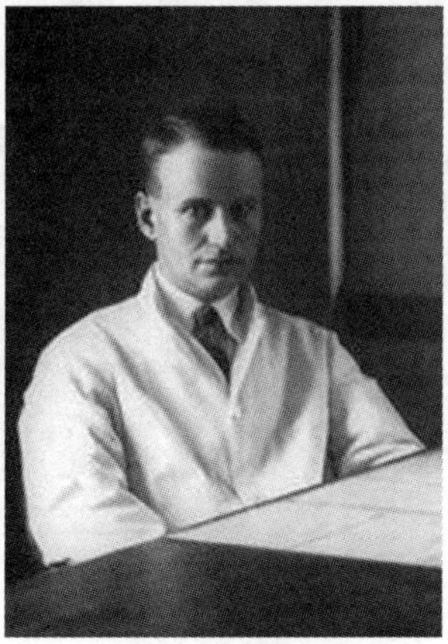

图 2-19　马克麟

马克麟提议如果条件允许的话，尽可能聘任中国人或有中国生活背景的人担任教师。其薪金应该与美国一流医学院校持平，考虑到中国物价水平，协和教师的收入反而高于美国同等级别的同仁，这增加了高水平人员到协和工作的吸引力。医预科学校和护士学校也应该是高标准的，不应该受资金的限制。1920 年洛克菲勒基金会在纽约为协和发展目标召开最终决策会议，马克麟应邀参加。讨论议题包括：在中国举办最高标准的医学教育是否现实？学校应该培养少而精的医学教师还是大量的执业医师？能否招聘到高质量的教师？如何协调教学和研究？在财政的角度而言，“最高标准”是否可行，即协和是否会成为基金会的负担？马克麟坚持以最高标准创建协和：“如果仅因为关注预算和数量，就降低协和的办校标准，那像这样的机构，对我没有任何吸引力”。基金会最终确定以最高标准建设协和[77]。CMB 按马克麟的标准为新校物色了一批人员，他们多数来自英、美、加拿大，其中也有一部分中国人。与此同时，洛克菲勒基金会设立助学金，资助中国优秀医生护士去美国进修先进的医学，以便增加他们所需要的高水平的中国医学教员和医生的来源。1914～1915 年间李清茂、李青良、谢恩增、Sze-Jen Shen、Tsung-hsien Tsen 及 Ching Kiang（Peter Kiang）6 名医学博士赴美。从接办到 1921 年期间，共聘请了 151 名高级人员，其中包括预

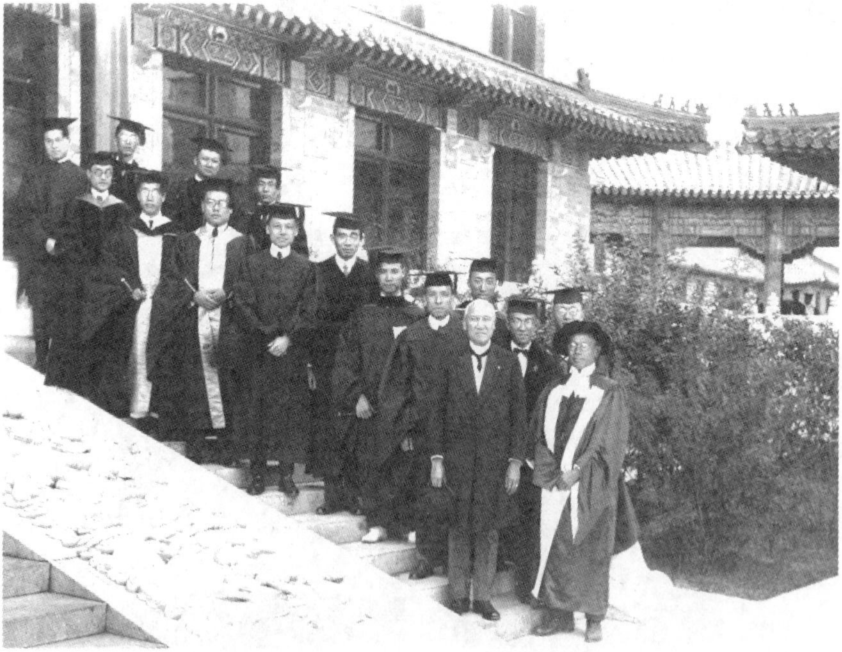

图 2-20　伍连德、W. T. Watt 与协和中国籍职员（1921）

科教员 15 名，本科教员 57 名，护士 31 名，行政和技术人员 48 名——外国人共占 123 名，在中国人中有 25 名是在国外受过教育的[78]。

所有医生均为全职教学或研究人员，不能外出私人开业。教学、科研及临床组成一个紧密的整体，这一优势是美国任何一家一流的医学院都不具备的，甚至超过了约翰·霍普金斯医学院。胡恒德认为把协和的标准设置在美国医学院的标准之上是合适的，这将为其后的学校树立理想。

协和建设规划步入正轨后，生性喜欢冒险的马克麟向董事会提出暂时离开，到军队服役。董事会不情愿地答应了他的请求，但没有明确撤销其校长职位，由顾临、胡恒德代理负责。这可能是个不明智的决定，虽然在服役期间马克麟积极主动的参与了建校各个方面的决策，创建了"一个理想的大学医学院的雏形"，但校长的缺位，尤其马克麟在欧洲服役期间，使校方与 CMB 之间不能及时顺畅的交流反馈，对协和的顺利创建毕竟有着或多或少的影响。

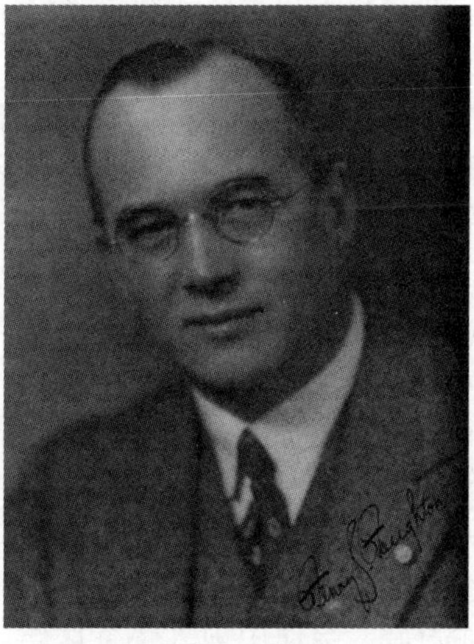

图 2-21　胡恒德

（Rockefeller Foundation, 100 *Years*: *The Rockefeller Foundation*, http: //rockefeller100. org/items/show/1777.）

驻华"大使"

顾临出身于政治世家，是美国国父之一的罗杰·谢尔曼（Roger

Sherman）的后代。罗杰·谢尔曼是一位律师、政治家，负责起草独立宣言的5人小组成员之一，他是唯一一位同时签署美国四项最重要法案文件——《大陆盟约》、《独立宣言》、《邦联条例》及《美国宪法》——的建国元勋。舅祖父是曾任美国国务卿的威廉·埃瓦茨（William M. Evarts）。父亲丹尼尔·格林（Daniel Crosby Greene）是传教士，在日本传教数十年，顾临跟随父母在日本度过童年。顾临后就读于哈佛大学，1902年获硕士学位。此后5年间他在巴西、日本、西伯利亚等地从事领事职务，1907年，26岁的顾临来华，先后担任美国驻哈尔滨领事、驻汉口总领事。1911年，时任美国驻哈尔滨领事的顾临给予伍连德很多帮助，为迅速扑灭肺鼠疫作出了很大贡献。顾临在汉口亲历了辛亥革命，向美国务院客观报告了辛亥革命的情况。

1914年，洛克菲勒基金会秘书、董事杰罗姆·顾临推荐弟弟罗杰·顾临为第一届中国医学考察团的成员，与裘德逊、皮博迪乘坐“皇帝号”邮轮赴中国考察。考察团的报告使洛克菲勒基金会决定资助中国医疗卫生事业，发展医学精英教育。顾临长期在华工作的背景以及杰出的外交才能，获得基金会董事们的认可。11月30日，中华医学基金会成立，顾临任驻华主任，负责创建北京协和医学院。

当时的中国处于军阀割据时期，顾临与频繁更迭的中央政府以及南方的国民政府都建立了良好的关系，其出色的外交才华使协和得以顺利地创建和发展。基金会主席文森特称赞顾临聪慧、机敏、高尚，了解东方，具有“东方头脑”；拥有顾临是中华医学基金会的幸运。1916年，顾临与马克麟、胡恒德联名提交了《北京协和医学堂现状及其发展规划》的报告，确立协和的办学目标：按照西方一流标准，建立一个致力于医学教育、科研、服务病人的中心，以提供现代教育和研究的机会，使中国的医学事业跻身全世界前列。把最好的现代医学引入中国，使之受益。

协和初建时期，顾临的“东方头脑”发挥了至关重要的作用。基金会最初将新建的学校命名为“洛克菲勒医学院”，顾临表示反对，他指出由于美孚石油公司在华家喻户晓，会使中国人怀疑医学院不仅仅是慈善事业，而具有商业的色彩。而“协和”对中国人而言蕴含有慈善的意义，因此，他建议将新医学院更名为北京协和医学院。招聘职员时，顾临注重的是其才能和教育背景，更倾向于华裔。顾临在北京建立办公室后，立即写信邀请他在哈尔滨的前任秘书钱先生（Archibald P. Chien），钱先生为顾临书写了大量的文书。林可胜能够成为协和第一位华裔客座教授，顾临居功至伟。顾临曾表示，若林可胜不被协和聘任，他将设法申请特殊资金资助林在中国的事业。以后的事实表明，林可胜是CMB在中国获得的“最大一笔财富”。另一位杰出的华裔医生——刘瑞恒也是顾临聘任的。1916年，刘瑞恒在一次演讲说，欣闻洛克菲勒基金会斥巨资创建一流的医学院和医院，以提高中国的医学教育，造福中国人民。我们深表感激，但我们不能坐享其成，应该迅速尽我所能，为中国的医学教育尽心尽力。刘瑞恒的演讲和教育背景引起了顾临的关注，1918 年经伍连德推荐，顾临聘任了刘瑞恒，数年后刘瑞恒先后担任协和医院及医学院的院长。

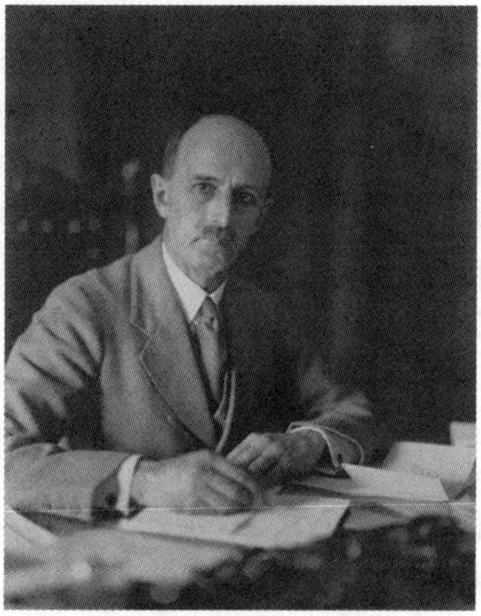

图 2-22　罗杰·顾临

1927~1929 年间顾临曾任洛克菲勒基金会远东部副主任。另外，他还于 1928 年起担任北京协和医学院代理校长。在协和的黄金时代，顾临是协和最有影响力的关键人物。他掌管 CMB 的所有资金，并将之有效地应用于中国的医学教育事业。顾临运用自己的人脉，成功购买了豫王府的地产，并监督建造了协和中式宫殿样的建筑。管理运营协和医学院和医院，使之成为远东独一无二的医学中心。顾临协助建立了协和最知名的三个学系——公共卫生系、人类学系和护理学院。1918 年，顾临领导 CMB 致力于中国的公共卫生事业。他利用自己的政治影响力，敦促北京地方政府与安兰生合作，开展公共卫生试点工作，并提供了人力、物力及资金，启动了中国“医学国家化”的进程。

早在 1916 年协和筹建时期，顾临、马克麟及胡恒德倡议在协和建立高水准的护理学院，宗旨是培养中国护理骨干、师资及领袖。此时美国也只有不足 10 所新建的护士高等学校。顾临首先资助 3 名中国护士赴约翰·霍普金斯护校进修，为学院及医院培养师资。为挽留优秀的护理人才，顾临不吝资金。协和护理学院最终成为中国护理界的旗帜，为中国培养了大量的高等护理人才。

1920 年代，在顾临的斡旋下，北京协和医学院和中国地质调查会签订了《中国地质调查所新生代研究室组织章程》，中国第一个从事新生代地质、古生物学特别是古人类学研究的专门机构——新生代研究室成立，位于协和医学院的 B 楼。新生代研究室发现了第一个完整的北京人头盖骨，培养和造就了中国古人类学、古脊椎动物学、地质学等学科的第一、二代科学家。

1930 年代中期，洛克菲勒基金会对华资助政策开始转变，协和的高额预算饱受指责，顾临与洛克菲勒基金会之间的关系出现裂痕，与洛克菲勒三世的关系也日趋紧张。1934 年，科龄重返中国视察协和医学院后，向小洛克菲勒父子，抱怨协和的宗教氛围日趋淡薄；而顾临太中国化，过快的把协和交到中国人的手中，损害了学院的利益。科龄的不满成为压折驼背的最后一根稻草，顾临与小洛克菲勒父子之间的矛盾激化，导致了顾临被解聘，由胡恒德接任 CMB 驻华主任。得知消息后，协和的中国董事们极为不平，指责洛克菲勒父子越俎代庖，无视协和董事会的权力，并致函基金会留任顾临。顾临返京后，协和董事会要求顾临收回副院长的辞呈。洛克菲勒基金会为安抚协和的中方董事，最终应允顾临留任副院长一职，但这只是权宜之计，数月后依然解除了顾临的所有职务。为纪念顾临，协和员工从工资中捐献 4%，成立“顾临奖学金”。

顾临在担任中华教育文化基金会董事期间，对北京大学的革新极为热心。1931 年，在中华教育文化基金董事会第五次常会中，顾临提议自民国 20 年度起，由基金会每年提出国币 20 万元，赠与国立北京大学，以 5 年为期，专作设立研究讲座及专任教授之用。为蒋梦麟先生改革北大提供了充足的资金。顾临精通中文，常被国内知名大学邀请做演讲，毕身为中国的教育、医学、慈善等事业做出了卓越的贡献。

1937 年，张伯苓的胞弟张彭春接受政府的聘任，赴英、美等国宣传中国抗战形势，以争取国际舆论的援助。在美国华盛顿发起组织了“不参加日本侵略委员会”（American Committee For Nonparticipation In Japanese Aggression），顾临出任会长。委员会联络了美国三十个和平团体，以便争取他们对中国抗日救国战争的支持。1939 年 7 月，在“不参加日本侵略委员会”的大力游说下，美国国会通过了“对日经济制裁法案”，废除美日商约。1940~1941 年间又任威廉·艾伦·怀特（William Allen White）成立的援助盟军保卫美国委员会（Committee to Defend America by Aiding the Allies）副主席，支持罗斯福总统成功地敦促国会颁布在美国历史上第一个平时征兵草案。在此期间他一直游说美国政府援助中国的抗日战争。珍珠港事件后，顾临因健康原因减少了公开活动，但仍兼任美国国务院文化关系部顾问。1947 年，他因心力衰竭与慢性肾炎在佛罗里达州西棕榈滩逝世。

中国式宫殿里的西医学府

1916 年和马克麟同来中国的还有建筑师古励志。古励志是美国著名建筑师，是大学校园规划与医院建筑设计的专家，曾设计哈佛大学医学院、斯坦福大学校园及洛克菲勒医学中心，与基金会关系密切。确定建立北京协和医学院后，基金会即聘任古励志为顾问建筑师，派往中国考察。基金会确定的设计原则与美国基督教会一致：必须尽可能地去掉洋气，在气氛上彻底中国化，以便吸引学生和患者。尽可能在外貌上采用中国形式，使之与北京建筑古迹相互匹配，并成为洛克菲勒基金会在中国的象征。

古励志抵华后先后考察了北京、上海的医院及中国建筑，并提交了一份报告。CMB 希望古励志同意设计北京的这所新学校，但古励志的报告显示他显然对接受这个项目犹豫不定。在报告中他讨论了基地、风格、费用和建设新建筑的程序，不赞成在 PUMC 设计中融入中国式的风格，虽然他承认对中国传统建筑的尊重，但是中国屋顶的设计很难满足建筑耐火要求。古励志认为“中国建筑基本上是一个屋顶的问题”，中国宫殿式屋顶用材浪费、额外成本增多，而且完全不透水，无法铺设排水沟和排气孔；大幅度出挑的屋檐使上面的楼层失去足够的光照。据古励志在华所做意向调查，清华大学等现代学校的学者如周诒春，希望采用西方最现代的建筑形式，他认为“那些建筑要成为容纳着最新的西式医学教育理念的建筑，应该在这典型建筑的建造中展示最新的文明理念”；故宫等处的传统学者如金城、马衡则倾向于中国形式，“渴望保留中国的意味，但是调整它适应现代需求”，而后者的官方色彩更为显著。古励志更赞成建造西式的建筑，因为它们花费较少。“由于战争，目前准确预计在中国建筑的实际造价极其困难，因为许多相关影响因素都不能明确计算。”运费正上涨，装运量不确定，并且虽然劳动力在中国很便宜，但是瓦工和其他劳动者需要不断的监督指挥。因此，古励志强烈要求基金会重新考虑是否使用中国样式，作为“一个现实主义者……不怂恿 CMB 相信洛克菲勒基金会授权的 1 百万美元能够足以偿付土地、建筑和设备。”[79]但古励志最终还是做出了妥协，在提交的总规划图中，他采用了中国宫殿式的大屋顶。以前门箭楼作为多层建筑冠以大屋顶的样本，说明其可行性。

虽然基金会成员尊重古励志，并感谢他的诚实，但依然坚决要求使用一些中国元素，至少体现在 PUMC 的外观上。基金会成员确信，如果他们能找到一位专家全程监督它的建造，那么学院就可能在设想的预算内建造完成。基金会放弃了古励志，目光投向了一位正在中国工作的建筑师何士（William Henry Hussey）。

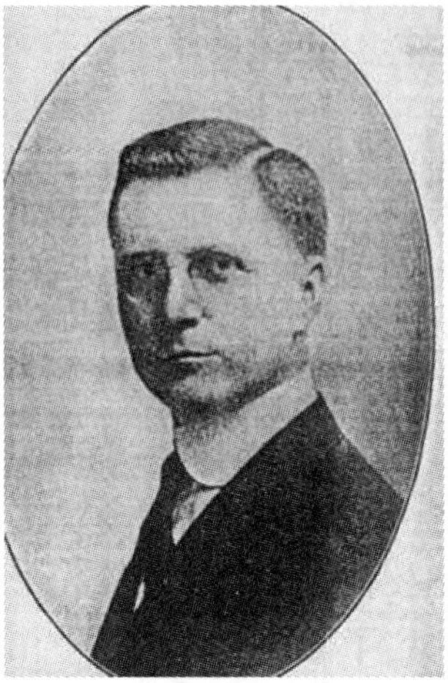

图 2-23　何士

何士 1880 年生于加拿大安大略省，是一个建筑工人的儿子，成年后在芝加哥艺术研究所学习建筑学。后成为基督教青年协会（YMCA）建筑设计师，被穆德招募参加在亚洲设计 YMCA 建筑的工作。1911 年，何士定居北京，开始设计 YMCA 建筑。1913 年，何士是在中国首都拥有专业合同的少数美国建筑师之一，被称为“传教士建筑师”。由于何士熟悉中国建筑，在中国建筑业及官场人脉较广，而且对设计协和项目深感兴趣，因此成为协和董事会属意的人选。何士依据古励志的规划总图，完成了整个校园的设计草图。在朱启钤建议下，所有建筑均采用了中国式梁架斗拱、飞檐翘角的屋顶设计，连锅炉房也未例外。其建筑预算为 136 万美元[79]。

朱启钤字桂辛，号蠖公，对北京城市的改造建有殊功，1914～1918 年在其主持下完成了开辟中央公园、改造前门、拆盘街千步廊为天安门广场、修建环城铁路和建设香厂新市区等几项大工程。再加上日常的道路铺设、沟渠清理，北京城的面貌大为改观。其“改变了用途，保持了风貌”的理念至今仍为城市规划的典范。朱启钤推动的城市变革，不但使北京城开启了从封建都城向现代化城市的转型，同时也为正在崛起的市民社会提供了一个活动场所，甚至促进了近代中国的政治变迁。朱启钤是中国古建筑研究工作的开拓者与奠基人，中国营造学社的创始人，梁思成等人在他的提携下成为建筑学领军人物。抗战期间，朱启钤坚持民族气节，面对日寇种种威胁利诱的手段，不就伪职。朱启钤一生享年极长，极富传奇，重义轻利，为运行中国营造学社负债累累，历经清朝、北洋、民国、日伪、新中国五个时期[80]。朱启钤是北京协和医学院建筑一位重要的设计参与者，协和地道的中国传统建筑外观应归功于朱启钤的指导与参与。何士在回忆录中说朱启钤是中国传统建筑的权威，当他在遇到问题时就去向朱启钤先生请教，其设计得到了朱启钤的充分肯定。其女朱浣筠在抗战胜利后嫁给协和人卢致德。

何士的草图和预算打动了董事们的心，35 岁的何士被聘为协和医学院

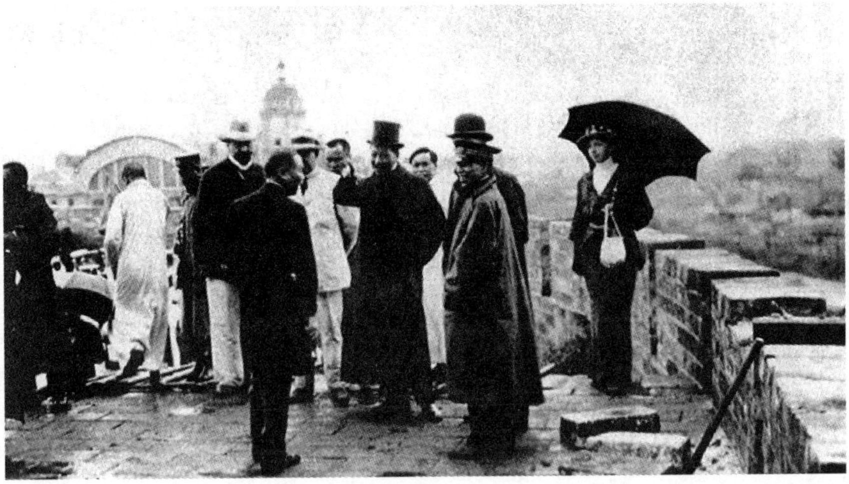

图 2-24　朱启钤视察北京城墙（居中者）

设计师及建筑师。但马克麟、顾临对何士的资质及预算有所怀疑，胡恒德直率地表示聘用何士是一个不幸，基金会的轻率决定使之在日后付出了巨大代价。基金会同时聘任约翰·霍普金斯医院院长史密斯（Winford Smith）为顾问。何士工作室设在约翰霍·普金斯医院，参照约翰·霍普金斯医院建筑设计理念，完成了协和的施工图[79]。

1917 年 9 月 25 日，北京协和医学院奠基及开工典礼在东单三条的前豫王府举行。大批中外人士出席典礼，美国大使芮恩施（Paul Samue Reinsch）、马克麟、顾临、何士、美国驻俄红十字会代表毕林斯（Franklin Billings）、中华民国教育部长范源濂等重要人士齐聚会场。

马克麟致开幕词：今天这个仪式标志着一个长期的理想变成了现实。3 年前诞生了一个设想，建筑一个规模巨大的机构，并把它奉献给推动西方医学在中国进程的伟大事业。奠基不仅标志着建筑的开始，更代表了机构建设工作的开始。建筑物只是建设这个机构的工具，更重要的是机构自身所代表的理念。北京协和医学院董事会的目的是建设一个致力于医学教育研究和服务病人的机构，从每一个方面按照西方同类最好机构的最高标准去工作。中国学生将得到机会，不需要出国就能得到高水平的医学教育以及研究疾病的设备条件，这个国家将会发展出一个值得骄傲的医学职业，它的从业者将会成为世界医学佼佼者中的一员。我们渴望给中国带来最好的现代医学教育，中国也将受益于我们最近的进步。

在热烈的掌声中，毕林斯上校发表热情洋溢的讲话。他说，这个典礼标志着两个伟大共和国——美国与中国——关系的新时代。北京协和医学院和协和医院经过精密的规划，将在这片土地上建成。它们会拥有令人喜爱的艺术风格，同时为在这里工作的员工提供教学研究和休息的设施。建筑并不能造就一个大学和医学院，它们的员工才是更重要的。每一个员工都要称职于他的本职工作，无论是作为教师、技术人员、还是科研人员，他们还要互相合作。让我们思考一下这个医学院和护士训练学校的毕业生对中国意味着什么。它意味着它的毕业生们会治疗和护理病人，有人会成为其他机构的教师和科研人员，他们都会在中国做出杰出贡献。

芮恩施大使应邀发言，表示协和医学院的奠基是人类友爱的标志，会帮助中国人民拥有健康的生活和与疾病做斗争的装备。这个学校对中国提供的不仅是装备更是一种精神。北京协和医学院的影响将不只是在中国，有一天它将反馈回美国和欧洲。

此后，范源濂部长代表中国政府发表讲话，他说中国政府很希望提高中国的医学科学。很幸运有众多外国热诚之士来华建立医学院，传播医学，以满足社会的需要。协和医学堂有着杰出的地位和悠久的历史，现在这个学校将得到洛克菲勒基金会的支持，医学院的水准将得到提高。他代表中国政府对中华医学基金会和支持中国医学的外国友人表示感谢，更不能忘怀伟大的慈善家洛克菲勒先生[81]。奠基石被埋下，在诺瑞斯主教的祈祷中，隆重的典礼落幕。在协和解剖楼南墙落地的这块医学院奠基石，从此成为

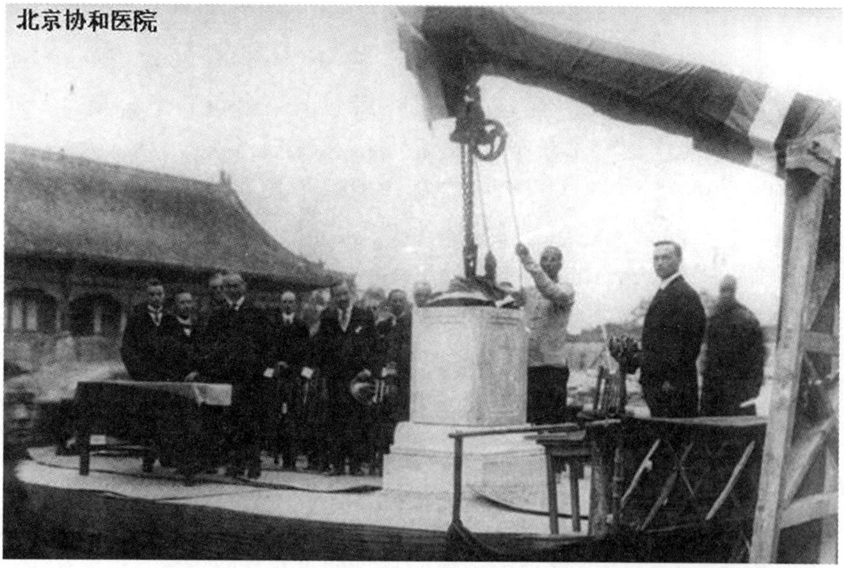

图 2-25　北京协和医学院奠基及开工典礼（1917 年）

中国医学发展的里程碑。

协和工程处总工程师为何士，其手下的绘图和施工工程师各有数十人之多。各个工种均由一位外籍工程师负责，助手中有少量中国人，其中邝锦朝工程师负责水泥工种及琉璃瓦的检验，他才学渊博，工作认真，为中国人争得了荣誉。邝锦朝其后参与了中国航空的建设。邝锦朝之后由德国人 Miller 负责打水泥，他引进了水泥搅拌机等机械，开创了我国机械化施工的先河[82]。参与建设的人群达3 000名之多，场面宏大。何士出身贫苦，对中国下层劳工有着一种自然的同情和信任。他曾为民工厨师薪金问题与北京协和医学院管理代表争执，由此得到了中国民工们的热情支持。何士依靠中国“苦力”的经验与智慧解决了施工中许多难题。例如在清理地基时，中国民工用木工锯轻而易举地解决了清理“中国式混凝土”的问题。顾临评价说：“何士先生以极大热情忘我投入工作，建筑员工和中国劳工高昂的士气使所有参观的人留下了深刻的印象。这主要归功于何士先生”。在众多的民工当中，有许多人是几代相传的工匠，曾参与清代宫廷建筑的建造与维修。他们为能参与北京协和医学院的建造而感到骄傲。他们将工程的成就作为自己的纪念碑[83]。Sam Dean 在 1921 年 8 月号《The Issue of Asia》发表“欢唱的北京工匠们”的文章，协和的建设成功赢得了中国人的好感和赞赏。

一位中国医生在参观这座气势雄伟的宫殿式建筑后，感慨道：“美国人总是挥金如土。”他的话一语中的。与严谨的古励志不同，何士的实际花费远远高于预算，1918 年底建筑费用已超过 600 百万美元。由于战争等不利因素的影响，工程造价远超预期，施工管理中也出现了失误并造成了经济损失。顾临认为何士施工图缺少应有的细部，造成了工期的延误与返工；而且何士说话夸张，与实际情况多有不符。何士则认为北京的教会代表反对他在设计中采用中国形式，因而制造了各种不利于他的谣言。盖茨对预算超支极为不满，认为协和的中式古建筑风格是奢侈而愚蠢的，并为此辞去 CMB 的职位；董事会亦表示不满，派遣洛克菲勒基金会财务负责人亲自到工地调查处理。1918 年底 CMB 更改了与何士的合同，取消了何士作为施工承包的责任，让他只负责建筑设计中的问题。施工改由 B. Frank Bennett 负责，Charles E. Lane 为建筑顾问。此后不久又终止了与何士作为建筑设计师的合同[84]。何士其后在北京经商，一度充当顾维钧的交际秘书，1932 年担当国联李顿调查团中国代表团交际顾问。二期工程由建筑师安娜（C. W. Anner）负责，安娜日后参与了北平国立图书馆的建设。二期工程 1925 年正式完工，结果共耗资 750 万美元，并因此停止了 CMB 的上海项目。

北京协和医学院建筑分为教学区和医疗区，第一期工程是协和医学院

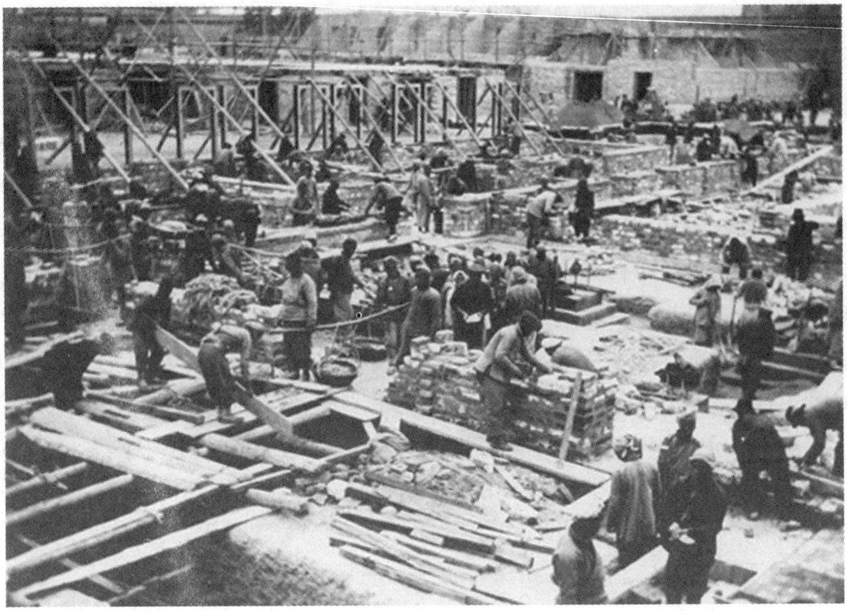

图 2-26　北京协和医院在建中（1918 年）

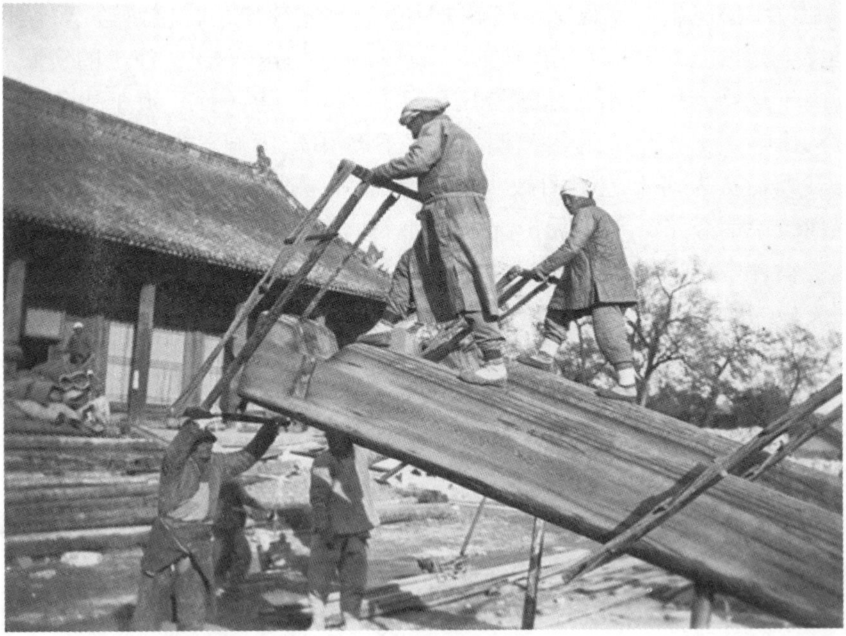

图 2-27　北京协和医院在建中（1918 年）

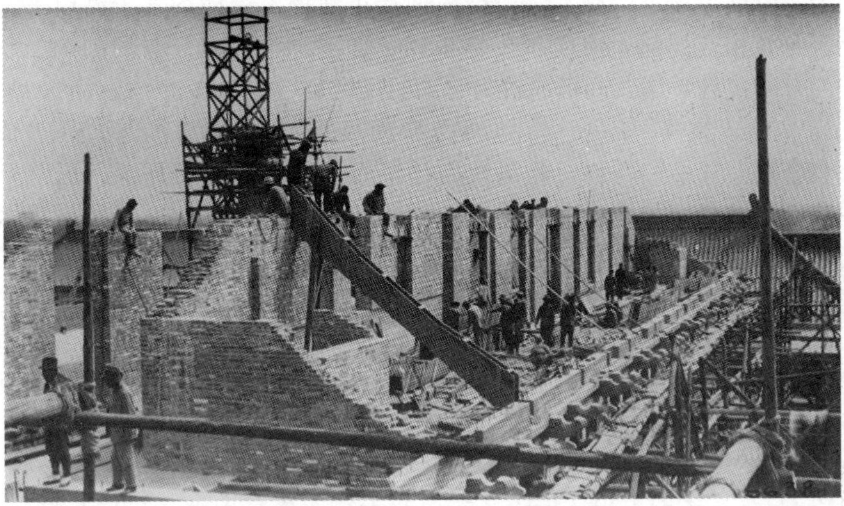

图 2-28　协和门诊楼建设中（1918 年）

（Rockefeller Foundation, 100 Years: The Rockefeller Foundation, http://rockefeller100.org/items/show/1777.）

的核心建筑群，用地原为东单三条胡同豫王府，呈南北长、东西短的矩形地段，主体建筑群沿一条南北中轴线对称布置，南部为礼堂与教学楼群，中部为医院建筑群，西部、东部分别设置其他医院用房及辅助用房；医院建筑群沿东西方向另外形成一条横轴，医院的主入口设在西面，正对校尉胡同。第一期工程按英文字母编号从“A”到“N”有十四栋楼，分别是：A-礼堂；B-解剖学楼；C-校办公室及生物化学楼；D-生理学、药理学楼；E-特别病房；F-医院行政及住院医生宿舍；G-外科病房及部分妇科病房；H-内科病房；I-病理学楼；J-门诊楼；K-妇科、产科及儿科病房；L-护士楼；M-动力房；N-动物房及仓库等。除礼堂外，其余各栋楼均由联廊相连。每栋楼一般为三至五层。主体建筑包括：

1. 礼堂　位于中轴线最南端，与北部建筑群由东单三条隔开，自成一组独立院落。平面为‘工’字形，包括能容纳 350 人的礼堂及其附属建筑。主体部分设计为重檐庑殿建筑，绿琉璃瓦屋面、灰砖墙体、红漆柱子、梁枋施以彩绘。

2. 医学院建筑群　包括 B、C、D 三座教学楼，围合成向南的三合院。校办公室及生物化学楼坐北朝南，解剖学楼在西，生理学、药理学楼在东。南面为一座三开间校门，屋顶为西方建筑师在继承中国传统基础上的新创造，庑殿顶上再加一座一开间的歇山顶，全部覆以绿琉璃瓦。三楼全部用绿琉璃瓦庑殿顶，建筑外墙均用灰砖，柱子刷红漆，梁枋施彩绘。各楼入口均为一座歇山顶小门廊，一层带琉璃瓦小坡檐。三楼均立于汉白玉台基之上，台基相互连接。庭院铺十字甬路，四隅种植花木，与周围的二、三层中西合璧式教学楼共同形成较为宜人的尺度。

3. 医院建筑群（E-N 楼）　主入口朝西，由 F、K、L 三座楼围合成另一处三合院。其中妇产科、儿科病房楼坐东朝西，护士楼居北，医院行政及住院医生宿舍楼居南。三合院入口层之下带有地下一层，于是十字甬路转变成十字形汉白玉石桥，由石桥通往各楼入口，石桥之下为地下一层下沉庭院，较为新颖。位于东西轴线上的 K 楼屋顶为庑殿顶上再加一座庑殿顶。此外，J、G、H 三座楼又围合成一个坐北朝南的狭长三合院，与南部医学院建筑群遥遥相对。其中门诊楼坐北朝南，内科病房楼在东，外科病房及部分妇科病房在西。这座庭院的特点在于中轴线上建造了一座将北部的医院区与南部教学区相连的位于二层的天桥——让人不禁想起天坛的丹陛桥[85]。另外，该期工程还拆除了东单北大街双旗杆医院，扩建北院住宅，新建新开路北极阁三条胡同南院住宅。北院及南院均为西式独立式住宅；北院十四栋，南院十一栋。

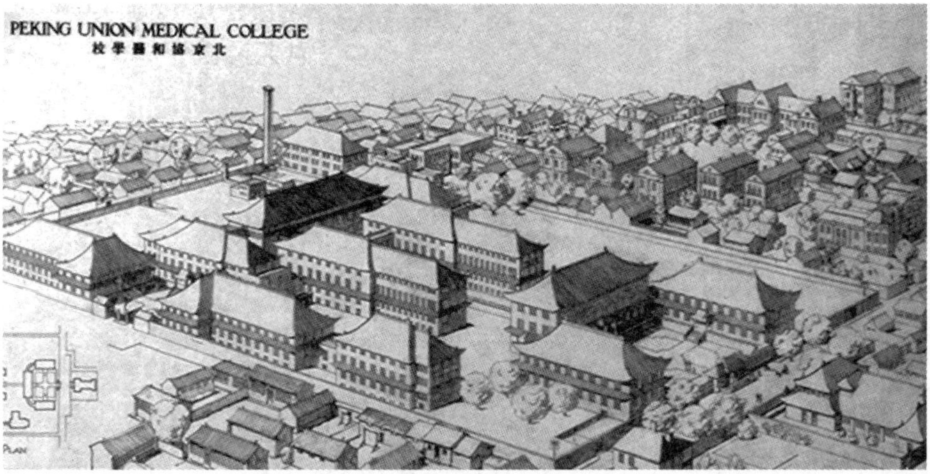

图 2-29　协和医学院建筑设计图

在建筑的造型上，两个主要入口都采用了传统的庭院式布局，虚而不实，使主体建筑退离街道。多层建筑的披檐缩小了建筑的高度感，小体量的大门以亲切近人的尺度使校园与北京的胡同相接。总体布局为沿十字轴的对称布置，在西、南两面各形成三合院。用汉白玉栏杆回廊连结，围成半封闭的院落布局，建筑质量达到了当时的最高标准。外部造型以故宫太和殿为其模仿原型，屋顶采用庑殿顶及歇山顶，包含着中国传统木结构的梁架体系、斗拱、曲线和檐口折返，优美舒展的凹面曲线和天际相交的柔和轮廓线体现了中国文化的和缓中庸。所用的建筑材料都很讲究。木材一律是由菲律宾买来的 Teak 木（麻栗树木材）；各种瓦饰也仿造得相当标准，琉璃瓦的生产当时已失去了市场，何士在朱启钤先生和中国工头的帮助下，找到京西原皇家琉璃瓦御用官窑，帮助其恢复生产，使传统工艺得以延续。琉璃瓦制好后，用马车陆续送来。一来就是几十辆。由原豫王府西门，一直排到王府井大街，再拐弯到了长安街。验收琉璃瓦的负责人是中国工程师邝锦朝，他带着几个工头，逐块检查，不合格琉璃瓦予以退货。由于琉璃瓦花费颇多，日后成为何士的罪状之一。檐角最前端装饰以脊兽，“骑凤仙人”领头，其后坐姿排列着三至七个小动物，象征着消灾灭祸，逢凶化吉，剪除邪恶、主持公道之意。内外檐和走廊采用“屋不呈材，墙不露形”中国特色的建筑装饰风格，油饰彩绘以雍容华贵、金碧辉煌的和玺彩画，其造价为每平方尺五元，所有绘画工匠均为前清宫艺人；一些室内装修也很考究，如 C 楼进口处与 F 楼进口处大厅的天花板装饰华丽，完全是仿照故宫太和殿天花板的图案，用照像法复制，团龙贴金，富丽堂皇。而抹墙工人则来自上海，因为“上海帮”的抹墙工艺享有盛名。大楼的楼面全部运用青砖水磨对缝。磨工原本是建筑工程中的一道特有工序，工匠用水磨的方式对砖墙表面进行细致的打磨抛光，最终达到无缝衔接的完美境界。然而，协和医院的楼群众多，打磨完所有的楼面费时费人，当时的人们称其为“磨洋工”。围成院落的建筑群全部坐落在汉白玉的台基上，栏杆、扶手以及台阶等建筑细部也是中国古典式的。医学院的内部结构则完全采用当时西方最先进的设备，浴缸、抽水马桶、吊扇、热水汀等等，窗户为重锤式无级滑动升降窗户。主体建筑之间都有走廊和地下通道相联，四通八达。医院引进的医学器材也是世界领先的，许多设备在当时的中国都是绝无仅有的。

小洛克菲勒曾经阐述采用这种复古主义建筑形式的原因：“在绘制医学院及医院蓝图时，为满足现代医学科学的要求，建筑内部的设计和安置遵循西方建筑原则。与此同时，尽管花费不菲，我们还是尽可能审慎地追求内部实用性与中式外部装饰风格——如高度、屋檐结构和纹饰之间的协调美。我们之所以如此做，是想让入住的中国人感到宾至如归，使之对医疗工作有最好的认同和合作，并且也诚挚表达了我们对中国建筑菁华的赞赏。”[86]协和的选址和建筑是具有象征意义的，基金会不惜工本造就精致的中国式宫殿，与故宫遥遥相对，其用意是要向中国人表明：“这所建筑所象征的是，医学院的宗旨与中国的最高理想和愿望并非隔越商参，而是可以与正在发展中的中国文明相互融合。”[86]

第二期工程于 1925 年完成，建成新校舍建筑群中的两栋楼——O 楼和 P 楼。为减少成本，建筑风格为洋风。O 楼地下室和首层为门诊部，二层为实验室，三层和四层为男性住院医生、实习医生宿舍；P 楼地下层为门诊部，一、二层为病房。第二期工程还建成东帅府胡同附属设备用房；拆除哲公楼，在原址重建；在娄公楼南、东单三条胡同东口新建英氏院（Ying Compound），作为外国女职员宿舍；改建北院东部住宅，接建文海楼南楼。

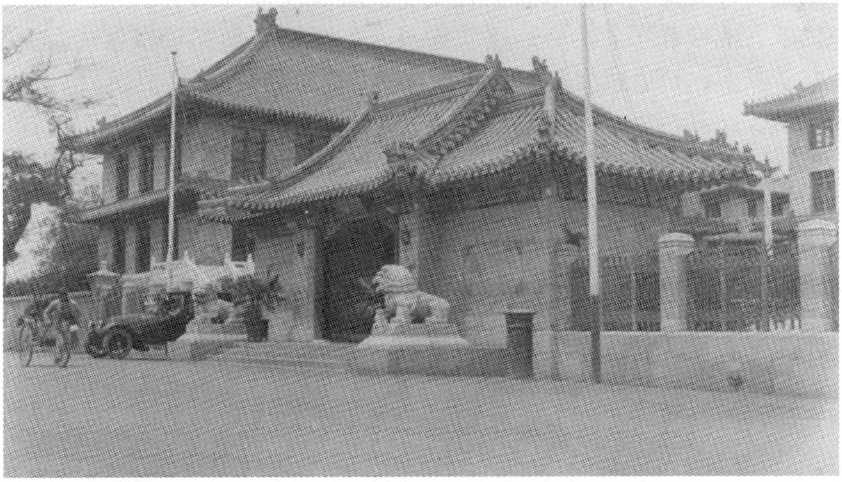

图 2-30　协和南门（1917 年）

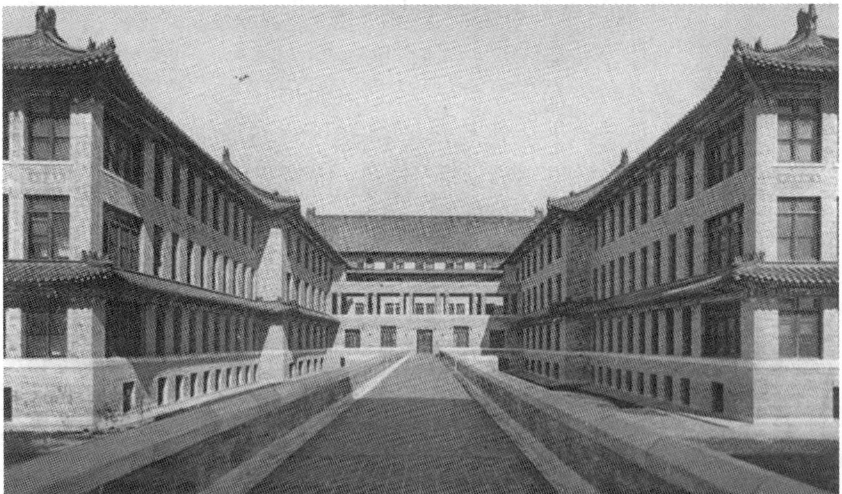

图 2-31　协和外景（1921 年）

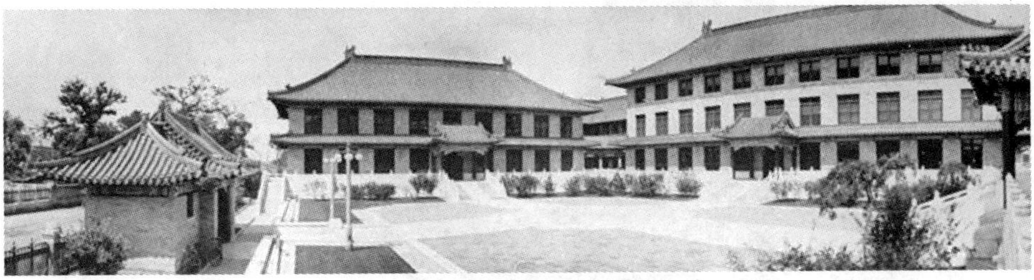

图 2-32　协和医学院西门

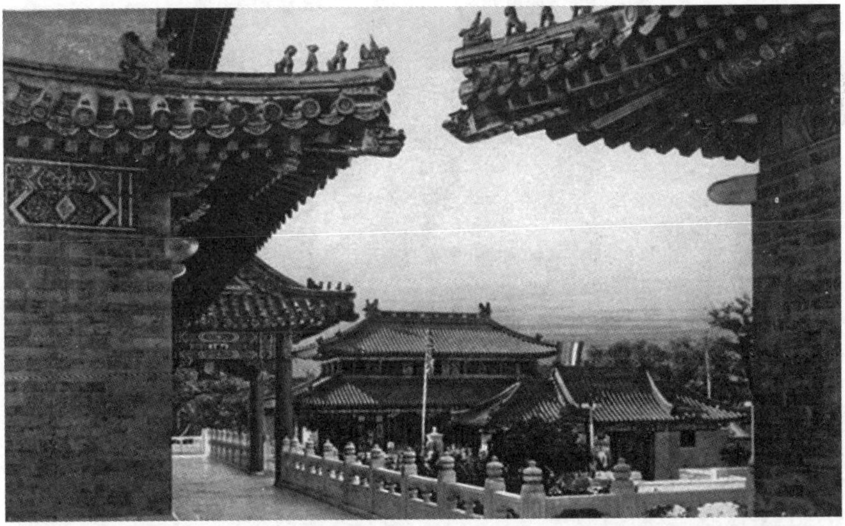

图 2-33　飞檐脊兽

何士的设计是西方式内部功能和中国式外部造型的混合体。可是由于太过于注重外部的模仿复制，反而把人们的注意力引入了像或者不像这类最直观问题的争论中，并因此招致了许多建筑大师的批评。如梁思成认为北京协和医院这种中国式新建筑物的弊病在于对于中国建筑权衡结构缺乏基本的认识，“然在此时，欧美建筑师之在华者已渐着意我国固有建筑之美德，而开始以中国建筑之部分应用于近代建筑，如北京协和医学院……颇呈露出其设计人对于我国建筑之缺乏了解，如协和医学院与华西大学，仅以洋房而冠以中式屋顶而已。”[87] “注重外形的摹仿，而不顾中外结构之异同处，所采用的四角翘起的中国式屋顶，勉强生硬的加在一座洋楼上；其上下结构划然不同旨趣，除却琉璃瓦本身显然代表中国艺术的特征外，其他

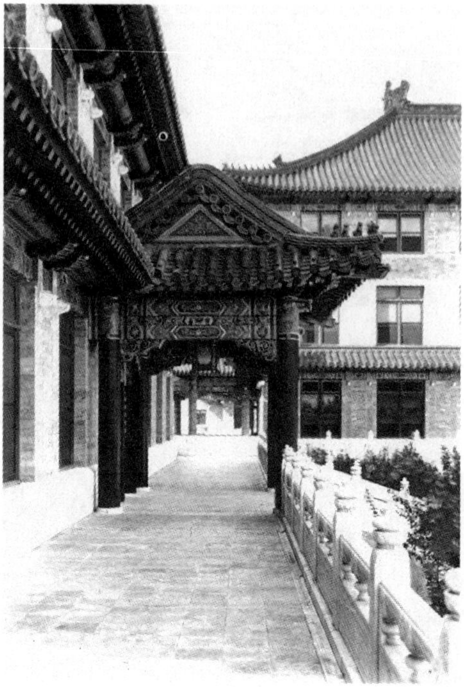

图 2-34　北京协和医学院（1921 年　韦尔奇拍摄）

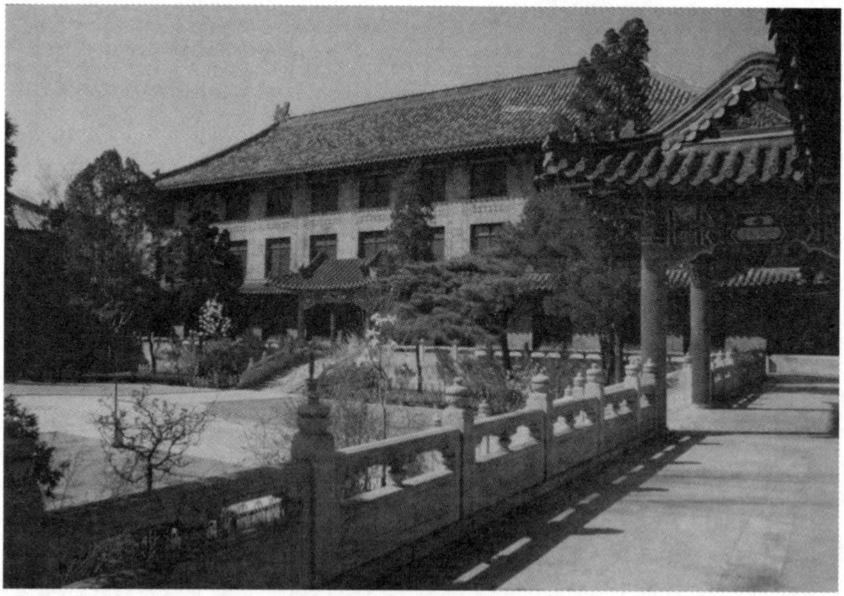

图 2-35　医学院建筑群

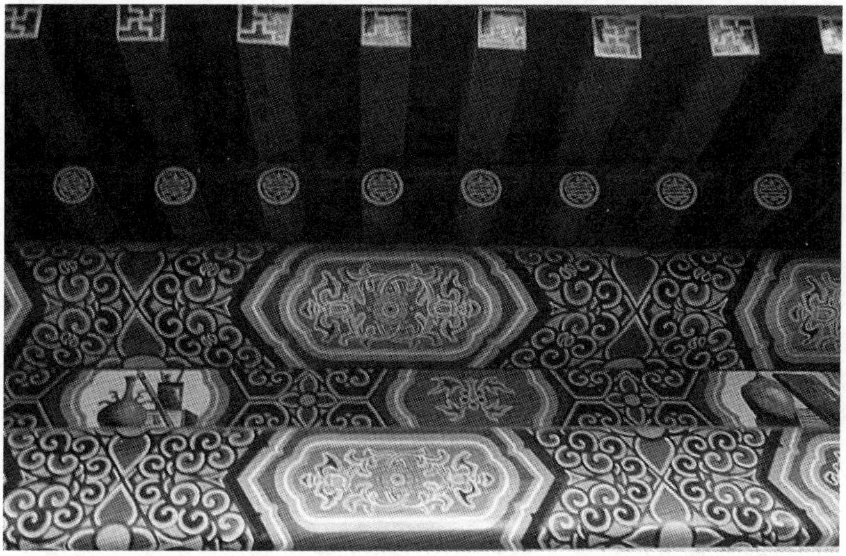

图 2-36　檐下彩绘

可以说是仍为西洋建筑”[88]。“由于对中国传统建筑的形制和结构缺乏了解，一方面把几乎所有建筑都冠以形制最高的庑殿顶；另一方面将作为中国木结构建筑精华的构架（包括柱网、梁架乃至斗拱）予以抛弃”[89]。

但协和的建筑风格在非建筑界的人群却获得了一致好评。总统徐世昌致电老洛克菲勒对洛克菲勒基金会在中国的工作表示感谢，在电文中，徐世昌特别肯定了建筑采用中国传统风格，称之为“有尊严和美丽”，意指维护了中国传统文化的尊严。美国驻华大使芮恩施向美国国务卿致信指出，采用中国建筑风格是对中国艺术的表彰，对此中国人极为赞赏。这可以鼓励他们坚持自己宝贵的艺术传统，而非通过采用西方形式来得到认可。模仿西方只会产生不伦不类的结果。哲学家杜威（John Dewey）赞道：“洛克菲勒的建筑为金钱的威力提供了美好的典范。”另一位哲学家罗素（Bertrand Russell）写道：“洛克菲勒医院……代表了一种将中国美学与西方实用主义融为一体的努力。”此后在西方，协和医学院因而有“中国式宫殿里的西医学府”之称。

为古老中华恪尽己任

在当时的中国，北京协和医学院的构成独具特色。由医预科学校、公共卫生、附属医院、护士学校、社会服务部以及宗教部六个部门组成。基于当时中国大学的教育水平无法达到协和医预科的标准，CMB 决定自办医预科学校。医预科学校是 CMB 的首项建设计划，医预科最初的规划是两年，之后扩展至三年，学生入本科以前必须有自然科学和语文（特别是英语）的基础，之后尚需进一步学习化学、物理、生物、英文和中文。这些主要课程的学习，共需三年时间，使医预科学生可以接受更广泛的基础科学及英语培训，以达到协和医学院的录取标准。

韦尔奇及西蒙·弗莱克斯纳建议在自办医预科学校的同时，资助中国较好的大学及学院，提高它们的医预科教育水平；待它们能够为协和提供合格的候选人后，关闭医预科学校。CMB 资助了大量的大学和学院，1917 年第一笔资助给予了上海的圣约翰大学，之后资助了南京女子金陵学院、湖南湘雅、燕京大学、南开大学、南京西南大学、清华大学等十三所综合性大学，促进了生物、物理、化学等基础学科的发展，提高了中国大学的整体水平。

1917 年预科开办，是北京协和医学院的建校起始。35 岁的威廉·斯蒂弗勒（William Warren Stifler）博士为预科教务主任；招收学生 8 名，包括协和医学院首批毕业生刘绍光、侯祥川及梁宝平；第一班于 1919 年毕业，此时共有预科学生 34 名，其中一年级 21 名，二年级 8 名，三年级 5 名；同年收两名女生[90]。

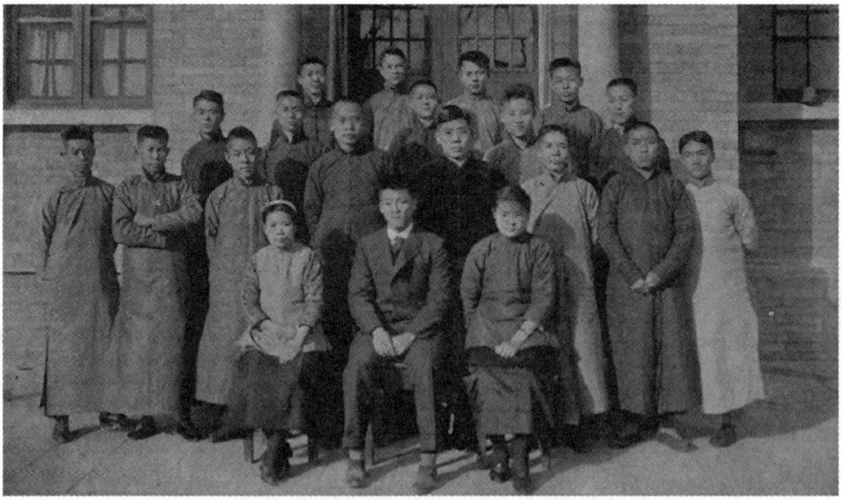

图 2-37　预科一年级学生（1919 年）

董事会聘任预科学校教师的原则是尽可能雇用中国人，顾临首先推荐杜威的弟子——胡适。马克麟邀请正在美国的胡适担任预科中文讲师，胡适回信婉拒。莅年，胡适回国，担任北京大学哲学教授，成为新文化运动之父。1921 年，胡适作为贵宾出席开业典礼；1929 年担任协和董事会董事；1946 年成为董事会主席。预科中文教师后由马鉴（Ma Kiam）任职，其兄马裕藻、马衡，均为著名文史学者。马鉴后相继任北京燕京大学国文系主任、香港大学中文系主任。此外，尚有董姓及冯姓中国籍教师教授物理、化学。

英文教师是日后著名的汉学家傅路德（Luther Carrington Goodrich）。傅路德出生于中国通州，其父富善（Chauncey Goodrich）是著名的语言学家、汉学家和传教士，在华 60 余年，留长辮、穿长衫，说一口正宗流利的普通话；曾任华北协和大学教授，出版了《中英袖珍字典》、《官话特性研究》、白话文及蒙古文《圣经》等书籍，其撰写的《北京方言袖珍词典》成为二战时期中国战场美国军方的工具书，胡适对其白话文著作极为推崇。傅路德继承了父亲的语言及文学天赋，成为协和半官方的同声翻译。傅路德在预科仅任教一年，即返美服役，1921 年重返中国担任 CMB 助理主任，历时 5 年。之后，傅路德致力于汉学研究，在哥伦比亚大学东亚语言文化系执教达 35 年，其撰写的《明代名人传》、《中华民族简史》、《乾隆朝文字狱》等经典著作在世界汉学界甚有影响。

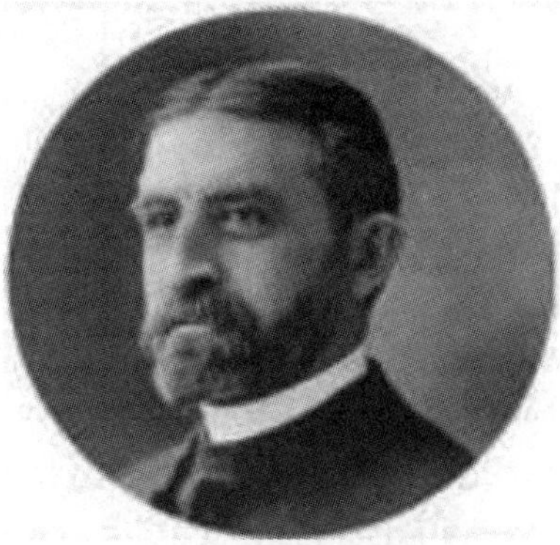

图 2-38　罗润・韦伯斯特

1923 年罗润・韦伯斯特（Lorin Webster）继任预科英文教师，罗润・韦伯斯特出身书香门第，其先祖是《韦伯斯特大辞典》的首任主编。他是著名的教育家、体育学家和音乐家，担任胡德尼斯公学（Holderness School）校长 30 年。卸任后，为探望在北京协和医院担任外科总住院医师的儿子——杰罗姆・韦伯斯特（Jerome P. Webster），携妻子到中国。罗润喜爱中国文化，闲暇时欣赏梅兰芳的京剧，走访北京四合院，接触中国文人，还担任了协和预科学生凌淑浩的英文家庭教师。在华期间，他按照美国常春藤联校的校歌曲调谱写了协和校歌——《为古老中华恪尽己任》（To serve our dear old China 附下）。1924 年，罗润结束任期，但在离京的当天突发心脏疾病，逝于协和医院。7 月 7 日，院方举办了隆重的追悼会，凌淑浩在协和校刊《Unison》发表文章，感谢这位慈父般的老师[91]。

To serve our dear old China

PUMC forever,
The college for Our Choice,
Let us not now, aye, never, aye, never,
Forget our mother's voice.
Hurrah for PUMC
The college for Our Choice,
Tis here we learn such precepts
As makes our hearts rejoice.
We've learned the truths of science,
We've learned to study men.
We've learned to know each other;
We part to meet again.
She's taught us ills to lessen,
And how disease to cure,
By killing all bacilli
We heal the rich or poor.
It's ours to help the wretched
To guard the public health,
To serve our dear old China
Without a thought of wealth.

威廉·斯蒂弗勒兼任物理学教授；时年36岁的Stanley D. Wilson担任化学教研室主任。他于1910年获芝加哥大学哲学博士学位后，留校担任化学教师。预科的生物学教研室颇具实力，Charles R. Packard、Aura E. Severinghaus、博爱礼（Alice Middleton Boring）等均来自久负盛名的摩尔根实验室。1917年Packard获得哥伦比亚大学哲学博士学位，被聘为协和生物学主任，其导师Edmund B. Wilson是XX及XY决定基因的发现者。两年后Severinghaus兄弟来到协和，Aura加入生物学教研室，Leslie教授欧洲语言。博爱礼是摩尔根的女弟子，听说协和建立医预科的消息后，随即申请教职。1925年协和医学院的医学预科教育转入燕京大学生物系，原北京协和医学院部分教师和教学设备移交给燕京大学，在读的学生也转到燕大。博爱礼任医护学预科系主任，直至1950年离开中国[92]；胡经甫、李汝祺等担任教师。自办医预科总计招收205名学生，100名考入协和医学院，84名完成了学业，获得医学博士学位。之后，燕京大学成了协和医学生的主要来源，逐步占到协和每年招生总数的三分之二。燕大的医预科一成立便成为校园的焦点，少而精的医预科学生，被称为燕大“精华”。博爱礼管理严格，不苟言笑，要求学生专心学习，不要参与政治。但她极力提倡学生们选修社会学，因此许多学生都曾选修过雷洁琼的社会学概论。医预科的学业十分繁重，凌淑浩在《协和年刊》发表的《赶上早班车》一文中写道：“某日王小姐来访，交谈时一位同学进来说：‘冒昧打扰了，明天你赶几点的车啊?’我答道：‘我想赶五点半的早班车。’王小姐闻此立刻起身说：‘你赶紧收拾东西吧，我若不走，你就赶不上明天的早班车了。’闻此我禁不住笑了，解释说：‘好姐妹，我不赶火车。坐下来，听我说，早班车是说明早五点钟起床学习……若不早起或者熬夜，我们完成不了作业。’”医预科学习结束后，需要通过入学考试，并参考医预科的各门成绩和老师的推荐语，最后决定是否能够录取进协和医学院本部。在执教医预科的同时，博爱礼、胡经甫和李汝祺将燕京大学生物系建设成中国最好的生物系，对中国生物学的发展有着深远作用。1921 年，CMB 资助华北协和语言学校 5000 鹰洋，用以维修和购置设备。协和医学院的外籍职工在此学习语言，不熟悉北方汉语的中国职工也在此学习。

协和的住院医师制度来源于美国约翰·霍普金斯大学，是根据临床医学人才培养需要而形成的毕业后教育制度。协和医学院从附属医院建立之初就推行了这一制度，并制定了一套严格的医疗管理规章与技术操作规程，

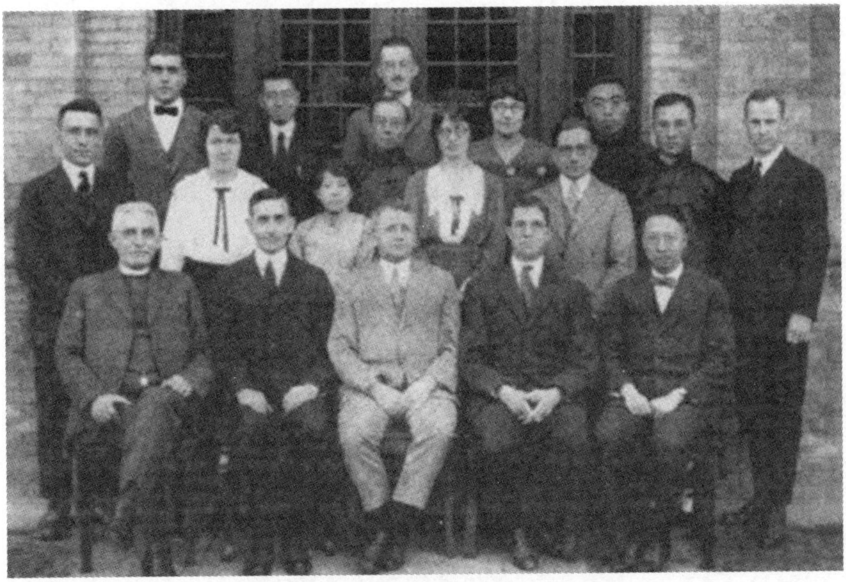

图 2-39　协和预科的教师（1923 年）

把医院标准化管理定位到当时世界最先进的水平。

在学校附属协和医院实行实习医师制和住院医师24小时负责制。据吴英恺回忆："这里绿瓦顶白栏杆，找人打灯号，见面说英语，行路带小跑，办事死规矩；职员个个白衣笔挺，皮鞋光亮，尤其是那些专家教授和外国护理督导员，个个威风凛凛。令人望而生畏。我们很快就住进了住院医师宿舍，我和老项（项全申）两人合住一间房，每人一床一桌一五屉柜，屉内放着4件白上衣，7条白裤子，熨得极为平整；室内还有壁橱，橱内挂着洗衣袋；室中央摆着一把可供半躺半坐的沙发椅；桌上有台灯，五屉柜上一个茶盘，放着凉开水和水杯。我们都是实习大夫，受此优越待遇，实属出人意外。宿舍楼道里有电话，24小时有服务员，不分昼夜接电话找人。每日三餐，伙食丰盛，下午四点和晚十一点还有两次茶点，夏天常供应冰激凌。宿舍有文娱室，院内有5个网球场，生活条件可称高矣，只是工作紧张，任务繁重，不折不扣的24小时负责制，行踪要便于找到，外出要请假找人代理，有事找你（电话及灯号）半小时找不到，第二天院长就要找你问话。这样的事发生一两次还可以，太多了下年就有解聘的危险。"[93]

中国的约翰·霍普金斯

我们必须创造一个中国的约翰·霍普金斯。

——西蒙·弗莱克斯纳 1915 年

约翰·霍普金斯模式

约翰·霍普金斯（Johns Hopkins）出身教友派教徒家庭，是巴尔的摩金融领袖，具有经商天赋，作为银行家投资建造了美国第一条主要铁路干道。约翰·霍普金斯终身未婚，其财产全部用于慈善事业。1867 年，他建立了一项基金，用于建造以他命名的大学和医院。1872 年他选定了医院的位置，并购买了产权。至 1873 年去世时，约翰·霍普金斯共捐资七百万元美金，是美国当时最大的个人捐赠，按购买力折算，相当于 2006 年的 16 亿美元。在遗嘱中，他希望所建立的大学包含一所医学院及护理院校，与医院能够紧密合作，一方面培养医师，一方面训练医学科学家，从事基础医学研究。更指定大学教授必须同时担任临床医生，且为全职工作，不得外出个人行医。

1873 年，约翰·霍普金斯医院董事会建筑委员会发函邀请包括约翰·夏·毕林斯（John Shaw Billings）在内的五位著名医院建筑专家撰写医院建设规划。毕林斯 1838 年出生于印第安纳，1860 年获得医学博士学位。1862 年成为军医，创建了世界上最大最完备的医学图书馆——美国国立医学图书馆，并发明了信息检索方法，即 MedLine 的前身。在美国国内战争后期，

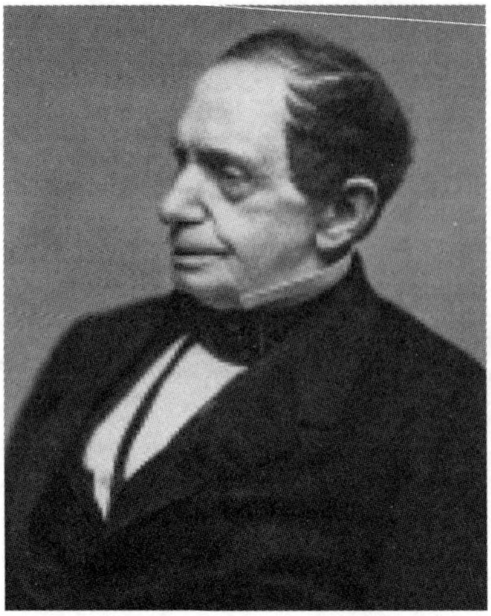

图 2-40　约翰·霍普金斯

毕林斯负责拆除战争时期建立的野战医院。毕林斯视察了美国 27 所海军医院，并撰写了考察报告，对医院的规划和建筑非常熟悉，是美国当时最著名的医院管理及医院建设专家之一。毕林斯的规划书不仅包括医院的建筑规划，亦涉及了医院的哲学和文化以及建立医学院的目的。他在规划书中写到：一所医院首先是一个医学教育的机构，它应该与医学院有密切的联系。医院的主要目的是救死扶伤，也应促进医学科学的研究。医生在治病救人的同时，应该保持独立思考，并成为研究者。医院应该是医学院的组成部分，医院的建筑和设备不仅是利于治疗患者，亦应利于教学和研究。新医院的建筑风格是由长回廊相连的数个亭楼式的华美建筑，分隔式建筑和良好的通风减少了疾病的传播[94]。委员会最终采纳了毕林斯的方案，1876 年 7 月聘任其为委员会医学顾问，由此开始了双方长达 13 年的合作关系。毕林斯为了完善其规划，游历参观了 20 余所欧洲著名医院，1876 年他拜访了 56 岁的南丁格尔女士，寻求其对建设护士学校及医院的建议。1878 年毕林斯提交最终规划书，6 月医院破土动工，毕林斯为规划师，John Niernsee 为建筑师。1880 年代后期，由于财政危机，医学院建设被迫停工。1893 年女性医学基金会（Women's Medical Fund）的玛丽·盖莱特（Mary Elizabeth Garrett）与凯芮·托马斯（Martha Carey Thomas）等女士募集 50 万美元善款，约翰·霍普金斯医学院得以开院，女性医学基金会成为医学院的大股东，它的条件是要求这所医学院招收女生并提高入学标准。

毕林斯整合了欧洲及美国最先进的医院建筑理念，建造了当时最为先

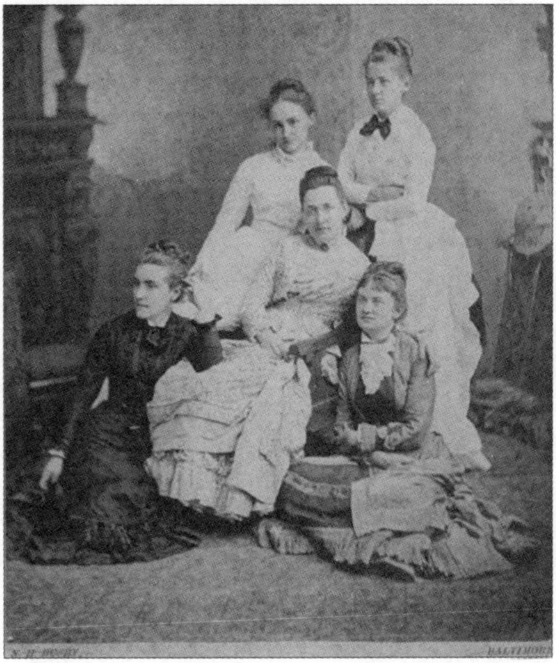

图 2-41 凯芮·托马斯（左）与玛丽·盖莱特（中）

进的中心供暖、通风系统、供电网及研究设备，使约翰·霍普金斯医院集医疗、教学及研究为一体，成为美国医院建筑的典范。1889 年 5 月 7 日约翰·霍普金斯医院正式开业，毕林斯在开园典礼上致辞，阐述了医院应承担医疗、教学及研究的理念，这不仅有利于医学生和教师，最终也将惠及患者。他强调医院应该是医学院和大学的组成部分，是医学生的实习场所。他坚持医学生进入医学院前应具备四年的本科教育，而医学院的学制以四年为宜，约翰·霍普金斯医学院应该成为美国乃至全世界医学院的楷模。此外，毕林斯在招聘早期员工方面也起了重要作用，四巨人（The Big Four）加盟约翰·霍普金斯医学院毕林斯功不可没。在欧洲考察期间，毕林斯邂逅韦尔奇，对其印象深刻，随后向董事会推荐韦尔奇。1884 年董事会正式聘任韦尔奇为病理系主任。1888 年春季，毕林斯拜访了奥斯勒，聘任期为内科系主任。随后韦尔奇推荐威廉·斯图尔特·霍尔斯特德（William Stewart Halsted）担任外科主任，奥斯勒推荐霍华德·阿特伍德·凯利（Howard Atwood Kelly）担任妇科主任。

毕林斯在医学信息学、医院建筑、创伤外科以及医学教育方面均卓有建树，在其传记《从混沌到有序：约翰·夏·毕林斯和美国时代的来临》

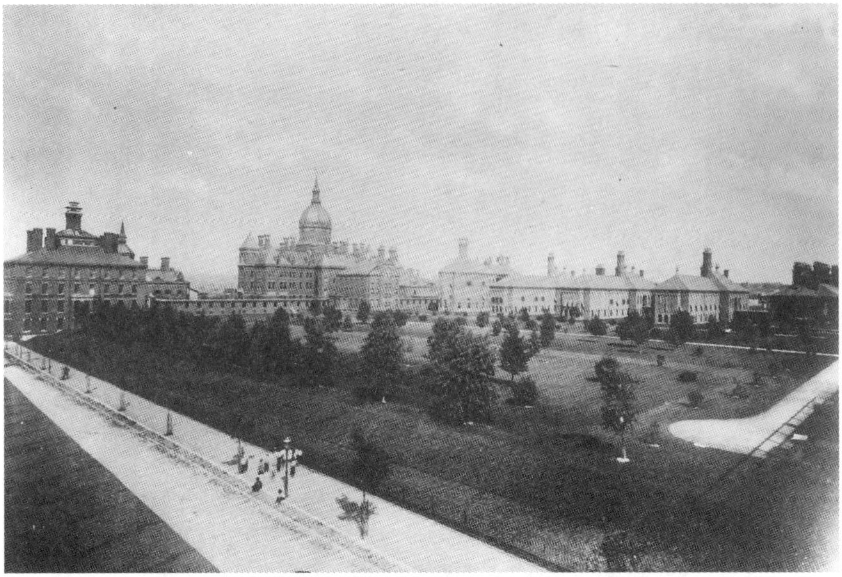

图 2-42　初建的约翰·霍普金斯医学院

一书中，作者盛赞毕林斯所倡导和参与创建的约翰·霍普金斯模式对世界近现代医学有着至关重要的影响。同为外科医生的霍尔斯特德评价说："毕林斯博士是这个时代的伟大人物。"

约翰·霍普金斯大学是美国第一所仿效德国的大学模式在教学之外注重研究任务的大学，是美国研究型大学的鼻祖。约翰·霍普金斯医学院率先建立起医学院附属教学医院的医学教育模式，开创了现代医学教育的新时代，开院之初即提出——医学院是重新塑造你头脑的地方！约翰·霍普金斯医学院在理事长吉尔曼（Daniel Colt Gilman）领导下，依照欧洲标准，提供最好的医师、最优秀的设备以及良好的研究氛围。对医学生的培养重点放在学习而非填鸭式的教学上，医学生在实验室、解剖室和病房进行动手式的直观学习，设置先进的强调科学方法的医学课程，将临床教学与实验研究的结合做为教育的一部分，并以联合任职的方式将医学院和医院加以整合。约翰·霍普金斯医院最早建立起总住院医师和实习医师制度，形成了标准化的医学专科训练模式。约翰·霍普金斯医学院的入学标准很高，新生必须具有学士学位，有丰富的化学、生物、法语、德语知识，还要有数学、物理、拉丁文等学科的基础知识，以至于奥斯勒曾对韦尔奇说："我们非常幸运到这当教授；你我决不够资格当学生。"

19 世纪的美国社会处于转型期，社会生活的各个方面无一幸免地经历

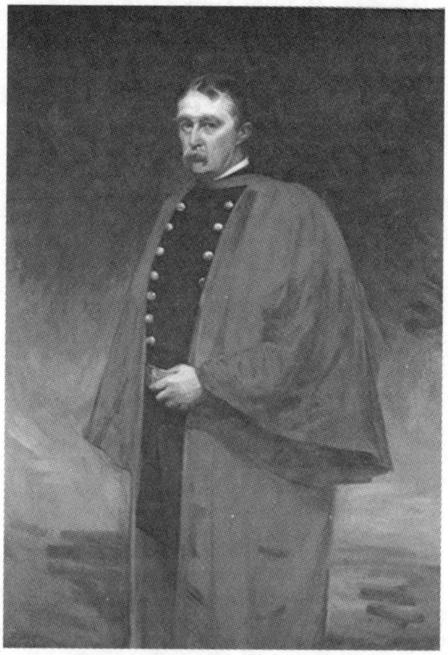

图 2-43　约翰·夏·毕林斯

（油画 Cecilia Beaux 绘 1895 悬挂于美国国立医学图书馆）

着剧烈震荡，积聚并酝酿着一场席卷整个社会的深刻变革。19 世纪后半叶，传统大学的改造和现代新型医学院的出现，最终导致了 20 世纪初医学教育领域的弗莱克斯纳革命。1908 卡内基教学促进基金会请阿伯拉罕·弗莱克斯纳以外行人的身份考察美国医学教育情况，他在 18 个月内走遍当时美国与加拿大所有的 155 所医学院，于 1910 年发表了题为《美国和加拿大的医学教育：致卡内基基金会关于教育改革的报告》（Medical Education in the United States and Canada. A Report to the Carnegie Foundation for the Advancement of Teaching）的考察报告，简称弗莱克斯纳报告。这个报告费只花了 1.4 万美元。报告中说，美国的医学教育长期是学徒制度的补充，19 世纪初马里兰大学医学系开创"专属医学院"的恶例，其他大学的医学院也跟着效仿，脱离大学成为独立的学校，到 20 世纪初除了霍普金斯大学医学院之外，其他医学院的情况都糟到不能再糟的地步。弗莱克斯纳根据自己的考察提出许多建议，其中建议慈善基金会应该重点扶持 31 所有希望的医学院，其他 124 所都应该关闭。弗莱克斯纳报告发表后，迅即引起包括美国医学院联合会（American Association of Medical College，AAMC）和美国医学会（American Medical Association，AMA）的极大重视和积极响应。

在这些机构的积极参与下，美国医学教育开始了以约翰·霍普金斯医

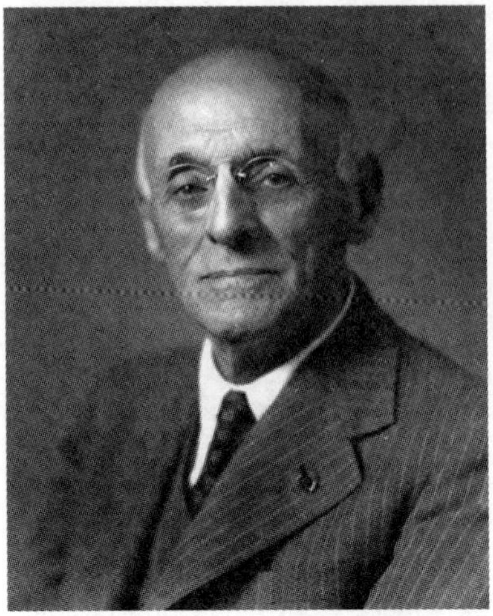

图 2-44　阿伯拉罕·弗莱克斯纳

（Rockefeller Foundation，100 *Years*：*The Rockefeller Foundation*，http：//rockefeller100. org/items/show/1777.）

学院为样板的改革运动，史称弗莱克斯纳革命。弗莱克斯纳在洛克菲勒基金会主持医学教育改革，总共花了近 1 亿美元，各校自筹的匹配款项达 6 亿美元。他手握重金，全力促进美国的医学教育走上霍普金斯医学院的轨道，使跟不上潮流的学校无法生存。到 20 世纪 30 年代，AAMC 和 AMA 根据弗莱克斯纳主张所设立的行业标准，不合格医学院被淘汰，各种社会力量集中精力投资于将那些基础雄厚符合标准的学校，这些学校在改革中得以保存并发展起来，医学教育现代化改造以现代美国医学教育体系确立宣布结束，使美国由三流的医学教育国家一跃成为世界领先者。此后，美国医学教育在 20 世纪 50~60 年代、80 年代，先后进行了两次规模较大的改革，但这些改革并没有对弗莱克斯纳模式进行完全否定，而更多的是对现有医学教育体制的完善。1910 年开始的弗莱克斯纳革命，对美国医学教育的影响极其深远；他的名字成为美国医学史上的重要里程碑——前弗莱克斯纳时代及后弗莱克斯纳时代[95]。1930 年弗莱克斯纳创立了世界著名的普林斯顿高级研究所，并请来了爱因斯坦。

在医学教育现代化改造过程中，约翰·霍普金斯医学院成为当时美国医学教育的优秀典范，约翰·霍普金斯医学院的卓越使它成为医学教育的代名词。它的建立，为美国医学教育在 20 世纪初的改革拉开了序幕。约翰·霍普金斯医学院之所以有如此之大的影响，其根本原因在于它代表了一种全新理念的医学教育，即以科学研究为基础的医学教育，而这种教育是仿照当时德国大学打造的。一个多世纪以来，约翰·霍普金斯被公认为在医疗、科研及教学方面处于领先地位。今天，约翰·霍普金斯医院仍然闻名于世，近十余年，这所医院连续被《美国新闻与世界报道》杂志评为美国最佳医院。但约翰·霍普金斯并非完美，临床教授们忙于挣钱，无法潜心教学和科研。盖茨和弗莱克斯纳虽然推出了全职教授政策，但未能根除上述痼疾。他们把理想投向东方，在一张白纸上建造北京协和医学院，所聘任的教授均为全职，不得在校外私人开业；使有能力的人能够靠着充裕的工资完全从行医中脱身出来，心无旁骛地投入到医学研究中去。

弗莱克斯纳报告发表后，盖茨邀请弗莱克斯纳共进午餐，主客之间有段经典对话：

"若有100万美元，你如何重建医学教育?"

"把它交给约翰·霍普金斯的韦尔奇博士。"

四巨人

四巨人为约翰·霍普金斯带来巨大的荣耀。

——美国时代周刊1938年11月14日

约翰·霍普金斯模式的最终建立得力于4位杰出的医学家：韦尔奇、奥斯勒、霍尔斯特德和凯利。四巨人（The Big Four）的称谓来源于John Singer Sargent绘制的油画"四位医生"（The Four Doctors），此后他们被誉为医学界"四巨人"。当时他们年富力强，其年龄分别是39岁、37岁、34岁、31岁。无论是教学还是研究，都正值鼎盛时期。他们创建的医疗、科研及教学三位一体的约翰·霍普金斯模式，成为美国乃至世界医学界争相效仿的典范。

韦尔奇出身于医学世家，是家族中第四代医生。年轻的韦尔奇曾立志做一名语言教师，但很快走上家族的传统之路，考入纽约大学医学院。但当时美国的医学教育差强人意，毕业时韦尔奇仅仅实习过两个星期。因此，韦尔奇远游欧洲，求学于科赫（Robert Koch）、巴斯德、科勒卜（Albrecht Edwin Klebs）、Paul Ehrlich等名师。1878年他返回美国，带着一股灼热的信念：坚信终有一天美国医学教育必将赶上德国实验医学的水准。

1876年，毕林斯考察欧洲时曾与26岁的韦尔奇把酒言欢，韦尔奇的才华打动了毕林斯，会晤后他对同行者说："我认为，当医学院开院时应首先聘任这位年轻人。"1883年，约翰·霍普金斯大学医学院董事会派遣专使赴

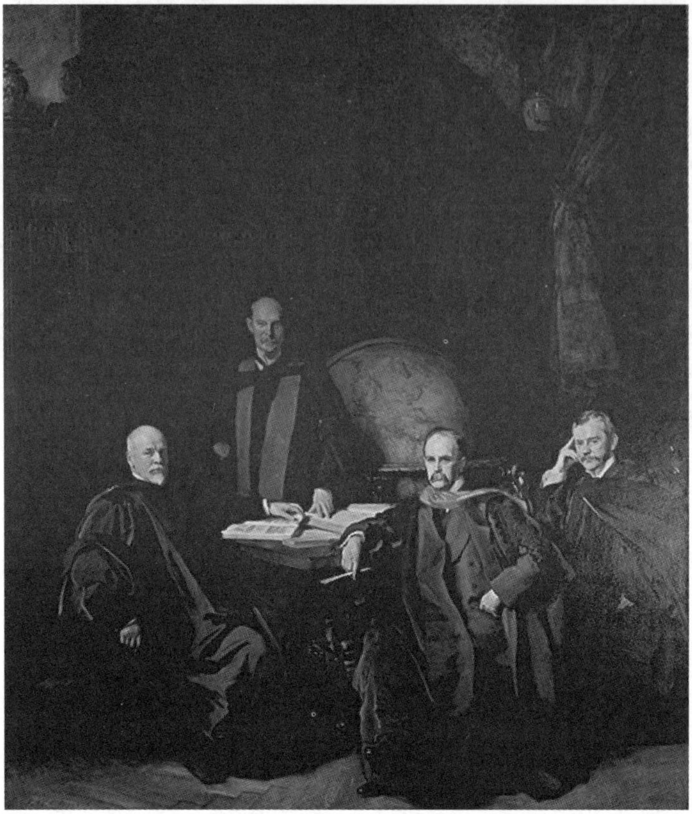

图 2-45 四巨人
（油画 John Singer Sargent 绘 1905 年）

德国寻找医学院院长的人选，德国人的答复是："寻找韦尔奇，我们没有更好的人选。"1884 年，韦尔奇收到约翰·霍普金斯的聘书，条件是：丰厚的薪金、德式实验室、众多研究助手、自由安排临床工作。韦尔奇随之开始了第二趟欧洲之旅。在维也纳、布达佩斯、布拉格、莱比锡短暂停留后，他再次来到柏林的科赫研究院（Institute of Koch），向老师热切地描述未来的远景。科赫在短短的一个月，无私的带领他做了许多实验。此后岁月，韦尔奇深受科赫研究的影响。当他回到霍普金斯大学，结合医院的病例教学，带领学生做实验研究，并让教授们在上课时彼此讨论，形成至为亲密与自由的学术气氛。美国首次真正的病理讨论会可以说是在韦尔奇指导下完成，并迅速在全美各大医学校蔓延，为医界带来新的亮色。他宣称"我们完全打破了读书与听课就能训练出好医师的观念。……在教学方面，病理讨论会使实验室由医学课程最弱的一环，转变成最强的特色。"韦尔奇是

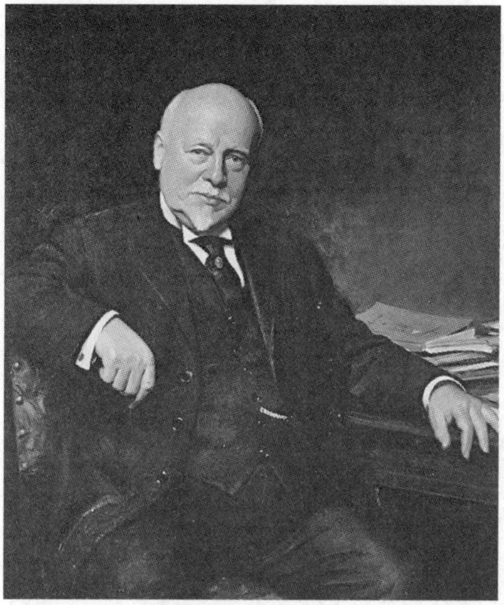

图 2-46　韦尔奇
（油画　1920 年）

位伟大的教师，被尊称为“美国现代医学之父”[96]。终其一生，他培养了很多优秀的病理学家和临床医学家，包括 Joseph Colt Bloodgood、Simon Flexner、Franklin P. Mall、William Sydney Thayer、Lewellys Barker、Eugene Lindsay Opie、George Blumer、Walter Reed、James Carroll 等著名医者。他的学生被昵称为“韦尔奇的兔仔（Welch Rabbits）”，占据了当时美国医学领域的许多重要职务。1930 年韦尔奇 80 大寿，世界各地为他举行庆祝活动，盛况空前，北京协和医学院也给他送去了寿联。

1917 年韦尔奇辞去霍普金斯医学院病理学教授职务，利用洛克菲勒基金会 26 万美元赠款创建公共健康和卫生学院，1922 年洛克菲勒基金会又追加了 600 万美元。这是世界上第一所卫生学院，是洛克菲勒基金会在伦敦、多伦多、哥本哈根、圣保罗、萨格勒布、布拉格、东京、安卡拉、索菲亚等地创建同类学院的模型。10 年后他放弃了这个职位，转而做了一名医学史教授。

韦尔奇同样是个伟大的医生，是当时美国著名的病理学家和细菌学家。他是表皮葡萄球菌和产气荚膜杆菌的发现者，他还补充了血管栓塞和血栓方面的知识。担任过美国国家科学院主席和美国医学会主席，也是著名的《实验医学杂志》（JEM）创始人之一。

1914 年，韦尔奇成为 CMB 委员，莅年参加第一届中国医学考察团。韦

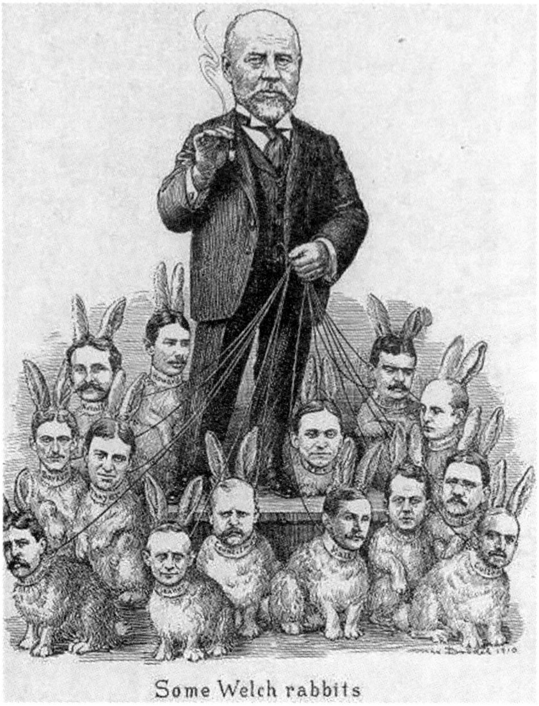

图 2-47　韦尔奇和他的兔仔（漫画）

尔奇多次发表演讲，指出中国已落后于西方，还停留在亚里士多德和盖仑的时代。引进西方医学不仅可以改善病人的医疗保健，而且可以提高整个现代科学在中国的影响力。10 月 11 日下午，韦尔奇在协和医学堂为学生发表演讲，这是美国医学"四巨人"首次光临协和。韦尔奇对协和的办学宗旨影响巨大，在他的建议下，协和按最高标准办学。在考察期间，韦尔奇被中华大地的美景所震撼，拍摄了许多珍贵的照片。在 1915 年的日记中，韦尔奇记载了中国长城对他的震撼："（长城）跃然入目，美轮美奂，世上最伟大的景色，人类最辉煌的杰作。我们看到长城蜿蜒在峰谷之间，延伸到视野的尽头……长城上开满了风铃草、紫菀、香石竹等鲜花。"[96]

1921 年，韦尔奇再度赴中国，以协和董事会成员的身份参加协和开业典礼。他的学生皮博迪（Francis Weld Peabody）、康斯尔曼（William Thomas Councilman）、卡什（James R. Cash）、兰安生、Eugene Lindsay Opie 先后来到协和，对协和病理、内科及公共卫生的发展起了决定性的作用。1930 年 4 月 14 日，80 岁的韦尔奇成为《时代周刊》的封面人物。《时代周刊》刊文盛赞其为"美国医学的院长"。世界各地的医学机构、学校纷纷撰

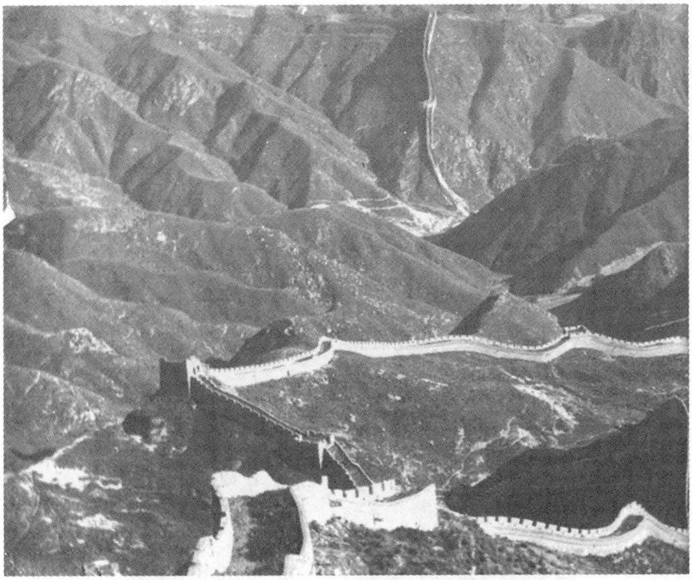

图 2-48　北京昌平南口镇长城
（韦尔奇摄　1915 年）

文祝贺韦尔奇 80 岁诞辰。4 年后，韦尔奇走完其传奇而辉煌的一生，远在东方的协和师生为其举办了哀思会，以纪念韦尔奇对协和做出的贡献。

霍尔斯特德是美国现代外科之父，约翰·霍普金斯医院首任外科主任。1877 年，霍尔斯特德自费建设了一间铺有大理石、汽灯以及其他无菌设备

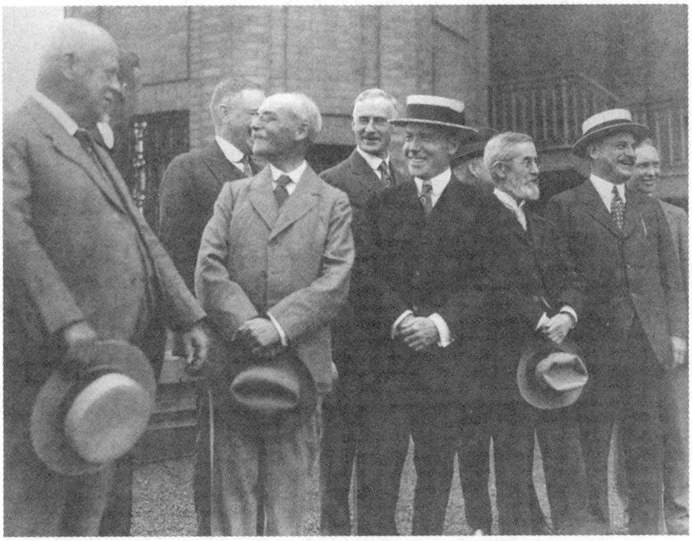

图 2-49　韦尔奇（左 1）和 CMB 成员在中国（1921）

的帐篷，是世界上第一间真正意义上的手术室。他发明了局部阻滞麻醉，但因自我实验局部麻醉，导致可卡因成瘾，不得不住院治疗。药物成瘾困扰了霍尔斯特德终生。韦尔奇将之引荐到约翰·霍普金斯，并力排众议，鼎力促成霍尔斯特德就任外科学主任。

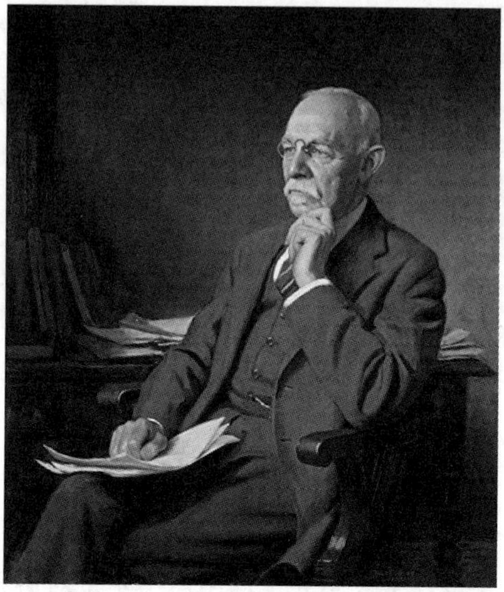

图 2-50 霍尔斯特德（油画）

霍尔斯特德坚信外科教学必须以科学为基础，“病房和手术室的最高意义，就是实验室。手术本身只是外科的一小部分。”他创造的手术体系——爱护组织、细致从容、一丝不苟、使用丝线、解剖学分离等——使外科进入微创时代。为此，霍尔斯特德创制蚊式血管钳，首创细丝线结扎技术，强调锐性剥离。他在甲状腺、乳腺、血管和疝的外科治疗领域作出了杰出贡献。1894 年霍尔斯特德创造性地提出了标准的乳腺癌根治术术式，标志着乳腺癌手术治疗进入了一个新的阶段，它使乳腺癌的 5 年生存率由过去的 10%~20% 提高到 50%，10 年生存率提高到 30%，术后复发率由当时的 58%~85% 下降到 6%。而且由此而引发的肿瘤根治术概念——肿瘤器官的广泛切除加区域淋巴结清扫——成为肿瘤外科学遵循的基本原则。外科开始进入以手术刀向癌症挑战的所谓 Halstedian Surgeon 时代，乳腺癌的外科治疗从此进入了根治性手术时代[97]。

为了表达对长期合作的护士长汉普敦（Caroline Hampton）小姐的爱意，沉默寡言的霍尔斯特德发明了橡皮手套，以解除其皮肤过敏之苦。汉普敦大为感动，欣然接纳了霍尔斯特德，持子之手，白头偕老。橡皮手套的发明令手术无菌状况大为改善，“爱情手套”迅速传遍全球的手术室。霍尔斯特德的学生说，橡皮手套的问世，“正如同维纳斯协助了医神。”[98]霍尔斯特德个性鲜明，生活考究，其礼服、鞋靴及衬衫全部由欧洲定制，衣服要送到欧洲去清洗。

霍尔斯特德参照德国 Langenbeck 教授的模式，建立外科住院医生制度，24 小时负责制，培养出许多出色外科学家。如神经外科的创始人 Harvey Cushing、Walter Dandy，泌尿外科创始人 Hugh Young，整形外科创始人 John Staige Davis、韦伯斯特，以及 Joseph Bloodgood、John M. T. Finney 等。

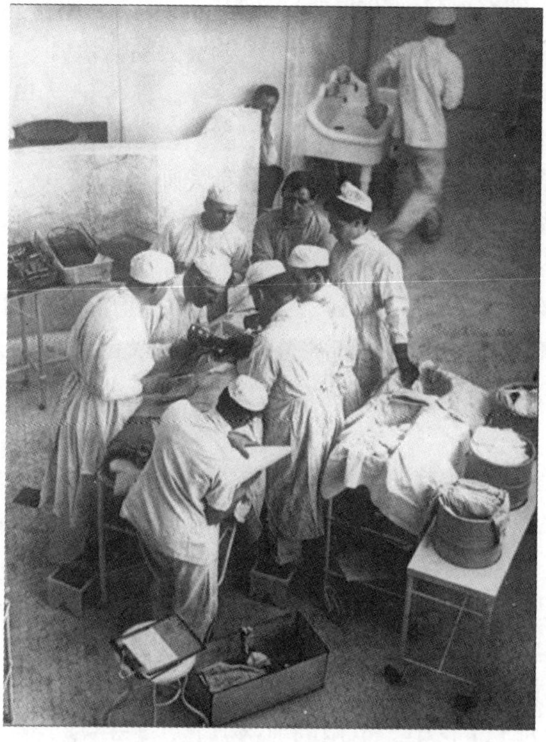

图 2-51 “全明星”手术（1904 年）

霍尔斯特德与 Joseph Bloodgood、Hugh Young、Harvey Cushing、John M. T. Finney、汉普敦及麻醉医师 Frank Mitchell 同台手术。

霍尔斯特德对协和外科的建立极为关注。他首先推荐得意门生格雷（Ernest G. Grey）担任协和外科首任教授，然格雷未到任就去世。之后霍尔斯特德培养的泰勒、韦伯斯特相继来到协和外科，将霍尔斯特德创建的约翰·霍普金斯外科模式及制度复制到协和。霍尔斯特德与泰勒一直保持书信来往，对协和外科的发展了如指掌。泰勒按照霍氏模式开展甲状腺的手术及实验，到协和伊始即开展了甲状腺次全切除术，以及甲状腺移植的动物实验。泰勒对霍尔斯特德的信中提及“他（屠飞）对我们把您的理想努力在中国实现而极为高兴。”

奥斯勒出生于加拿大安大略省邦德海德镇，在麦吉尔大学接受了医学教育，后来在母校任临床医学教授。1888 年任约翰斯·霍普金斯大学医学院内科学教授。奥斯勒回忆：“1888 年的早春，他（毕林斯）来到我费城的家中。我已听说了约翰·霍普金斯医院的事，知道他负责此事。我脑中一闪念他的到来与此事有关。他没有就坐，直接问道：‘你愿意主持约翰·霍普金斯医院的内科系么?’我毫不迟疑地答道：‘愿意。’‘韦尔奇会告知你细节，我们不久开业。今天我非常忙，早安。’整个过程不到两分钟”。[99]他在霍普金斯大学整整呆了 17 年，兼病理学家、临床医师、教育家、藏书家、卫生学者、哲学家、作家等多重身份于一身，其传记《奥斯勒的一生》厚达三卷。1905 年起担任牛津大学医学钦定讲座教授，1911 年受封为准男爵。奥斯勒最早倡导医学生的床旁教学和住院医师培养模式，是现代医学教育的奠基者。他曾言：“脱离书籍研究疾病的症状，如同在没有航标的海上航行。只看书而不接触病人，则根本未到海上。”这句话成为临床医学的金科圣律。其著作《医学原理与实践》，以近代基础医学为基础，根据病原学和解剖位置对疾病进行分类，长期被公认为内科学的标准教科书。盖茨在阅读此书后，对医学产生了极大的兴趣，由此洛克菲勒基金会的工作重点转向医学事业。

没有一位临床医师能像奥斯勒那样受到同事和学生的热烈拥护。他那细心精确观察的能力，对一切美好高尚事业所抱的浓厚兴趣和对本行的热爱，使他成为一位最有感召力、最受人爱戴的领导者。读书是他最喜好的兴趣，他给自己立下制度，睡觉前必须读 15 分钟的书。哪怕是凌晨两三点钟进入卧室，也一定要读 15 分钟的书才睡，这就是著名的“奥斯勒的 15 分钟。”读书使奥斯勒具有文雅而深厚的历史文学修养，在他的演讲集《生活之道》（A Way of Life）中，引用的典故甚广，隽语箴言随处可见。如“对于生命，我们只加一分自己之所能，绝不取一分自己之所欲”；“医学是艺术而非商品，是使命而非生意，是一种必须心脑并用的使命”；“唯有和谐修养的人，才能使医学发挥到极致”等。

美国有两所医学院的教学病房被命名为 Osler Ward，一是约翰·霍普金斯医院的大内科病房，它是该大学医学生学习内科的主要场所。另一是杜克大学（Duke University）大内科的女性病房，它也是杜克医学院最重要的教学场所。奥斯勒是伟大的诊断学大师，以姓名冠名的医学名词中奥斯勒名列第一，如 Osler 结节、Rendu - Osler - Weber 氏征、Osler - Vaquez 病、

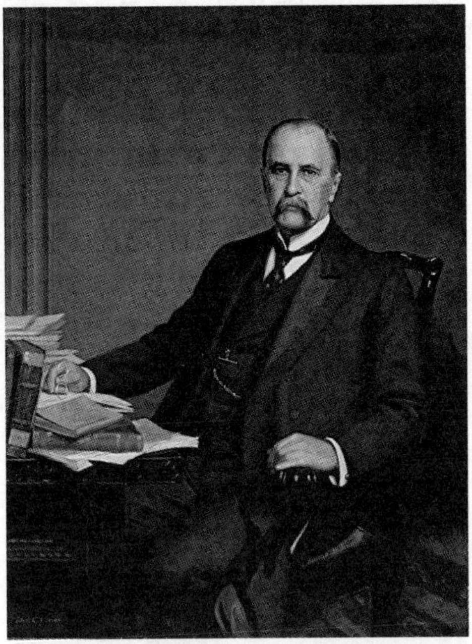

图 2-52　奥斯勒（油画 1905 年）

Osler-Libman-Sacks 综合征、Osler 尾线虫、Osler 征、Osler 综合征、Osler 三联征等等。

奥斯勒是一个真正的人道主义者。他将医学视为生活不可或缺的一部分。热爱医学，从不忘却病人。第一次世界大战爆发时，他挚爱的独子死在比利时，这对他无疑是个无法承受的打击。1919 年 12 月 29 日，奥斯勒卒于英国伦敦牛津大学，没能亲自参与缔造协和的内科。

凯利是 20 世纪初期最著名的妇产科医生。1889 年成为约翰·霍普金斯医院的首位妇产科教授。1899 年促成妇科为一门独立学科，并改任妇科教授。他担任过美国妇产科学会主席。Kelly 在妇科、腹部外科、泌尿外科均有很深造诣，发明了许多手术器械和术式，也是以镭治疗癌症最早的支持者之一。

凯利 1873 年进入宾州大学的生物系，读书期间，他因去科罗拉多州的高山探险出了意外，险死还生之后，终生笃信基督。他后来写道："在荒野雪地中，我突然觉得耶稣与我在一起，此后无论人生中有多少起伏，我坚信耶稣是活的神，我对他没有怀疑。它的启示超过我的理智，从此，我不敢说生命只靠我的天资与努力就可以过得更好。"[97] 毕业后他到没有医生肯去的贫穷之地——矿工之城肯辛顿（Kensington）担任医生。肯辛顿有将近 20

万人口，每天病人蜂拥而来，异常繁忙。凯利长期睡眠不足，为避免沉睡而听不到急诊的敲门声，他用细绳绑在脚趾上，另一端垂在窗外，急诊病人可拉绳叫醒他。作为一个虔诚的基督教徒，他在肯辛顿城推动废除赌博、妓女买卖，得罪很多黑道人士与不法议员；因此被诬陷入狱。他精湛的医术加上教徒的怜悯之心，震撼了美国，甚至连欧洲医界也知晓他的声名。其后他决定专攻妇产科，创建了历史上第六家妇产科医院。在短短几年时间，他发展出妇女子宫颈后倾诊断技术、卵巢肿瘤切除手术、输尿系统问题诊断方法，设计了保护妇女分娩的保护垫及妇女产后护理方案。他是早期将镭用于癌症治疗的人，是开发出局部麻醉的先锋，还设计发明了很多新的外科手术和仪器。

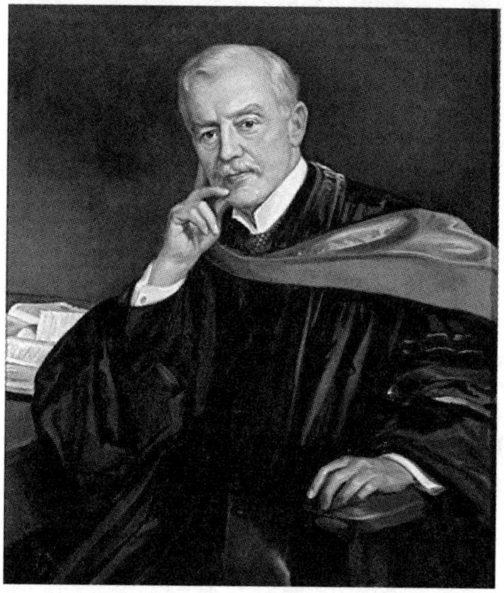

图 2-53　凯利（油画　1946 年）

当凯利踏入约翰·霍普金斯大学，他的第一个动议便是推动大学设立护理系或是成立护士学校，当他得遂所愿，在霍普金斯新成立附设护士学校的新生入学仪式上，他讲道："护士不仅是一个职业，也是个召唤。你们的努力会使前面一扇打开的门更为敞开，广大的民众须要你们的帮助。医生的功能在医治病人，但是要使医院成为一个干净、亲切、服务的地方，则是护士的职责。你们的任务是神圣的，因此你们的制服也是圣洁的白色。"[97]

凯利是个伟大的医生和基督徒，他对学生说："一个医生的成功不在于赚多少钱，甚至不在于救了多少病人，而在于帮助更多人成为优秀的医生，去拯救更多的人。”“你知道什么是基督教吗？基督教是一种事业，信耶稣是一生去跟随上帝做生意。做什么生意呢？做一种不计较输赢，而计较有没有使别人得到真正好处与照顾的生意。”[97] 1943 年 1 月 12 日他的妻子病逝，一个小时以后他也死去，手中拿着的是一本圣经。

协和妇科在初创时期深受凯利的影响。协和首任妇产科主任马士敦及协和妇科的第一位中国籍医生吴伟德都曾受过凯利的教诲。

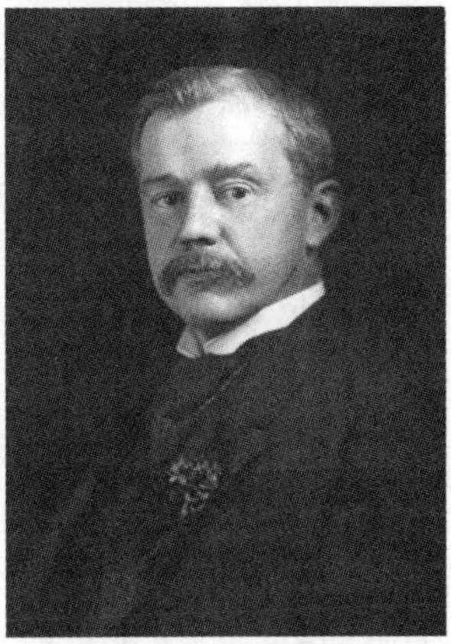

图 2-54 凯利（1912 年）

开业典礼

“初秋的北京景色宜人，胡同没有了往日的飞尘，街道上开张的店铺生动如画，贩卖声和乞讨声萦绕在耳，婚葬的场面奢华气派。举目眺望，天高气爽，西山如黛；近处则是点缀着玲珑宝塔的景山，巨大的皇城城门和紫禁城金色的殿顶；琉璃碧瓦的豫王府也毫无逊色，这就是我们的新医学院和医院。

在这个迷人的秋季，来自日本、英国、苏格兰、爱尔兰、爪哇、韩国、菲律宾、加拿大、法国、美国以及中国各重要省份的科学家和代表们，齐聚协和，庆祝开院。

9 月 19 日，这些杰出的嘉宾组成了令人瞩目的学术阵容。东西方的科学家们身着西式学位制服，在碧瓦飞檐之下，列队缓缓前进，途经现代化的实验室和古老的水车，穿过列队的西医学生、好奇的苦力和无时不在的乞丐们。最终在街头艺人叫唱和管风琴进行曲的合奏中，怡然步入宫殿式的现代化礼堂。”[100]

这是洛克菲勒董事会秘书 Edwin R. Embree 在归国的邮轮中用生动优美的文笔描绘的北京协和医院开院典礼。三个月前 Embree 肩负着削减协和财政预算的艰难使命来到中国，由于战争导致的物价飞涨、汇率波动、海运价格上涨等因素，使协和的预算严重超支，1921 年的预算达到令人瞠目的一百一十万美元，基金会准备消减一半的预算。精通预算的 Embree 临危受命，接到指示：“在不导致个人或机构之间关系破裂的前提下，尽你所能减少预算。”经过数月的调查、核算，以及无休止的讨论、辩解乃至争吵，灵活变通的 Embree 凭借其超人的沟通协调能力，使北京和纽约之间的交流畅通无阻，最终达成共识——维持现有的财政预算，保证协和的高标准，并如期举行开院典礼。Embree 不仅赢得了协和院方胡恒德及顾临的友谊，也赢得了纽约董事会的信任。1921 年 9 月 5 日至 22 日，协和举行了为期 8 天的开院典礼，嘉宾如云，协和的高标准得到与会各国科学家的一致赞誉，中国的约翰·霍普金斯已崭露头角，高额的财政预算得到了回报，Embree 未辱使命。

陪同丈夫参加典礼的皮博迪夫人从女性细腻的角度记载了典礼的盛况，在其日记中写道："学位制服的色彩令人眩目，使周围的女士们黯然失色。巴黎的 Tuffier 博士无疑是最靓丽的，因为他戴着一顶真正的王冠，缠绕着红色的貂皮，胸前佩戴着无数的勋章。……都柏林的 William Smyly 爵士穿戴着鲜红的外袍和博士帽。即使那些身着黑袍的人们也毫不逊色，因为他们披着红色或绿色的天鹅绒勋带。少量的主教们增添了异样的情调，只有身着深色燕尾服的英美大使才让我们回归现实。"典礼之后，皮博迪教授成为协和第一位客座教授，夫妇二人将在北京度过一年的时光。

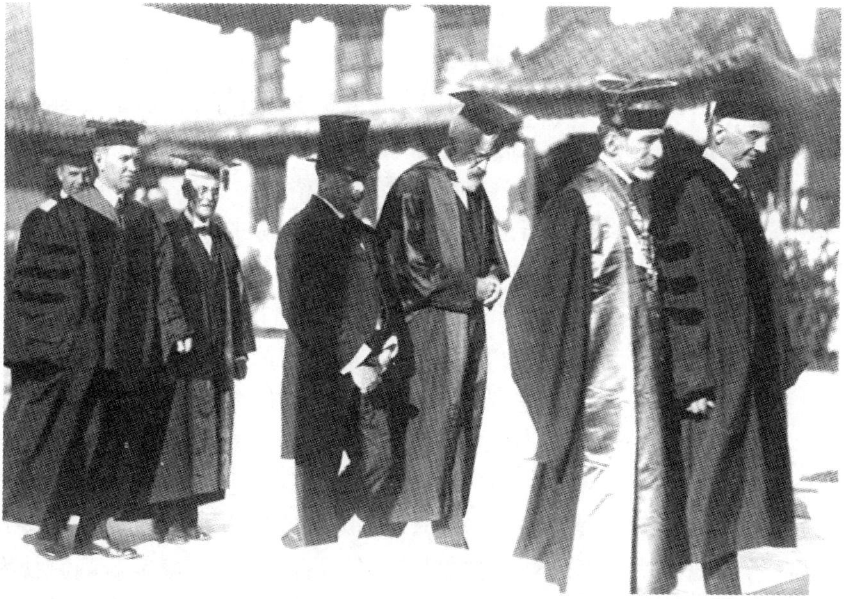

图 2-55　与会科学家穿过协和庭院（1921 年）

与协和擦肩而过的胡适也受邀参加了开幕典礼，他在这天的日记中记道：

"三时，到协和医学校，代表北大，参与正式开幕典礼。是日典礼极严肃，颇似欧美大学行毕业式时，是日着学位制服参加列队者，约有一百人，大多数博士服，欧洲各大学之博士服更浓丽壮观，自有北京以来，不曾有这样一个庄严仪式。(古代朝服上朝，不知视此如何?)”

“行礼时，颜惠庆代表徐世昌演说，尚可听；齐耀珊（内务）、马邻翼（教育）就不成话了。顾临代表罗克菲洛医社演说，最后罗克菲洛演说。罗氏演说甚好。”

胡适对顾临的演说未做置评。顾临的演说依然摆脱不了西方人固有的“黄祸（Yellow Peril）”思维。他在演说中认为东西方之间的隔阂根深蒂固。若是东方人没有能力改善自身的生存状况，他们最终会涌向西方，导致西方世界巨大动荡。一旦发生上述情况，除了动用武力别无良策。对于中国而言，只有帮助她富裕起来，才能避免这种灾难。……这是创建北京协和医学院的初衷之一[3]。

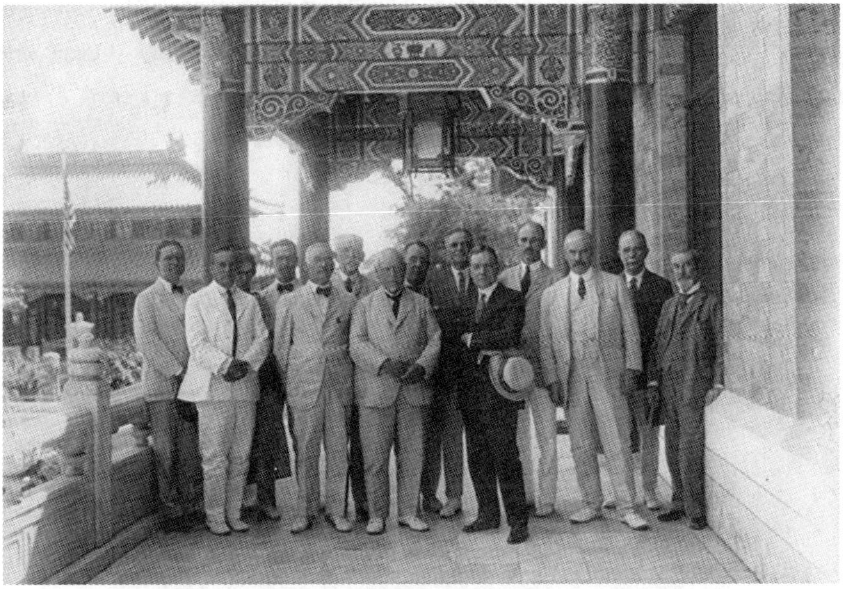

图 2-56　小洛克菲勒、韦尔奇与其他参加开业典礼的嘉宾

胡适所说的罗氏即为小洛克菲勒先生，代表父亲洛克菲勒先生、基金会、CMB 及北京协和医学院董事会致开幕辞。他详尽回顾了协和诞生的背景及历程：洛克菲勒先生对古老中华文明十分关注，试图寻找“造福中国人的最好方法”，经过 3 次组团赴中国考察及广泛深入地咨询，最终确定在北京筹建一所高标准的医学院，即北京协和医学院。他说，创建协和的初衷，是将优秀的学生培养成为高质量的教师和科学家，也会对教会医生和中国医生提供短期的培训，使他们掌握现代医学知识。但最重要的是希望我们的医学院能获得中国人的赞同，促进他们在中国其它地域发展同样的

医学院。罗马不是一天建成的，协和也不可能在短时间内实现我们的理想。他希望有朝一日这所学校的大多数职务都由中国人担任，学校的董事会将有杰出的中方人士参加；医学院所需的资助将由中国人的捐款和中国政府的补贴所取代。

最后他讲道，不久之前毕业于日本北里大学的俞叔奋医生（音译 Dr. Yu Shu Fen）在山西（据伍连德的文章俞叔奋医生 1921 年 3 月 24 日在山东桑原殉职）抗击肺鼠疫时，不幸染病，临终时说为中国人民而死，无怨无悔。当协和的中国教授都成为俞医生式的医生，并将这种精神传授于协和的学生；当这些具有献身精神的协和学生遍布伟大的中华大地，治愈疾患，启迪心灵，那么协和“服务与奉献”的理念将名垂千古，创建协和的主要目的也会得以实现[3]。

燕京大学的学生凌淑浩和李德全在门外观看了开幕典礼。数十年后，凌淑浩在传记中回忆到：来宾们身着学位服装在庭院中列队，勋章和勋带在阳光下熠熠闪光；美国海军乐团站在台阶上演奏乐曲。中国官员身穿丝绸长袍，小洛克菲勒身着燕尾服和高高的礼帽，像个传教士。礼堂内聚满了世界各地的显贵们。北京协和医院的开幕典礼影响了她的一生，不久之

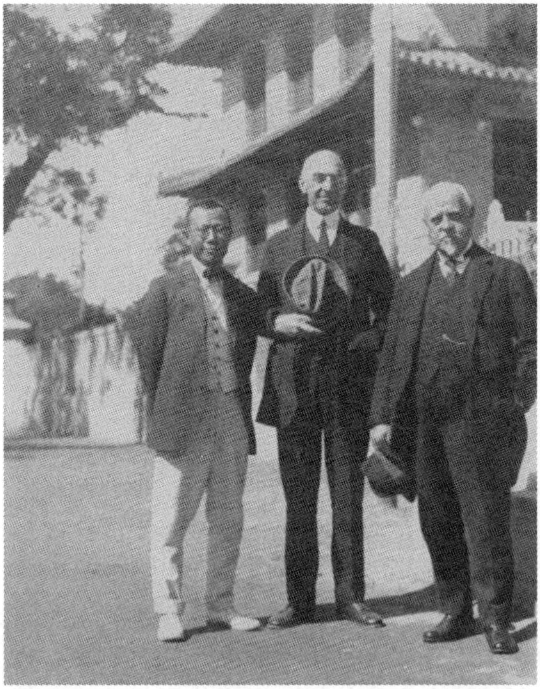

图 2-57　伍连德与顾临、韦尔奇于协和（1921 年）

后她考取了北京协和医学院，成为1928届的学生，是协和最早的女学生之一。在协和她邂逅了陈克恢，结为伉俪，一起为医学奉献了一生[101]。李德全3年后与冯玉祥成婚，之后和协和人一起，开展了中国妇幼卫生工作，30年后以中央人民政府卫生部部长的身份接管协和，收归国有。

开幕典礼的精彩隆重之处在于高水准的学术报告。胡美、韦尔奇、文森特等著名医学专家做了精彩的学术专题报告，伍连德作为唯一的中国医学家做了肺鼠疫的专题报告，并担任临床专题的评议嘉宾。参加学术活动的国内外著名的医学家达二百八十名，其中有五十六名校内医学家。从9月15日到22日，每天都有学术报告或讨论。9月18日起北京协和医院的教职员工进行学术汇报，由内科主任马克麟、外科主任泰勒（Adrian Stevenson Taylor）、妇产科主任马士敦（John Preston Maxwell）、眼科主任霍华德（Harvey James Howard）、耳鼻喉科主任邓勒普（Albert Menzo Dunlap）、神经科主任林安德（Andrew H. Woods）及病理学教授米尔斯（Ralph Garfield Mills）领衔。谢和平（Richard H. P. Sia 内科）、谢元甫（George Y. Char 外科）、吴伟德（Arthur Wai-Ta Woo 妇产科）、李清茂（Tsing-meu Li 眼科）及刘瑞华（Jui-kua Liu 耳鼻喉科）等五位中国医生亦悉数亮相。9月20日上午11时许，谢元甫进行了Skin Grafting——Thiersch and Reverdin的讲演，这是中国医生发表的首篇现代整形外科的文献，莅年发表于《中华医学杂志》英文版。在该文献中，谢元甫提出由于Dakin溶液的使用，提高了感染创面皮肤移植封闭创面的机会。这篇文献详尽描述了植皮技术的细节，为感染创面的修复提供了一种安全有效的措施。此时，在世界范围内，除英国有一所战伤重建修复中心外，在其他国家整形外科尚未成为独立的学科，但各国外科医生已经将整形外科技术应用于外科临床。感染性创面的修复在当时是外科的难题之一，谢元甫创造性将Dakin溶液联合皮片移植，解决了这一难题，在不经意中开创了中国整形外科的先河，使中国整形外科的发展与世界保持了同步[102]。

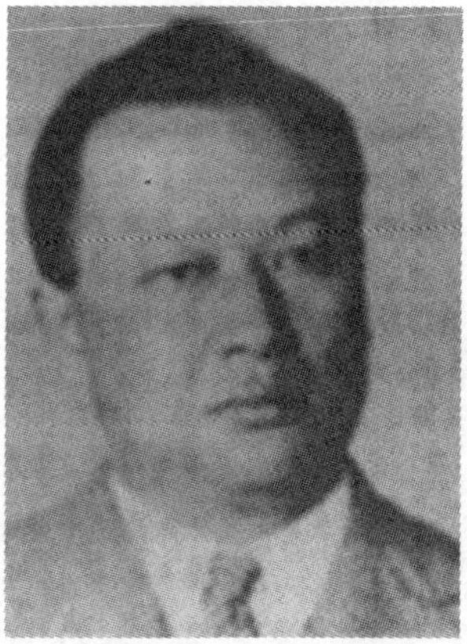
图2-58　谢元甫（George Y. Char）

拉尔夫·西姆（Ralph B. Seem）为北京协和医院第一任院长。西姆原为约翰·霍普金斯医院副院长，1918年被任命为芝加哥大学医院首任院长，负责筹建芝加哥大学医院。1921年4月赴华，负责协和医院的开业及运营。

1 年后返美，相继担任芝加哥大学毕林斯纪念医院（Billings Memorial Hospital）院长及斯坦福大学医学院（Medical School of Stanford University）院长。特威特·斯隆（Thomas Dwight Sloan）为副院长。斯隆出生于美国田纳西州，获得维吉尼亚大学（University of Virginia）医学博士学位。1912 年与夫人 Margaret Bell Dunnington Sloan 到中国南京行医传教，1916 年任南京大学医院院长。1919 年由 CMB 资助赴美国约翰·霍普金斯医学院及哈佛医学院进修学习神经病学及儿科学。返华后任协和医院副院长，协助西姆管理医院，一年后接任院长，任期三年。斯隆返美后任纽约大学医学研究生院及医院院长。1925 年，刘瑞恒任医院副院长、代理院长及院长，王锡炽任助理院长，此后 14 任院长均由中国人担任。

从 1905 年洛克菲勒将目光投向中国，寻求“造福中国人的最好方法”，到 1921 年北京协和医院的开院典礼，西方的“医学十字军”骑士们将他们最骄傲的模式植入中华，试图影响、推进这一古老帝国的发展。如 Edwin R. Embree 所言，一所机构不可能培养中国所需要的海量的医生，建立协和的目的是制定标准，培养医界领袖，充当中国未来医学院的领导者和教育者，从而影响整个国家。这是一所前所未有的医学院校，不仅在中国，即使在整个远东也是独一无二的。随着岁月的流逝，现代医学的种子将遍布古老中华[100]。

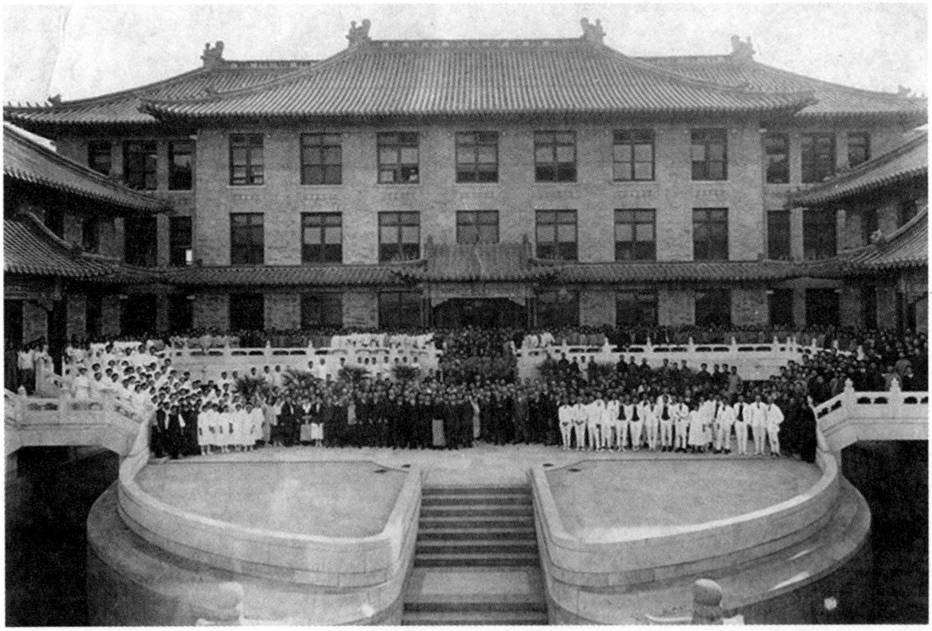

图 2-59　参加开业典礼嘉宾及协和员工

似乎只有罗素对洛克菲勒创建北京协和医学院提出批评。当时罗素正在北京访问，他断言洛克菲勒人只是美国精神的传教士。“用整洁取代艺术，用洁癖取代美，用说教取代哲学，用妓女取代情妇，再加上一种普遍忙忙碌碌的氛围，这就是美国精神。”[101]但是北京协和医院治愈了使罗素饱受折磨的肺炎。“在这点上，我应感谢他们，”他在自传中写道，“但在此之前及之后，我都强烈反对他们的政策，他们对我极端厌恶。”[91]

发现“北京人”

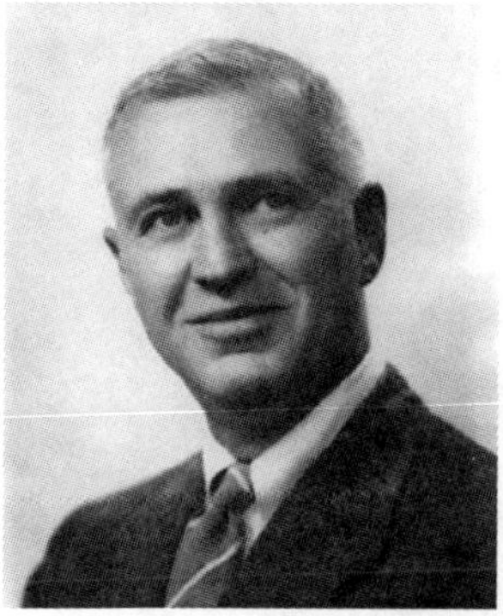

图 2-60　考德里

解剖学是现代医学的基石，协和医学院对解剖系的建设极为重视，所建的第一座大楼就是解剖楼，当时的民国教育部长范源濂铺放的第一块奠基石至今还置于解剖楼的墙角上。首任校长马克麟聘请的第一位系主任就是解剖系主任考德里（Edmund Vincent Cowdry）。

考德里 1909 年毕业于多伦多大学生物系，1912 年获华盛顿大学哲学博士学位。1913 年担任约翰·霍普金斯大学解剖系助教。在此期间，考德里沉默寡言，但异常勤奋，很快成为研究线粒体的专家。1916 年，考德里与爱丽丝（Alice Hanford Smith）结为夫妇。婚后不久考德里接到马克麟的聘书，最初考德里婉拒，但

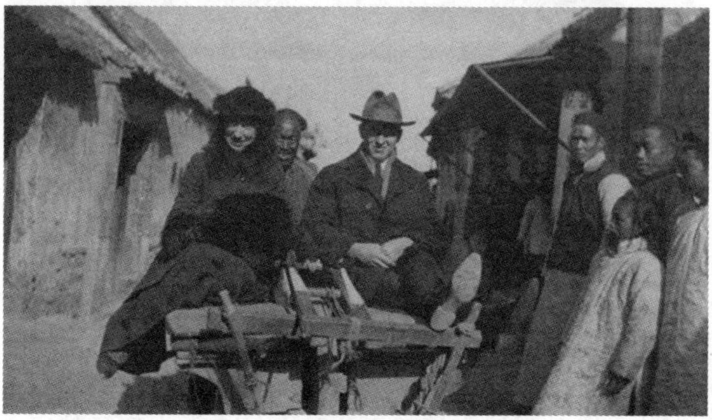

图 2-61　考德里夫妇在中国（1918 年）

在妻子的劝说下，最终接受了聘书。1918 年秋季，考德里夫妇到达中国，此时马克麟已回国服兵役，考德里成为协和当时唯一的教授。他不仅负责筹建解剖系，继续细胞学的研究，也参与整个医学院的管理。

考德里对解剖系的建设殚精竭虑，首先他赴日本考察了 15 所医学院校，并撰写了《日本的解剖》一文发表于美国的《解剖记录》杂志。考德里发现日本虽然有现代化的仪器设备，但其德国式的教学模式并不足取。返回中国后，考德里随即考察中国外资学校的解剖教学状况，总共考察了 19 所学校，并收集了 7 所学校的信息，撰写了《中国的解剖》一文。当时的中国 26 所学校仅有 24 名全职的解剖教师，仅有 4 所学校有足够的解剖教师，只有 12 所学校有尸体解剖。

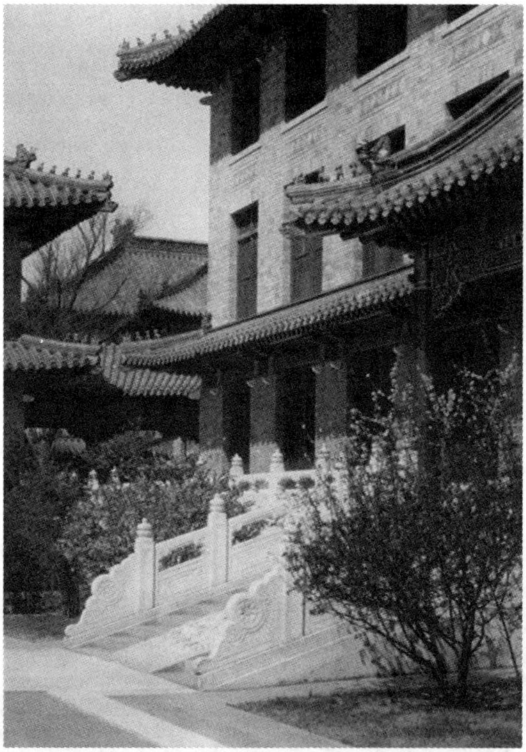

图 2-62　北京协和医学院解剖楼（1920 年考德里摄）

在协和 3 年间，考德里收集制作了许多解剖标本。抵达协和后不久他发函到中国所有的外资学校呼吁制作和保留胚胎和胎儿标本，虽然部分外籍医生害怕引起中国人的反感和愤怒而拒绝，但多数人还是赞成考德里的呼吁。此后考德里逐渐和中国医生开展合作，有些中国医学院校向协和捐赠了大量标本。

考德里率先在中国开展了系统的解剖研究和教学。由于中国人对祖先崇拜，解剖尸体极为困难，起始阶段举步维艰。1914年洛克菲勒基金会考察团《中国医学》报告中专门论述“解剖与尸检”：

“对祖先的崇拜学说是儒学的重要分支之一，该学说要求其追随者对死人要极其尊重，解剖尸体或者尸检被认为是对人类躯体的亵渎，是自古以来完全没有可能的事情。正是这个原因使中国医生一直保持对解剖学和生理学全然无知的状态，也正是因为此观念，使中国的医学几乎没什么发展。……解剖是医学生必需的基础课程，而尸检是教授疾病机制所必需的，两者在许多研究方面至关重要。在中国某些独特的疾病只有到做完许多尸检后才能彻底了解，但是直到现在所做过的解剖和尸检数量实际上可以忽略不计。很少有外国医生做过尸检，部分医生只能在高度机密状态下做过局部尸检。而且一旦走漏风声，可能激起公愤，使医生和医院处于极度危险中。我们听说一所政府办的医学校一直在做解剖，他们是从监狱将垂死的病人带到医院，然后在他们死后进行解剖。外界要求披露真相，怀疑此事经常发生。”[65]

考德里采用了各种方法寻找尸体，例如动用美国海军陆战队运送尸体，但收获甚微，18个月仅获取4具尸体。之后协和院方买通了北京警察署长，获取了解剖死刑犯尸体的权利，但解剖后的残尸必需埋葬于警察署长私人墓地，由院方支付费用。

为保证教学研究的尸源，聘请中国助理成为当务之急。历经周折之后，考德里找到了合适的助理——谢恩增。谢恩增毕业于协和医学堂，1915年被洛克菲勒基金会资助赴美进修公共卫生。他是北京人，社会活动积极，人脉关系很好。代理院长胡恒德致信马克麟：

“我们已经聘请了谢恩增博士。你也许记得谢博士过去两年领取助学金在美国学习细菌学和血清学。虽然他并不一定特别合适在解剖学方面工作，但我们这里的所有人都感到，考德里博士在第一年一定要有一个得力助手，这个人要有大量的当地经验，可以帮助他做解剖系一般的组织工作，特别是关系到寻找解剖样本。在这一方面，警察和政府始终倾向于保守，我们感到要有人与这些人打交道，而且能够处理得体，是一件特别急需之事。年底，可能期望有所改变，但目前我相信我们所做的是最明智之举。我希望这能得到你的批准。”[103]

在获得了马克麟、顾临等人的首肯后，胡恒德致信谢恩增：“我已被授权聘任你北京协和医学院解剖系助理（1918~1919）一职，生效时间为1918年7月1日。期望你给出足够的时间（按照解剖系主任考德里博士要

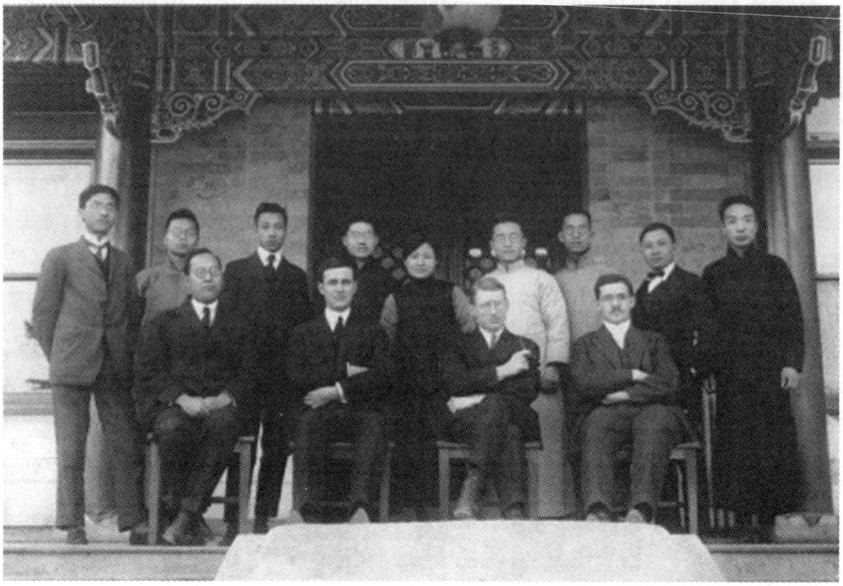

图 2-63　考德里、步达生与解剖系同仁

求的时间），来组织和发展解剖系。其他时间，将从事医院部门的细菌学方面与卫生方面的工作。提供的薪水是每年 1500 美元，汇率是一美元兑换两块墨西哥鹰洋；另外将提供每月不超过总数 50 鹰洋的住房补贴。早日回复为盼！"[103]第二天，谢恩增就写回信确认："我高兴地接受担任北京协和医学院解剖系助理和在可能的其他时间内从事医院部细菌学方面与卫生方面的工作。薪金的条款和房子补贴也令人满意。"[103]

谢恩增工作能力非凡，在短短的半年中，其工作就已经得到肯定。胡恒德认为"谢博士在解剖系显示了他是一位既有价值又有热情的助理。"1919 年谢恩增再次被聘用为解剖系助理。协和医学院正式开学前，谢恩增解决了解剖尸体的问题，1919 年 6 月 9 日给考德里的信中说道："关于同当局安排解剖尸体似乎出现转机，至少在秋季我们手头有两个标本可以用在课堂里。我想我们将来没什么困难得到更多的标本。"[103]谢恩增 1920 年初写了一篇关于古中国解剖学的英文论文，向国外介绍中医并没有像外国人想得那样糟糕。这篇论文得到了考德里的赞赏，美国的《解剖记录》发表此论文。

稳定的尸源使协和的解剖教学得以发展，学生的解剖文献学习时间仅占 1/10，90%的时间是实践操作。而同期的其他院校实践操作时间极少，有的学校甚至没有实践操作。

随着解剖学事业的兴起及从事解剖学工作人数渐多，在中华医学会和中华博医学会的建议下，于 1920 年 2 月 26 日在北平协和医学校解剖系成立了“中国解剖学会及人类学会”，会员 50 人，考德里任理事长，理事 12 位，其中 6 位是外藉人士。会议制定了会章，并由当时政府注册登记，为学科发展做出了历史性贡献。

协和的解剖系平稳地发展起来，逐渐成为中国解剖学的领头兵。但此时爱丽丝的身体每况愈下，夫妻两人不得不回国休养，考德里最终接受了西蒙·弗莱克斯纳的聘书，到洛克菲勒医学研究院工作。考德里为协和解剖系创造了坚实的基础，在他离开后不久，协和解剖系即誉满全球。之后考德里发表一系列有关中国医学和教育的文章，并资助了一批在美学习的中国科学家。他在细胞结构及功能方面的研究也取得了非凡成绩，成为美国细胞学的权威。

考德里在任职期间培养了著名组织学家马文昭。马文昭 1916 年毕业于协和医学堂，先后担任山西汾阳医院和河北通县潞河医院的医师。1919 年马文昭到协和解剖学系进修，其才华得到考德里的青睐，推荐其赴芝加哥大学解剖学系进修组织学，师从本斯利（Robert R. Bensley）教授研究线粒体和高尔基体。马文昭为人幽默，初到美国参加一社交聚会，有人问：“听说中国人吃活老鼠，是真的吗?”马文昭立即答道：“没听说过，倒是有人告诉我美国人都爱吃热狗。”引得众人哄堂大笑。马文昭 1921 年回国后担任协和解剖系助教，继续开展对线粒体和高尔基体的研究。1940 年，他应美国圣路易华盛顿大学医学院细胞学系考德里教授的聘请，以客座教授的身份去美讲学。马文昭 1946 年任北京大学医学院院长，1956 年成为我国解剖学界第一位中科院学部委员。

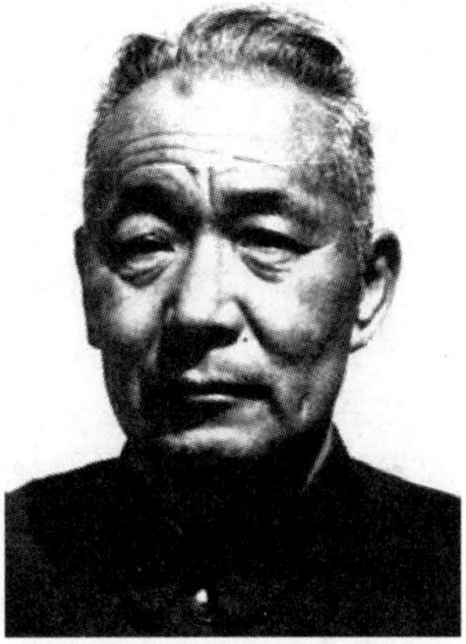

图 2-64　马文昭

考德里的继任者是步达生（Davidson Black）。步达生是考德里的大学同学，1919 年接受考德里的邀请，担任协和解剖系神经学和胚胎学教授。考德里是知名的组织学家，步达生则是知名的人类学家，两者相得益彰。考德里曾言：“步达生的兴趣是人类学，他很少使用显微镜；而我大多数时间是通过显微镜观察细胞。”

来北京协和医学院后，为解决教学和研究所用的人骨标本，步达生与当时中国主要的学术机构以及与中国、美国和英国等国专家加强了合作。

他认真研究了这批人骨材料，并受中国地质调查所所长丁文江关于云南土著民族的看法及瑞典科学家安特生（Johan Gunnar Andersson）关于中国史前文化的观点影响。

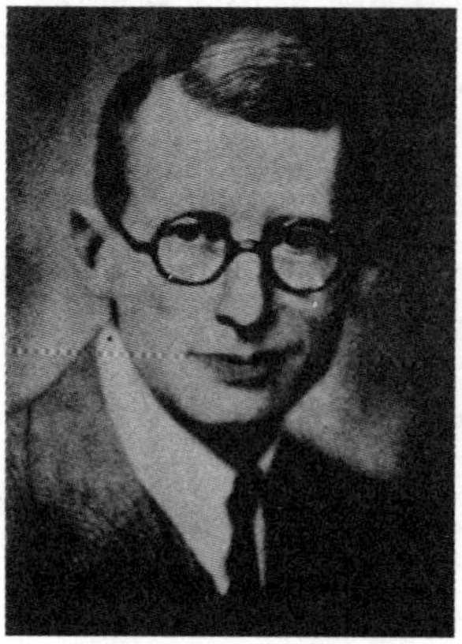

图 2-65　步达生

1918 年春，时任中华民国农商部矿政顾问的安特生根据线索来到周口店的鸡骨山进行了两天的古脊椎动物化石考察，但收获甚微。历史性的突破发生在 1921 年夏末秋初，安特生到周口店检查师丹斯基（Otto Zdansky）在鸡骨山的发掘工作，他在《黄土的儿女》中描述："正当我们发掘（鸡骨山）的时候，一位老乡走了过来。他打量了我们一下说：'在这里呆下去没有什么用。离这里不远有一个去处，你们可以在那里采到更大更好的龙骨。'我深知要在中国寻访龙骨，绝不能轻易放过任何线索。于是我立即向那个人作进一步的了解，他所介绍的情况看来很可信。于是我们立刻收拾工具，跟着他向北面的一座石灰岩小山头走去……我们在那里搜索不大一会儿，就发现一件猪的下颌骨。这是一个好兆头，说明我们来到了一处比鸡骨山希望大得多的化石地点。当天傍晚，我们满怀希望地返回住地，好像重大的发现已经向我们招手……次日，阳光普照，我们沿着一条直路，从我们下榻的小庙向那处名叫'老牛沟'的新地点漫步走去。这个地点总有一天会变成考察人类历史最神圣的朝圣地之一。"[104]在当地村民的引导下，他们发现了龙骨山北京猿人洞，从此就揭开了周口店古人类考古和第四纪地质研究的序幕。在后来的两年发掘中，虽然采集到了人牙化石，但当时未辨认出来。直到 1926 年，师丹斯基在乌普萨拉大学研究采自周口店这批化石时，终于认出了一枚人类牙齿化石，为了慎重起见，他在"真人?"画上了问号。消息迅速传回北京，时任北京大学地质学教授的葛利普（Amadeus William Grabau）将之命名为"北京人"，这一绝妙的命名被广为接受。葛利普是近代地层学的创建人之一，1920 年应邀来华。在华 26 年培养了 270 多名地质工程师，其中的 22 人为中科院的院士。季羡林曾这样评价道："中国地质学和古生物学能有这样的成绩，我们要归功葛先生。"

时值瑞典皇太子即将访华，安特生决定在欢迎会上宣布此消息，为此他请步达生研究这个标本并替他写一份研究报告。1926 年 10 月 22 日欢迎仪式在协和医学院举行，首先由梁启超作《中国考古学的过去、现在和将来》的报告，之后安特生公布了在北京周口店的发掘工作中发现人类前臼齿化石，并将步达生的研究论文《亚洲的第三纪人类——周口店的发现》进行了生动地演讲，“北京人”现身的消息震撼了整个世界。此论文随后发表于《中国地质学会志》、《自然》和《科学》等杂志。

周口店人类化石的发现使卷入“中亚热”的步达生感到异常兴奋，他敏锐地察觉到猿人素材对医学研究的深刻影响。他决定将周口店的发掘与研究作为一个“有联系的追加项目”纳入他与安特生合作的中亚考察计划中。10 月 5 日，他起草了一份报告给当时任北京协和医学院行政委员会负责人的胡恒德，建议洛克菲勒基金会提供资金来资助周口店的进一步系统发掘，并筹建一个体质人类学研究机构；然后他又找到中国地质调查所所长翁文灏具体协商合作方案。1927 年 1 月 3 日基金会拨款 24000 元资助周口店的工作，中美双方开始合作继续对周口店发掘，同年在周口店发现了一颗保存很好的人类臼齿，步达生根据它在年末发表了论文，提出一个新的拉丁文学名 Sinanthropus pekinensis，中文直译为“北京中国人”或“中国人北京种”。步达生迅速发表论文并提出新命名的目的是获得基金会进一步的资助，以便继续下个季度的挖掘[105]。但若没有新的证据出现或出现反证，步达生的学术声誉将丧失殆尽。幸运的是，他遇到了裴文中。1929 年 12 月 2 日裴文中发掘出北京猿人第一个头盖骨，步达生不禁欣喜若狂，如释重负[106]。

为了使周口店工作顺利开展，步达生“凭 2 颗化石牙齿让洛克菲勒基金会代表信服周口店巨大的开发潜力”，成功申请资金 130 000 美元，作为周口店人类学田野研究工作的专项资金，由协和医学院和中国地质调查会共同支配，这笔资金延续到 1929 年 12 月 31 日。为适应周口店新的发展需要，经过磋商，1929 年 2 月 8 日，翁文灏和步达生签订了《中国地质调查所新生代研究室组织章程》和《与北京协和医学院和步达生博士的详细协定》，中国第一个从事新生代地质、古生物学特别是古人类学研究的专门机构——新生代研究室成立，位于协和医学院的 B 楼。这个机构的建立，开拓了中国新生代研究的新局面，导致了 1929 年底震惊世界的第一个完整的北京人头盖骨的发现，培养和造就了中国古人类学、古脊椎动物学、地质学等学科的第一、二代科学家。新协议规定，丁文江为名誉学术主持人，步达生为研究室名誉主任，杨钟健为主任，德日进（Pierre Teilhard de Chardin）为顾问。所有的研究材料均归中国地质调查所，不得运出国外，田野工作和年度报告由名誉主任步达生负责。“本研究室的宗旨为开展一项广泛的人类古生物学调查计划。采集、研究和描述中国第三纪及第四纪的化石均为本研究室的目标。本研究室尤其关注人类生物学方面的问题”。

“北京人”头盖骨的发现将中国的古人类学推向了世界学术前沿，被称

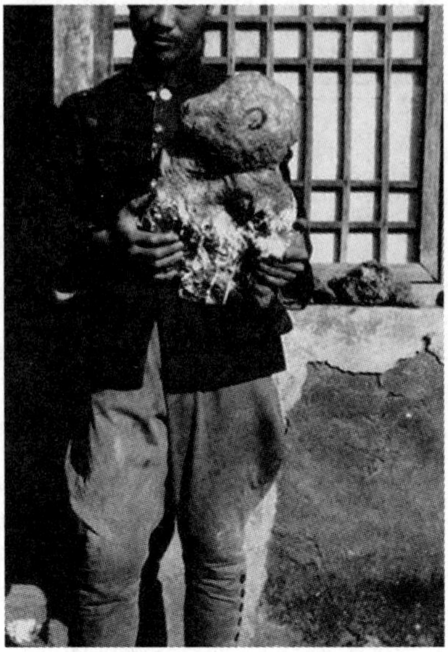

图 2-66　裴文中怀抱北京人头盖骨

为“古人类全部历史中最有意义、最动人的发现”，是 20 世纪古人类学界最重要的事件之一，协和的新生代研究室成为世界瞩目之地。1933 年，步达生与德日进、杨钟健、裴文中等著成《中国原人史要》，这是中国出版的第一本关于古人类学著作的专著，也是步达生在中国古人类学上的一部集大成著作。1913～1934 年间，步达生共发表 56 篇论文，保存了宝贵的科学资料，尤其是大量“北京人”的图片和文字材料，这是一笔宝贵的财富。1941 年，日本人侵占北京，“北京人”头盖骨丢失，至今尚无下落。步达生早年著作中保留的“北京人”资料更加弥足珍贵。1929 年，步达生也因为在周口店中国猿人研究工作中的突出贡献而被授予“葛利普奖章”，这是近代中国地质学会的最高学术奖；1932 年北平博物学会又赠以金质奖章。

步达生在协和的岁月里，多是在中国地质调查所新生代研究室里忙碌着，每天下午 4 点步达生来到 B 座一楼的办公室上班，第二天早上七八点钟离开，白天休息。这种作息时间使他很难与同事们碰面。就在这间办公室里，步达生为教学制备了一整套包括人脑切片、鸡猪胚胎连续切片的标本，为神经解剖学和胚胎学两门课的实验奠定了基础，并为中国培养了第一代技术人才。除了解剖科和新生代研究室的工作，步达生还兼有协和医学院行政委员会的事务工作。在胡恒德回美国休假的日子里，就由在协和医院很有威望的步达生代理。

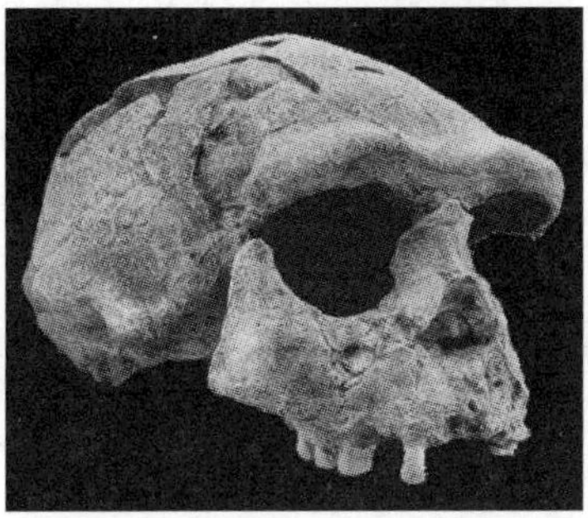

图 2-67　北京人化石

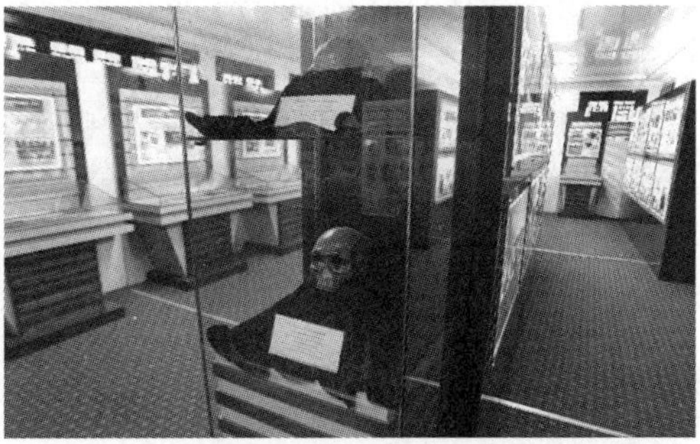

图 2-68　B 楼北京人化石曾存放于此

1934 年初，步达生因先天性心脏病住进医院。心脏科医生规劝他不能再拼命工作，步达生没有听劝。1934 年 3 月 15 日下午 6 点前，新生代研究室主任杨钟健还在步达生的办公室和他商谈工作，杨钟健离开办公室时是 5 点 50 分。6 点美国同事再次扣门进入他的办公室，发现步达生已躺在蓝色的地毯上，突发心脏病猝然离世，享年 49 岁。顾临写道：“步达生博士的离世对整个医学院都是极大地打击，他是极为卓越的人，其他人无法替代他，因此，损失是无法弥补的。”3 月 18 日下午二时许，北平科学界在协和医学院礼堂为他举行了追悼会，会后葬于英国义地[107]。

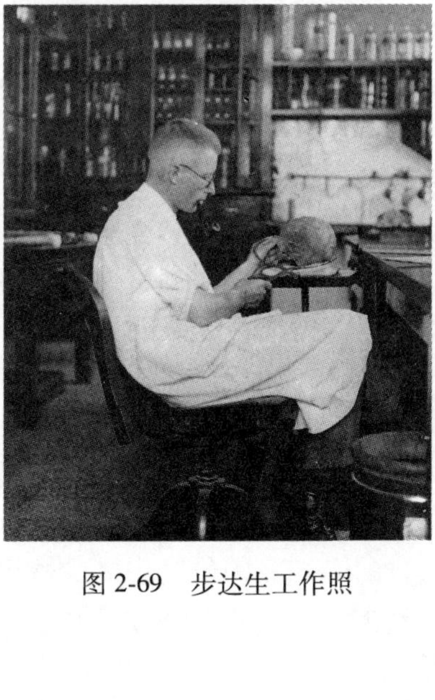

图 2-69　步达生工作照

步达生为中国近代科学事业奉献了一生。正如北京协和医学院教授委员会备忘录所说的："他在科学上的辉煌成就使本学院增光。他在北京人方面的研究已使他名扬四海，而这一工作今后仍将是对于早期人类历史研究的重大贡献。"他的同事评价说："在这儿他一直等待未知的召唤，一种立即变成挑战和机会的召唤。那是只有准备有素的人才能抓住的稀有机会之一……。"

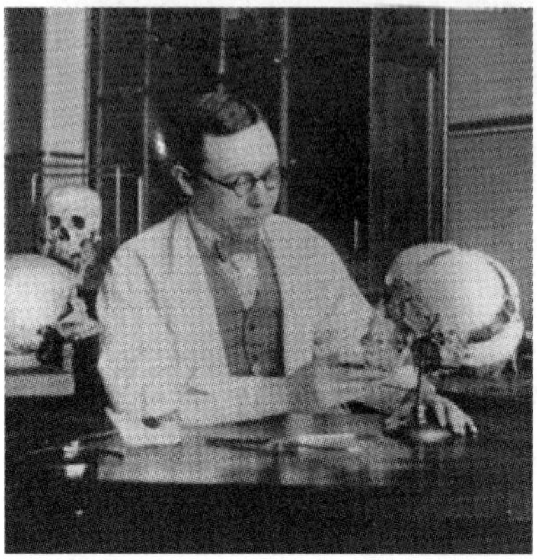

图 2-70　许文生工作照

步达生去世后，由许文生（Paul Huston Stevenson）暂时代理主任。许文生是一个牧师的后代，在 Hiram 学院获科学和神学学士学位后，立志做一名医学传教士，遂入华盛顿大学医学院。一年级时解剖成绩非常优秀，获得 George F. Gill 奖。在校期间与护士 June Lapsley 结婚。1916 年获医学博士学位。1917 年，华盛顿大学解剖系主任 Robert J. Terry 教授将之推荐于 CMB。CMB 对许文生的牧师背景很感兴趣，最终聘任其为协和解剖系助教。

在协和开院之前，许文生夫妇以基督教使徒会医学传教士的身份来到中国，先后在南京、合肥行医传教，学习中文，并取名许文生。在此期间他一直与协和保持联系，曾致信考德里说"在这里工作，或多或少有些孤独……回（协和）后我希望能重新开展解剖学有关方面——譬如胚胎学的研究。"1920 年协和解剖系开业后任助教，教授大体解剖，并有独立的实验室开展研究。他精通中文，深得学生的喜爱，被学生们称为非官方的"院长"。许文生对人类学研究深感兴趣，为此暂时放弃了胚胎学的专业，跟随步达生野外考察。为提高自身人类学的知识素养，经步达生举荐，许文生于 1922 年赴美深造。一年后，许文生返回协和，致力于人体测量学的研究，发明了计算中国人体表面积的"许氏公式"。此后六十多年间国内的生理学教科书大多都采用这一公式，直到 1990 年代末期才有人对此公式做出修正。1925 年孙中山先生去世，许文生为其遗体做防腐处理。1926 年，他对川藏地区的许多部落人群进行调查，并发表文章《西康人文地理述略》一文，得出西康人群体质特征与美洲印第安人相似的结论，成为国际知名的研究中国少数民族的专家。1928 年起他参与周口店北京人的发掘工作。卢沟桥事变后，许文生离开协和，到约翰·霍普金斯深造，获公共卫生学博士。抗战时期随美军在缅甸、印度

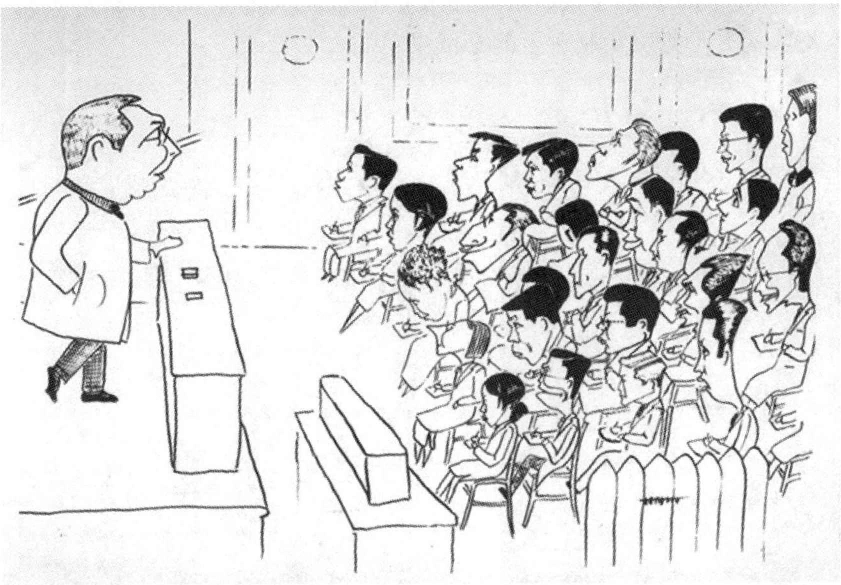

图 2-71　许文生在协和教学时的漫画（林俊卿画）

作战。

CMB 并不认可许文生的资历和能力，专门组织了一个委员会寻找步达生的替代者。此时德国纳粹正在国内进行种族清洗，法兰克福大学解剖系主任魏敦瑞（Franz Weidenreich）教授被迫离开祖国，至美国芝加哥大学担任客座教授，未及出逃的母亲及女儿们被送往集中营。1935 年 4 月，步达生去世后 13 个月，魏敦瑞教授接任协和解剖系教授和中国地质调查所新生代研究室名誉主任，继续研究北京人化石，发表了《中国猿人与其他人种及高等猿类脑型之比较的研究》（1936）、《中国猿人之下颚》（1936）、《中国猿人之牙齿》（1941）、《中国猿人之头骨》（1943）、《猿、巨人和人》（1946）、《人类学论文集》（1949）等大量著作，成为北京人最权威的诠释者，被誉为北京人的知己[108]。北京人化石于 1941 年 12 月日本侵华期间失落之后，他的那些科学描述便显得愈加重要。1941 年魏敦瑞返回美国，他多次敦促协和院方转运“北京人”头骨等重要标本化石，以避免落入日寇之手。但是由于院方的拖延，太平洋战争爆发后，这批标本竟神秘失踪，至今中外有关文章报道不断。魏敦瑞幸好随身携带了“北京人”的头骨模型和其它文字及图形资料，保留了“北京人”化石的绝大部分科学价值。回到美国以后，他仍然在纽约的美国自然历史博物馆进行研究工作，发表过多部有关“北京人”的重要学术著作。他对“北京人”人骨的精确描述公认是体质人类学上至今无出其右的成就。他所发表的重要著作，由芝加哥大学在1946年出版的《猿、巨人与人》（Apes, Giants and Man）等至今仍然是大学体质人类学专业学生的必读书目。

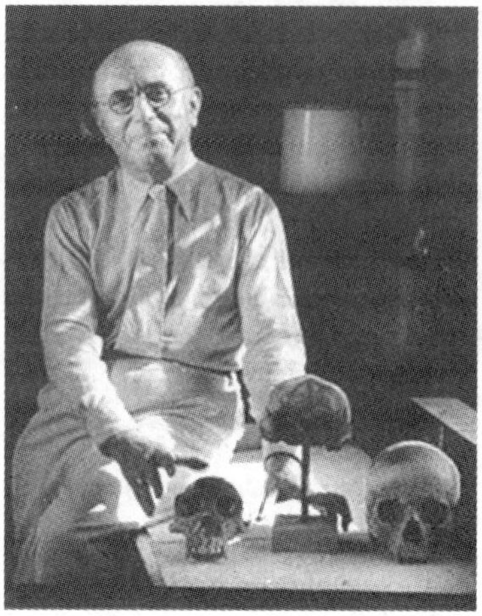

图 2-72　魏敦瑞

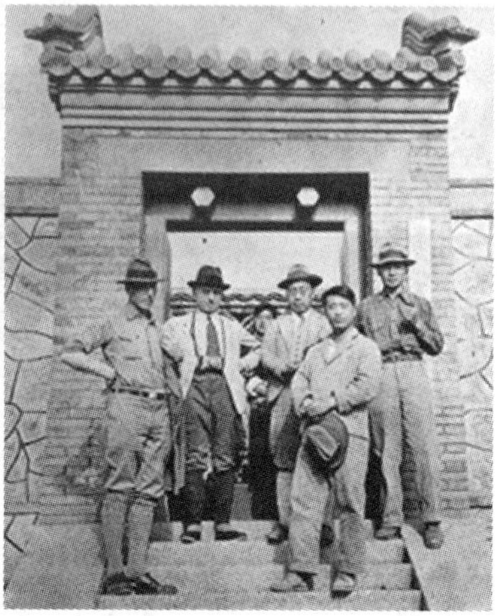

图 2-73　魏敦瑞（左 2）与杨钟健（左 3）

1920~1923年哈佛大学的德特韦勒（Samuel H. Detweiler）在协和从事视网膜、肢体移植和椎间盘的解剖研究。1923~1924年，神经解剖学之父荷兰人卡佩斯（Ariens Kappers）客座教授。他亲手绘制的神经经络图，用不同的颜色表示不同的神经分布，让复杂的神经系统有了清晰的呈现，因此他讲授的神经解剖学很受学生的欢迎。他爱穿中国的传统服装，长袍马褂上还配着带银链的怀表。灰色的眼睛，淡黄色的头发，戴一顶瓜皮小帽。一年后，其学生福顿（A. B. Droogleever Fortuyn）来协和教授神经解剖和生物学统计。他任职协和解剖系达十余年，致力于小鼠遗传研究，建立小鼠动物实验室，培养的纯系小鼠繁殖达70多代。

1930年闻亦传任职协和医学院解剖系，主讲胚胎学、神经学两门课程。闻亦传是闻一多先生的堂兄。1918年考入清华大学，1922年赴美，1927年获芝加哥大学医学院博士。后获洛克菲勒基金资助，入约翰·霍普金斯大学体质人类学教研室深造，研究灵长类鼻孔软骨。1930年发表了研究成果，为欧美医学界所重视。经步达生教授推荐，同年夏回国，服务于协和解剖系，治学严谨，成就卓然。先后发表论文14篇，颇为学术界关注，深得学生和同事的敬重。闻亦传嗜书如命，手持书卷，几日不休；常溺于实验室通宵达旦，以至体力日益不支，身染肺病，几经治疗，一旦好转，又用功

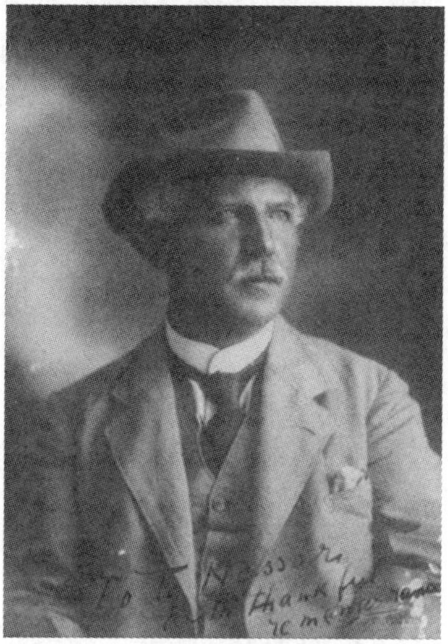

图 2-74　卡佩斯

如初，终至不愈，1939 年 4 月 20 日逝世，葬北平西便门外安立甘教会公墓。闻亦传的中国传统文化造诣很深，对新文学也有兴趣。时人称其长于诗文、工于书画，精于英文，与闻一多先后担任《清华周刊》集稿委员。闻亦传在协和指导培养了张民觉，后者日后成为“试管婴儿之父”。其夫人桂质良系清华 1922 年庚款留美女生，后获约翰·霍普金斯大学医学博士学位。女儿闻玉梅专攻乙型肝炎病毒研究，1999 年当选为中国工程院院士。

北京协和医学院解剖系培养了马文昭、张鋆（中国解剖学会第三届和第四届理事会理事长）、臧玉佺（中国解剖学会第二届理事长）、潘铭紫、张作干、许天禄等大家，创办《解剖学报》及《解剖学通讯》。新中国成立到 20 世纪 60 代初，从协和解剖学系门下经张鋆教授与张作干教授联合共同培养成才的解剖学教授、组织学教授及专门人才计有：张保真、郭仁舆（西安医大）；穆家圭（内蒙古医大）；俞慧珠、高华龄（北京中医药大学）；郑镇恶（河南医大）；李继硕、鞠躬、左才杰（西安军医大）；陈尔瑜、许健（重庆军医大）；黄嬴、钱国桢、陈治棠、鲁柱、毛增荣、陆范、雷小环（上海军医大）；张永起、王云祥、毛翊章（广州军医大）；张世和（计划生育研究所）；杜树仁（贵阳医学院）；陈以慈（中山医大）；李荣华（山西医学院）；于一；于凤鸣；龙汉兴（青海医学院）；贺唯新（武汉同济医学院）；许鹿希（北大医学部）；韩雪梅（青岛医学院）；林仲翔（北京肿瘤所）；辜士扬（天津医大）；陈泉光（后赴美国）；周兰芳（中国医科院药物所）；马慧云；文琛（中国中医科学院）；黄为敏（后赴美国）；田竞生（首都医大）；彭俊云（中日医院基础所）；黄文铎（湖北医学院）；杨楚雄（湖南医学院）；冯慎远（兰州医学院）；卢前琦、郑德明（镇江医学院）；冯家笙、徐天如（南通医学院）；方家麟（中国医科院皮肤性病研究所）；叶百宽、戴士吉、唐一鹏（北京中医药大学）；齐登科、郑思竞（上海医学院）以及留本系的史纪伦、张承志、鲍贻猷、傅冠英、刘增华、张炳常、陈啸梅、万选才、李慧珍、李梅、高仪、邵桐荪、陆纯惠、陈克铨、叶世隽、魏月娥、叶惟三、曹承刚、黄玉玲等百余人。

协和三杰

十九世纪二十年代北京协和医学院成为中国生命科学研究的发祥地，林可胜、吴宪是中国生命科学研究的奠基者（饶毅语），他们不但发表了大量的优秀论文，而且培养大批的学生，建立了完整的生理学和生化学体系。陈克恢在协和短短两年，却发出了彗星般的光芒，他关于麻黄素的研究是迄今最成功的中药研究。在三位杰出协和人的努力下，中国生命科学研究进入第一个黄金时代。1948 年中央研究院首届院士选举中，三人均当选为院士。

陈克恢

在收购协和医学堂时，伦敦会特别要求留任化学家伊博恩（Bernard Emms Read）。伊博恩毕业于伦敦大学后成为英国伦敦会传教士，1909 年来华，在北京传教。同年被科龄聘为协和医学堂的化学及生物学讲师，1918 年被 CMB 选送至美国约翰·霍普金斯大学及耶鲁大学深造。之后协和医学院将生理学、生理化学和药理学组合成为一个系，由伊博恩负责，开始给本科生讲授药物学及生化课，林巧稚早期跟随伊博恩做过麻醉药物作用的研究，成果发表在《中国生理学杂志》上。1925 年伊博恩获耶鲁大学哲学博士学位后被聘任为药物系教授及主任。抵华后不久，伊博恩即开始研究和翻译《本草纲目》。他与刘汝强、李玉仍和朴柱秉等人合作，积多年努力终于在 20 世纪 20 年代至 30 年代分期用英文对《本草纲目》的卷 8～37、39～52 总共 44 卷内容作了全面介绍和研究，为西方读者了解原著内容提供一条捷径。随后，伊博恩翻译了《救荒本草》，在英译本中他对植物定出学名，做了成分分析测定。伊博恩研究了大量的中草药和中国食物，使协和药理系研究中草药蔚然成风，最终促使了麻黄素的发现。他从出任北京协和医学院药理系主任起就对中药进行研究，在随后的 20 年中发表了大量关于中药的论著。1923 年 7 月，他为帮助对中药有兴趣的西医，专门发表了《西医的中药疗效》一文，列出一批中药名单，并规定送到实验室检验时的具体要求。1924 年，他把中国丰富的草药资源分为三类：第一类是众所周知的与西药标准一致的中草药，第二类是植物学性质相近可以取代西药标准的草药，第三类是值得现代医学科学研究其药用价值的植物。1931 年，他发表中药中动物药材的研究成果。英国长老会的马雅各（James Laidlaw Maxwell）在书评中说：伊博恩博士成功地把在中国使用的动物类药的丰富信息收集到一起，这将是非常有价值的。伊氏直到抗战爆发前还发表了中国药典中昆虫类药物的研究，在中西药比较研究方面有重要成就。1941 年出版《Chinese materia medica insect drugs》一书，是西方人研究中医的重要文献[109]。渊博的药理学知识使之成为首版《中华药典》的撰写者。

他是《中国生理学杂志》及医史学会创始人之一，还担任中华麻风救济会董事顾问一职。伊博恩颇有正义感，1925 年五卅惨案发生后，伊博恩等三十人发表宣言："……我们承认上海事件所酿成的严重形势，大部分是发源于潜伏的种族仇视。我们英国人自认在这件事情上，担负大部分的过误。国家的得意和个人的骄性，使英国人在多半民族的眼里，有不良的印象。……我们欢迎本国政府提议这种条约。"伊博恩是一位虔诚的基督徒，协和日益淡薄的宗教氛围，使之心萌去意，1932 年他转任上海雷士德医学研究院生理学主任，抗日战争期间，被日寇关押。战争结束后，伊博恩继续留在中国，从事药物研究，直至 1949 年离世。

伊博恩去职后，协和院方决定聘任陈克恢为药理系主任。陈克恢是现

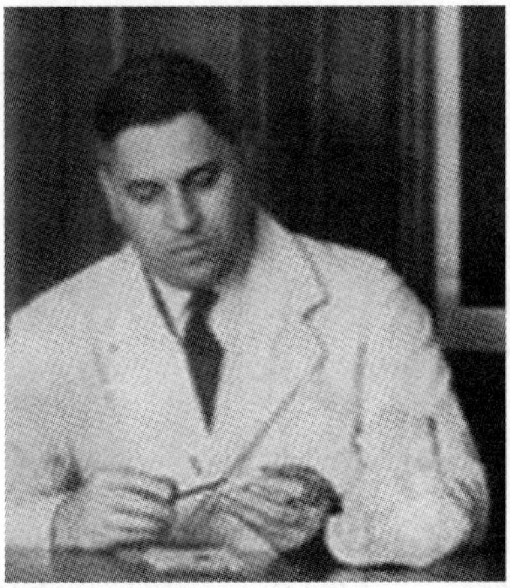

图 2-75　伊博恩

代中药药理学研究创始人。1898年出生于上海郊区，幼年丧父，自幼聪颖伶俐，深得里人喜爱。五、六岁时家人口授唐诗绝句，过后即能朗朗背诵。及长更是好学成性，5岁时由舅父周寿南启蒙，学习四书五经。中小学时期，每试辄名列前茅，被誉为“神童”。因生计困难，每个月靠擦街道路灯的玻璃罩来挣学费。1916年他考入清华学堂，1918年留学美国威斯康辛大学（University of Wisconsin）药学系。陈克恢常年在中式餐厅刷洗餐具，打工所得寄回国内，为母亲购买药物。因舅父是中医，陈克恢幼年时常在中药房里读书玩耍，因而对中药感兴趣，去美国时即立志要用科学方法研究中药。他的导师克来莫斯（Edward Kremers）为了满足他研究中药的愿望，从中国进口肉桂500磅，让他进行桂皮油的研究，并将这项研究的论文用K. K. Chen的署名发表，之后陈克恢均以此署名发表文章，昵称K. K.。随后他进入威斯康辛大学医学院，1923年获得生理学博士学位。毕业后，陈克恢立即回国，带母亲到北京协和医院就诊，马士敦教授诊断其母为子宫颈癌，经镭放射治疗后痊愈。与此同时，陈克恢受聘任协和医学院药理系助教，直到1925年[91]。在协和短短两年时间，25岁的陈克恢和29岁的施密特（Carl Frederic Schmidt）合作，完成了他们一生中最精彩的研究——发现麻黄碱的药理作用[110]。

施密特是德裔美国人，1918年获得宾州大学博士学位，1922年受洛克菲勒基金会聘请，来协和执教两年。施密特到中国伊始，即开始研究中药的药理价值。陈克恢到协和后，两人一拍即合，他们从最常用的草药开始着手，但最初的六种药物均以失败告终。一个周末，陈克恢回到上海家中，向舅父周寿南咨询，周寿南列出了10种中药，位于榜首的是麻黄，一个激动人心的故事开始了。陈克恢回京后立刻购买麻黄，进行动物实验。初步的结果令人振奋，实验动物静脉注射麻黄的粗提取物后，观察到持续的血压升高和心跳加速。随后他和施密特分离提纯出了麻黄素，并详细研究了麻黄素的药理作用。1924年两人在美国实验生物与医学学会北京分会上作了初步报告，并发表了关于麻黄素药理作用的第一篇论文。论文发表后引起世界性的轰动，不久陈克恢受日内瓦国际联盟会邀请组织中国古医研究会。当时出席的各国代表中以陈克恢最受人瞩目，其关注度超过了防疫英雄伍连德。

施密特和陈克恢还将提取的麻黄素提供给宾州大学医学院和梅奥诊所做进一步的研究。当时美国尚无严格的药政管理法，麻黄素的药理研究因此能很快进入临床观察，证明它可以治疗过敏性疾病、干草热和支气管哮喘，还可用于脊椎麻醉，以防血压下降。口服麻黄素25~50毫克能对抗巴比妥类安眠药引起的余醉。1926年麻黄素获得许可，开始在美国上市销售[111]。1924 年，印度诗人泰戈尔访问中国，对来源于中药的麻黄素甚感兴趣，为此专程拜访了陈克恢。在协和药理系实验内，陈克恢向泰戈尔详细介绍研究的细节，希望能够在印度传统药物中提炼出像麻黄素一样有效的药物。1924 年胡恒德拟聘任施密特为药理系主任，被婉拒。施密特于同年返回美国，后担任宾州大学药学系主任、美国药理与实验治疗学会会长，美国国家科学院院士及国际药学联合会名誉会长[112]。

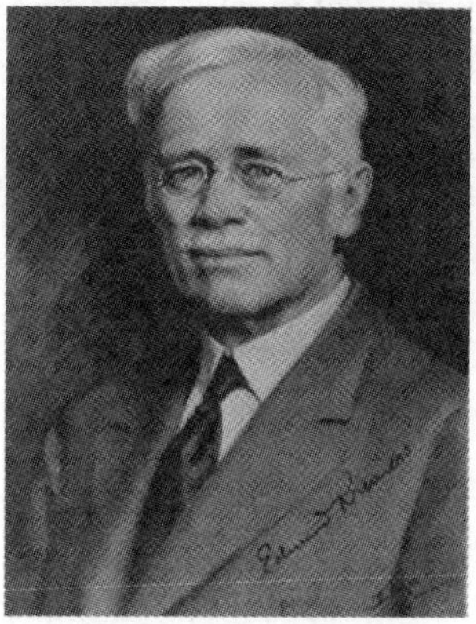

图 2-76　克来莫斯

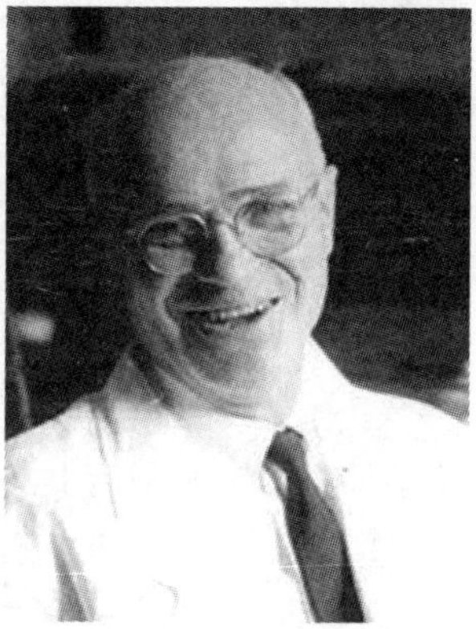

图 2-77　施密特

1924 年的北京，政局纷乱，“基督将军”冯玉祥迎娶凌淑浩的同窗好友——李德全。10 月 23 日，发动“北京政变”，包围总统府，囚禁曹锟，驱逐溥仪出宫，电请孙中山入京共商国是。孙中山接受邀请，于 11 月 10 日发表《北上宣言》，宣布对内要打倒军阀，对外要推倒军阀赖以生存的帝国主义，废除帝国主义列强强加给中国的不平等条约和协定。纷乱的政局没有影响陈克恢，他继续研究和教学。在某个冬季的午后，陈克恢在校园邂逅他的学生——聪明伶俐的凌淑浩，开始了他们的爱情故事。每个周末 K. K. 都到干面胡同的凌家进行午后茶约会，开明的凌家给了他们充分的交往空间。在 K. K. 的建议下，凌淑浩报考了清华庚子助学金，成绩优异，但受年龄偏小的限制。在胡适的帮助下，凌淑浩最终获取了清华庚子助学金，赴美留学。1925 年合约到期，陈克恢在收获了事业和爱情后，离开协和回到美国。在美国，陈克恢继续与施密特合作，进一步研究了很多结构与麻黄素类似的化合物的药理作用，从而推动了交感胺类化合物的合成。这些研究不仅发现了很多新药，分别用于呼吸系统疾病、疲劳、肥胖病和发作性睡症等的治疗，也为后来 α-及 β-阻断剂的研究和开发打下了基础。1930 年陈克恢和施密特出版了专著《麻黄素及类似的化合物》，详细阐述了麻黄素的用法用量和毒副作用，为他们的麻黄素研究画上了完美的句号。

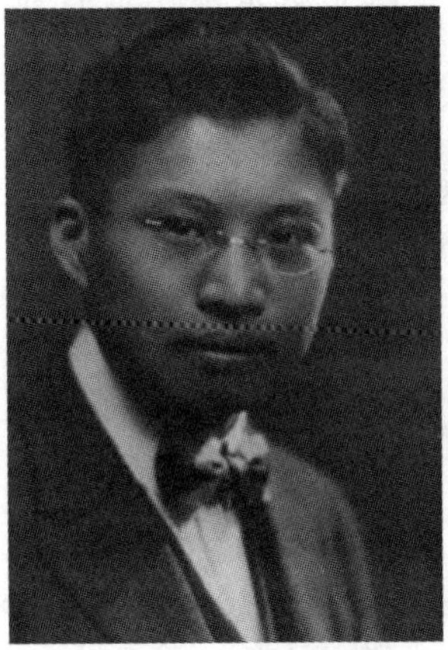

图 2-78　陈克恢

1927 年，陈克恢获约翰·霍普金斯大学医学博士学位，并晋升为副教授。在这期间他第一次与凌淑浩共同署名发表文章，两年后，凌女士成了陈夫人。1929 年，他应邀担任了美国礼来药厂（Eli Lilly Company）药理部主任，后定居美国。陈克恢对蟾蜍毒素、汉防己、元胡、吴茱萸、贝母、百部、夹竹桃和羊角拗等中草药进行过研究，还对 400 多种强心甙和甾类化合物进行了构效关系的研究，发表了大量文章。陈克恢另一项研究是关于急性氰化物中毒的解救，他发现两个无机盐（亚硝酸钠和硫代硫酸钠）静脉注射可有效地解除急性氰化物中毒。这种办法迄今仍是抢救急性氰化物中毒的标准治疗方案。

陈克恢从事药理学事业先后共 50 余年，发表论文和综述共约 350 篇，研究领域广泛、深入，对新药开发贡献很大。1948 年当选为中央研究院院士。1952 年当选为美国药理学会会长，1953 年当选为实验生物及医学联合会主席，1968 年被世界药理学会推选为终身荣誉会长。曾获美国制药界最高荣誉的 Remington 奖章（Remington Honor Medal）和美国药学会最高荣誉的 Torald Sollmann 奖（Torald Sollmann Award），为 20 世纪国际药理学界的一代宗师。1988 年 12 月 12 日逝世于美国旧金山。

继陈克恢之后，赵承嘏成为协和中草药研究的领头人。赵承嘏是清末科举中秀才，20 岁通过前清江苏省官费考试，1905 年赴英入曼彻斯特大学留学，1914 年获得日内瓦大学哲学博士学位，是中国化学界第一位博士。随后留校任教 2 年。1916 年，他受聘于法国罗克药厂研究部工作 7 年，曾设计局部麻醉药普鲁卡因的生产新工艺，得到专利。1925 年，赵承嘏任协和药物化学教授，开始了中草药研究工作，成为中国中草药化学研究的先驱者。他运用近代化学方法，对古老的中草药进行系统研究，为发掘和提高祖国医药学做出了卓越的贡献，并为中国医药界培养了一大批学科带头人和骨干。他和他的学生们系统地研究了雷公藤、细辛、三七、贝母、常山、防己、延胡索、钩吻、麻黄等 30 多种中草药化学成分，得到了许多新生物碱的单体结晶，提供药理工作者进行药理研究，并选择其中有价值的推荐临床试验，从而建立了系统研究整理祖国医药学的一套科学方法。与此同时，他和学生们在国内外著名杂志中发表了许多论文，为中外学者所重视和赞赏，享誉国际。赵承嘏运用自己独创的一套分离提取方法，往往能从一种植物中提得多种结晶，对植物化学做出了贡献。例如从延胡索植物中分离得到13种生物碱结晶；从不同品种钩吻中分得7种生物碱结晶；从常山中分得3种在一定条件下可以相互转化的异构体。中国青霉素的投产，挽救了无数中国人的生命，其中青霉素钾盐结晶分离这关键一步就是赵承嘏取得的突破。1932年赵承嘏创建北平研究院药物研究所，任研究员兼所长。1935年，赵承嘏当选为中央研究院评议员，这是科学界最高荣誉职务。他的儿子评价父亲："他像苦行僧那样在晨钟暮鼓的伴随下度过了一生。他考虑一切事情都从一点出发，就是如何能不受干扰地坚持他的研究工作，埋头于发现新的药物品种。"

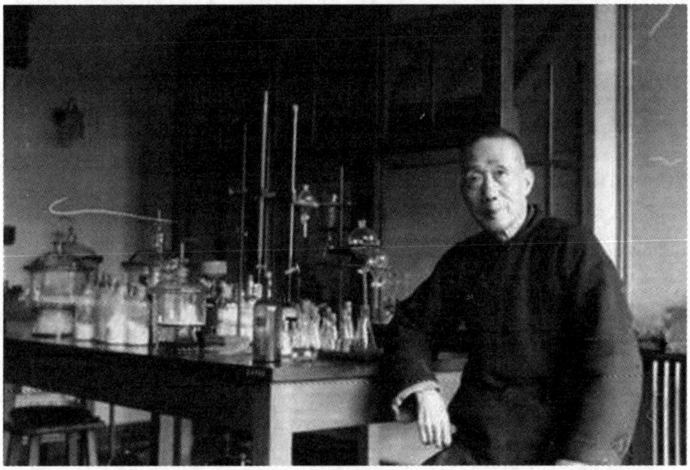

图2-79　赵承嘏

中药药理研究的继任者则是刘绍光。著名药学家张昌绍把当代中药研究划分为三个时期：第一时期陈克恢研究麻黄时期，又称麻黄时期。第二时期刘绍光研究常用中药时期，又称贝母时期。第三时期刘绍光研究防治疟疾高效药时期，又称瘴灵时期。刘绍光出身于书香门第，1916年毕业于雅礼大学预科后入协和预科，为北京协和医学院首届毕业生，是第一位文海奖获得者。旋又考取湖北省公费留欧，就学于勃朗克、爱因斯坦、戈尔泰等著名科学家的门下，研究量子力学、相对论及理论医学、毒理学和心脏学等。两年的时间发表20多篇论文，得到了许多科学家的赞赏。1927年，他的博士学位论文《血液化学的三度测量》被授予"最高荣誉奖"。1930年，刘绍光与倪征琮女士结秦晋之好。倪征琮先后毕业于美国司密斯女子大学和康乃尔大学，获得医学博士学位，并领取了美国行医证书和金钥匙奖，后任北京协和医院儿科主任。妻弟倪征燠是东京大审判中国检察官首席顾问，对侵华主要战犯提出了有力的控诉，维护了中华民族的利益和尊严。1984 年，倪征燠当选为联合国国际法院法官。刘绍光在欧洲与邓演达结为至交，共同讨论了筹建农工民主党的设想。1932 年春，刘绍光夫妇回国，在刘瑞恒的支持下，创办中央药物研究所。带领张发初（北京协和医学院 1934 届）等对常用中草药，如贝母、防己、黄芩、红花、当归、益母草、远志、香附子、牛膝、海藻、金鸡纳等进行药理和药化方面的实验研究，发表论文 90 余篇。1938 年，洛克菲勒基金会资助刘绍光 25 万美元研究抗疟新药，刘绍光与张耀德依据中药秘方研制成“瘴灵”和“新灵”，经美国艾伯制药厂检验，证实“瘴灵”药效高出奎宁 20 倍。1948 年，刘绍光谢绝美国医学界的邀请，表示：“我决定等待共产党，等待中国的新生，把智慧献给新中国。”中华人民共和国成立前夕，毛泽东曾指示：李四光、茅以升、刘绍光要起用。1950 年后刘绍光中断中药研究工作，潜心研究一元数理论。1984 年，年届 87 岁高龄的刘绍光在友人的协助下，整理出版了《一元数理论初探》一书。翌年，该书荣获“优秀科技图书奖”。1990 年 2 月 15 日，93 岁的刘绍光溘然辞世。

1928 年，朱恒璧代理药理科主任。朱恒璧 1916 年毕业于中国哈佛医学校，进入上海红十字会医院任内科住院医生。1918 年获 CMB 资助，赴美国哈佛大学进修病理学。回国后，经顾临介绍，任职于长沙湘雅医学院，深受湘雅医学院院长颜福庆的赏识，被提拔为教务主任。1923 年，朱恒璧获准到美国西储大学（Western Reserve University）进修药理学。在药理学权威苏尔曼（Torald Hermann Sollmann）教授的亲自指导下，废寝忘食地研究离子对心脏的影响。苏尔曼教授曾赞扬他是“不知疲倦的人

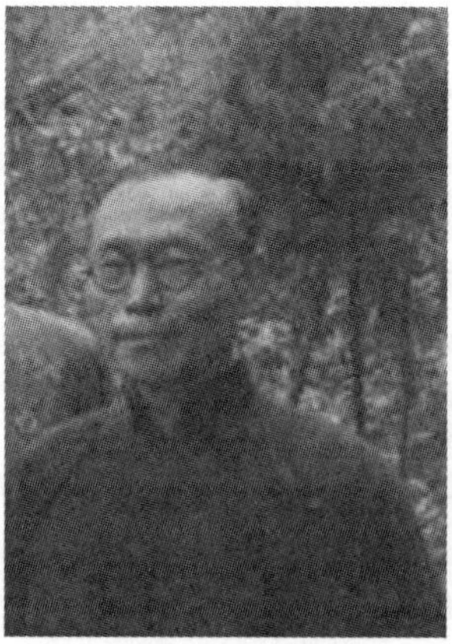

图 2-80　朱恒璧

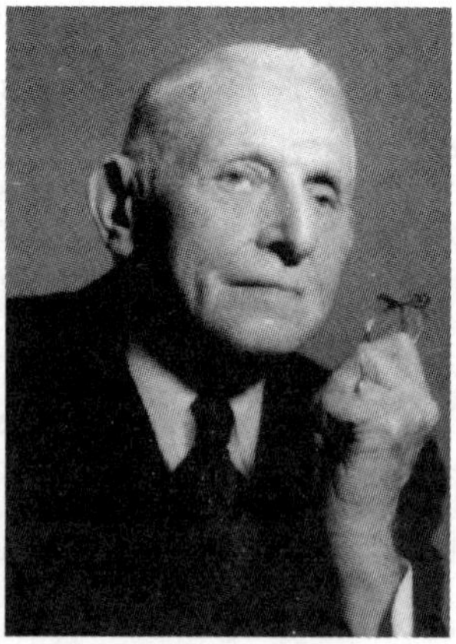

图 2-81　苏尔曼

(Indefatigable)!”1927 年，湘雅医学院停办，朱恒璧转到北京协和医学院任教，第一年为客座讲师，第二年为药理学副教授兼药理科代理主任，与林可胜共同发起创办中国生理学会和《中国生理学杂志》。1928 年，他随颜福庆一起到上海主持中央大学医学院（后改名上海医学院）工作，颜福庆任院长，朱恒璧任教务主任兼药理科主任、教授。1929 年被推选为中国生理学会会长。1941 年 1 月至 1949 年 7 月，任国立上海医学院院长。

1932 年伊博恩离开协和后，院方给陈克恢寄去聘书，希望他接任协和药理系主任，但陈克恢未接受聘书。之后院方聘任了芝加哥大学药理学教授范代克（Harry Benjamin Van Dyke）为新任药理系主任。他是内分泌学的先驱者，发现了垂体后叶激素运载蛋白（Van Dyke Protein）。他对协和评价甚高：学生聪明勤奋，图书馆是世界上最好的，科研条件和氛围与美国相比毫不逊色；在协和的六年是“我职业生涯中最富有成效的时期”。1938 年他返回美国，后担任哥伦比亚大学终身讲席教授。退休后，范代克又重返东方，在台湾、马来西亚等地教授药理学，被誉为“职业东方学者”。

安德森（Hamilton H. Anderson）为第三任主任，建立了化学治疗药理研究基地，开展了化学合成工作。安德森为人谦和，培养了许多青年学者，在阿米巴化学治疗方面的研究卓有成效。珍珠港事件后，被日寇关押。战争结束后，安德森回国担任加利福尼亚大学药理系主任。

孟目的毕业于协和医学堂，后赴英国勤工俭学，1921 年考入伦敦大学药学院，毕业后取得英国药学会会员资格，为该会第一个中国籍会员。1925 年，毕业回国，在北京协和医学院药房任副主任兼药理系助教。1928 年，编纂《中华药典》，并担任中央卫生实验处药物化学室主任，以后还兼任军医学校药科主任。1936 年，负责创办国立药学专科学校，任校长并亲自担任药剂学教授。1940 年，赴香港创办协和药品公司制药厂。太平洋战争爆发后，他又由香港回到重庆，创办协和制药厂。抗日战争胜利后，卫生署派他到上海接管日伪药厂，并委任他为卫生署药品生化药品实验处副处长。新中国成立后任华东人民制药公司经理。

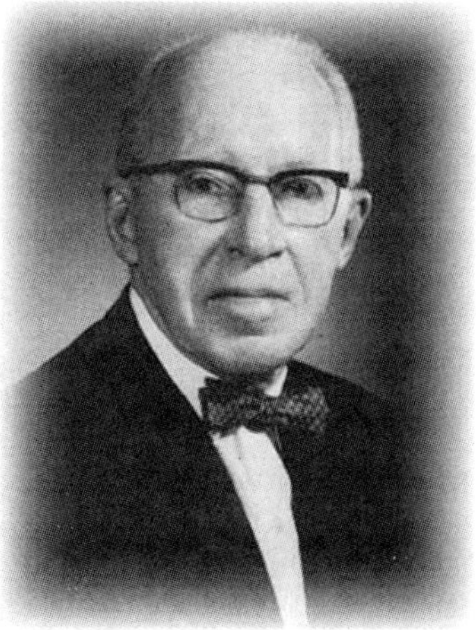

图 2-82　范代克

林可胜

1924 年 3 月顾临及 CMB 经过慎重考虑作出决定：聘请 27 岁的华裔科学家林可胜（Robert Kho-Seng Lim）为北京协和医学院

生理系的客座教授，接替生理系主任克鲁克香克（Ernest W. H. Cruickshank）襄教授，负责其休假期间生理系的工作。CMB 于 22 日正式通知林可胜，任命自 1924 年 7 月 1 日起生效，任期 1 年。一个最富有传奇色彩的协和人登上了舞台！

林可胜祖籍福建海澄，1897 年 10 月 15 日生于新加坡。其父林文庆是首位获维多利亚女皇奖学金的华人，留学英国。1892 年获得爱丁堡大学医学内科学士和外科硕士学位，1893 年在英国《生理学杂志》发表两篇论文，这是迄今所知华人在近现代生理学方面所做的最早工作。林文庆为同盟会成员，1911 年被孙中山任命为南京临时政府内务部第一任卫生司司长，莅年任孙中山的私人医生和机要秘书，代表中国参加了巴黎及罗马的会议。1919 年在陈嘉庚资助下创办厦门大学并任首任校长，“上以谋国家之福利，下以造桑梓之庥祯”。林可胜的母亲黄端琼是最早赴美留学的中国女性之一，姨父是被誉为“国士无双”的伍连德。

林可胜七岁被一位传教士带至苏格兰，长年过着游荡不定的生活，直至 27 岁回国，因此林可胜不会讲中国话。1913 年进入父亲的母校——爱丁堡大学学医。第一次世界大战爆发后，林可胜志愿入伍，任英国印度远征军廓尔喀团准尉军医，教授新兵战地救护训练工作。印度远征军的新兵歧视华人，拒绝听从林可胜的指挥。华人的地位低下，对林可胜的自尊心伤害巨大，终其一生他努力工作以实际行动证明华人不比任何其他民族逊色。极强的民族自尊心使林可胜在抗战伊始毅然投笔从戎，奔赴前线。数年紧张的战地医护工作，对他后来创办救护总站，无疑是很有裨益的。

1916 年，林可胜重返爱丁堡继续学业，获医学和化学双学士学位，被破格聘为生理系组织学讲师，担任沙佩·谢佛爵士（Sir Edward Sharpey-Schafer）的助手，并深得沙佩·谢佛的赏识。1921 年他获得了生理学博士学位，同时被授予“好先生奖学金”（Goodsir Fellowship）。1922 年被聘为生理系高级讲师。他学识广博，擅长绘画，发表文章的绘图均是自己手绘，画的胃黏膜显微结构，异常精美。课教得十分生动活泼，深受学生们的喜爱。在一次夏季度假时，林可胜和同班同学 Gomes 医生偶遇一对苏格兰姐妹 Margaret 和 Jessie Torrance，林可胜为 Margaret 素描倩影，由此一见钟情，双

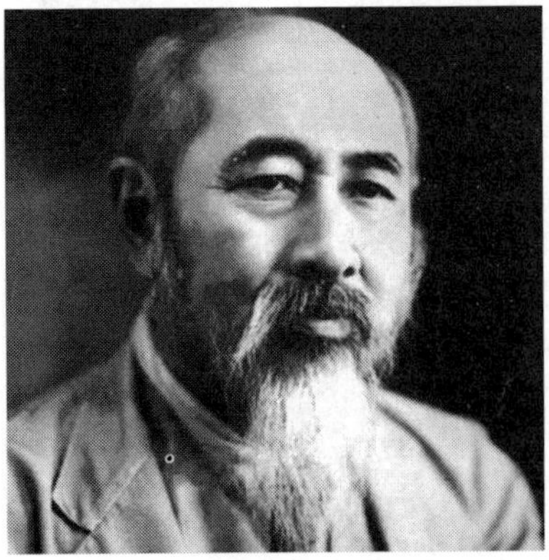

图 2-83　林文庆

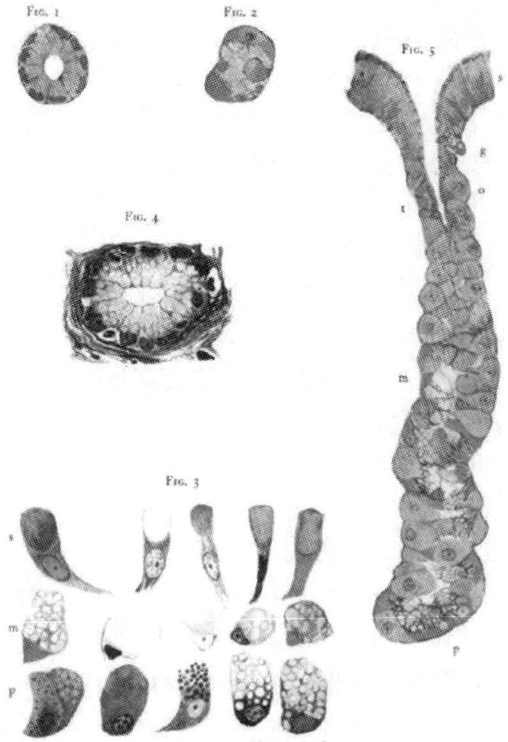

图 2-84　林可胜手绘的胃黏膜示意图

双结为夫妇。

在得知 CMB 设专项奖学金支持华裔学者出国深造、回国服务的消息后，林可胜致信顾临，申请资助。顾临对林文庆十分敬仰，对林可胜的科研经历和发表文章极为赞赏。他致信沙佩·谢佛教授进一步了解林可胜，沙佩·谢佛对林可胜评价甚高："他已经有了一个卓越的经历，他很可能在科学上成名。我看没有人比他更热爱创造性的工作。……他是个相当好的教师，……他完全有资格在任何大学担任生理学教授。"[113]林可胜完全符合北京协和医学院的应聘标准：年轻华裔、有能力、有事业心。CMB 给予了林可胜奖学金，并以研究完成后到北京协和医学院任职一年为条件。林可胜的回信充满自信：希望回到中国教授生理学，并有效地从事研究工作。但事关家庭生计和导师、同事以及自身的名誉，若无适当薪金和较高职位，恐难到协和医学院任职。赴美后，林可胜在芝加哥大学卡尔森（Anton J. Carlson）及 Andrew C Ivy 教授的生理系进行访问研究。林可胜的表现非常优异，取得了第 4 个学位——科学博士（Sc. D），完成了许多优秀的研究，其署名论文年引用次数高达183次。卡尔森在致顾临的信中说："迄今为止，林可胜博士给我的印象是，无论在教学还是科研上，他都是个一流的人才。他有很好的素质，思路清晰，非常勤奋。他给我们每个人，甚至给那些对华人抱有偏见的人，留下了极好的印象。……我可以这样肯定地说，如果一旦需要，我会毫不犹豫地把我们实验室的任何生理学课交给林博士来上。我认为，他完全有资格担负起在北京的生理学工作，当然，这得假定那儿校董会的欧美成员没有对华人学者的个人偏见。"[113] CMB再次向林可胜表达了聘任的企划，林可胜的条件是以教授的身份去北京工作，并有与之相符的薪金，因为他已获得厦门大学医学院教授的聘书。在顾临极力推荐下，CMB最终做出了妥协，聘任林可胜为客座教授，但年薪仍相当于襄教授，为8200元大洋。林可胜成为协和第一位华裔客座教授。胡恒德得知后十分高兴，顾临十分欣赏林可胜，在对胡恒德的信中表示，若林可胜不被协和聘任，他将设法申请特殊资金资助林在中国的事业。以后的事实表明，林可胜是CMB在中国获得的"最大一笔财富"。

此前协和生理系主任为克鲁克香克襄教授，为人孤僻，不善合作，生理系的工作了无生机。林可胜到任伊始，一改生理系萎靡肃静的场面，奋发蹈厉，锐意改革，在科研、传授、培育人才等方面，很快都做出突出成效，显现了他的卓越才华。一年后，林可胜被聘任为副教授、生理系主任，为期两年。林可胜要求任期结束后，若合乎条件，他应获得全职教授的聘书。胡恒德致信克鲁克香克提议其带薪延长休假，以便寻找适宜的职位。

林可胜具有非凡的人格魅力，在短时间内凝聚了大批人才，如倪章祺、侯祥川、德裔犹太人倪哲尔、沈隽淇、张锡钧、柳安昌、林树模、张香桐及冯德培等，皆为一时之才俊。张锡均后继任生理系主任，冯德培则与林可胜双双评为中央研究院首届院士及美国科学院院士，谱写了"师生双院士"的传奇。1989年美国出版的《神经科学百科全书》，将张香桐列为"公元前300年至公元1950年间对神经科学进展有贡献的人物"。在教学上，林可胜循循善诱，不拘一格，讲课生动活泼，深入浅出，引人入胜。他能用双手同时在黑板上画图，又快又好，使学生们钦佩。他非常重视实验课和技术训练。当他的研究生，头3个月必须先在工具房学习各种简单实验工具的制作技术，他把这当作一项基本功。所以他培养的学生，实验操作的能力都很强，这对以后的研究助益匪浅。他在协和工作的12年中，培养了许多青年生理学工作者，包括冯德培、卢致德、柳安昌、徐丰彦、沈其震、贾国藩、易见龙、李茂之、王世浚、沈诗章、徐庆祥、陈梅伯、黄仁若、李落英、汪昆仁、李宗汉、谢维铭、孟昭威、吕运明、王志均等及少数德国、日本的留学生。因此，协和的影响惠及我国许多医学院校、综合性大学的生物系以及一些研究机构。

林可胜是个多产的科学大师，除抗日战争年代外，他始终活跃于生理科学的前沿领域，发表论著计约90余篇。协和生理系在他的带领下开展了许多国际前沿课题，在消化、循环、神经生理的有关成果曾引起国际生理学界的关注。1930年他发现并命名的“肠抑胃素”（enterogastrone）是中国人发现的第一种激素，这一研究被公认为生理学经典性工作。参与此研究的日本进修员小坂隆雄（Kosaka Takao）因此被日本胃肠学界誉为日本胃肠激素之父。林可胜还和他的同事开展了血管中枢定位的研讨，发现在延髓第四脑室的局部存在着交感（升压）中枢和交感压制（降压）中枢。林可胜在教学改革方面也颇有成效，他采用增加实验、减少授课、开设讲座、注重对学生兴趣和能力的培养等措施，教学中循循善诱、不拘形式，并吸收学生参加科研活动、担任助教。他的改革产生了积极的效果，为校长胡恒德赞赏，认为这是林可胜在教学中的成功。院方对林可胜的工作能力非常满意，1927年7月1日聘任林可胜为生理系教授及主任，年轻有为的林可胜以自己的学术水平和领导才干使协和生理系在短期内面貌一新，林可胜和他领导的协和生理系成为中国生理学的最强阵容，先后有两位院士（林可胜院士，张锡钧院士）担任系主任，并有六位院士曾在该系学习和工作过。

1926年2月27日，中国生理学会在协和生理系开会宣告成立。林可胜担任首任会长。次年《中国生理学杂志》（Chinese Journal of Physiology）创刊，他担任该刊主编。他对这个刊物倾注大量心血，把它办成为我国最好的科学期刊之一。林可胜对每篇论文都认真审查，严格要求，亲手一再修改，直到完全满意时才公开发表。由于学术水平高、印刷质量好，《中国生理学杂志》引起国内外同行的重视。这对树立严谨的写作态度，培养严格的科学作风起了示范的作用。学会和杂志对生理科学在中国发展并走向世界起到了很好的推动作用，诚如王志均院士所说：“中国生理学会的成立与《中国生理学杂志》的创刊，标志着我国的生理科学由萌芽时期飞速地进入近、现代水平，成为我国生理科学发展中的一个重要的里程碑。”在他为《北京协和医学院生理学系》系史写的序言中写道：“协和生理学系迥然不同于其他单位的生理学系，它有特殊的历史意义。它是我国近、现代生理学的发源地，是早期培养中国生理学工作者的重要基地。以林可胜先生为首的生理学家们，正是以筚路蓝缕的精神，使我国生理学从萌芽时期走向近代时期。首先，他们创建了中国生理学会，随即创刊了《中国生理学杂志》（英文）。他们正是以非凡的魄力促进了中国生理学的发展，推动了中国生理学历史车轮的进程，使其早日达到现代水平。因此，协和生理学系的历史功绩是不可磨灭的。”

在协和工作期间，林可胜的家庭遭遇了诸多不幸：长子 Teddy 及女儿 Margaret 因脑膜炎病逝，随后幼女 Joannie 患眼部肿瘤夭折；1936 年妻子 Margaret Torrance 因脑出血离世。林可胜不胜悲痛，独自抚养两个孩子，直至奔赴抗战前线。

林可胜具有很强的参政意识。1926 年成为协和预算委员会（budget committee）成员起，就积极参加协和的管理工作。1935 ~ 1937 年任协和三人领导小组成员，执行院长职务。他为争取中国职员的平等地位和待遇进行过多方努力；面对中国对医学的亟切需要，多次与校方交涉，探讨改变办学方针。1927 年起，他担任了中华教育文化基金会科学研究补助金和奖励金审查委员会委员长；1928 ~ 1930 年间，他兼任中华医学会会长；1935 年起成为中央研究院评议会成员。他对中国医学教育体制和如何发展国家医疗卫生事业进行过调查和思考，为此曾撰写过《苏维埃俄国的医学教育》和《国家医学》。

林可胜风趣幽默，任侠豁达。他与胡适性格相投，相交甚密。在台湾中研院开院士会议的记录中，经常可以看到胡适和林可胜同时出席，胡适日记中也常常提到林可胜，胡适对林可胜的评价是：“林先生是第一流的生理学者。”三・一八惨案发生后，北京处于白色恐怖中。北洋政府杀害邵飘萍和林白水，通缉林语堂、鲁迅等左翼教授五十四人，林可胜不畏强暴，为林语堂提供了庇护之所。林语堂在《八十自述》一书中回忆：“……当时我也预先做了准备，必要时跳墙逃走。我做好一个绳梯子，紧急时可以拉入阁楼。我后来以为不够安全，于是去藏在林可胜大夫家。那时我有两个孩子，小的才三个月大。在林大夫家藏了三个星期，我决定回厦门去。”[114] 之后林可胜将之引荐于父亲林文庆，林语堂等离开北京，到厦门大学任教。

在种族歧视环境中长大的林可胜有强烈的民族意识和自尊心，他在协和医学院常常为中国人争权利，争报酬，争荣誉。有的美国老师存心与他为难。有一次他在做神经相关效用的汇报时，一位美国神经学老师提出一个蓄意作对的题目，语气甚为轻慢。林可胜立刻拿出几种彩色粉笔在黑板上绘出大脑构造，针对题目作了周详回答. 随即提出一个类似题目反问，该老师却无言对答，极度狼狈。

林可胜具有高度正义感和爱国豪情。1925 年“五卅”惨案发生后，林可胜义愤填膺，手执“颠覆英帝国主义”标语，与协和学生一道上街参加游行示威，同时还积极策划、支持学生成立救护队，以援救在示威活动中受伤的学生和市民。为此驻华英国公使曾派非正式代表去协和，表示不满，威胁说：“我们不希望看到林失去他的英国护照。”林可胜并未被吓倒，

1927 年，他绘制了英属锡克族士兵血淋淋“枪击杀害”华人的漫画，带领学生卢致德悄然上街，四处张贴，以反对英国人在租界对华人施行暴行。1932 年日本发动侵华的喜峰口战役，林可胜指挥一支医护队前往战地救护，深为日寇所忌，把他列在黑名单中。林可胜被少数外籍同事指责为“超级民族主义者”、“好战分子”。熟知他的外国朋友则为他辩护道：“中国的确需要有像他这样的人来关心国内事务。而且，外国人也许就是在中国人头上作威作福得太多了。”[115]

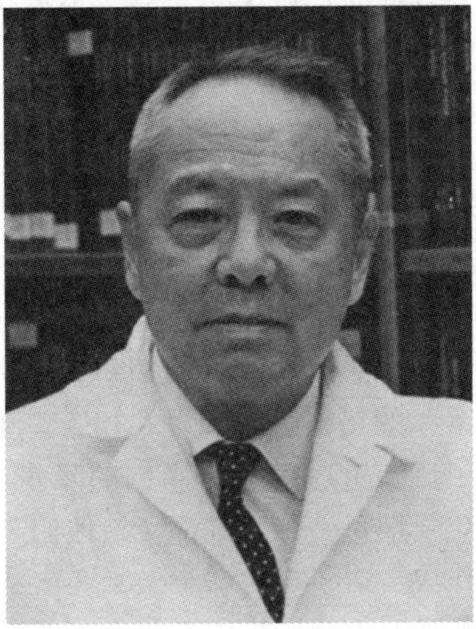

图 2-85　林可胜

在林可胜的英文传记中，作者 Horace W. Davenport 写道：“林可胜有两个人生，第一个是生理学家，在协和教学期间建立了中国生理学体系；第二个是为抗战创建救护总队，培训医生、护士和技工，……成为中国的外科将军。”[115] “七·七”事变后，他愤然投笔从戎，转入他的另一个人生，被誉为“最伟大的中国人之一”[116]。1969 年 7 月 8 日，一代宗师林可胜在异国他乡走完人生的最后历程，因患食管癌在牙买加的京士敦逝世，终年 72 岁。

1935 年林可胜的导师卡尔森教授成为生理系第一位客座教授。第二位客座教授是哈佛的坎农（Walter Bradford Cannon）。1896 年，哈佛医学院一年级学生坎农发明了后来临床诊断中普遍应用的 X 线钡餐诊断技术；1926 年他提出了著名的“内稳态”概念，使之名垂生理学史册。到 1935 年坎农访问中国的时候，他已经是一位名满天下的科学界的伟人[117]。

早在 1922 年顾临已经与坎农有书信来往，就协和生理、病理等系的教师聘任人选及其学术水平征求坎农的意见。林可胜也与坎农通过信，内容是评阅论文、推荐进修之类的学术事务。1932 年，坎农的大女儿费慰梅（Wilma Denio Cannon）与费正清在中国结婚，与梁思成及林徽因夫妇结为终生挚友。坎农给他所认识的中国科学家们写了若干信件，把女儿和女婿托付给他们。抗战时期费正清夫妇重返中国，费正清任美国驻华大使馆新闻处处长，费慰梅任文化专员。在费正清的建议下，由洛克菲勒基金会资助一批中国优秀学者赴美讲学，以缓解他们窘迫的经济状况，其中有梁思成、冯友兰、费孝通、罗常培等十几位教授。1934 年，顾临得知坎农有到北平探望女儿的愿望，便邀请坎农在 1935 年到协和生理系来作客座教授，提供资助及独立办公室，不承担正式职责。坎农立刻接受邀请，表示他要“在担任生理系访问教授期间尽可能地发挥作用”。1935 年 4 月，坎农携妻子抵达上海。从前的哈佛高足、时任南京政府卫生署署长及协和医学院院长的刘瑞恒在上海码头上率众恭候他的来到。六十年后费慰梅在《梁思成和林徽因》一书中对刘瑞恒颇有微词，指责他在梁启超肾脏手术中犯有低级错误。费慰梅虽为名医之后，汉学家之妻，但基于对梁林夫妇的深厚情感，对传言没有严谨求证，以讹传讹，未能察觉传言中的谬误及医学常识错误，如切除肾脏的切口“用碘在肚皮上标位置”，从而使“梁启超割肾案”的错误版本广为人知[118]。随后，林可胜陪同坎农到北平，在车站受到了协和生理系全体同仁的隆重欢迎。坎农“把他在协和的职务十分当真，想要把每一分力气都交给他们”。短短两个月时间里，他为协和的学生和工作人员讲了 2 次课，做了 8 次示范实验。讲题覆盖了他在研究工作中最拿手的所有方面。坎农博士在经典生理学的技巧方面是个艺术家，据当时的听众回忆：“坎农教授讲课时，为了使更多的学生能很快领会他讲演的内容，他总是讲得很慢而透彻。每当他讲演时，教室里总是挤满了人。在示范实验中，他表现出多么精湛的技术！直到现在我们还清楚地记得：他一个人是那么敏捷地把一只活猫捆在动物架上的熟练技巧。”[119]

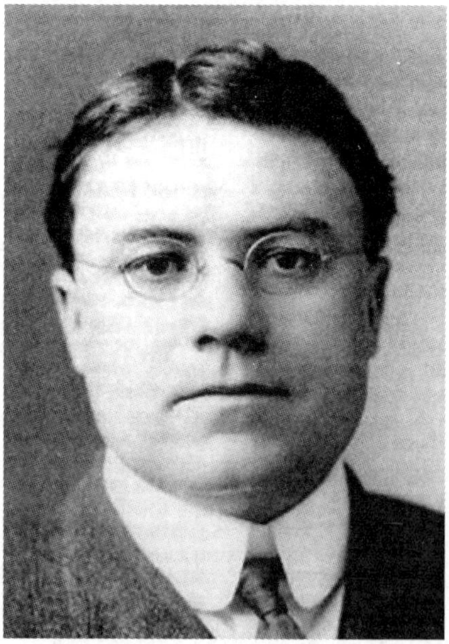

图 2-86　年轻的坎农

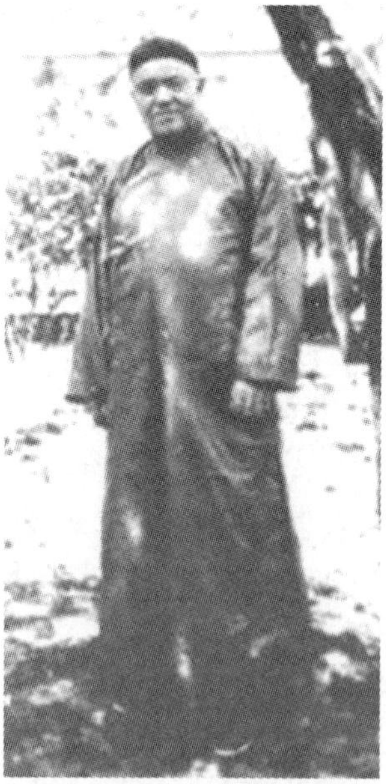

坎农在北京（1935）

坎农与协和人结下深厚的友谊，大家称他为“我们的导师和朋友”。张锡钧特地为坎农拟定了一个中文名字“肯恩”。张锡钧在留给坎农的便笺上说明，“肯”意为热心行动，“恩”意为乐于助人，“惟愿我能用更多的音节说明您的其他优点！”坎农首肯了这个名字。坎农对“出身于书香门第，有着中国学者典型的魅力，温文尔雅，学识广博”的林可胜非常赞赏。在他暮年撰写的回忆录《The Way of an Investigator》一书中，将他与林可胜的友谊称为“平生最可珍惜者之一”[120]。后来他曾在一封信中承认，与林可胜以及协和诸人的友谊是他投身援华活动的重要原因之一。

吴宪

20世纪初，欧洲已完成生物化学的初期发展，美国的发展则稍迟于欧洲，如哈佛医学院到1906年才延聘富林（Otto Folin）为生化系主任。中国1915年前后，医学校才列有生化课程，富林的生化教科书中文译本1920年出版，但生化尚未成为一学系。协和于1918年由伊博恩负责教授生化课程。1920年，吴宪回国，任协和生理化学助教，与埃姆布瑞（H. C. Embrey）和汪善英一起担任生理化学的教学工作。

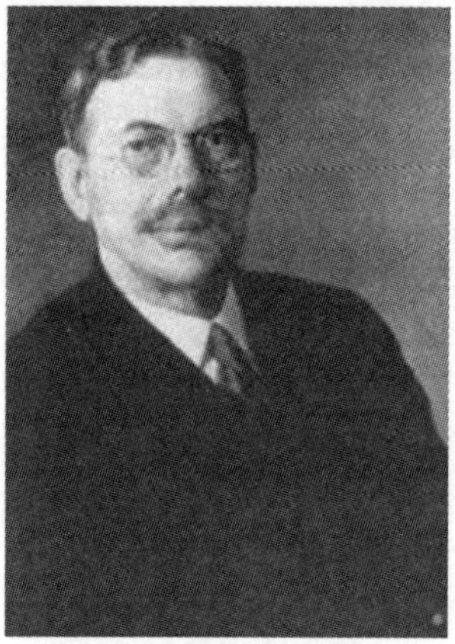

图2-87　富林

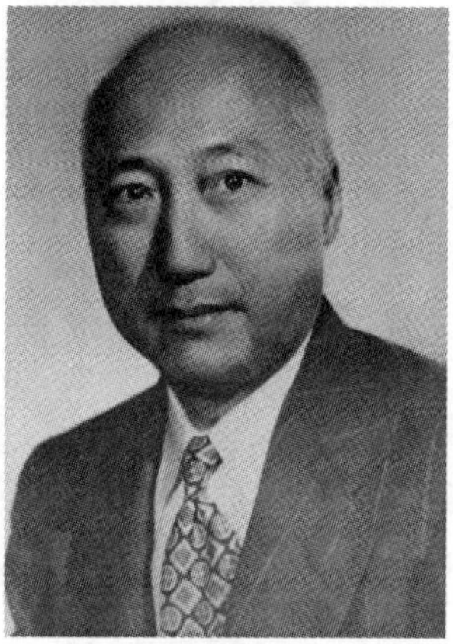

图2-88　吴宪

吴宪，字陶民，少时聪颖勤奋，中过秀才。1910年，他通过了清政府组织的庚款留美考试，赴美留学，入麻省理工学院学习海军造船工程专业，旋改化学。1917年入哈佛大学研究生院，师于富林研究血液化学，完成了博士论文《一种血液分析系统》（A System of Blood Analysis），文章以富林与吴宪共同署名发表后，立即引起了生化与临床化学界的重视，被认为“引发了一场血液化学方面的革命”。随后吴宪完成了一系列血液化学分析的研究，这些研究发表后成了血液化学的经典著作，“富林-吴”方法广为生化界所知。其中，他独自完成了血糖定量分析的改进方法，富林评价说，这个研究应当得到第二个博士学位。以后学术界认为，如果没有吴宪改进的血糖测定法，后来的胰岛素发现会大受阻碍。师生两人关系融洽，富林称吴宪为同事加朋友。

1921 年，吴宪升任助教授，主持生理化学的教学工作，不久正式成立生物化学科。1922 年初，吴宪到洛克菲勒医学研究中心研修 4 个月，师从范斯莱克（Donald D. Van Slyke）教授。同年秋季，范斯莱克教授成为生化系第一位客座教授，他与马克麟、吴宪关于气体与电解质平衡的合作研究，是生化文献中的经典性工作。范斯莱克对协和印象颇佳，他说：“我在北京三个月所完成的实验，在其他研究机构，包括洛克菲勒医学研究中心，需要一年的时间。”[121]他的学生黑斯廷斯（Albert Baird Hastings）认为这项研究是“协和历史上最重要的科学研究，也是生化学上里程碑式的研究之一。”[122]

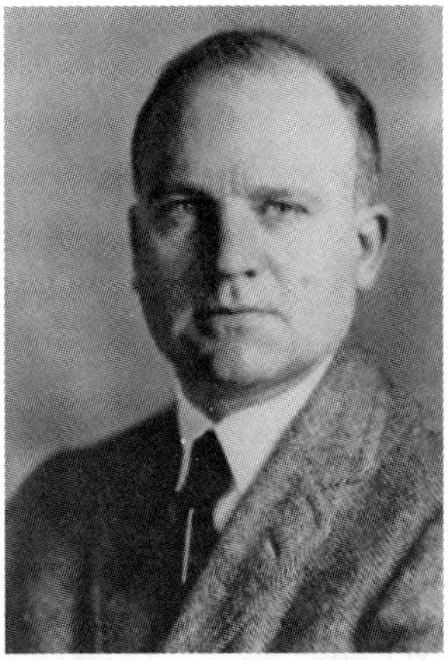

图 2-89　范斯莱克

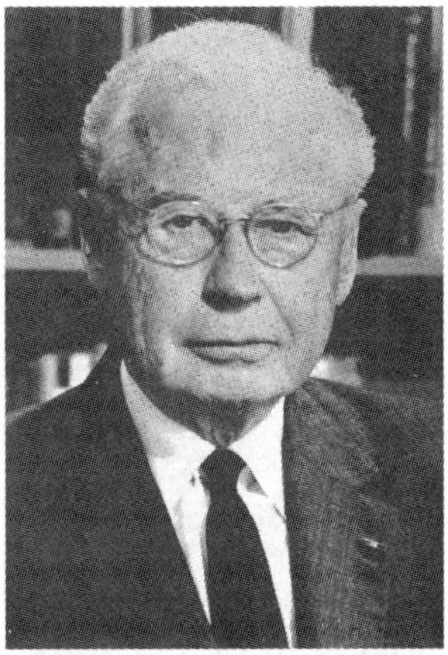

图 2-90　黑斯廷斯

1923 年 9 月，严彩韵（Daisy Yen）担任生化系教学助理兼管理实验室，并讲授“营养学”课程和开展营养学研究。严彩韵出身世家，自小聪慧，有“千里驹”的美称。1921 年毕业于南京金陵女子大学，旋赴美留学。1922 年夏入芝加哥大学暑期学校选学生理化学、营养学等三门课程，各门功课均获 A 的好成绩，为金陵女大争了光，一时传为佳话[123]。后师从著名食物化学和营养权威谢尔曼（Henry C. Sherman）和罗斯（Mary Swartz Rose），从事食物化学和营养的研究，特别是维生素的研究工作。严彩韵心灵手巧，善于学习，在谢尔曼的实验室工作非常出色，深博导师赞赏，为此，当协和在美国为生化系物色教师时，导师推荐了严彩韵。1923 年 5 月获得哥伦比亚大学化学硕士学位后便启程回国[124]。她是生化系第二位正式成员，参与了中国生物化学的创业。授课之余，她与吴宪携手共同从事研究工作。吴宪最初工作重点在血液化学上，严彩韵到任后，吴宪在她的协助下开始了其著名的蛋白质变性问题的系统研究。吴宪于 1931 年提出了世界上第一个关于蛋白质变性的理论，有关论文在 64 年后的 1995 年仍被国际权威刊物《化学进展》重新全文刊登。与此同时，严彩韵还开辟了营养研究这一新的领域，是最早在国内从事营养研究的女性。严彩韵的工作导致了吴宪对营养问题的兴趣和关注，营养研究成为协和生化系重点课题之一，使协和的营养工作成为当时国内最有影响者，对此严彩韵功不可没。

1924 年 7 月 1 日，吴宪被越级晋升为襄教授并主持生物化学科工作。严彩韵也被协和续聘为 1924~1925 年度生化助教。在一年多的共同的教学、科研工作中，严彩韵与吴宪志同道合，配合默契，彼此产生了深厚的感情。因校方规定，夫妻不得同在一个科室工作，要结婚，必须辞职。为了吴宪和他们共同的事业，她放弃自己的独立发展机会。1924 年 12 月 20 日，他们在上海结婚。婚后三天，吴宪夫妇赴美，吴宪在洛克菲勒医学研究中心做访问研究，严彩韵则回到哥伦比亚大学谢尔曼的实验室继续从事食物化学的研究工作，她最初打算在那儿拿到博士学位后再回国，但这一计划因回国而落空。后来，在回忆此事时，严彩韵不无惋惜地说："我最美好的一个梦想因此就再也未能实现，朋友们风趣地说，我这个太太是用一个博士换来的。"在儿女成人后，严彩韵重返工作，直至 69 岁正式退休。1982 年 80 大寿之际，冯德培、周启源、刘思职、张昌颖、刘培楠及吴贻芳等，远隔重洋，飞鸿祝贺，美国总统里根也自白宫发去了贺函。

1928 年，吴宪任协和生化系教授及主任，在吴宪时代，生化系在诸多研究领域取得了举世瞩目的成就，在国外著名刊物发表学术论文约 130 篇。1930~1942 年，刘思职、张昌颖、林国镐、陈同度、万昕、刘培楠、周启源、郑集、汪猷等曾先后在生化系工作，他们后来均成为我国著名的生物化学家或营养学家。协和生化系成为中国生物化学的重要基地，在国际学术界也颇有影响。据他的学生估计，到 1950 年代，中国的生化教师和研究人员有 70%以上曾在协和医学院受过训练。

1926 年吴宪与林可胜发起组织中国生理学会，并创办中国生理学杂志，吴宪、林可胜、伊博恩、安尔四人为首任编辑。胡适创办独立评论时，吴氏亦为发起人之一，并任编辑。吴宪不仅是国内外一些科学团体及期刊的发起组织者、成员，并积极参与活动，而且还是协和医学院 1935-1937 年间成立的三人领导小组成员之一。吴宪为美国科学促进会会员、美国化学会会员、美国生物化学家协会会员、美国实验生物学和医学会会员、荷兰《生物化学与生物物理学报》顾问委员、德国自然科学院名誉院士、美国亚拉巴马州科学院院士、美国自然科学荣誉学会会员，以及联合国粮食农业组织营养顾问委员会常务委员（1948~1949 年）和热能需要量委员会委员（1949~1950 年）。他的名字被收入《国际医学名人录》《美国科学名人录》《科学家传记大辞典》等书。安德森（James Reardon Anderson）将他誉为"中国化学的巨人"，并评价道："毫无疑问，吴宪是 20 世纪前半叶中国最伟大的化学家，或者说是最伟大的科学家。当他在 1919 年发表他的第一项研究时，在中国还没有任何一类的化学研究。……化学研究已发展到全国时，对这一事业，没有人比吴宪贡献得更多。"[125]

吴宪兴趣广泛，热爱生活，具有人情味。他曾对同事说："我的座右铭是三真：即真知、真实、真理。求学问要真知，做实验要真实，为人要始终追求真理。"他的一枚图章上刻有"博学、审问、慎思、试验、明辨、笃行"的字样，这既是他一生的追求，亦是他一生的真实写照。他的同事说："无论是他发表论文，还是审阅别人的稿件，对文稿中每一句话，每一个数据，甚至每一个标点符号，他都仔细地推敲、修改，直到他认为满意为止。"吴宪十分喜爱运动，骑马、游泳、打网球、溜冰、跳舞、散步……他样样爱好，健壮的体魄使其在多年工作中总是保持着旺盛的精力和干劲。此外，他参与创办了《独立评论》杂志，以"涛鸣"为笔名，在该刊上先后发表过 13 篇文章，针对当时形势、政治、经济、社会文化等问题发表个人见解。

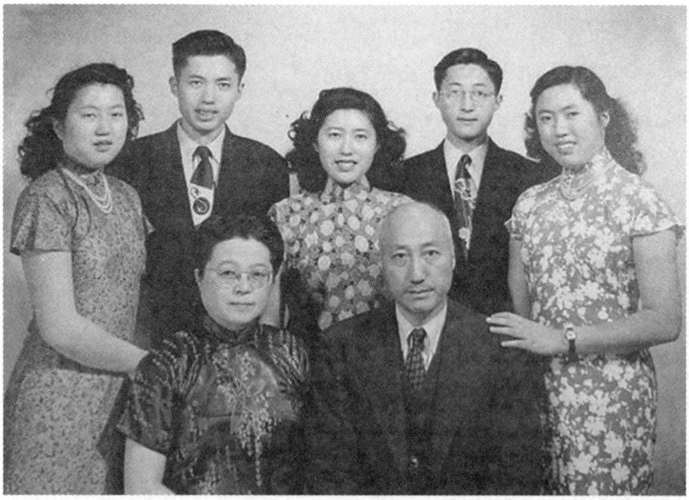

图 2-91　吴宪夫妇及儿女

1930 年，黑斯廷斯成为生化系客座教授，对协和的建筑风格赞叹不已，称之为“中国式宫殿里的西医学府”，这个名称日后被广为传颂，成为协和的代名词，John Z. Bowers 以此为书名撰写了一部描述协和历史的书籍[126]。黑斯廷斯在北京的生活“像国王一样”舒适而奢侈，科研条件亦如洛克菲勒医学研究中心一样优越。他做了大量的研究工作，赢得国际生化学界的瞩目。1935 年，黑斯廷斯任哈佛医学院生化系教授，培养许多年轻的协和学者[127]。

1983 年，严彩韵、吴瑞母子共同赠款设立“吴宪生物化学教授基金”，以资助为当代中国生物化学与分子生物学做出贡献的教授。1993 年，他们母子又捐款为中国医学科学院基础所生化室设立了吴宪图书室，帮助该室从美国订购有关生物化学的最新书刊。同年，他们还在吴宪曾经学习、工作过的哈佛大学医学院设置了“吴宪生化教授席”[128]。

群星璀璨的病理系

与协和生理系相似，早期的协和病理系包含病理学、微生物学及寄生虫学等三个学科，首任系主任是米尔斯（Ralph G. Mills），1924 年其归国后，三个学科相继独立。

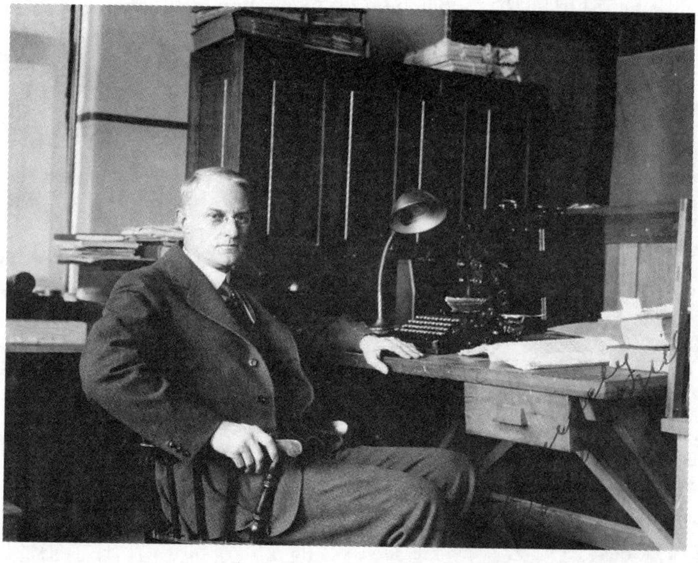

图 2-92　米尔斯

病理系

现有档案资料证实，协和在1916年开始尸检及外检工作。1919年即已建立了病理学系，米尔斯（Ralph G. Mills）为系主任。米尔斯原任教于首尔的塞弗伦斯协和医学院（Severance Union Medical College），在朝鲜期间，他和朝鲜学者一起开始将《本草纲目》译成英文稿本40余册，同时收集有关标本。1920年他将译稿和标本交与伊博恩，伊博恩在此基础上，最终翻译了《本草纲目》的44卷。米尔斯建立了协和病理博物馆，标本源自协和医学堂和中国哈佛医学院。

1923年，哈佛医学院病理系主任康斯尔曼（William Thomas Councilman）任客座教授。康斯尔曼出身医学世家，曾协助毕林斯编撰《国家医学词典》。1886年进入约翰·霍普金斯医学院成为韦尔奇的助教。1892年任哈佛病理解剖教授，成为组织病理学的先驱，是美国病理学及微生物学协会首任主席。1922年荣誉退休后来到协和。他大力提倡尸体剖检，此举得到学生的支持："如果我们要成为好的医生，必须做更多的尸检。"为争取更多人同意尸检，有段时期协和赠送患者棺材，但此举因北京警方的反对而作罢。

1924年卡什（James R. Cash）接任病理科主任。卡什毕业于约翰·霍普金斯医学院，后赴欧深造，结识了病理学家斯麦坦纳（Hans Smetana）。卡什担任主任后随即邀请斯麦坦纳来华工作。卡什是位优秀的教师和杰出的病理学家，备受同事敬爱，研究方向是黑热病的病理。1925年他做了中国有史以来最著名的尸检——孙中山的尸检。

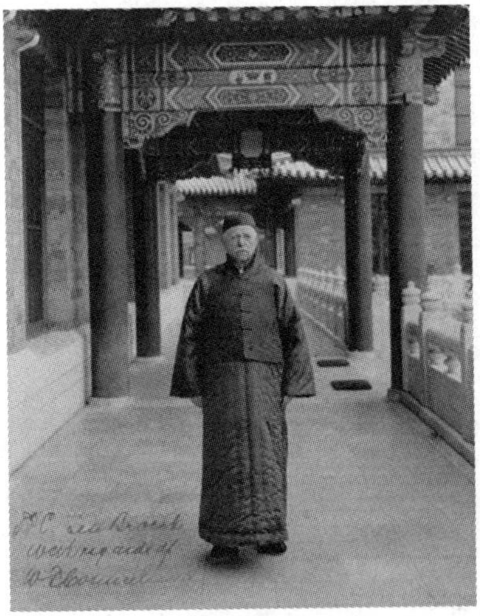

图2-93 康斯尔曼在协和（1920年）

1925年孙中山抱病北上，1月26日入住北京协和医院。由外科主任泰勒为其手术探查，助手包括刘瑞恒、王逸慧和顾医师。据王逸慧事后追忆："切开腹壁后，看到整个肝脏表面、大网膜和大小肠面上，长满大小不等的黄白色结节，主任医师要我伸手去摸一下肝脏，我发现结节发硬，整个腹膜腔内的脏器已粘连在一起"。手术探查耗时25分钟，取出了肝组织检查病理，后经病理学家胡正祥诊断为"肝癌"。1925年3月12日上午9

时30分去世。依据国父解尸档案，中山先生病逝后，遗体当天由许文生进行防腐处理，“除外部洗涤外，尚须将全身血液抽出，然后灌以酒精，始能防治腐臭，且全身外部亦须傅以药粉，方免为昆虫所侵食。工作颇须费时，故非三四日不能毕事。”[129]次日在签订了不摘取器官的契约后，家属同意做部分尸检。卡什和朱华安、傅宝印两位技术员在全副武装士兵的监视下进行遗体检查及脏器病理检查。据当时解尸诊断描述，国父的病情为胆囊管梗塞；肿瘤直接侵犯肝脏及横膈，广泛播散至双肺、腹膜、空肠及结肠肠壁，导致结肠多处狭窄。

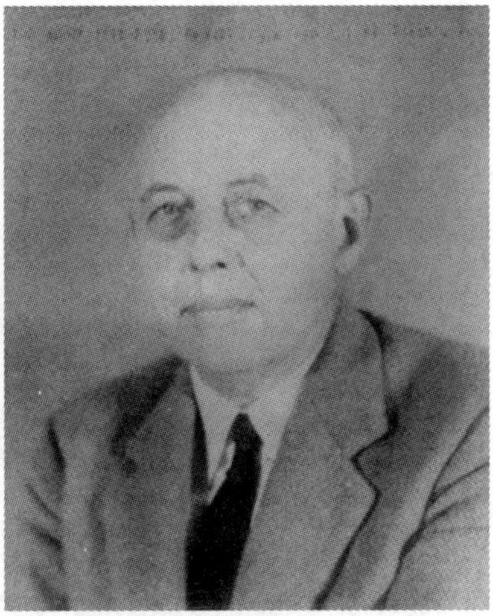

图2-94　卡什

而且国父有慢性胆囊炎、胆囊结石，全身动脉中度粥样硬化等。最终确定中山先生死因为“胆囊腺癌晚期，并广泛移植”。3月19日上午，宋庆龄、孙科在北京协和医院礼堂按基督教仪式，为孙中山举行家庭葬礼。葬礼由燕京大学神学院院长刘廷芳牧师主持，广州政府司法部长徐谦和孔祥熙先后致悼词。葬礼之后，孙中山灵柩被移往中央公园社稷坛大殿，从3月24日开始，在中央公园举行公祭。起灵时，北平市卫生局为防万一，特派卫生第一区事务所所长方颐积，所员郑河先等率人在碧云寺外组织救护队。燕大女生40余名，亦组成救护队。

1928年卡什和斯麦坦纳相继离开协和，胡正祥继任主任。胡正祥就读于中国哈佛医学院，1916年6月30日中国哈佛医学院停办。因成绩优异，被选送美国深造，入美国哈佛大学医学院学习，1922年获博士学位。随后在美国波士顿麻省总医院病理科随著名的病理学家麦乐瑞（Frank B. Mallory）从事病理研究。1924年由田百禄引荐任协和病理科助教，长期在北京协和医学院从事病理学的教学和科研工作，历任助教、讲师、副教授、教授以及病理系主任、教务长。20世纪30年代，他对黑热病做了大量研究，对这种疾病的传染媒介、途径、病情以及对人体的损害等方面提出了正确的见解并有新的发现；发现严重贫血可在颅骨内板形成局灶性的髓外骨髓增生。20世纪30年代对钩虫感染动物的网织内皮系统，淋巴细胞与浆细胞的形态变化进行了细致的观察和分型，应用超活体染色鉴别大单核细胞和吞噬细胞；观察了朗罕氏巨细胞和异物巨细胞的形态表现、形成过程和来源，并发现了由大单核细胞形成的单核细胞瘤。曾指导动脉粥样硬化、

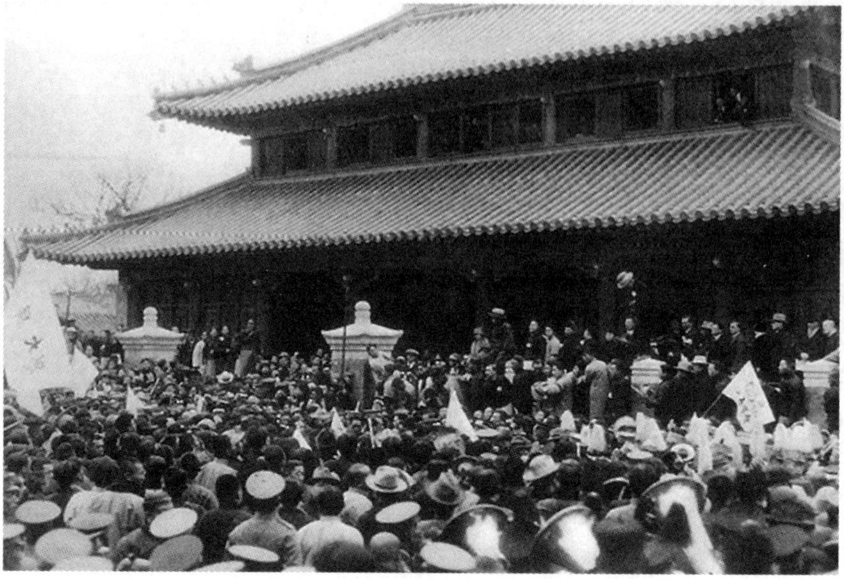

图 2-95　北京协和医学院为孙中山送殡队列

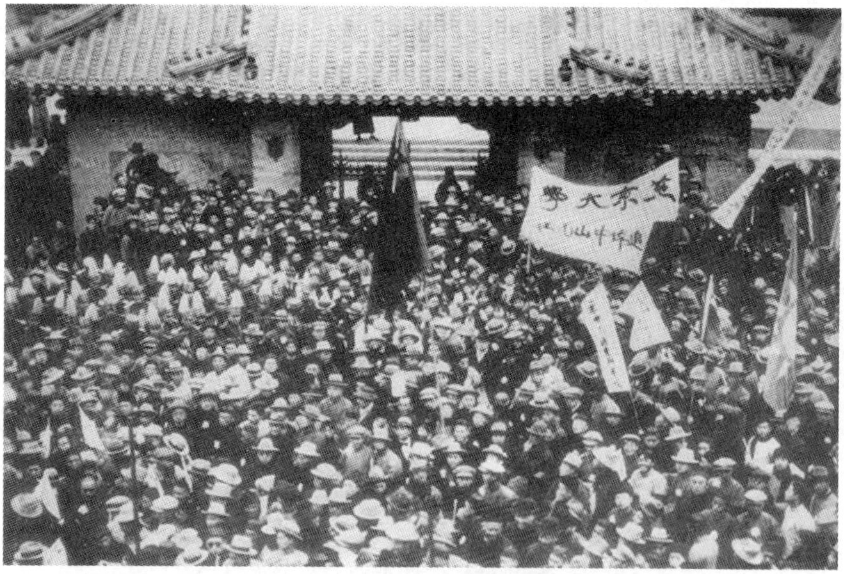

图 2-96　孙中山灵柩由协和医院移往中央公园（1925 年 3 月 19 日）

肝脏疾病和淋巴系统肿瘤等方面的研究，取得不少成果。他几十年中收集千余件有价值的病理标本和数千幅珍贵的标本照片，整理后出版了中国第一部以国内病理资料为主的《病理学》。

胡正祥治学严谨，检查标本结合临床病史和化验室的结果，从不孤立地作出病理诊断。他从不忽视对标本的肉眼观察，往往先根据大体标本做出预诊，再根据切片的显微镜检查来提高诊断的正确率。他检查切片总是先浏览病变的全貌，再观察组织和细胞的细微改变。由于他观察仔细，推理逻辑性强，所以误诊率很低，在国内医务界享有很高的威信。他要求学员用肉眼和显微镜仔细观察每一个病理标本，分析并探讨病变的性质和诊断，找出其主要的和次要的病因以及使人致死的原因。刘彤华院士回忆："他看片子非常认真，而且他不是那种填鸭式教学而是引导式教学，比如说给同学一张片子让他自己看，自己思考这可能是一种什么病，然后胡教授提问。同学可以有不同的意见，但是这个过程非常重要，只要你认真思考了，就会从中收获很多。"

胡正详教授的长子胡启民回忆，小时候父亲经常在周末请学生到家里来。每当有学生来的时候，母亲就要为他们准备点心。父亲请学生来家里，一方面要给他们改善生活，更重要的是回答他们在学习中遇到的问题。有时学生不提问题，父亲就问学生问题。父亲就是用这样的方法检查自己的教学工作。他不仅教学生学问，也教他们做人的道理。胡正详教授曾把他手下的年轻骨干派到内、外科任住院医师 1～2 年，以便使病理学和临床医学有更为密切的结合。正是这种不拘一格、创造性地根据实际需要培养人才的做法，培养出了白希清、谷镜研、刘永、杨简、李铭新、王蘅文等病理学骨干，为我国病理事业的发展作出了巨大贡献。

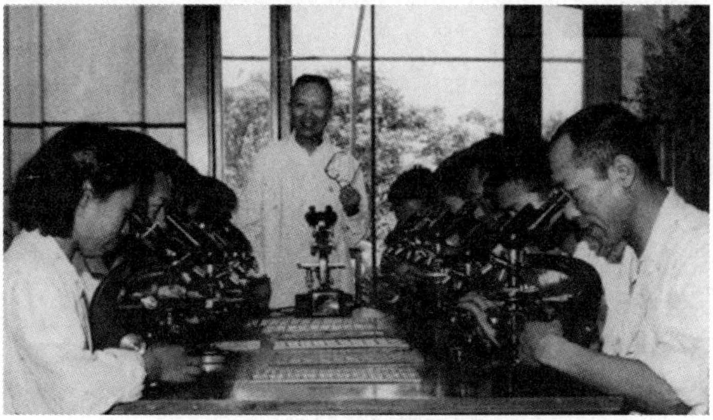

图 2-97　胡正详教授（中间）上病理课

1946年李宗恩受命恢复协和医院，胡正详、李宗恩、李克鸿、聂毓禅等四人担任中方董事。胡正详请回了钟惠澜、谢少文、谢志光、张孝骞等一批医学专家，两次亲自出面邀林巧稚重返协和，为协和复校做出了巨大贡献。

微生物系

田百禄（Carl Ten Broeck）毕业于哈佛医学院，后至洛克菲勒医学研究中心师从动物病理学教授 Theobald Smith，1920年任协和微生物学主任。他和 Johannes H. Bauer 开展了对破伤风天然免疫力的研究，证实33%的正常中国人粪便中含有破伤风杆菌，其繁殖可使人体产生抗毒素，从而具有免疫力。十余年后，基于田百禄的研究，协和微生物科和妇产科采用破伤风类毒素免疫孕妇，产生抗体，减少了新生婴儿破伤风的发生率。田百禄热心培养青年学者，制定了四年培养计划，第一年全年培养细菌，掌握扎实的基本功。1927年田百禄归国，后任洛克菲勒医学研究中心动物病理系主任。林宗扬（Chong-Eang Lim）继任生物学主任。林宗扬是马来西亚华侨，1916年成为香港大学医学院第一届毕业生。后跟随伍连德创办中央医院，其才干引起洛克菲勒基金会主席文森特注目，获得基金会三年奖学金。1919年赴美留学，1922年获约翰·霍普金斯博士学位，旋任协和微生物学助教，1930年晋升教授，继林可胜、吴宪后，成为第三位协和中国教授；1937年任教务长，为第一位华人教务长。在担任协和医学院教务长期间，大胆改革了学校多年沿袭的教育方式，使之更适合中国国情，有利于培养中国医学卫生专业人才。他倡导基础结合临床，以利于培养和提高青年的实践能力，还能直接获得研究用的临床标本，有助于临床诊断和治疗。1925年他首次在我国病人中分离出布氏杆菌，在实验中自己也受到感染，卧病一年方愈。林宗扬是我国医学真菌研究的先驱，发表了一系列关于真菌的论文，在分离培养真菌、鉴别其种类等方面，建立了一套方法和技术。他编著了《细菌学检验方法》是国内医学院校细菌免疫学的重要实验教材。他在协和医学院20年中培养出大批医学人才，他们中许多人日后成为蜚声中外为中国医学事业的发展做出杰出贡献的医学微生物学家，如汤飞凡、黄祯祥、谢少文、李振翩、白施恩、严镜清、童村、何观清、俞焕文、林飞卿、刘秉扬、蒋豫图、张乃初、杨永年、吴朝仁、颜春辉等。1928～1941年，他担任《中华医学杂志》英文版主

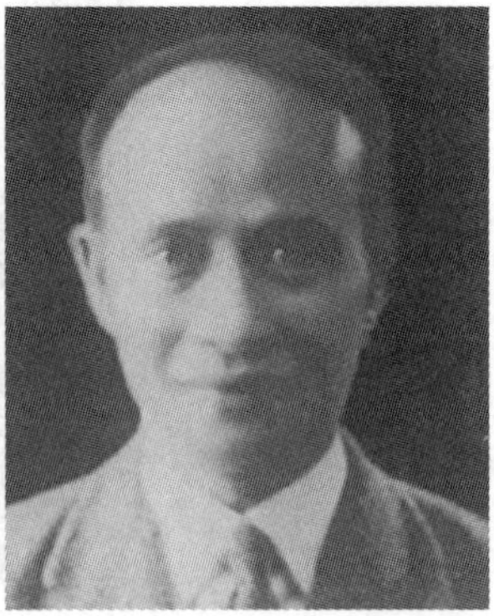

图2-98　林宗扬

编，杂志质量达到了国际水平，美国著名的细菌学家津瑟（Hans Zinsser）教授认为其水平与《美国医学会杂志》不相上下。林宗扬醉心于工作，50岁时才和微生物学家陶善敏教授结为伉俪。他酷爱玫瑰，精心培育了许多新奇品种，被移植到天坛公园和人民大会堂。1988年在逝世前数月，林宗扬将其积蓄的26万美元捐赠给中华医学会，设立《中华医学会林宗扬基金》，用于资助和奖励医学院校的优秀学者[130]。

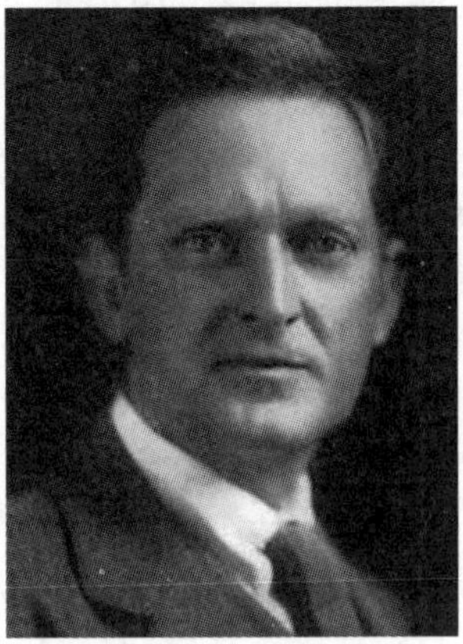

图 2-99　津瑟教授

1938年3月，津瑟博士赴协和任客座教授。津瑟教授是哈佛医学院微生物学主任，研究斑疹伤寒的权威，培养了谢少文、魏曦、汤飞凡、刘秉扬、刘维通等中国学者。津瑟教授长期关注协和弟子们的研究，得知自己患有白血病后，他决定在病倒之前到协和去。在协和他传授了所发明的新的培养技术，制作数千人份的斑疹伤寒疫苗，接种给协和员工和1000余名婴儿，有效控制了斑疹伤感的流行。津瑟喜爱神秘的北京："除巴黎外，世上没有一个城市像北京这样吸引我。……我终于明白为什么我的西方朋友们，在此居住一两年后不愿离去。"[131]津瑟学识渊博，魅力非凡，与之交往如沐春风，深得协和人的敬慕。1938年《中华医学杂志》为其出版纪念文集，以示敬仰。津瑟文采飞扬，出版诗集《春、夏、秋》，所撰写的专著《老鼠、虱子与历史》（Rats, Lice and History）、《感染与抵抗力》（Infection and Resistance）影响了数代人，John Enders、Max Theiler在其感召下投身医学研究，先后获得诺贝尔医学奖。中国之行加重了津瑟的病情，归国后即退休，1940年因病去世，终年62岁[132]。

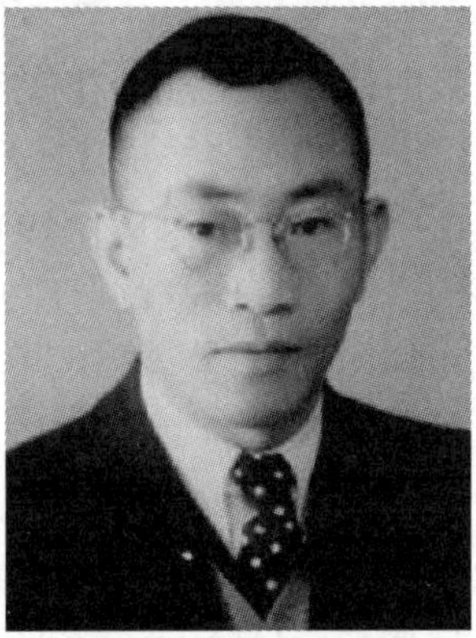

图 2-100　汤飞凡

1921年汤飞凡到协和微生物科进修。汤飞凡1921年毕业于湘雅医学院，立志做"东方的巴斯德"。在协和医学院一年后兼任助教，三年中全面掌握了细菌学理论和实验技术，1925赴美深造，师从津瑟教授。1927年，颜福庆等医学界人士着手筹建由中国人自办、为中国人服务的医学院——第四中山大学医学院。1928年汤飞凡接到颜福庆的言辞恳切的邀请信，信中没有任何许诺，而是将当时医学院的困难如实列出，并冀望他到中央大学医学院任教，共图祖国医学教育大业。汤飞凡毅然回国，就任中央大学医学院细菌学副教授，夫人何琏在学校担任女生顾问。汤飞凡回国后开始研究沙眼支原体，1935 年发表论文，彻底推翻了野口的细菌病原说，后因抗日战争中断研究。1954 年，汤飞凡恢复沙眼研究，1955 年成功地分离出病毒 TE8。为了进一步确定所分离的病毒就是沙眼病原体，汤飞凡将沙眼病毒滴入自己的眼睛，造成了沙眼。在其后的 40 天内坚持不做治疗，收集了可靠的临床资料，彻底的解决了七十余年关于沙眼病原的争论。1970 年，国际上将沙眼病毒和其他几种介于病毒和细菌之间的、对抗菌素敏感的微生物命名为衣原体，汤飞凡成为衣原体之父。汤飞凡的发现，使危害全球的沙眼以惊人的速度减少，迄今世界上许多地区沙眼已经基本绝迹。

在中日淞沪会战中，文弱书生汤飞凡参加了前线医疗救护队，奔赴离火线只有几百米的救护站，出生入死，对伤员进行初级创伤处理。夫人担心他的安危，身高一米六零的汤飞凡说："因为我目标小，炮火打不中我，所以我干这个最合适。"上海沦陷、南京失守后，时任国民政府卫生署署长的颜福庆邀请他去长沙主持重建中央防疫处工作。汤飞凡义不容辞，辞去雷士德研究所高薪职务，携家眷赶赴长沙，就任中央防疫处处长。中央防疫处 1939 年迁至昆明，在郊区西山脚下滇池傍高峣镇购得一块荒滩。一边兴建新址，一边借省昆华医院房屋，生产狂犬疫苗、牛痘疫苗等简单的生物制品。在科研条件极端困难，资金短绌，设备简陋，人员匮乏的条件下，汤飞凡带领工作人员从彻底改造旧结构着手，设立检定室、动物室、消毒室，建立技术管理制度，扩大生产防疫急需的新产品，成功地利用废琼脂、乙醚处理牛痘杂菌，改良马丁氏白喉毒素培养基等。防疫处的生物制品质量达到了欧美同类产品水平，生产的疫苗血清，不但供应大西南的防疫需要，并支持陕甘宁解放区和在远东作战的英、美盟军。1942 年，在中国作战的盟军中发现天花病例，使用结果比较，中国牛痘苗比印度苗发痘率高，毒力稳定，盟军决定，不仅牛痘苗采用中国株，其他疫苗和血清制品都改由中国防疫处供应。1943 年，防疫处制成中国最早的斑疹伤寒疫苗，用于缅、泰边境作战的盟军免疫。我国最早的青霉素研制工作是由汤飞凡主持和领导的，他在技正卢锦汉的皮鞋上分离出一株能产生青霉素的菌种，用于国产青霉素的生产，迈出了我国研制抗生素的第一步。李约瑟（Joseph Needham）1943 年在《自然》杂志专门撰文介绍中央防疫处，用惊奇的口吻描述了这个"世界上最让人吃惊"的史诗般的青霉素生产车间——没有自来水，只有一台又旧又漏、每晚用完后都要修理的锅炉；玻璃器皿需要自制；回收的设备是一只破木筏，放在湖里进行透析；胃酶用完了，从猪的胃里提取……[133]。此外，防疫处向在东方的盟军和中国人提供血清。汤飞凡在任中央防疫处处长时培养和建设了中国的防疫队伍，在抗战中有效阻击了日寇的细菌战。

李振翩 1925~1930 年任协和微生物学讲师。李振翩 1925 年毕业于湘雅医学院，就读期间与毛泽东相识，参加了以毛泽东为团长的“驱张（敬尧）请愿团”赴京请愿，1922 年为杨开慧接生长子毛岸英[134]。在协和期间与学长汤飞凡一起从事细菌变异的研究，研制成功猪霍乱疫苗。在一次讲课时李振翩结识了汤汉志（协和 1928 届），他乡遇同乡，两人一见钟情。汤汉志毕业后留院担任妇产科助理住院医师，1929 年放弃协和职位与李振翩结婚，一同赴美深造。1931 年归国后，李振翩任国防医学院细菌学教授及血清研究实验室主任。抗日战争爆发后，李振翩投身于抗日救国的斗争，随国防医学院辗转于南京、广州、桂林、安顺等地，还几度代理校长。1948 年底，李振翩夫妇赴美，任国立卫生研究院研究员及亚特兰大疾病控制中心病毒实验室生物学组及生物学标准科负责人，潜心研究沙宾（Sabin）疫苗。1953 年，李振翩和谢菲尔（Morris Schaefter）合作，培养出了无毒 LSC 病毒，其中 L 代表李振翩（Li Chen-Pien）。沙宾将这种病毒制成了疫苗，从而有效地控制了小儿麻痹症的发生与流行[135]。

李振翩是一位著名社会活动家，创建“美中医学科学中心”，并任第一任会长，从事美中医学科学交流，在美推广中医学。他和美国总统布什有较深的交往，在逐步改善中美两国关系的过程中，多次穿梭于中美两国政府代表之间，推动中美建交和两国之间科学技术的交流。李振翩逝世后，

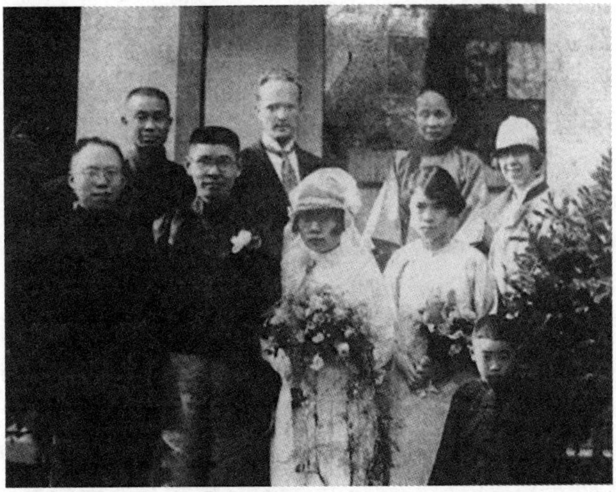

图 2-101　李振翩汤汉志结婚照，张孝骞为伴郎

其女李家瑞用父亲的全部遗产成立了“李振翩纪念基金会”，用以资助湖南湘雅医学院的科研人员去美深造，并在家乡资助建立了李振翩小学。

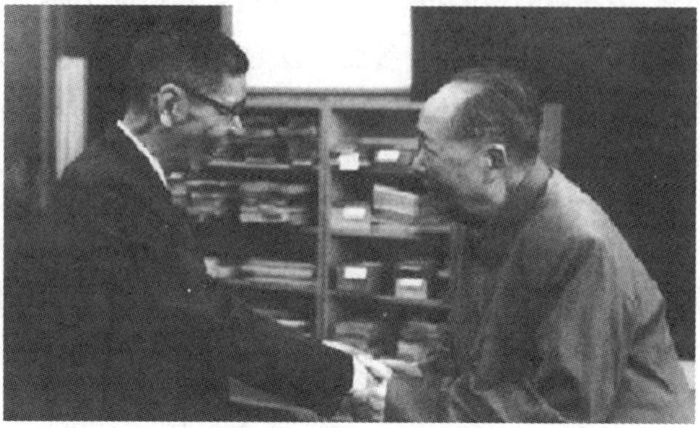

图 2-102　毛泽东和李振翩在北京重逢

谢少文（Samuel H. Zia）1926 年获得湘雅医学院医学博士学位，旋受聘于北京协和医学院，任助理住院医师。在田百禄的领导下，先后在病理室、细菌室、血清室、寄生虫室等实验室学习，经受了一年的严格的基本功训练。后相继在内科、儿科、神经科、皮肤科和传染病科工作，积累了丰富的临床经验。1930 年他升任内科总住院医师。1926 年和吴朝仁一起统计了 15 年内协和收治的 5000 余名病人，共诊断 450 例斑疹伤寒，病死率为 10%，并从 5 只北京家鼠体内分离出鼠型斑疹伤寒立克次氏体。1932 年，谢少文赴美，在津瑟教授的实验室工作，专攻斑疹伤寒立克次氏体研究，在世界上首先采用鸡胚培养立克次氏体。他深得津瑟教授的赏识，1938 年津瑟教授带病赴协和任客座教授的主要原因是帮助谢少文制备立克次氏体疫苗。他改进了诊断伤寒、副伤寒的肥达氏反应方法，改进了多种病原细菌的鉴别培养基，发展了结核菌的快速培养法。1932 年分离出布氏杆菌，用血清学方法首次证明中国北方有波浪热（布氏菌病）流行。20 世纪 40 年代他在细菌培养和鉴定方面的研究成果，在中国应用了 40 余年。在免疫学方面采用抗原吸收抗体的方法证明外裴氏反应测出的抗体确立为立克次体抗体，揭开长期未解之谜。证实孕妇经破伤风类毒素免疫后所产生的抗体可传至胎儿，因此可预防新生儿破伤风的发病。上述研究使协和微生物系享誉国际。

童村 1934 年毕业于北京协和医学院后任微生物系讲师，1936 年与谢少文发表波浪热的文章。1940 年赴美国约翰 · 霍布金斯大学进修，获得公共卫生学博士学位。童村就读时恰逢英国弗洛莱（H. W. Fkorey）与钱恩（E.

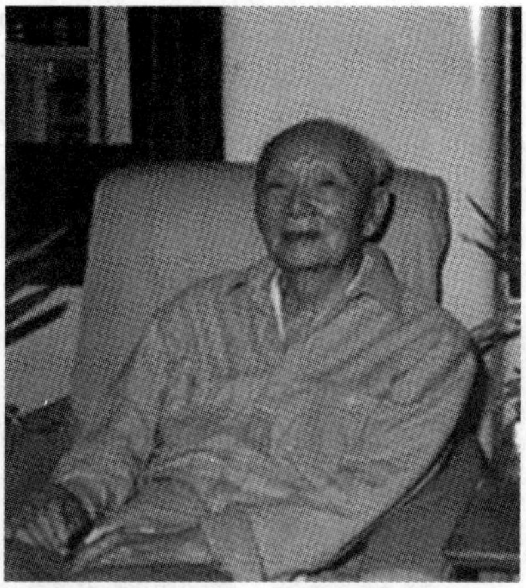

图 2-103　谢少文

B. Chain）等合作，从青霉菌的培养液中分离出青霉素，并用于治疗金黄色葡萄球菌感染引起的败血症等疾病，获得显著疗效。这件事引起童村的注意和兴趣。1941 年，童村开始青霉素的研究工作，并发表了论文。当时正值第二次世界大战，美国的青霉素研究、试制工作都是秘密进行的。但是，童村通过各种途径，终于获准参观当时正秘密进行青霉素研究工作的美国农业部北部地区研究室和施贵宝、默克及礼莱等制药公司，获赠青霉素生产菌株。这些菌株，后来成为中国 20 世纪 40 年代末、50 年代初研究试制青霉素的原发菌种。回国后主持青霉素生产的研究，并于 1951 年 4 月首先试制成功结晶青霉素钾盐，从而结束了中国无抗生素的历史。他领导建造中国自行设计的第一座抗生素生产专业厂——上海第三制药厂，担任副厂长兼总工程师，1953 年 5 月 1 日，终于实现了青霉素的工业化生产，成为中国抗生素工业的奠基人。

寄生虫系

清代末期随着西方医学思想和医学技术传入，特别是显微镜的发明和应用，对寄生虫学研究产生很大影响。1871~1884 年梅森（Patrick Manson）任厦门海港检疫所医生期间，曾撰文报道了多种人体寄生虫，于 1877 年提出了媒传寄生虫病的概念，标志着寄生虫学的正式形成，从而推动了整个生物医学的研究进程。梅森后任香港西医学院院长，香港西医学院首届毕业生中的第一名为孙文。颜福庆于 1918~1920 年发表有关钩虫感染及其控制的论文，是我国寄生虫病研究的肇端。1919 年北京协和医学院设立寄生物科，由福斯特（Ernest Carroll Faust）主持工作，为我国最早的专业学组。

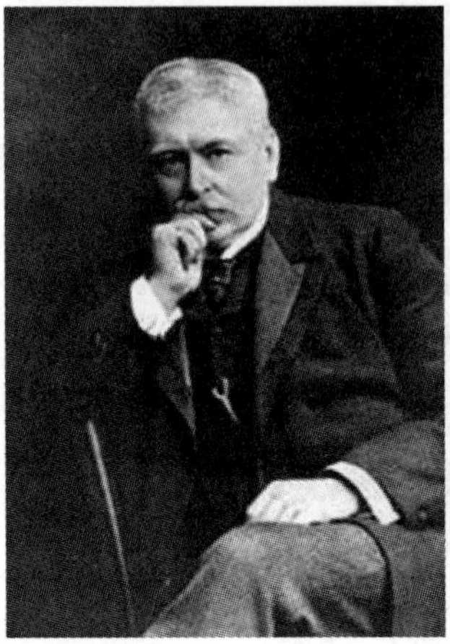

图 2-104　梅森

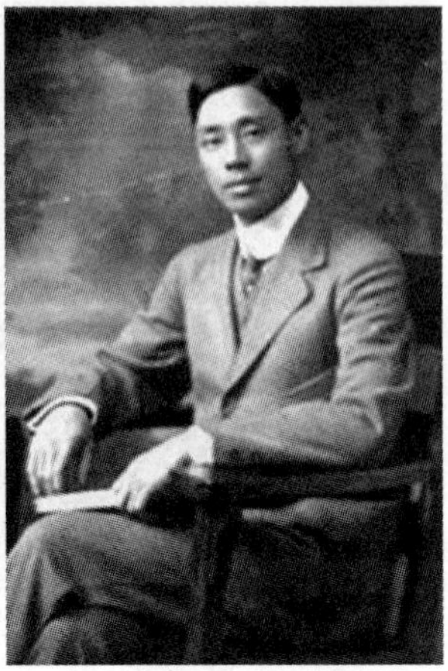

图 2-105　颜福庆

福斯特 1912 年获伊利诺斯大学（University of Illinois）哲学博士学位，留校讲授寄生虫学，是美国第二代寄生虫学家。1919 年成功申请协和寄生虫科的职位，同年福斯特夫妇与回国的中国劳工同船抵达中国。在协和九年的时间，他对中国北部、中部及南部的寄生虫病进行了深入调查，在中国寄生虫病研究领域获得了多项重大成果：完成了日本血吸虫的研究；与 Oo-KeK 许一起确认了华南地区华支睾吸虫病的生活史，并制定一整套防治方案；证实了布氏姜片吸虫在人体感染后的发育过程。他收集了大量标本

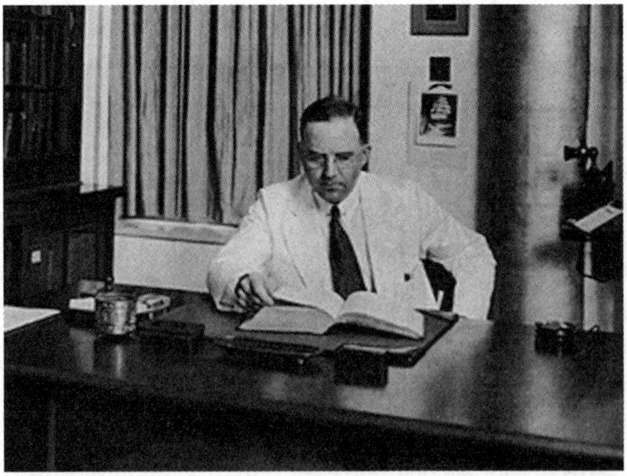

图 2-106　福斯特

和临床教学材料，建立了寄生虫学博物馆。当时传染病史上每一种寄生虫病几乎都不能忽略福斯特的名字。1928 年福斯特返美任杜兰大学（Tulane University）寄生虫系教授，1929 年出版《人类肠道内寄生虫学》成为寄生虫学经典名著，被誉为“杜兰大学最伟大的医学科学家之一。”

亨利·梅莱尼（Henry Edmund Meleney）1920 年加入福斯特的团队，展开了探索寄生虫学“宝藏”之旅。两人最成功的研究是完成了日本血吸虫的形态学、生物学特征以及生活史的研究，并首次证明了我国日本血吸虫的中间宿主是钉螺，为我国有效防控血吸虫病提供了重要科学依据；在协和他们完成了中国寄生虫病地理分布图，“告诉我你来自中国何处，我将告诉你所患的寄生虫病”成为协和当时最常见的医患对话。1927 年梅莱尼回国，后担任纽约大学预防医学系主任。

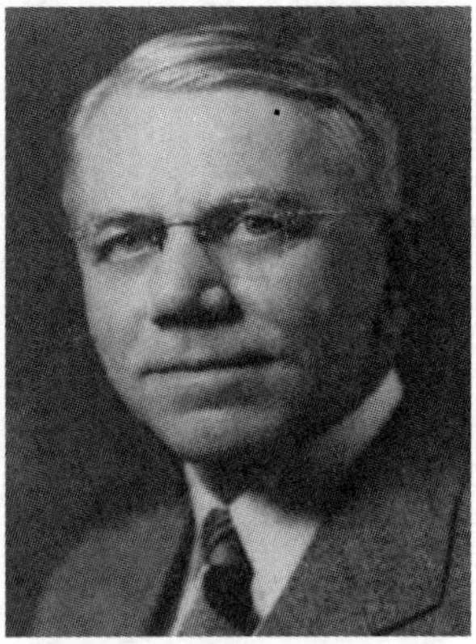

图 2-107　亨利·梅莱尼

洛克菲勒基金会 1913 年注册之后建立国际卫生部，第一项任务就是把它发起的防治钩虫病和公共卫生的工作向全世界推广。1917 年基金会执行主席文森特将防治钩虫病的工作扩展及六大洲 62 个国家，中国的钩虫病防治工作由基金会与协和联合执行，约翰·霍普金斯公共卫生学院的科特（William W Cort）教授为责任人。1923 年科特夫妇抵达协和，居住于福斯特的家中。科特与福斯特、兰安生一起进行了长达十四个月的研究，对中国钩虫病的分布、传播途径、流行特点等获取了详尽资料，并提出防治措施，1926 年发表了研究报告。

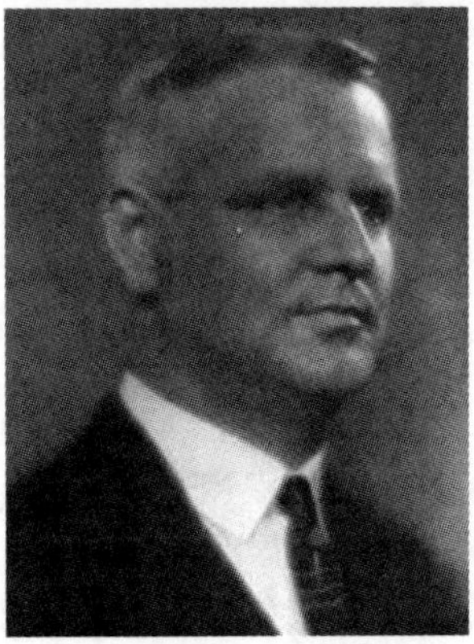

图 2-108　科特

1929 年瑞士籍何博礼（Reinhard J. C. Hoeppli）教授继任寄生虫系主任，和冯兰州、钟惠澜进行了华支睾吸虫与胆管癌的病因学研究以及迟发型过敏反应对血吸虫肝病变发病机理，并发现了血吸虫病著名的 Hoeppli 现象（Hoeppli Phenomenon）。抗战时期任瑞士驻华领事，协和复校后继续担任寄生虫系主任。

1939 年 Eugene Lindsay Opie 任客座教授。Opie 是约翰·霍普金斯医学院首届毕业生，韦尔奇的得意门生，著名的实验寄生虫学家。Opie 被誉为“探索者”，28 岁在韦尔奇的启发下，阐明了胰腺中胰岛功能的减退与糖尿病的关系，他关于以结核菌素试验为新发感染的检测指标的研究是结核病研究史上的经典工作。在其退休之前，66 岁的 Opie 如愿到协和工作。他比较了原发性结核和继发性结核的解剖特征，澄清了原发性结核致病机制。协和的工作生活非常美好，Opie 多年后回忆："我生命中最美好的岁月，我享受其中。那种生活如同阿拉伯之夜，使人陶醉。" 1940 年《中华医学杂志》为其出版纪念文集，以示敬仰[136]。

协和的上述研究至今仍是中国乃至世界寄生虫学的标志性研究，为传染病的诊治研究和控制发挥了不可磨灭的作用，使协和寄生虫学系成为 20 世纪前期享誉全球的医学寄生虫学科研和教育机构。

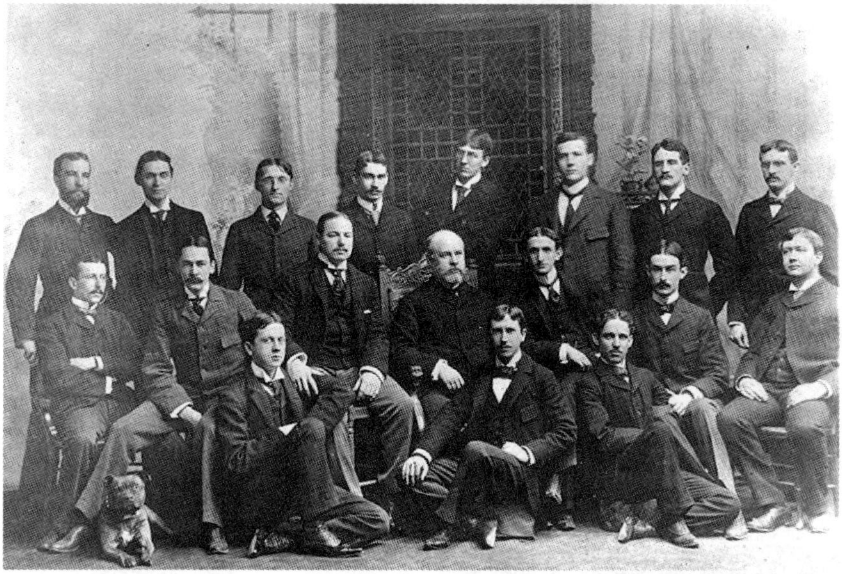

图 2-109　1897 年约翰·霍普金斯医学院首届毕业生（Opie 后排左二）

大师云集的内科系

协和医院建院初期，内科系包括内科、神经精神科、儿科、皮肤科等众多专业。原协和医学堂的查尔斯·吴·杨、H. Jocelyn Smyly、John H. Korns 等继续留任。

内科

马克麟是首任内科主任。协和建院初期行政工作繁杂，随着病人的增多，临床工作也日趋忙乱。拥挤的环境增加了传染病的传播，协和的职工也患上了天花，为此专设了传染病病房。马克麟担心如此下去将阻碍教学和科研规划，对自己在协和的未来疑虑重重。在给前导师科恩（Alfred Cohn）的信中，马克麟抱怨："现在有一种危险倾向，即我们成了为在华的所有外国人服务的机构，或梅奥中心，……忙乱于繁杂的常规性诊疗工作……我们正在取消大部分的上门出诊……但问题依然不容乐观。""北有鼠疫，南有伤寒，本院职工患有天花（今天仍有猩红热!）。我们忙得焦头烂额。""这不是我的久留之地，因为在这儿所做的事，我不认为是一个内科教授所应做的份内之事。"[137]马克麟和科恩一直努力使洛克菲勒医学中心和协和建立良好的合作关系，但遥远的距离使之成为泡影。由于行政管理占用过多时间，痴迷科学研究的马克麟于1920年提出辞呈。马克麟在协和最愉悦的时期是与范斯莱克、吴宪合作研究血浆与血细胞之间电解质与水的迁移，这项研究成为生化历史中的经典性研究。为了专注于科学研究，马克麟最终离开协和。1923年马克麟携新婚妻子——协和妇科住院医生——海伦·文森特（Helen Vincent）返美。海伦日后成为知名的心理医生[138]。

1923年，芝加哥大学创建临床医学院。基于马克麟有规划、建设、组织、管理一个完整医学院校的经验，芝加哥大学董事会聘请35岁的马克麟为临床医学院副院长。也许洛克菲勒先生也没想到，协和的创建模式如此迅速地反馈于美国。马克麟将协和建校的经验用于芝加哥大学医学院，再次无视实际经济状况，坚持所有教师和研究人员必须全职工作，辞退了所有兼职人员。职员全职工作有效地提高了科学研究的水平，但由于其薪金数量庞大，基金会不堪重负，抱怨、指责、批评甚嚣尘上，使马克麟疲于奔命。1932年，厌倦了永无休止人事争斗的马克麟辞去院长职务，专心致力于科学研究，由胡恒德接任。马克麟积极支持将心理分析应用于临床；在种族隔离时代，建立平民医院，培养黑人医生。马克麟是成功的教师、科学研究者、行政管理家和社会活动家；作为两所世界一流医学院的创建者和首任院长，马克麟在现代医学史上有着他人无法替代的地位。

参加开院典礼后，皮博迪成为协和第一位客座教授。皮博迪毕业于哈佛医学院，在校期间即发表伤寒热细菌学研究的文章，后在约翰·霍普金斯医学院师从韦尔奇研究病理。1914年作为考察团成员考察中国医学状况，促进了协和的创立。1921年皮博迪夫妇来华，皮博迪教授除查房、讲课外，还考察了许多医学院校。1922年在《科学》杂志撰文介绍协和内科及中国医学现状：经教会医院的努力，西方医学中的外科学已显示了巨大优势，但内科尚未被接受，中国人“喜欢西方外科，但内科疾病还是用中医治疗。”协和医学院的建立可以改变上述状况，高端人才、先进的设备和完善的实验室，可以显现西方内科学的精髓。基础医学和临床紧密联系，基础研究的进展可以很快应用于临床；中国众多的传染病人提供了科研的素材，协和内科的高资质医生都在进行课题研究。皮博迪认为协和与世界上最好的医学院相比毫不逊色：“对大多数美国人而言，中国遥不可及，北京远离西方文明；但真实的情况是，北京协和医学院正和世界上一流的医学院一起携手研究最尖端的医学课题。”[139]皮博迪夫人对北京的生活非常满意，在日记中写道：“毋庸置疑，我们身处极乐世界。”皮博迪返美后，广泛邀请美国医学界的知名教授担任协和客座教授，对协和的发展起了重要作用[140]。

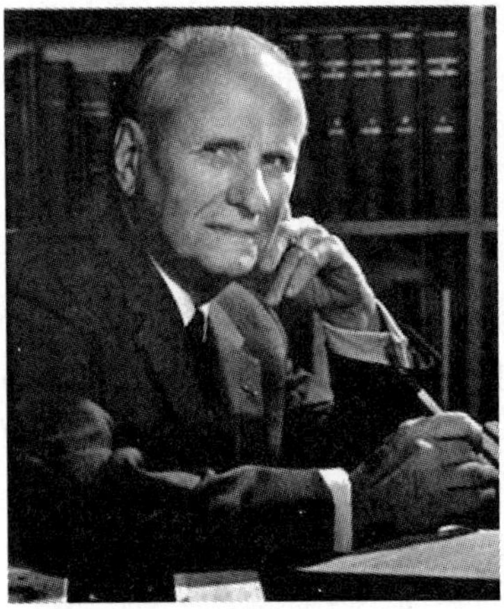

图 2-110　马克麟老年工作照

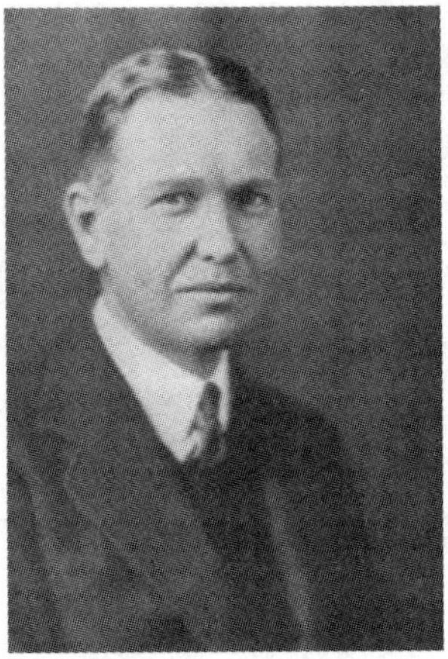

图 2-111　皮博迪

1923 年 2 月 7 日骆博生（Oswald Hope Robertson）接任内科主任。骆博生出生于英国，2 岁时随父母移居美国。1911 年入哈佛医学院，期间参与了 Roger Lee（O 型血的发现者）及 Beth Vincent 血液移植的研究。Lee 对骆博生的评价甚高：“他聪慧而富有激情，工作异常勤奋。他解决问题的判断力异乎寻常的成熟而理智。”[141]骆博生 1915 年毕业后，经 Lee 推荐至洛克菲勒医学研究中心任职，研究红细胞的分型及储存保护的方法[142]。

“一战”时期骆博生志愿入伍，随哈佛医疗队，赴欧参战。期间发明了安全的输血方法。1917 年 11 月，骆博生首次采用输血技术，治疗手术后休克的伤兵，20 名受血者中有 9 名存活。他完成了数百例输血，并广为传授，挽救了无数伤兵的生命。1918 年发表论文，详述了他的输血技术。他的工作被誉为一战中最伟大的医学成就。战争结束后，输血技术被冷落了 20 年。

但英国人没有忘记他的技术，二战时期英国军队以骆博生的模式建立了完整的血库系统。美国军方在二战后期才开始采用输血技术，直到朝鲜战争才建立完善的血库系统。

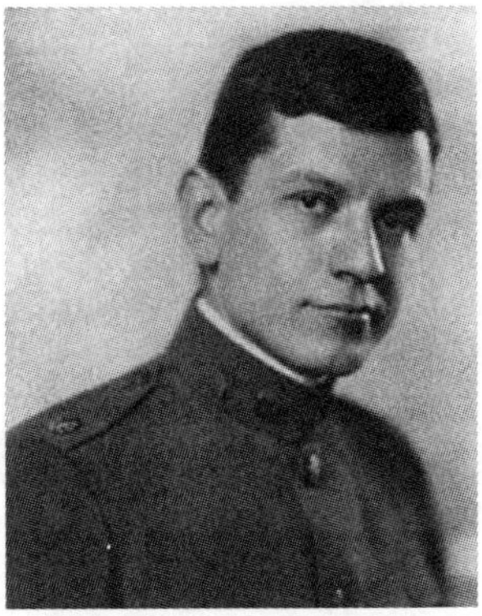

图 2-112　骆博生

1919 年骆博生来到协和，计划继续研究血液移植，但未能如愿。随后成立了感染性疾病研究室，在国际上首先报道了对链球菌天然耐受的动物其血清和洗涤白细胞的混合物对肺炎链球菌具有抑菌和杀菌作用，并证实了获得性免疫对于控制疾病进程的重要作用。骆博生继任内科主任后不久，1923 年 5 月初的一个周末，小洛克菲勒先生的妻妹 Lucy Aldrich“当了孢犊崮土匪的洋票”，但在农民孙如友的护送下顺利脱险。小洛克菲勒夫人 Abby 致信妹妹：“我确信你对中国的爱如同我们之间的爱，经此遭遇也不会消失殆尽。”骆博生、胡恒德等疾赴济南，给予诊察照料[143]。

1926 年骆博生在旅途中传染上斑疹伤寒，不得不离开协和休养。此时马克麟就任芝加哥大学医学院院长，骆博生是他最想猎取的人才之一。1927 年，骆博生痊愈后担任芝加哥大学医学院内科主任。同事们对初回国的骆博生深感惊讶——他的举止神态成了地地道道的中国人。随着输血技术的普及，骆博生渐渐为世人所重，被誉为“输血之父”，1943 年骆博生被评为美国科学院院士。面对荣誉骆博生极为谦虚，他说：“我所做的只是运用它。”骆博生的导师，哈佛医学院的 Richard Cabot 教授评价说：“他是个认真善良、头脑清晰、训练有素的人。他工作勤奋，对理论研究有良好的判断力和自控性。我想你会发现他的价值的。”[144] 近百年来，千百万的受血者确切感受到了骆博生的非凡价值。

骆博生的主要助手是查尔斯·吴·杨。杨毕业于约翰·霍普金斯医学院，1906 年来华，协助科龄管理协和医学堂，后长期担任协和医学堂教务长，是著名的中国通。1917 年被聘任为北京协和医院内科讲师，1923 年建立了协和黑热病现场研究组，组建包括内科、寄生虫系、微生物系及病理科在内的研究组[145]。在杨的有效领导下，研究组硕果累累，建立了黑线仓鼠黑热病实验室模型，初步确定白蛉为黑热病的传播媒介，肯定了外周血样本对诊断黑热病中重要作用，为当时筛查黑热病流程奠定了理论和实验基础。谢和平（Richard Ho-Ping Sia）1918 获美国西储大学医学博士学位，在克利夫兰市医院工作一年后回国，任协和医院内科助理住院医师。因工作业绩优异，留院任内科助教，1923 年赴洛克菲勒医学研究中心深造，归国后加入黑热病现场研究组，提出了著名的 Sia's test（谢氏检验）用于黑热病的检测。与 Martin H. Dawson 一起阐述了大叶性肺炎感染模型中，特异性免疫应答与发病时间、康复起始点明显相关。此项研究极为经典，为证实 DNA 为菌内遗传物质提供了最初证据，“以其为基础的后续研究最终获得了三项诺贝尔奖。”1939 年抗战后，谢和平夫妇离开北京，赴夏威夷行医。

1928 年查尔斯·吴·杨离任，李宗恩担任黑热病研究室负责人。李宗恩出身于江苏常州的名门望族。1911 年，18 岁的李宗恩远赴英国，1920 年毕业于格拉斯哥大学医学院，后任伦敦大学卫生与热带病学院蠕虫病助理研究员。1921 年参加英国皇家丝虫病委员会赴西印度的热带病考察。1923 年回国，成为查尔斯·吴·杨的助手，进行热带病研究。他在河北南苑至江苏清江浦设立的血吸虫病及其他多发性热带病的病情观察站，取得了许多成绩。钟惠澜在《李宗恩传》中写道：“当时李宗恩和梅勒尼所领导的热带病研究所发表的有关疟疾、丝虫病和其他流行病的论文，科学性强，都有新的观察，在国内外颇有影响。”王季午则认为：“李宗恩在热带病学方面做出了成绩，特别是在中国发现犬利什曼原虫病是人类黑热病的贮存宿主。”李宗恩的教学及管理能力亦为人称道。邓家栋说他“对内科的知识面广，固不限于热带病学，……在那个时期，他在学校中是一位很有威信的中国教师。”1931 年协和派出了两批医疗队赴长江，李宗恩是整个工作的组织者。时为实习医生的范日新教授回忆说：“宗恩出色的组织工作在防治疫病中起了很大的作用。”[146]李宗恩的组织能力后来得到多次充分展示。其后，钟惠澜在世界上首先提出犬与人的黑热病由同一病原体引起，并提出钟氏补体结合试验用于黑热病早期诊断。王季午创建了血涂片检查黑热病病人利什曼体的新诊断方法，通过动物实验证实了新斯锑波霜等锑剂为当时最有效的抗黑热病药物。

1922 年戚寿南任教于北京协和医学院，讲授内科学，主攻心脏病学。戚寿南 1893 年 2 月 2 日出生在一木工家庭，原就读于中国哈佛医学院，因成绩优异获得洛克菲勒基金会资助赴美国留学，就读于美国约翰·霍普金斯医学院。1920 年获美国医学博士学位，旋即在美国麻省总医院任实习医生。两年后返回祖国，在协和任职 12 年。1924 年与陶仲忱医师结婚。在协和期间，与狄维德一起研究斑疹伤寒，1929 年出版《斑疹伤寒之临床经验》一书，并担任生理实验室主任。1928 年领导建立心电图室，1929 年再次赴美深造，归国后撰写了数篇心电图学的相关论文，成为中国心电图学的奠基人之一。1934 年中央大学校长罗家伦先生聘请戚寿南任中央大学医学院首任院长，同时担任南京中央医院总医师。1937 年创立中华内科学会，被推为首任会长。戚寿南刚直不阿，不畏权贵。有一次蒋介石患病，侍从请

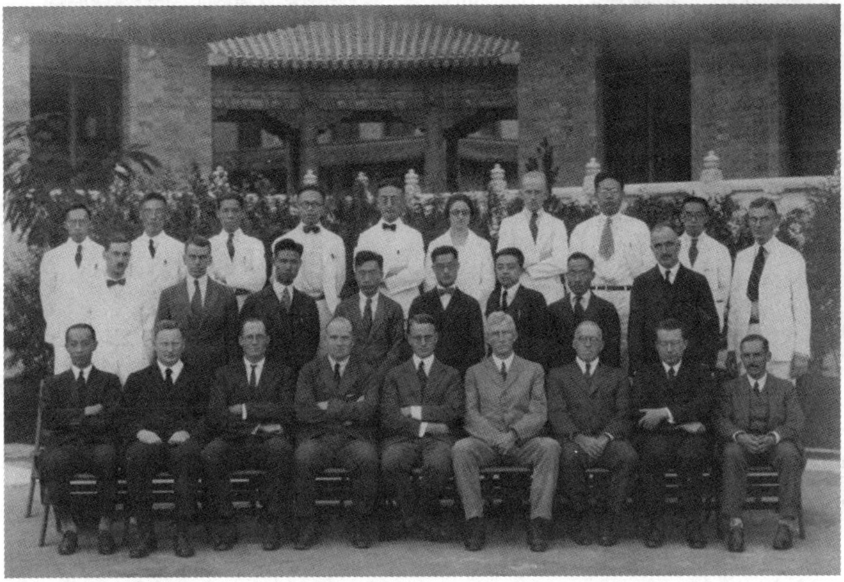

图 2-113　内科职员合影（1922 年）

（Rockefeller Foundation. China Medical Board，100 *Years*：*The Rockefeller Foundation*，http：//rockefeller100. org/items/show/4919.）

戚先生出诊，但态度蛮横，戚寿南拒绝道：“我晚上从来不出诊。”侍从拔枪威逼也未得逞，后来宋美龄出面才化解了这场纷争。1947 年底，戚寿南被派往美国，担任中国驻世界卫生组织代表。在此期间，戚寿南还争取了留美奖学金，先后派耳鼻喉科姜泗长、整形外科汪良能及公共卫生科郭祖超赴美深造[147]。中华人民共和国成立后，人民政府曾邀请戚寿南回国任卫生部副部长等职，然因私人原因未能成行。戚寿南后应聘去美国，在马丁堡政府医院任职。

1923 年 9 月，张孝骞到北京协和医学院内科进修班学习，从事临床工作和基础研究。张孝骞是湘雅医学院首届毕业生。到了协和之后，他博览群书，成为众所周知的“读书狂”，为骆博生教授青睐。1924 年张孝骞正式调任协和，第二年升为总住院医师。1926 年，赴美国约翰·霍普金斯医学院，师从 G. A. Harrop 教授，进行血容量的研究工作。张孝骞每天埋头于实验室中，废寝忘食，夜以继日，终于完成了论文《糖尿病酸中毒时的血容量》，并在美国临床研究会上宣读。论文得到医学界同仁的高度重视，被认为“这是临床医学的一个进步!”该论文及《测定循环血容量的一氧化碳法》发表在美国的《临床研究》杂志，使张孝骞在医学界崭露头角。他的

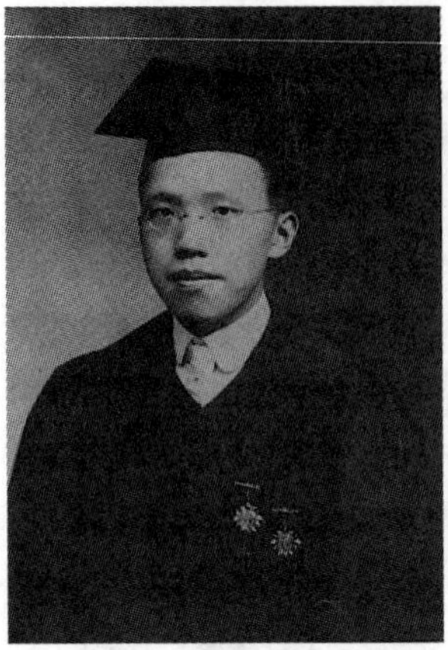

图 2-114　张孝骞

成果受到了人们的重视，被收入到医学教科书中。回国后，他继续从事血容量的研究，第一项实验是测定甲状腺功能亢进和甲状腺功能低下病人的血容量变化，研究结果在美国《临床研究》杂志上发表以后，再一次让世人刮目相看[148]。

20 世纪 30 年代初，为了填补协和医学院的空白，学院决定成立消化专业组。狄维德（Francis R. Dieuaide）毫不犹豫地把这个任务交给了张孝骞。从此，张孝骞开始步入了一个崭新的医学领域——研究消化病理。他创建了第一个消化专业组，并对胃的分泌功能进行多方面的研究，发表了《发热时胃酸缺乏的暂时性》、《维生素 A 缺乏症时的胃液分泌》、《阿米巴痢疾的乙状结肠镜检诊断》等一系列重要论文。他第一个在临床上使用组胺法化验胃液分泌，并提出发热对胃分泌功能有抑制作用的新观点，从病理生理上阐述了发热病人不愿进食的机制之一。他还对阿米巴痢疾、溃疡性结肠炎、结核性腹膜炎、消化性溃疡等作了大量研究。1933 年 12 月，张孝骞再次赴美国，在斯坦福大学医学院进行了为期半年的胃分泌功能的研究。1934 年 7 月，张孝骞回到协和后，担任了内科消化专业组的领导工作。

董承琅 1924 年进入协和内科。董承琅毕业于美国密歇根大学（University of Michigan）医学院，主攻心血管病。1930 年赴美研究心脏病学，提出黏液性水肿可引起明显的心脏增大和心肌损害，给予适当治疗后心脏可完全恢复正常。论文《黏液性水肿的心脏》发表在《美国心脏病杂志》上，受到美国学界的关注，被美国心脏病学会吸收为第一位中国籍会员。董承琅是《实用心脏病学》的第一任主编，我国的心血管病学科的创建者之一，1991 年获得国际心血管学会颁发的终身成就奖。

骆博生离任后由狄维德接任内科主任。狄维德毕业于约翰·霍普金斯医学院，1924 年加入协和内科，在协和工作了 14 年。狄维德早年在心脏疾病研究中崭露头角，聪慧勤奋，是不可多得的青年才俊。他和骆博生均是马克麟为芝加哥大学猎取的人才。马克麟聘任骆博生为芝加哥大学内科主任，狄维德为内科副教授，但狄维德拒绝了。狄维德的人格魅力和组织才能深得人心，被当作协和的精神领袖，成为职员和院方的协调者。但过多的行政事务，影响了狄维德的业务发展。骆博生曾说狄维德是“一个能力非凡的人。若能有适宜的环境，并摆脱繁杂的管理事务，他将获得更大的成就。”曾担任客座教授的 David L. Edsall 与狄维德相交甚欢，额头巨大的 Edsall 被中国同事昵称为“文曲星”。作为洛克菲勒基金会的董事，Edsall 一直是狄维德的坚定支持者。在管理工作的同时，狄维德进行了回归热的研究，指出中国北方风湿热的发病率较同纬度美国城市略低，但呈不断上升趋势，其发病严重程度与西方城市相当。1929 年狄维德与协和儿科主任鲁斯·盖伊（Ruth A. Guy）结婚。1935 年狄维德休假期间，由客座教授罗宾生主持内科工作，他对协和内科的工作大加赞赏：“病房工作非常有序，……职工训练有素，富有激情。每位医生，包括住院医师，都在进行试验研究。……总之，它与我所见到过的一流科室一样完美。”

狄维德组织能力超凡，主持内科工作时，将内科大巡诊发扬光大，形成具有“协和”鲜明特色的活动——星期三内科大巡诊。内科大巡诊起于 20 世纪 20 年代，最初医生很少，在病人的床边，即可容纳全部医生巡诊。狄维德时期对大巡诊很重视，事先由总住院医师从各专业组中选出通常是疑难或罕见的病例，经主任同意后公布。到大巡诊时，由实习医师报告病例，要求完整而扼要，再由主治医师做中心发言，对诊断和治疗措施做必要的说明和讨论，并准备回答各位巡诊者的问诘。经常参加的有各专业组主任、主治医师、住院医师和实习医师、进修人员和高年级学生。本院其他科和少数外院医师有时也参加，还有部分病室护士长和护士。巡诊会可以百家争鸣，各抒己见，气氛既严肃又热烈。最后由科主任做总结，并指示下一步的诊治措施。内科大查房已走过了 80 多个春秋，虽人事更替，内容更新，但宗旨未变，形式依旧。

旧中国的软骨病非常严重，许多妇女因此而造成骨盆畸形，发生难产。协和医院的妇产科主任马士敦和内科主任马克麟在二十年代曾经进行过一些流行病学和临床研究工作。后来韩能（Robert Roger Hannon）在狄维德帮助下创建代谢病研究组，进行软骨病研究[149]。刘士豪自 1930 年起进入代谢病研究组，在 1934 年韩能离开协和后成为新的研究组核心。刘士豪 1919 年考入北京协和医学院，在校期间发表了第一篇有关钙磷代谢的论文；1925 年毕业，获得文海奖学金，留院任内科住院医师。一年后，晋升为总住院医师，成为北京协和医学院毕业生中第一个担任总住院医师的中国人。1928 年师从范斯莱克主修血液气体分析技术，深受其青睐。1941 年成为协和毕业生中第一位教授。代谢病研究组成员有朱宪彝（1930 届，文海奖获得者）、王叔咸（1930 届）、周寿恺（1933 届）、郁采蘩（1936 届）等，对骨软化症进行了全方位的研究，在国内首次证明了患者维生素 D 缺乏的原因及后果，并在国际上首次证明正常人乳中含有维生素 D，发现哺乳期的骨软化症患者如不补充维生素 D 会使病情加重。他们还在国际上首次找出用维

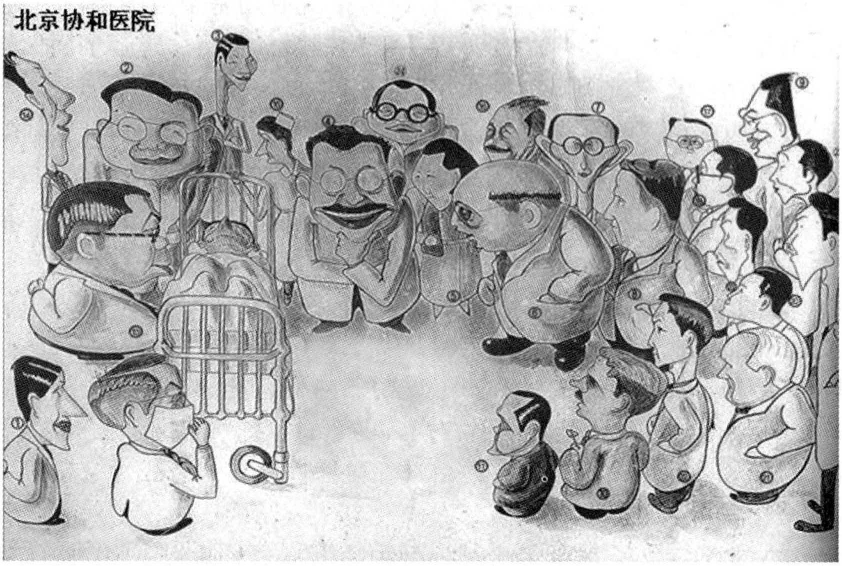

图 2-115　内科大查房（漫画 林俊卿绘）

内科：1、朱宪彝；2、刘士豪；5、郁采蘩；6、斯乃博；7、诸福棠；12、董承琅；13、钟惠澜；14、张光璧

皮肤科：3、李洪迥；4、傅瑞思；放射科：9、谢志光；17、许建良；病理科：24、秦光煜；神经精神科：10、希尔；16 魏毓麟；寄生虫科：11、许雨阶；儿科：8、麦考里；19、范权；病毒科：25、黄祯祥

生素 D 治疗骨软化症的最低剂量，仅及美国麻省总医院所用剂量的五分之一，而疗效与其相当。1942 年刘士豪与朱宪彝发表于《科学》的论文“Teatment of Renal Osteodystrophy with Dihydrotachysterol（A. T. 10）and Iron”是其中最重要的学术成果。文中提出了“Renal osteodystrophy（肾性骨营养不良）”的命名，是第一个由中国人命名的疾病，同时指出双氢速变固醇对该病有明确疗效。1943 年刘士豪和朱宪彝共同撰写并刊登于《Medicine》的论文详细阐述了双氢速变固醇对该病治疗有效的证据，并提出了该药的作用机制的推论。20 世纪 80 年代，美国著名骨代谢专家 Parffit 教授称：“多年以来，北京协和医院的论文为当时的世界构建起了人类维生素 D 缺乏症的知识大厦。”“他们成就至今仍对我们有重大的教益和深远的指导作用。用现代维生素 D 代谢的理论已经可以解释当今所做的研究工作，但还有一些问题至今尚不能满意地阐明。”[150]刘士豪知名度高，被许多达官贵族延请为家庭医生。刘士豪戏称自己以“看死的病人很多”而闻名，由于他诊疗费昂贵，一般人先找普通大夫就诊，拖延至病入膏肓才找刘士豪，大多已

回天乏术了。

钟惠澜出身贫苦，父亲卖身到南洋，成了做苦工的“猪仔”。1922 年钟惠澜考入协和医学院，1925 年五卅惨案后，参加“协医学生沪案后援委员会”，担任宣传委员。1929 年钟惠澜从协和医学院毕业，留校任职，参与协和黑热病现场研究组工作。钟惠澜经调查研究，发现犬与人的黑热病的一致性，其夫人李懿征医生自愿接受皮下及皮内注射犬黑热病病原体，进行人体实验。最终证明了犬、人、白蛉三者之间黑热病传染环节的关系。这一研究成果，推翻了西方学者的错误论断，在世界上尚属首创。在黑热病的早期诊断方面，钟惠澜创造发明了“钟氏黑热病补体结合试验”，使病人得到早期诊断与治疗，减少了病死率。1934 年秋，钟惠澜被协和医学院派往美、英、德、法等十几个国家学习和考察。1936 年，钟惠澜回到祖国，继续在协和医学院研究回归热。为揭开回归热染病的秘密，他在自己身上养了很多病虱，让它们在七天内吮咬自己。最终钟惠澜证实了大量回归热螺旋体自虱体内逸出，经皮肤搔痕或叮咬伤口侵入人体而致病，推翻了“回归热是因感染性虱子吸人血而感染”的传统说法，该发现被收录各国医学书中。他是个语言天才，精通 6 国文字，可阅读 8 种外文资料，为科学研究提供了便利[151]。

王叔咸 1930 年毕业于北京协和医学院，留院从事内科，先后任内科助教、讲师、副教授及结核科主任。1936 年在美国、奥地利进修学习及考察。1945 年任北京大学医学院内科主任，医学系主任，肾脏病研究室主任，临床医学研究所所长，中华医学会内科学会副主任委员，中华肾脏病学会第一任主任委员。早年对结核病及糖尿病的诊断和治疗作出了突出贡献。后期集中于肾脏病的研究，提出了肾小球疾病的临床分型，建立了中国第一个肾脏病专业科室，为中国肾脏病专业的发展打下了基础。王叔咸青年时代是江南一带著名的琵琶演奏家，多次参加大型音乐会并获奖。

1933 年，另一位“文海奖”得主邓家栋进入内科。邓家栋出身于贫穷的农民家庭，自幼聪慧好学。1928 年毕业于燕京大学，由于预科化学系教授 S. D. Wilson 教授热心推荐获得了顾临的无息私人贷款和入学奖学金，从而得以进入学费昂贵的北京协和医学院，在协和的第二年他向学校借贷，第三年再次得免学费奖。他在学习期间生活俭朴，节衣缩食，而惟努力学习，毕业时用所获得的文海奖学金还清了贷款。毕业后留院任内科住院医师及住院总医师。后专攻血液病，1937 年，邓家栋和血液学实验室专家 Forkner 等报道了我国第一例嗜酸细胞白血病，当时世界医学文献中报告这类病的不足十例。他还对黑热病病人的造血功能以及机体各种白细胞的吞噬功能进行研究。1938 年冬邓家栋赴美国哈佛医学院桑代克研究中心（The

Harvard-Thorndike Clinical Research Center），在诺贝尔奖金获得者 Minot 教授和血液病专家 Castie 教授等指导下进修血液学，主要是红细胞溶血机制的研究。在美期间，他在一次“临床病理讨论会”上，力排众议，提出了正确诊断，并得到了尸检结果的证实，震惊四座。1939 年回国后，邓家栋立即投入内科的临床与教学，并主持血液学实验室的工作[152]。

王季午 1934 年毕业于北京协和医学院，留校先后任内科实习医师、住院医师和住院总医师。1940 年赴美国图兰大学（Tulane University）热带病与寄生虫学院进修，师从原协和寄生虫科教授福斯特，成绩显著，被美国同行称为“Kala-azar man”（研究黑热病有成就的人），荣任“名誉讲师”，并成为美国热带病学会会员。抗战时期返国，任贵阳医学院内科教授兼内科主任、附属医院院长、医学院教务长等职。抗战胜利后，王季午接受竺可桢校长的邀请，负责筹办浙江大学医学院，并担任首任院长。建国后任浙江医科大学校长、传染病学一级教授、中华医学会传染病寄生虫病学会主任委员及《中华传染病杂志》总编辑。王季午对中国传染病的防治研究成绩卓著，在几种中国常见的传染病与寄生虫病的防治工作中，作出了杰出的贡献。在学术上最突出的成就是总结了国内外传染病研究最新成就，主编了适合于中国国情的传染病学教材和参考书，是中国编著传染病教材的奠基者。

狄维德时期最后一任总住院医师是郁采蘩。郁采蘩 1936 年毕业于北京协和医学院，留院任内科住院医师，1939 年成为协和医学院有史以来第一位女性内科住院总医师及主治医师。在狄维德领导下从事代谢研究，被誉为狄维德王冠上的明珠。当时许多医生对女性担任总住院医师表示不满，但狄维德的答复是你们都可以走，我可以只留郁大夫一个人。她曾与范代克一起研究神经垂体激素，深得其赏识。1947 年师从哥特门（Alexander B. Gutman）教授，研究钙与佝偻病及痛风病，成绩斐然。郁采蘩是找到治疗痛风方法的关键医生之一，这个治疗方案和理论被写入《希氏内科学》，丙磺舒、秋水仙碱、别嘌醇至今仍作为经典药物使用。1973 年成为西奈山医院（Mount Sinai Hospital）第一位女性正教授。1988 年据传言郁采蘩获得诺贝尔医学及生理学奖提名。2000 年，美国风湿病学会授予她“大师奖（Master Award）”美誉。郁采蘩大夫去世后，她的家人为了纪念她对医药事业的突出贡献，在北京大学设立了郁采蘩奖学金（Dr. Tsai-Fan Yu/SCBA Scholarship）。

郁采蘩在协和最深的印象是在 1938 年 2 月，一个星期天的早晨，突然听见一个有着浓厚荷兰口音的陌生者说“我手下从来没有女住院医师。”这是伊西多·斯乃博（Isidore Snapper）的声音，他接替狄维德主持内科工作。

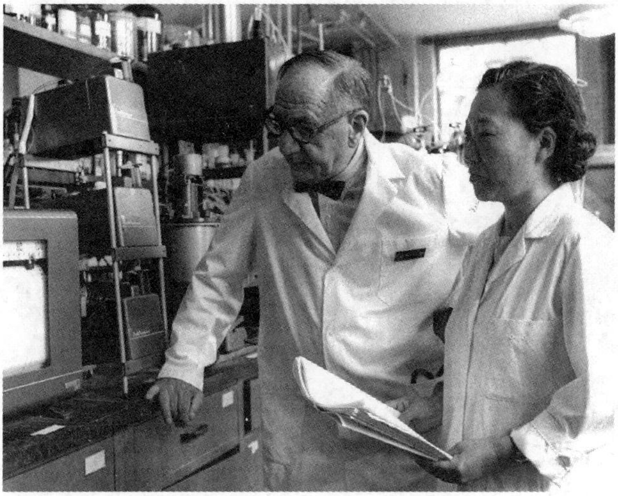

图 2-116　郁采蘩和哥特门

斯乃博是犹太籍荷兰人，1913 年获得 Groningen 大学医学博士学位。1938 年纳粹入侵前他离开荷兰，经纽约转往北平协和医学院。他在中国寥寥数年，获得了丰富而独特医学经验。1941 年他撰写了《西洋医学之中国课题》（Chinese Lessons to Western Medicine）一书，综合了他在华期间所有的论著。他观察入微，见解精辟。书中描写在 20 世纪 30~40 年代的华北地区食物非常缺乏，各种疾病都受营养不良的影响。因此许多人得软骨症、坏血病、贫血症、严重佝偻病等。华北的寄生虫疾病最普遍的就是黑热病。很少有动脉硬化和高血压，原因是中国人不吃牛油奶酪干酪之类的牛奶产品。中国糖尿病患者不像美国糖尿病者同时有血管的问题，没有严重的血管硬化，可能与烹饪菜油中含有脂肪酸有关，即“不饱和的脂肪可以预防血管硬化”[153]。

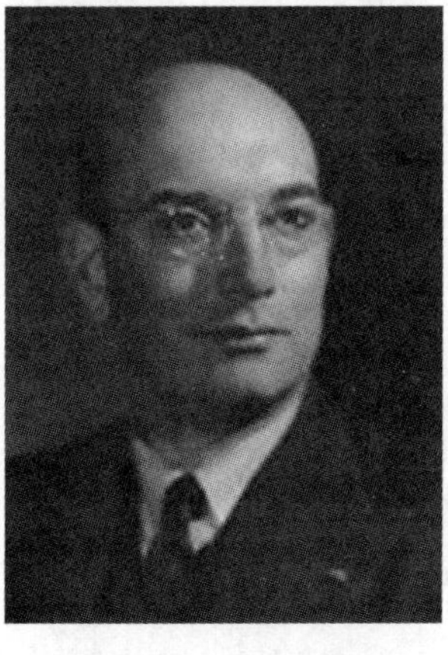

图 2-117　斯乃博

斯乃博极富个人魅力，学识渊博，经验丰富，能力超群，被誉为内科通才。他的教学方式是所谓的“床边医学”（Bedside Medicine），别具风格，对内科各种议题，随时侃侃而谈，头头是道，条分缕析，丝毫不苟。吴阶平回忆就学期间“我最佩服荷兰籍内科教授斯乃博。他学识渊博、观察敏锐，分析问题丝丝入扣。

……这对我在实习医生和住院医生阶段如何进行临床工作产生很大影响。”珍珠港事件后，斯乃博被日本宪兵队监禁八个月，集中拘留后辗转到上海，旋即被遣返美国。1944~1952年任纽约西奈山医院内科教授，执美国内科医界之牛耳，编撰内科医学年鉴十余载。“人工器官之父”Willem Kolff教授称赞他是“有史以来，医界最卓越最伟大的导师之一”。

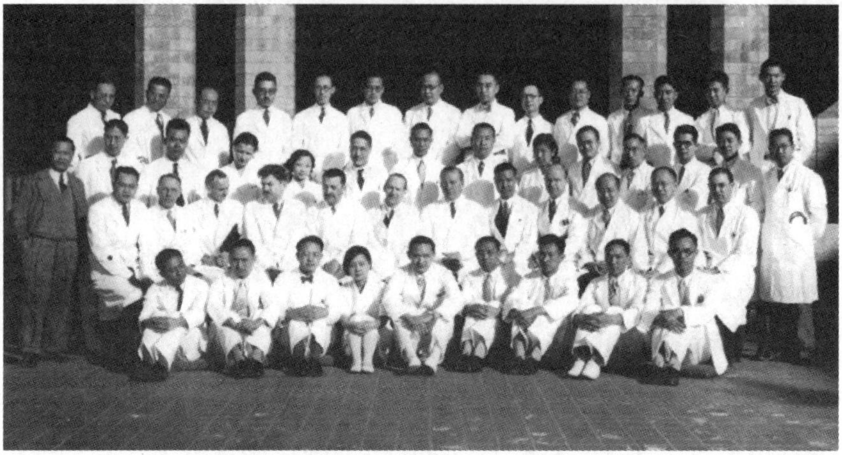

图2-118　协和内科职员合影（1935年）

前排左起：卞万年5、邓家栋7；二排左起：刘士豪1、狄瑞德6、李宗恩10、张孝骞11；三排左起：马万森2、许英魁3、朱宪彝6、戚寿南11、四排左起：诸福棠5、李宏迥14

神经精神科

1921年林安德（Andrew H. Woods）任职于北京协和医院，负责精神神经科工作。中医体系中没有神经精神病学的概念，西医东渐后只有极少数的教会医院医生从事神经精神病学的诊治研究。林安德在华20年，几乎凭一己之力创建了中国神经精神病学。林安德是一个牧师的儿子，1895年入宾夕法尼亚大学医学院，1898年放弃实习至岭南大学担任校医，是中国第一位专职校医。1907年，回到美国并继续他在1898年时中断的临床学习和工作，在费城总医院斯皮勒（William G. Spiller）教授的指导下，作为一名助理神经科医师，从事门诊、病房的医疗和教学工作。1912年他担任岭南大学代理校长，一战时期任美军少校军医[154]。由于林安德的宗教背景、医学水准和留华经历，符合北京协和医学院招聘宗旨，1918年成为协和神经精神学襄教授。1921年北京协和医院开业后林安德主持神经精神学组工作，开设了神经精神病学课程。林安德的办学理念一是根据中国国情，神经、精神科合而为一；二是合格的神经精神科人才，必须通晓临床神经病学、精神病学及神经病理学的基础知识。此理念为其后的科主任贯彻始终，使协和神经精神科得以持续健康发展。林安德开展了对神经疾病患者的电刺激疗法，还带领该科医生指导帮助北京市疯人院医疗业务及学生临床实习工作。作为神经病学医生，林安德总结中国人行为特征有：惧怕公众非议；惧怕丢面子；女性害怕失去丈夫的欢心。1928 年林安德离职，董事会盛赞其为中国神经精神学所做出的贡献以及激发了“中国政府对正确治疗心理性疾患的兴趣”。回国后林安德任衣阿华大学精神病系负责人，美国神经学学会副主席[155]。

建科初期，林安德的助手有 Maximilian Otto Pfister 和钟孟发（音译 Chung Mon - Fah）。Pfister 在神经性梅毒领域颇有建树，后赴香港行医。钟孟发是我国第一位神经精神科的专职医生，毕业于哈佛医学院，在协和任职两年，负责神经精神科病房工作，其助手为魏毓麟。钟孟发离开协和后，赴夏威夷行医。魏毓麟于 1925 年左右任职于协和神经精神科，是我国第二位神经精神科的专职医生。魏毓麟是天津北洋水师学堂海军医学校第十四届毕业生，在协和工作勤奋，1930 年被选送到美国宾州大学费城总医院留学，回国后任北京协和医院神经精神科副教授，对梅毒、肺吸虫所致神经系统异常、高血压的脑部症状及体征进行了研究。1933 年魏毓麟兼任北京疯人院院长，将该院从甚为破落的高公庵民房中搬迁至地坛公园内，1935 年更名为北平市精神病院，设置病床 200 张，作为北京协和医学院神经精神科的教学医院。

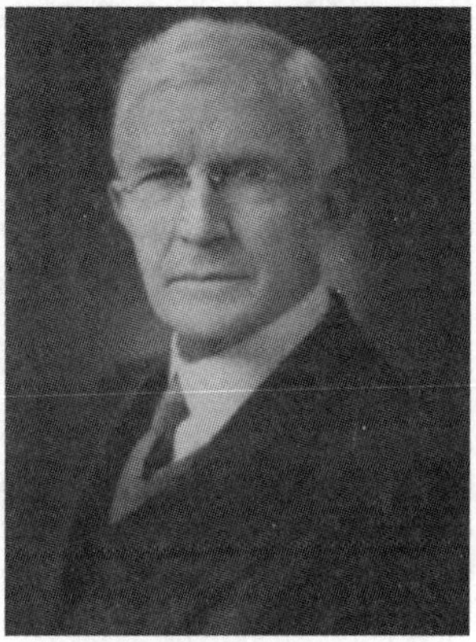
图 2-119　林安德

厄恩斯特·德弗利斯（Ernest deVrise）为第二任主任。神经精神科此时已具规模，已有两位中国籍医生，主要从事临床神经病学和神经病理学方面的工作。但由于林安德的离去，精神病只限于示教。1928 年北京疯人院院长由北平市卫生局和协和医学院共管，改名为精神病院，是北平协和医学院的神经精神科教学医院。1931 年德弗利斯与程玉麐作为召集人，成立了中国神经精神医学会。

程玉麐 1927 年自协和医学院毕业后即从事神经精神科工作，成为我国第三位专职神经精神科医生，接受了林安德教授悉心培训。1931 年他与德弗利斯作为召集人，成立了中国神经精神医学会。同年，经德弗利斯推荐去德国师从著名神经精神学家施皮尔迈耶（Walther Spielmeyer）教授学习神经病理，后去美国进修精神病学。1934 年程玉麟返回北京协和医院任神经精神科副教授，并协助指导北平市精神病院的医疗、教学等业务工作，采用胰岛素昏迷疗法和发热疗法治疗精神病人，开创国内精神病现代治疗之先河。1936 年程玉麟离开协和后，相继创建贵阳医学院、中央大学医学院、华西联合医学院、南京中央医院的神经精神科及卫生署神经精神病防治院。1950 年程玉麟任世界卫生组织世界精神卫生处第一任处长。20 世纪 50 年代初去美国后，他获得神经病学、精神病学及儿童精神病学三个行医执照，著有《神经病学》《精神病学》和《动力精神病学》三书。

1932 年，协和院方在洛克菲勒基金会医学教育委员会新任主席 Alan Gregg 的大力支持下启动“精神病学计划”，以促进现代精神病学在中国的发展。院方聘任理查德·雷曼（Richard S. Lyman）为主任。雷曼 1921 年毕业于约翰·霍普金斯医学院，师从精神病学的创始人、美国精神病学会主席阿道夫·迈耶（Adolf Meyer）教授。1931 年雷曼携新婚妻子 Katharine Russell Ham Lyman 来华，在上海工作一年后来到协和神经精神科，Katharine 任职于协和社会服务部。

雷曼对科室建设甚为积极，引进教师，扩展病房，改组北京精神病院，使协和成为中国精神病学的培训基地[156]。他将个案研究、深入临床等措施用于教学，激发了学生的学习热情。雷曼是中国精神病学研究的先驱，发现了鸦片、吗啡是中国精神病患者的主要诱因；研究了电休克及胰岛素休克治疗的临床效果及东西方精神疾患的差异性。雷曼选送多人到德国、美国、加拿大进修，使每位医生术有专攻，培养了粟宗华、凌敏猷、张沅昌、黄友岐等医生。雷曼十分慷慨善良，乐于助人。雷曼曾多次为在美留学的中国学生支付租金及捐助。1932 年他在欧洲遇到犹太人 Leo Alexander，为避免其受到纳粹的迫害，雷曼自己支付薪金，雇用 Alexander 为协和神经精神科实验室主任，后又推荐 Alexander 到美国任职。斯时科内人才济济，进入第一次鼎盛时期，成为中国神经精神学的旗帜[157]。在雷曼的感召下，神经精神科成为协和毕业生的向往之地，许英魁、冯应琨等相继加入。1937 年雷曼离任后希尔（Theron S. Hill）接任神经精神科主任，继续推广“精神病学计划”。

1934 年，许英魁毕业后留校任神经精神科住院医师和助教，颇得雷曼的赏识。1938 年雷曼推荐他到德国和美国深造，主要研究神经病理学。1939 年 10 月许莫魁回到北京协和医院任副教授。当时华北已沦为日本殖民地，但他为神经精神科学的发展不懈努力，在做好临床、教学的同时完成十多篇高质量的科研论文，包括《吉兰-巴雷综合征》《貌似脑血管病的颅

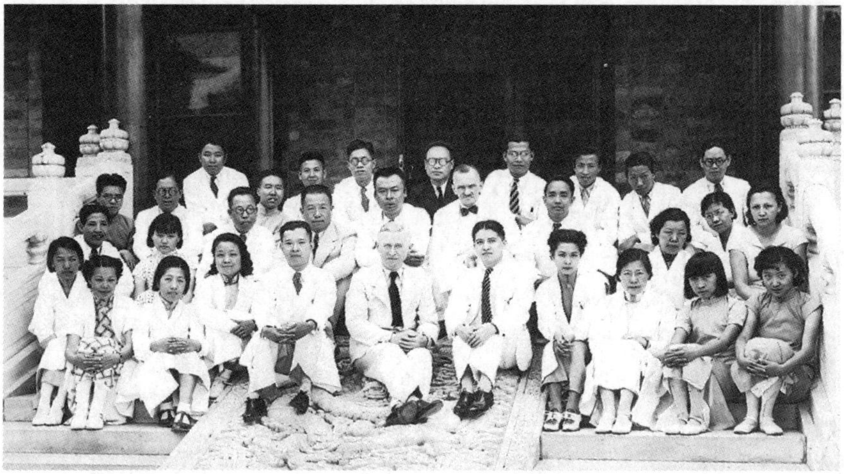

图 2-120　雷曼（第二排居中）、许英魁（雷曼左侧）、戴秉衡（雷曼右侧）与协和同仁合影（1936 年）

内肿瘤》《球后视神经炎与多发性硬化》《垂体瘤时的视野变化》等。他关于一氧化碳中毒的研究奠定了一氧化碳中毒后发症的病理基础，为临床治疗提供了科学依据。1938 年论文发表于著名的神经科杂志《Brain》，引起国际广泛关注，并为许多国外教科书所引用，成为一氧化碳中毒病理变化的经典著作之一。1935 年许英魁用心电图进行记录，通过仔细观察和分析，终于确诊我国的第一例重症肌无力患者。许英魁此后对患者进行了长达 6 年的随访，直到 1941 年协和医院暂时停办。1942 年 8 月许英魁教授被聘为北京大学医学院神经精神科主任、教授。1949 年 5 月许英魁教授重返协和医院并主持神经科工作。1951 年中华医学会神经精神科学会成立，许英魁任主任委员，魏毓麟任副主任委员兼秘书。

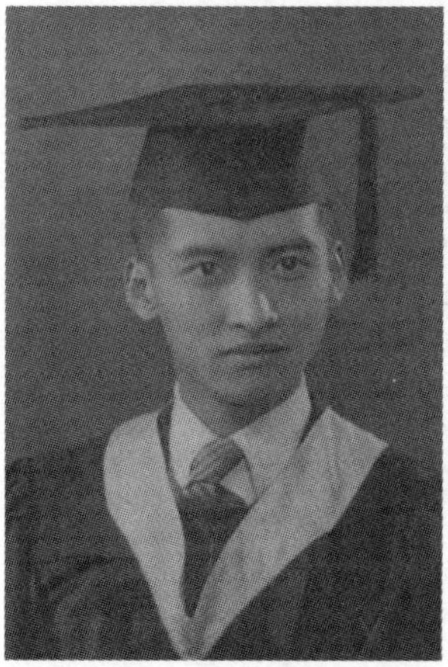

图 2-121　冯应琨

冯应琨 1936 年毕业于北平协和医学院，留校任神经精神科住院医师。1948 年他赴美国进修，学习脑电图学和电休克治疗。1949 年 10 月 2 日冯应琨返回北京，在北京协和医院神经科供职。学术成就主要有：编写了《临床脑电图学》以及《脑电图图谱》；常年举办脑电图学习班，推广脑电图技术；发明了蝶骨电极技术。冯应琨教学直接而生动，在一次精神内科学的课上，他在黑板上写出“癫痫”两个字，问学生们是否见过癫痫病大发作。学生们回答没有。他突然倒在地上，四肢抽搐，口吐白沫，吓得学生们都站了起来。过后，冯应琨站起来拍打着衣服上的尘土说：“记住，这就是癫痫发作。”这一妙趣横生的片段，成为协和教学史上的一段佳话。冯应琨不遗余力培养人才，利用个人声望、海外关系、往来学术交流各种机会，将郭玉璞、吴立文、刘兴洲、李正林等18位学子送出国深造，是协和送学生出国培养最多的教授，为协和神经精神科储备了大量人才。

戴秉衡（Bingham Dai）1935～1939年任职于神经精神科。戴秉衡教育背景繁杂，1923年毕业于圣约翰大学哲学宗教系，毕业后赴天津担任中学老师，教授逻辑与心理学导论，后跟随梁漱溟学习新儒学，并从事反烟毒的社会工作。1929年戴秉衡官费出国留学转攻社会学，前后获芝加哥大学社会学硕士、博士学位，其间接触了沙利文（Harry Stack Sullivan），跟随其学习精神分析。到协和后，雷曼让其负责精神治疗，开授精神治疗课程，其中“心理分析”课程为国内首例。戴秉衡是中国第一位“俗人精神分析师”，他将道教“无为”理念引入精神分析，创立了独特的精神治疗方法。戴秉衡总结了中国人的心理治疗特点：中国人最关切的是如何在其文化命令下作为人，并且同时保持个人的整合性；人所遭遇的问题始终是“人际关系”与“社会适应”的问题；传统家庭中特殊的父权结构对中国人的强

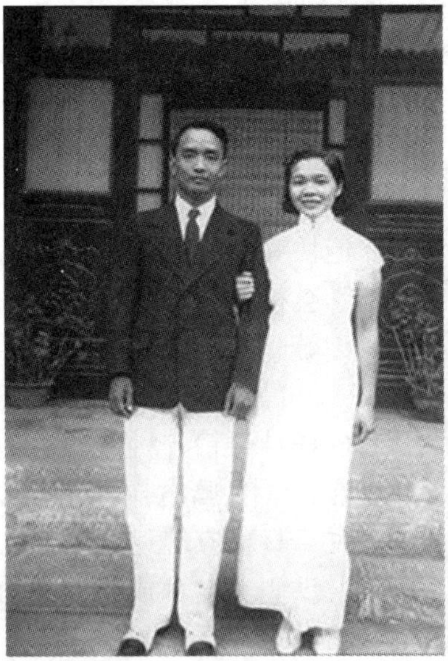

图2-122　戴秉衡夫妇

迫症表现有重要影响，“对权威的矛盾双重性始终是民族特性之一”。斯时国际上的心理治疗刚刚萌芽，中国的心理治疗水准与国际水平相差无几。抗日战争中断了中国心理治疗的发展，戴秉衡曾言，如果不是抗战爆发，中国当时就建立了精神分析协会。

抗战时期，戴秉衡主编报纸《战时中国》，发表了几个战争时期患者的分析个案，特别是对一名李姓通敌者的分析颇见功底。1939年戴秉衡赴美，1943年受雷曼邀请任教于杜克大学，1945年与雷曼一起返回中国，参加了“战略服务计划”，评估中国敌后突击队员的心理，挑选适宜人选[158]。

1932年粟宗华到北京协和医学院进修神经精神病学。粟宗华就读于湘雅医学院医预科及上海医学院，毕业后经乐文照教授举荐，从事神经精神病学。在协和医院，他得到雷曼的赏识。经雷曼和上海医学院院长颜福庆的合力推荐，他获得1935年度的洛克菲勒基金会留美奖学金，赴约翰·霍普金斯医学院进修精神病学，师从阿道夫·迈耶学习，后转入哈佛大学专门进修神经病学，任哈佛大学神经病科研究生，期间发表了多篇高水平的研究论文。1938年粟宗华回国，担任上海医学院神经精神科讲师，兼任华山医院神经精神科主任。粟宗华是中国神经外科的先驱者之一，在国内第一个对难治性精神病患者施行额叶白质切除手术，轰动上海，报上发表了题为《神医开颅记》的文章；提出切合当时实际的心理治疗模式；改进对精神病人的管理和胰岛素休克治疗的方法；使用氯丙嗪、利血平治疗精神病；提出设立三级精神疾病防治网的设想。1951年他出版了《精神病学概论》，这是中华人民共和国成立后出版的第一本精神病学专著。

皮肤科

1869年德贞于北京施医院（北京协和医院前身）设立皮肤科，是中国最早的皮肤病治疗机构。北京协和医学院建院初期，由内科负责梅毒等皮肤疾病的治疗研究。1922年傅瑞思（Chester North Frazier）创建协和皮肤梅毒科。傅瑞思1914年毕业于美国印第安纳州大学（Indiana State University），1922年来华，担任协和皮肤科主任19年，建立严格的规章制度，积累了7000多例梅毒病历和大量皮肤科病历，教授讲课、查房、医生写病历均用英文，建立了完整的病历资料及照片。傅瑞思英俊倜傥、衣冠楚楚、风度翩翩、建树极众，历任主任无出其右。他是中国皮肤学的创始人，“据说未接受傅瑞思博士培训的

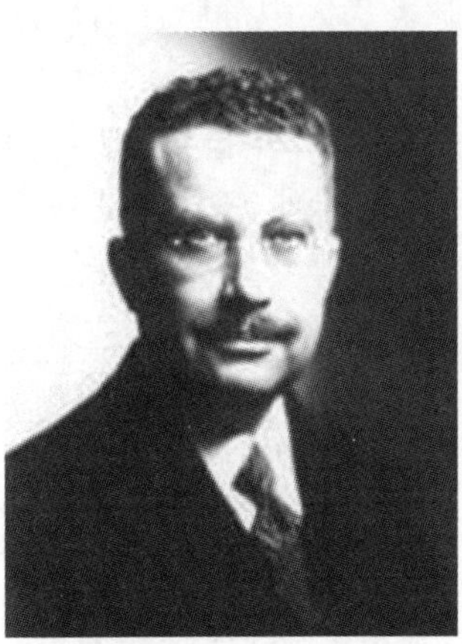

图2-123　傅瑞思

中国皮肤学专家寥寥无几”，仅在协和就培养了四位一级教授穆瑞五、胡传揆、秦作梁、李洪迥，还有曹松年、卞学鉴、李家耿、王光超医师等知名皮肤科专家[159]。1930 年他和胡传揆在国际上首次发现维生素甲缺乏的皮肤表现。1941 年因太平洋战争傅瑞思被迫离华返美，在约翰·霍普金斯公共卫生学院做黄白黑人梅毒学研究。1943 年傅瑞思任得克萨斯州大学医学部皮肤病学和梅毒学教授，1948 年任哈佛大学皮肤病学教授。

皮肤科初创时期仅有卡因（Harther L. Kein）、陈鸿康两位医生。陈鸿康是中国近代皮肤科学奠基人之一，1894 年出生于广东梅县，1921 年毕业于英国爱褒亭大学（the University of Aberdeen），旋至德国进修皮肤病学，师从 Joseph Jadassohn 教授学习皮肤病理学，打下皮肤性病学的坚实基础。陈鸿康与傅瑞思一起共同创建北平协和医院皮肤梅毒科，是第一位中国皮肤科医师，任助教、讲师，先后和穆瑞五、胡传揆、秦作梁等共事。与傅瑞思一起建立梅毒统计报告，统计 7962 份梅毒病历。1928 年他和穆瑞五发表了内服醋酸铊配合外用药治疗头癣的文章。1937 年中华皮肤病学会成立，会上宣读论文 7 篇，协和皮肤科占 4 篇之多，陈鸿康当选为首任会长。陈鸿康 1931 年赴上海行医，在性病、麻风病领域造诣颇深。1942 年赴香港行医。

穆瑞五是中国早期从事皮肤病学医疗、教学和研究工作的学者。他 1925 年毕业于北京协和医学院，留校任皮肤科住院医师、助教。1929 年他赴瑞士留学，1930 年被推荐为在丹麦举行的国际第八届皮肤科学会中国代表，排为亚洲医生的首席。1931 年穆瑞五回国后，任北京协和医学院讲师、副教授。1949 年他应聘到青岛任山东大学医学院内科主任、皮肤科主任、教授。自 1927 年起发表《北京发癣的真菌研究》《雌激素对于在家兔内人工接种之梅毒感染所产生之影响》《在梅毒性主动脉炎病人内静脉注射新阿斯凡纳明对心动电流图产生的即刻影响》等论文。

胡传揆 1927 年加入皮肤科，主攻头癣和梅毒的研究。20 世纪 20 年代末期，京津郊县许多人得了一种皮肤病。胡传揆及傅瑞思研究发现是缺乏维生素 A 引起的，给予维生素 A 则皮肤病变可消退。1930 年胡传揆在第八届世界皮肤科学会上宣读了研究论文《维生素 A 缺乏性皮肤病》，这是第一篇关于维生素 A 缺乏引起皮肤、黏膜病变的论述，引起了国际皮肤病学界的广泛重视。他和穆瑞五一起进行用醋酸铊治疗头癣的观察研究，确定了醋酸铊的安全有效剂量。1932 年胡传揆赴美深造，在洛克菲勒医学研究中心进修期间，分离出苍白密螺旋体（梅毒螺旋体）中国种，并与外国种进行了深入细致的对比观察，1934 年发表于《科学》杂志。珍珠港事件后，他自行开诊所为市民治疗皮肤病，后应聘出任北京医学院院长。中华人民共和国成立后，胡传揆为消灭性病做出巨大贡献。

1931年，皮尔斯（Louise Pearce）携带125只兔子赴协和任皮肤科客座教授，从事梅毒学研究[160]。皮尔斯是20世纪初最著名的女性科学家之一，1912年毕业于约翰·霍普金斯医学院，1913年她致信洛克菲勒医学研究院院长西蒙·弗莱克斯谋求职位，当她接到聘书时莞尔一笑道："妙不可言。"她在钩虫病（非洲嗜睡症）、梅毒学等领域做出了非凡成绩，1920年，比利时殖民地刚果暴发钩虫病，皮尔斯自愿赴刚果进行新药研究，控制了钩虫病的蔓延，获得比利时政府的褒奖。之后重返洛克菲勒医学研究院与Wade Hampton Brown等一起研究梅毒等感染疾病[161]。她发现可在兔之间种植传播的Brown-Pearce肿瘤，成为研究肿瘤的最佳动物模型。皮尔斯的到来，使协和成为中国梅毒研究的中心，李洪迥在其影响下从事梅毒的研究治疗，成为我国梅毒学研究的鼻祖。皮尔斯在抗战期间参与了对华医药援助。

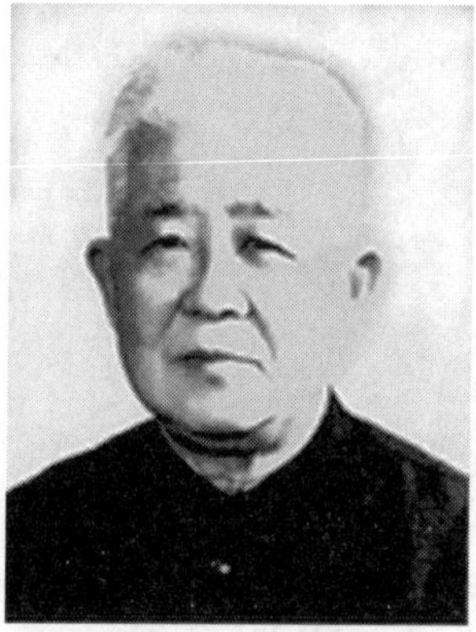

图2-124　胡传揆

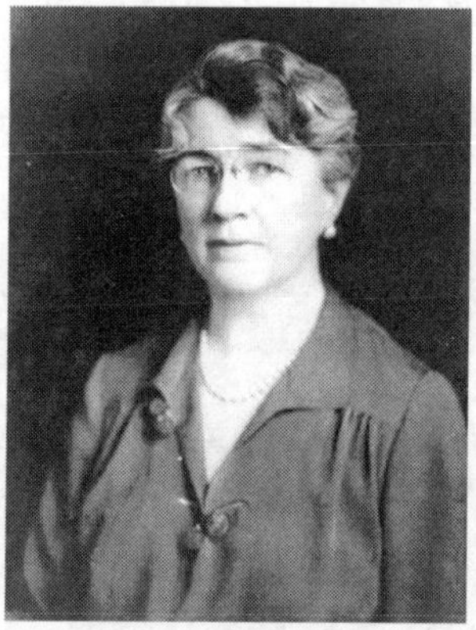

图2-125　皮尔斯

秦作梁是皮肤科第四位中国医生，毕业于湘雅医学院，曾从事内科工作，后到协和医学院皮肤科工作，主攻医学真菌学，首先报道耳道曲霉病。将Kline的梅毒血清絮状沉淀试验进行改良，称为"秦氏改良法"，发表了"荧光染色的光动力通过滤色对淋球菌的影响"等论文。1936年秦作梁赴日本东北大学医学院学习，1938年提出鉴别淋球菌及真菌的新方法。抗战时期他参加创办贵阳医学院并任教务长。

李洪迥是傅瑞思培养的第四位一级教授。李洪迥出生在上海一个牧师家庭，1925年考入苏州东吴大学化学系，后改学医预科，1933年毕业于北京协和医学院，因成绩优秀，被傅瑞思聘为皮肤科住院医师。1935年，他在北京第一卫生事务所创建了我国第一个先天梅毒防治门诊，治疗孕妇梅毒和先天性梅毒。1938 年李洪迥赴约翰·霍普金斯大学卫生学院进修性病管理和血清学，在此期间他收集了 5492 例黄种人、3274 例白种人和 7902 例黑种人的梅毒病例，据此与傅瑞思教授合著《黄、白、黑三种人在梅毒免疫上的差异》，引起了全球的关注。20 世纪 40 年代，李洪迥撰写的《梅毒学》成为我国梅毒学研究的指导范本。抗战时期，李洪迥自行开业行医，以维持生计。协和复院后，李洪迥重返协和，担任皮肤科主任。“一定要把皮肤科办得比洋人更好！”[162]这是李洪迥重建皮肤科时立下的铮铮誓言。他将曹松年请来协助建科，经过数年的努力，临床、教学大为起色，建立了包括临床真菌学、皮肤病理学和实验梅毒学等的实验室，配备了皮肤病的理疗设备，成为当时国内最完善的皮肤临床科研基地之一。新中国成立后，李洪迥孜孜不倦地奔波在全国八省区消灭性病的主战场，培训医生，指挥督战，为新中国在 20 世纪 60 年代全面消灭性病立下了汗马功劳。

1930 年代后期曹松年、卞学鉴、李家耿、王光超等相继进入皮肤科。王光超出身名门，王光美之兄，1940 年毕业于北京协和医学院，是傅瑞思培养的最后一位弟子。1948 年王光超赴美国哥伦比亚大学医学中心皮肤科及该校附属西奈山医院微生物系学习。1949 年新中国刚刚成立，他毅然放

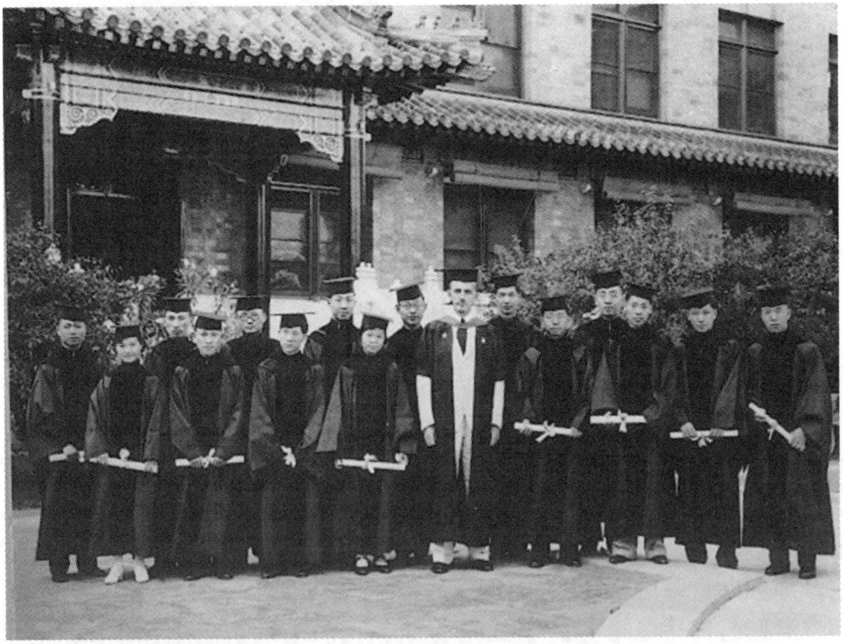

图 2-126　李洪迥与 1933 届同学毕业照

（前排左起：魏淑珍、方先之、司徒展、王耀云、顾临、汪绍训、瞿承方、黄克维、陈国桢；后排左起：周寿恺、邓家栋、彭达谋、柯应夔、黄家驷、李洪迥、吴瑞萍）

弃在美深造和发展的机会，怀着报效祖国的赤子之心回到北京。解放初期，王光超参加北京市治疗妓女及赴少数民族地区防治梅毒工作，开展以新药青霉素抗梅毒疗法取得了显著成绩。王光超曾任中华医学会皮肤科学会主任委员，《中华皮肤科杂志》总编辑。

儿科

20 世纪 20 年代，儿科学逐渐发展为独立的学科，在美国的医学院校，越来越多的儿科脱离内科独立。协和建院初期，儿科仍归属于内科，没有专职的医生。1923 年 68 岁的豪特（L. Emmett Holt）教授到协和任客座教授，促进了协和儿科学的发展，使之成为独立的学组。豪特教授是美国最杰出的儿科学家，儿科学界的元老。豪特于 1880 年毕业于纽约医学院，专注于儿科事业，是美国第一位全职儿科医生[163]。他是洛克菲勒家族的家庭儿科医生，在一次与小洛克菲勒先生长途旅行的途中，提议建立洛克菲勒医学研究中心，并在中心成立后担任主任。他的《婴儿和儿童的疾病》是儿科经典教科书，《育婴指南》则是美国母亲们的育儿“圣经”手册，再版 75 次。在协和时，他每天参与查房、讲课、免费诊疗特约病人。每个月他都在大礼堂做专题讲座。在给朋友的信中，他描述了中国儿童的饮食状况：“中国幼儿的饮食令人吃惊。没有牛奶、黄油及奶酪；鸡蛋很少，只有特殊的节日才有肉。主食是面团蒸熟的馒头、大米和小米，没有糖、黄油及牛奶；蔬菜不少，主要是白菜；还有一些植物油。清汤寡水的炝白菜汤是每家必备之菜。这里的坏血病和脚气病都很罕见，显然，白菜可以使他们避免患营养缺乏性疾病。”[164]豪特的研究发现北京地区儿童的龋齿较少，而日本儿童的龋齿发生率高达 98%。豪特在协和工作了半年，身体状况日渐衰弱，1924 年 1 月因慢性肾炎急性发作，导致肾脏、心脏功能衰竭病逝于协和。临终前，他提出遗体供医学解剖用。在豪特教授的影响下，协和儿科终于有了长足的发展。他的儿子 Emmett Holt Jr. 子承父业，成为知名儿科医生，父子两人均担任过美国儿科学会主席[165]。

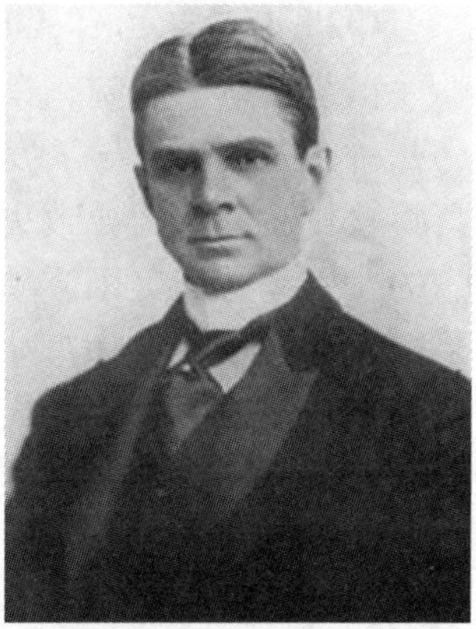

图 2-127　豪特（1913 年）

协和最早的专业儿科医生是哈蒙德（John Wilkes Hammond）、祝慎之（Ernest Sheng-chih Tso）、陈翠贞及鲁斯·盖伊。哈蒙德是首任儿科主任，他特别关注中国儿童的生长发育，曾带领医学生赴内蒙古调查正常儿童体格指数，并在灯市口设立儿童咨询室。祝慎之就读于中国哈佛医学院，1916 年学校停办后，祝慎之与戚寿南、胡正祥等被送往美国深造，就读于美国哈佛医学院，毕业后任职于协和医院，是首位中国籍的儿科医生。他是第一个研究豆浆饲婴的儿科学家，证明大豆蛋白含有多种氨基酸，只要补充盐类及维生素 A、D 就能成为饲婴佳品，1931 年撰写《用豆乳哺婴孩之成绩》一文。1927 年祝慎之观察了人工合成食物对鼠生育及授乳的影响，他发现过高的脂肪成分对生长及生育皆不利，对授乳动物，除人工合成食物外，每日另加 10 克新鲜青菜，对生育及授乳都有促进作用。祝慎之离开协和后任上海医学院儿科教授，1937 年任中华医学会儿科学会首届会长。

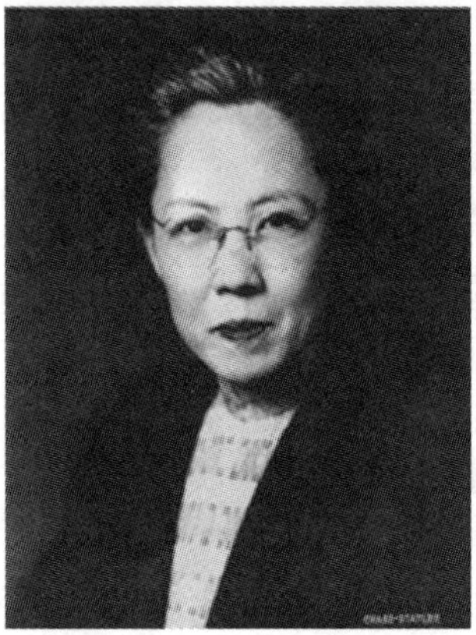

图 2-128　陈翠贞

陈翠贞是 1916 年第一批庚子赔款女学生，毕业于霍普金斯大学医学院，获金钥匙奖。1924 年回国任北京协和医学院讲师，与祝慎之一起研究儿科营养，与沈克非结婚后离京，任上海医学院教授兼中山医院儿科主任，培养了大批儿科人才。1950 年《中华儿科杂志》创刊，陈翠贞为首位总编辑。

盖伊 1924 年任协和儿科医生，研究营养学，并在第一卫生事务所兼职。盖伊 1926 年负责儿科工作，1929 年因与内科主任狄维德结婚而放弃儿科职务，但仍在第一卫生区事务所兼职，与祝慎之、叶恭绍一起研究营养学。1938 年她与叶恭绍经过研究，将烤熟大豆研成细粉并加入适量盐、钙及植物油，作为母乳替代品，用于婴幼儿喂养取得满意结果，尤其对缺乏母乳及牛乳的小儿帮助很大。

1928 年魏吉（A. Ashley Weech）继任儿科主任。魏吉 1921 年毕业于约翰·霍普金斯医学院，在约翰·霍普金斯儿科工作 7 年，临床经验丰富，协和儿科在魏吉的领导下发展迅速。魏吉发现中国人广泛缺乏维生素 A，易患角膜软化症，从而导致失明。由于中国人食用富含维生素 C 的白菜，脚气病的发生率低于美国。魏吉的主要研究方向是营养不良性水肿，阐明了低蛋白血症与水肿的病理生理。魏吉还是一个嗓音优美的歌唱家，经常被邀请参加中国式婚礼，引吭高歌“赞美我”等歌曲，多年后魏吉回忆到：“他们喜欢这首歌，我也是!”1930 年魏吉回国，任职于辛辛那提大学（University of Cincinnati）儿童医院，1941 年 12 月 7 日接任儿科主任，完善了儿科的各亚专业，组建了一支儿科梦之队，并培养了许汉光、赵锡祉等协和学者。魏吉对时任儿科住院医生的诸福棠评价甚高：“在我的职业生涯

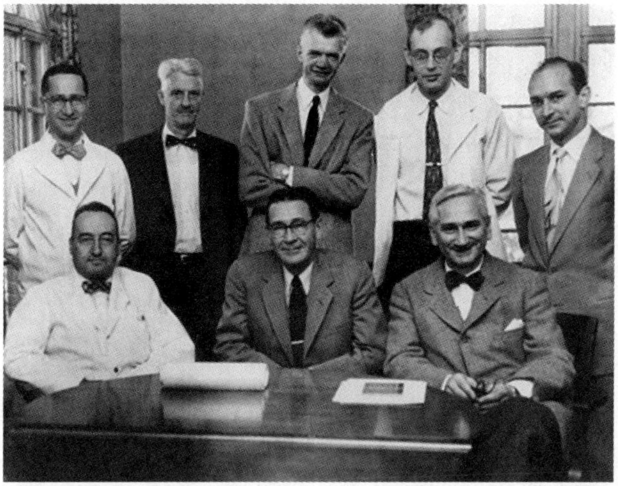

图 2-129　魏吉（前排中）和他的梦之队（20 世纪 50 年代）

中，因担心患儿可能疼痛而彻夜不眠的住院医生寥寥无几，他是其中之一。”

诸福棠在本科三年级时经常聆听豪特教授的讲座。豪特去世后，诸福棠在病理解剖室中，亲睹老人干硬萎缩的肾脏后，立志像豪特教授那样建立功业。诸福棠 1927 年毕业，获文海奖，留院任儿科住院医师，协助魏吉研究营养不良性水肿及肺结核浸润。他对临床工作认真负责，对患儿满怀仁爱之心，深得魏吉赞许。正是在魏吉的督促和感召下，诸福棠放弃了返乡开业的想法，最终成为我国现代儿科医学的奠基人。1931 年诸福棠赴美国哈佛大学波士顿儿童医院研修，师从麦肯（Charles F. McKhann）教授从事胎盘球蛋白预防小儿麻疹的研究，经过反复试验研究终获成功，制成了大量胎盘球蛋白，成功预防了麻疹患儿的并发症，被美国《时代周刊》誉为“儿童福音”，谢少文称用胎盘球蛋白预防麻疹是应用免疫学的一个巨大发现。进修结束后，美国同事们撰写了致敬公函，盛赞诸福棠为人格优美之良医，并赠送嵌有“哈佛”字样的镇尺。诸福棠回协和医学院后莅任讲师、副教授、襄教授，1936 年布莱克（Arthur. P. Black）回国，诸福棠继任儿科主任，是为协和医院任临床科主任的第一位中国人。太平洋战争爆发不久，协和医学院和医院被日军关闭，诸福棠邀集吴瑞萍、邓金鎏合办北平私立儿童医院，亲任院长，立“公慈勤和”院训。抗日战争胜利后，诸福棠应聘担任北京大学医学院儿科教授兼科主任。他创办的私立儿童医院也迁到府前街新址，胡亚美、江载芳等陆续来院工作。新中国成立后他与吴、邓两教授将医院无偿献给国家，改称为北京市第二儿童医院。1951 年诸福棠筹建全国第一所大型儿童医院，并任首届院长直至 1981 年，1981

年后改任名誉院长。诸福棠教授早在1937年就立志以中文编写一本适合中国国情的儿科专著。他在繁忙医疗教学之余，广泛收集材料，参考国外大量文献，并于1943年首版了《实用儿科学》。几十年来他和同事们先后五次修订这本数百万字的巨著，受到国内外的高度评价，该书于1993年获首届全国国家级优秀图书一等奖[166]。

1934年麦肯教授任协和儿科客座教授一年，继续与弟子诸福棠共事。麦肯十分看好诸福棠，认为他的才华和能力，足以胜任协和儿科的领导者。麦肯对协和儿科另一位医生——范权也甚为赞赏。范权1931年毕业于北京协和医学院，获“文海奖”。1937年他师从麦肯教授，研究水盐代谢、钙磷质代谢、实验软骨病等，科研成果显著，发表《儿童肌酐及肌酸代谢》《糖原累积病患儿的肌营养不良》《遗传性外胚叶结构不良、软骨发育障碍、多指畸形及先天性心脏病之病例报告》等论文，颇引业内注重，他和诸福棠被麦肯教授誉为“我的实验室中最聪慧的两名研究员”。抗战时期，范权至天津开业行医，看病迅速，诊断准确，被患儿家属私下称之为“范神仙”，久之名声远播，当时的车夫大都知道范权诊所的方位。1951年8月12日任天津市儿童医院首任院长，期间他以小儿水、电解质代谢紊乱为主要研究课题，从基础理论、病理、生理到临床诊断、治疗都进行专题研究，经过严格的计算、仔细的推敲总结出一整套用于小儿脱水酸中毒输液的治疗方案，即“范氏输液法”，被广泛采取，取得极好的治疗效果。

吴瑞萍1933年加入协和儿科。吴氏四兄弟均毕业于北京协和医学院，加上姐夫陈舜名、妹夫蔡如升，同辈之中六人出身于协和，传为一时佳话。3个弟弟吴阶平、吴蔚然、吴安然分别成为泌尿外科学、普通外科学和免疫学方面的专家。1934年吴瑞萍建立儿科传染病微生物化验室，主要研究百日咳的自动免疫。1939年吴瑞萍在美国耶鲁大学医学院任儿科名誉研究员，进行A组溶血性链球菌的免疫学研究，研究成果发表在美国《免疫学杂志》。1942年春吴瑞萍响应诸福棠的倡议，与邓金鎏等三人合办儿童医院。1947年吴瑞萍应聘兼任北京大学医学院儿科教授，主讲小儿传染病学。后任北京儿童医院副院长，中华医学会儿科学会主任委员。

苏祖斐于1934年入协和儿科。苏祖斐因父母多次被庸医误治而愤然学医，29岁考入协和医学院。她在学期间受祝慎之影响，选择儿科专业，研究儿童营养。在临床实习时她争取到代谢病房实习了3个月，每天进行尿氮定量试验，为以后进行儿童营养研究打下基础。在儿科工作时，苏祖斐撰写《儿童营养》，作为母亲60寿辰礼物。该书再版两次，印刷了1万册，被视为哺育婴幼儿的实用手册。不久，湘雅医学院聘她担任儿科主任，在兰安生（John B. Grant）的鼓励下，苏祖斐赴湘就任，正式建儿科专业，使儿科的医疗质量逐渐提高，三年内住院患儿仅死亡三人。经她培养的梁觉如、杨显素医师后来都成为儿科学骨干。1936 年冬，儿童流行性脑膜炎在长沙流行，苏祖斐带领几位医师日夜辛劳，数月后疫情才被扑灭。“八·一三事变”，日军进攻上海，她放弃赴美进修的机会，协助富文寿创办难童医院。1940 年 7 月，难童医院改组为上海儿童医院。上海儿童医院是中国历史上第一所儿童医院，招收了许多同德医学院、上海医学院、圣约翰大学医学院、协和医学院毕业生，建立起坚强的技术力量，医疗质量可与当时的教会医院媲美，医院声誉日隆。1946 年苏祖斐代理上海儿童医院院长之职。

邓金鍌 1933 年获燕京大学 Phi-Tao-Phi 荣誉会员奖，1937 毕业于北京协和医学院，留校担任助教及住院医师。1941 年邓金鍌与诸福棠、吴瑞萍开办北平私立儿童医院，新中国成立后无偿将医院献给国家。邓金鍌曾任北京医学院教授、儿科主任、儿科研究室主任、《中华儿科杂志》副总编辑，对小儿液体疗法的钻研具有独到之处，著有《体液平衡与输液》一书。邓金鍌为人正直，平易近人，虚怀若谷，待人诚恳，素以“善与人交”见称。

周华康，清华大学校长、协和医学院董事周贻春之子，1940 年毕业于协和医学院，获文海奖，后于 1946 年留学美国，1948 年回国，成为协和医院复院以后的第一任儿科主任。他曾与诸福棠先生等一道，创建了北京儿科研究所，曾任中华医学会儿科学会主任委员，在婴儿腹泻的病原学研究与治理方面作出了突出贡献，大幅降低了我国婴儿腹泻病死率。他还是我国新生儿医疗保健最早倡导者之一。周华康教授担任协和儿科主任三十多年，在当时客观环境错综复杂的条件下，付出了常人难以想象的艰辛，将几度关闭的儿科恢复重建，使协和医院儿科事业有了长足的发展。

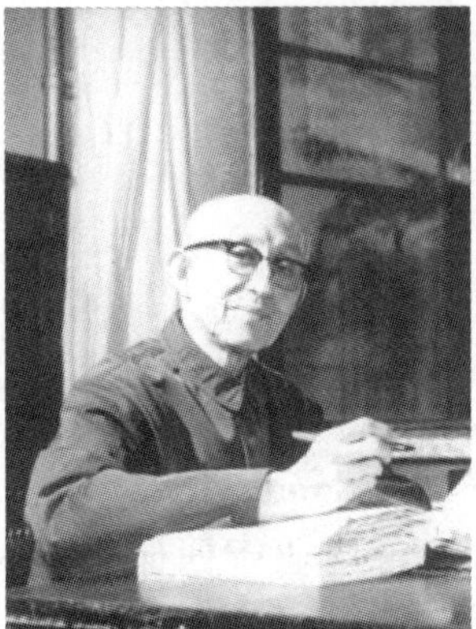

图 2-130　诸福棠

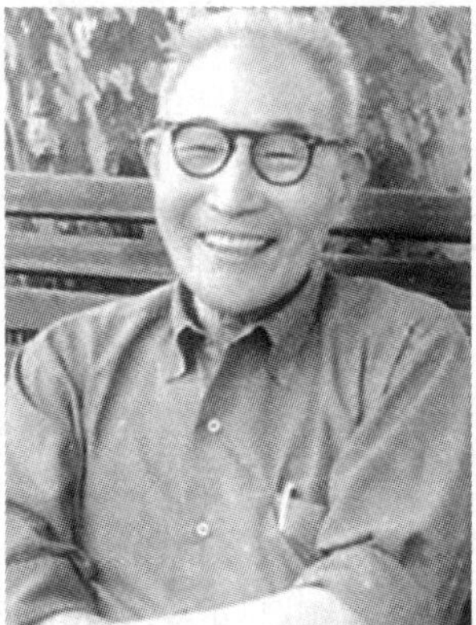

图 2-131　范权

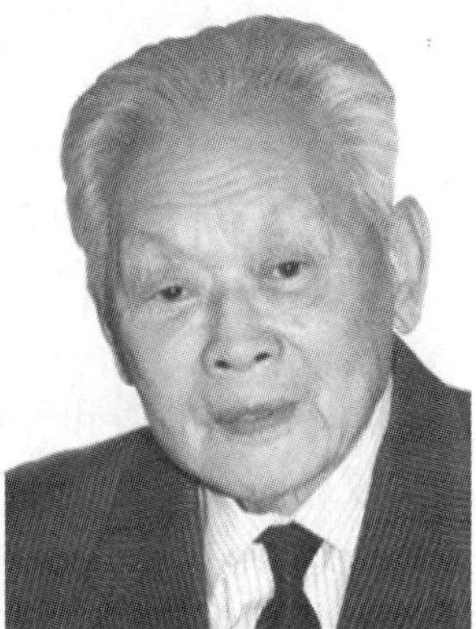

图 2-132　周华康

协和儿科培养了郑荣斌（协和1929届）、钟世藩（30届）、许世瑚（32届）、宋杰（35届）、陈务民（38届）、李季明、许汉光、赵锡祉（39届）、顾启华（40届）、徐庆丰、黄楠（41届）等众多儿科人才。郑荣斌英年早逝，多年以后，其妻左雪颜（1931届）为怀念郑医生，向协和医院捐款，作为选送高材儿科人员赴国外深造的基金。钟世藩为一级教授，其子钟南山为工程院院士、中华医学会会长。李季明为汪猷之妻、李淑一之妹，儿童保健的开拓者。许世瑚、许汉光、赵锡祉、徐庆丰、黄楠等赴海外行医，皆为一时名医。

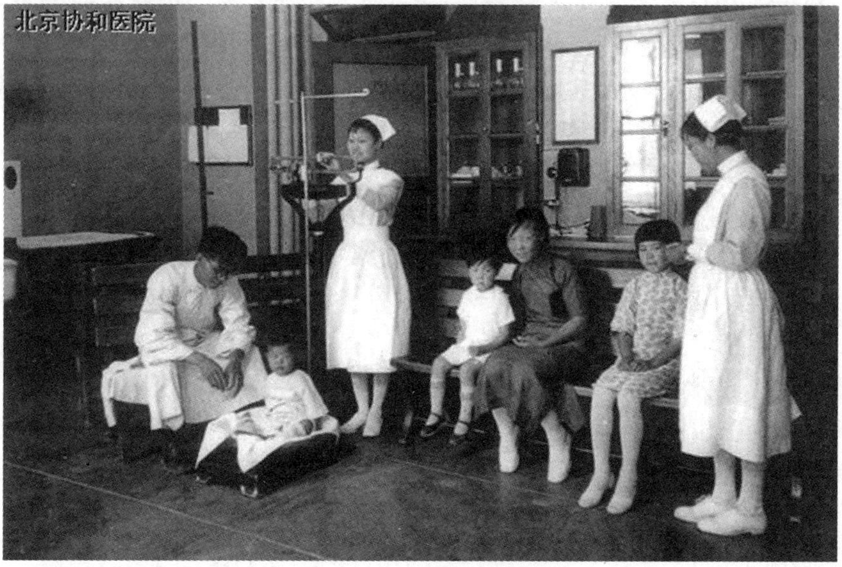

图2-133　儿科护士在工作

霍尔斯特德的传人

外科

初建时期的协和外科包含基本外科、骨科、泌尿外科、牙科、耳鼻喉科、放射科、麻醉等众多专业。在过渡时期，Frederick Edwards Dilley医生负责协和外科。Dilley医生是美国长老会医学传教士，毕业于西储大学，1907年任职于协和医学堂，先后担任外科主任及医院院长，1918年到西伯利亚红十字医院任职，1921年任烟台毓璜顶医院（Temple Hill Hospital）外科主任，1934年返美，1937年逝于美国。科内有约翰斯通、刘瑞恒、牛惠生及张医生（C. H. Chang）等助手。刘瑞恒负责基本外科及外科病理，牛惠生负责骨科并管理门诊及放射科。耳鼻喉科 1921 年独立，1930 年又归属外科；放射科 1922 年独立。

协和外科与美国现代外科之父霍尔斯特德渊源甚深。他首先推荐格雷担任协和外科首任教授。格雷 1911 年毕业于约翰·霍普金斯，是霍尔斯特德的得意门生，深受其青睐，是霍尔斯特德继任候选人之一。然格雷未到任就去世，之后霍尔斯特德培养的泰勒、韦伯斯特相继来到协和外科，将霍尔斯特德创建的约翰·霍普金斯外科模式及制度复制到协和。泰勒 1905 年毕业于美国弗吉尼亚大学医学院，后至美国海军服役。在一次偶然的机会，泰勒聆听了艾体伟（Thomas Wilburn Ayers）医生的演说。艾体伟是南美浸信会医疗传教的先驱，1901 年来华传道，创办山东黄县怀麟医院（Warren Memmorial Hospital），“诊病时必躬亲，幼童与贫者均不收费，闲则筹划传道教育诸务，……至于地方绅董协办红十字会及防霍乱等公益，成绩昭著”，并开办医学校，教授中国学生。在华 24 年，“惜以夫人多病，于一九二六年回国。凡与医士识者，咸不忍其去。”[167] 艾体伟的经历打动了泰勒，他每天下午义务参加教会的工作。艾体伟认为泰勒在海军从医的经历适合到中国传教，是到山东传教的最佳人选。他督促泰勒尽早结婚，携妻子一起到中国怀麟医院行医，从而使其摆脱医务专心传教。泰勒没有完全听从艾体伟的建议，他确实到了中国传教行医，但不是山东，而是远离艾

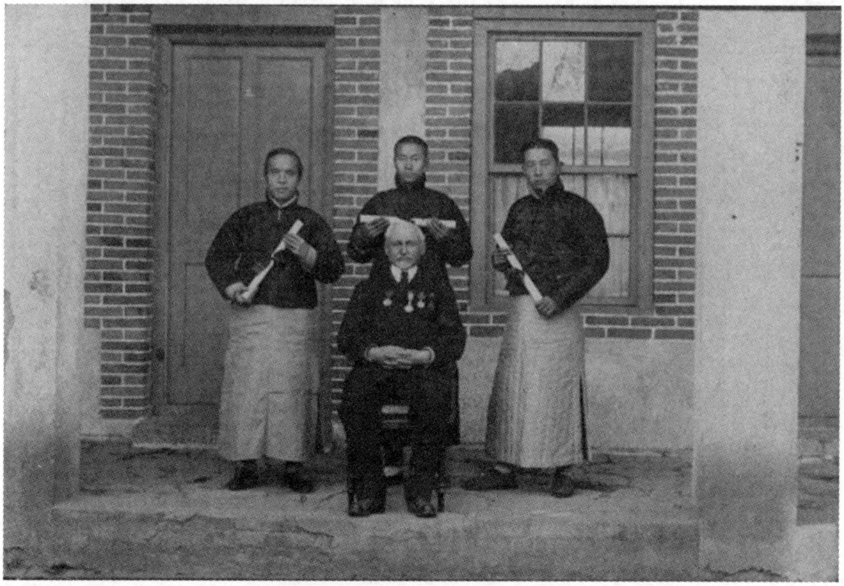

图 2-134　艾体伟与学生合影

体伟的扬州。

泰勒在学期间成绩非常优异，他的老师认为泰勒有美好的前景，而到“异教徒中国”去纯粹是浪费他的天赋。但泰勒不为所动，正式成为南美浸信会的医学传教士。1906年，与妻子Annie May Cox结婚后不久，泰勒夫妇启程到达中国扬州，协助Philip Evans医生夫妇工作。1912年泰勒的弟弟理查德（Richard V. Taylor）医生也携妻来到扬州。泰勒日以继夜地治疗病人，在长达十年的时间里，治愈了无数的患者，并培养十余位中国医生[168]。1915年CMB资助泰勒赴美国哈佛大学进修，为了学习新知识及先进技术，泰勒在哈佛骨科医院废寝忘食地工作，成绩优异。故CMB决定延长泰勒的资助时间，送其到约翰·霍普金斯医学院，接受霍尔斯特德的住院医师培训。恰逢约翰·霍普金斯医学院的年轻住院医师韦伯斯特到欧洲服役，由泰勒顶替其位置。数年后韦伯斯特也来到协和，协助泰勒建立了协和外科住院医师制度。在约翰·霍普金斯医学院期间，泰勒的卓越才华和人格魅力赢得了霍尔斯特德的钦佩和友谊，两人一直保持书信来往。泰勒回到协和后写给老师的第一封信中写道：“医疗设备非常理想。训练有素、热心好学的青年医生相继来到科里，我对未来充满希望和热情。”他大力推广霍尔斯特德所提倡的丝线缝合技术，在协和工作和参观的外科医生回到美国后成了应用丝线的支持者，韦伯斯特曾言：“丝线主要是由协和手术室传到美国外科界的。”泰勒按照霍氏模式开展甲状腺的手术及实验，到协和伊始即开展了甲状腺次全切除术，以及甲状腺移植的动物实验。泰勒率先引进卡-达氏溶液（Carrel-Dakin's solution）治疗火器伤后感染，挽救了大量伤兵。泰勒

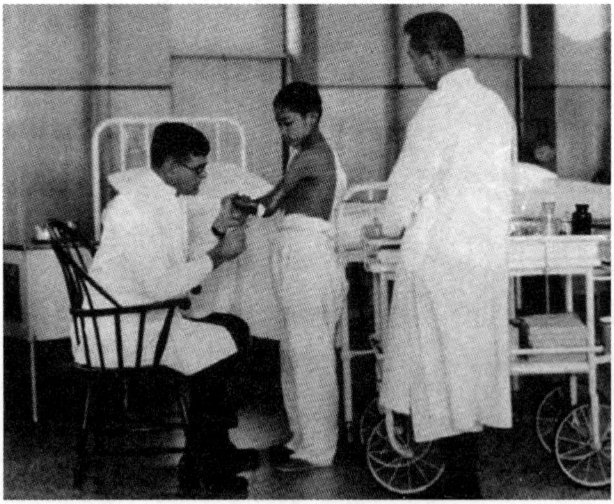

图2-135　泰勒为烧伤患者换药

对协和外科的创建及发展居功至伟，马克麟称赞泰勒为“中国最好的外科医生”。法国屠飞（Marion Theodore Tuffier）教授在参观协和外科后，对之大加赞赏，泰勒对霍尔斯特德的信中提及“他对我们把您的理想努力在中国实现而极为高兴。”其他同事则为其人品折服，称赞“他为人处事恰到好处，作为一个虔诚的基督徒，他从不张扬自己的宗教信仰。”1927 年，在华二十余年的泰勒返回美国，继续从事外科事业。

韦伯斯特 1919 年返回约翰·霍普金斯医学院继续为期 3 年的外科住院医师培训，曾与泰勒短时间共事，彼此惺惺相惜。协和开院后，泰勒盛情邀请韦伯斯特担任协和外科住院总医师，建立霍尔斯特德模式的住院医师制度。韦伯斯特的到来使泰勒非常兴奋，在信中他写道，韦伯斯特的到来是“今年的大事……自从他负责后，科里有了新的气象。年轻的中国医生们不了解大型医院的住院医师的职责。”[169]不久泰勒聘任韦伯斯特为外科讲师，责其建立协和外科住院医师制度。韦伯斯特有独立的手术日和门诊，可以从事自己喜爱的手术。他曾师从整形外科先驱 John Staige Davis 医生学习整形外科，对之深感兴趣。在协和期间，韦伯斯特开展了唇裂修复手术等整形外科手术，其中一例唇裂合并上唇脂肪瘤修复效果显著，以至于泰勒在与霍尔斯特德的信中专门提及该手术。1925 年韦伯斯特晋升为助教授。同年，因休假问题与院方发生分歧，韦伯斯特离开协和。院方为挽留韦伯斯特，提升其为襄教授。但韦伯斯特去意已定，1926 年正式提交辞呈。回国后，韦伯斯特因心理问题入院治疗，后游学欧洲，学习整形外科。返回美国后在哥伦比亚大学创建整形外科，培养了张先林、汪熙凯、David T. W. Chiu 等华裔整形外科医生[170]。1948 年韦伯斯特在上海举办整形外科学习

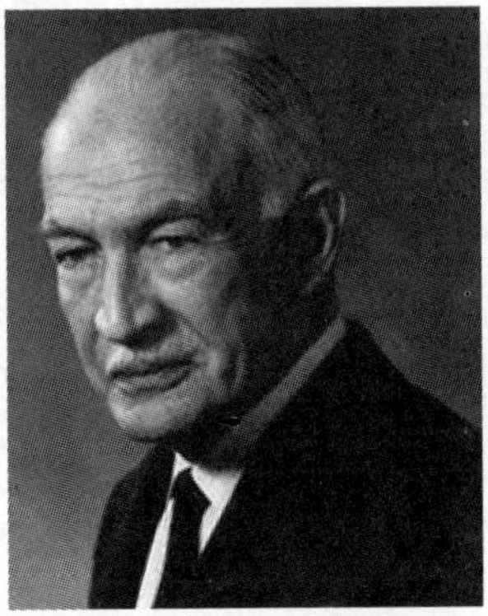

图 2-136　韦伯斯特

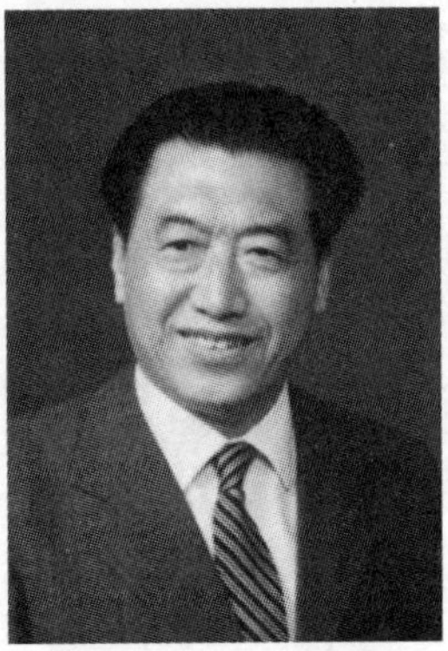

图 2-137　宋儒耀

班，宋儒耀、张涤生、朱洪荫、汪良能、周裕德等中国整形外科的开创者均参加了学习班，这个学习班被誉为“撒向全中国的一把整形外科种子”。宋儒耀于1952年在协和创建整形外科。1957年创建世界最大规模的协和医科大学整形外科医院，他发明的“一期器官再造”被视为整形外科上的“革命”。宋儒耀于1985年成立中华整形外科学会并创办中华整形与烧伤外科杂志，担任首任主任委员及总编辑。

牛惠生（Way Sung New）、刘瑞恒、谢元甫等是最早加入协和外科的中国医生。牛惠生，宋氏三姐妹之表兄，1914年毕业于哈佛医学院，归国后任中国哈佛医学院解剖系负责人。中国哈佛医学院停办后，牛惠生再度赴美，先后任波士顿加尔纳医院、儿童医院、麻省总医院和约翰·霍普金斯医院骨科医师。1918年牛惠生回国任协和外科讲师，1920年他返沪开业行医，创办中国最早的骨科医院——上海骨科医院。1927年陈赓在南昌起义时左腿踝骨和膝盖中弹，经宋庆龄介绍由牛惠生治愈。1932年“一·二八”战争期间，牛惠生和弟弟牛惠霖与宋庆龄、何香凝等积极组织救护工作，在上海和苏州两地设立伤兵医院，指挥并参与救治大批伤病员。1936年在杭州广济医院创办残疾儿童院，专门收治无家可归的残疾儿童。1930年，他被选为中华医学会第八届会长，任期内与中国博医会合并，消除了国籍界线，加强了医界团结。1934年牛惠生身染白喉，继发慢性肾炎去世，年仅42岁[171]。

1920年梅莱尼兄弟一起来到协和，哥哥亨利任教寄生虫系，弗兰克·梅莱尼（Frank Lamont Meleney）则加入协和外科。弗兰克一战时期曾参军服役，亲眼目睹许多士兵受伤后感染死亡。退役后弗兰克想先做一两年医学传教工作，他的老师津瑟和Allen O. Whipple鼓励他立足于外科临床和生物学，成为一个外科生物学家，到协和工作则成为最佳的选择。1920年弗兰克来到协和，协助泰勒工作。他做的第一个研究证实了丝线可以促进清洁伤口的愈合，之后他进行了溶血性链球菌的研究，将其所导致的广泛皮下组织坏死命名为溶血性链球菌坏疽。返回美国后，他创建了外科细菌研究室，继续开展外科感染方面的研究，明确了厌氧性非溶血性链球菌和溶血性链球菌的联合作用是导致梅莱尼溃疡（现称为进行性坏死性感染）的机制，并提出过氧化锌联合广泛清创的治疗方案。此项研究被誉为近代外科史上的重大突破。

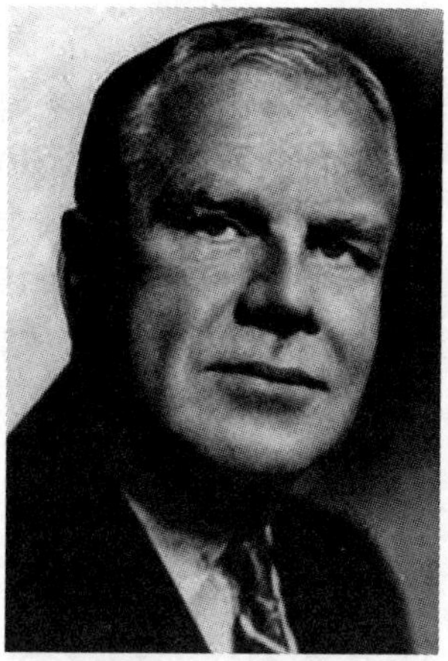

图 2-138　梅莱尼

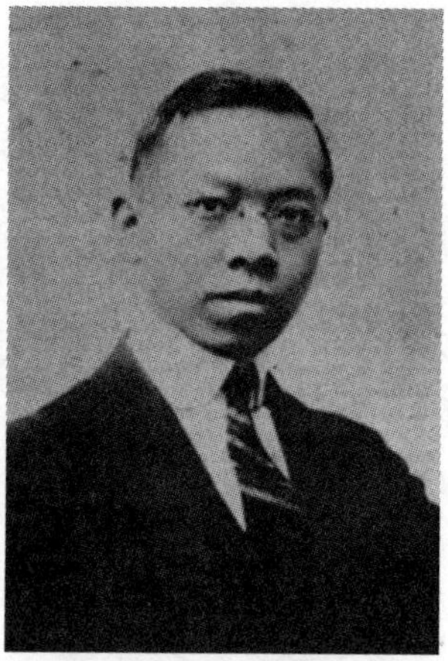

图 2-139　牛惠生

1921 年，乔治·范戈德（George Wilson Van Gorder）来到协和主持骨科工作，标志着骨科在中国开始成为外科中的独立学科。范戈德毕业于哈佛医学院，在库欣（Harvey Cushing）处接受住院医师培训，经 CMB 资助进修骨科后来到协和，开展骨折治疗、畸形矫正、关节成形等复杂手术[172]。同期有麻省总院骨科主任 E. G. Brackett 任客座教授，他的骨科研究生培训课程极受欢迎，并广为传播。1925 年孟继懋加入骨科。孟继懋毕业于北京清华学堂，旋公费赴美留学，就读于芝加哥拉什医学院，1925 年获医学博士学位，学成归国后，在北京协和医院任外科住院医师。1929 年范戈德离任后，院方派他赴美麻省总院和艾奥瓦大学（University of Iowa）医院专攻骨科，师从 M. N. Smith-Pertersen 和 A. Steindler 教授，1935 年又赴欧美考察骨科，勤求博采名家经验，1936 年任骨科主任和襄教授，在国内首先引进并开展三刃钉内固定治疗股骨颈骨折，1941 年又为此种骨折设计和创用孟氏截骨术（即粗隆下嵌插截骨术）。目前，这一手术仍是治疗陈旧性股骨颈骨折或骨折不愈合的方法之一。1937 年中华医学会成立骨科学组，他是 6 名创始成员之一，这个学组为中国骨科的兴起奠定了基础。“卢沟桥事变”后，他当即与协和医院同道组成医疗抢救组，辗转于北平郊区，为抗日将士治伤。孟继懋与米尔特纳（Leo J. Miltner）合著的《Primer on Fracture and Dislocation》成为国内该领域第一本著作，在传播骨与关节创伤的治疗理念方面发挥了巨大作用。1945 年孟继懋设计了孟氏肩关节融合术，用以治疗肩关节结核、肩部肌肉麻痹引起的肩上举无力等。协和复校后孟继懋任骨科教授，1957 年创建积水潭医院。孟继懋培育了一批优秀骨科医生，其中方先之、陈景云、范国声、陈敏、冯传汉、王澍寰等人在中国现代骨科领域中起了骨干作用。

陈恒义 1928 年任骨科医师。陈恒义出身于基督教牧师家庭，1921 年入北京协和医学院，曾赴美国哥伦比亚大学（Columbia University）医院及纽约残废人医院进修一年，以骨科著名，曾为周恩来诊治手臂骨折，对腕关节、肘关节、股骨、胫骨等骨折治疗造诣尤深。夫人朱碧辉 1926 年毕业于协和高级护校，曾任中华护士学会上海分会第一届理事会理事长，是中国护理界的前辈。

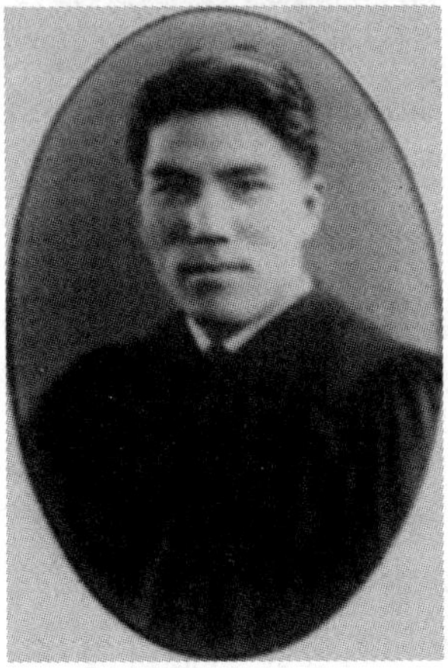

图 2-140　孟继懋

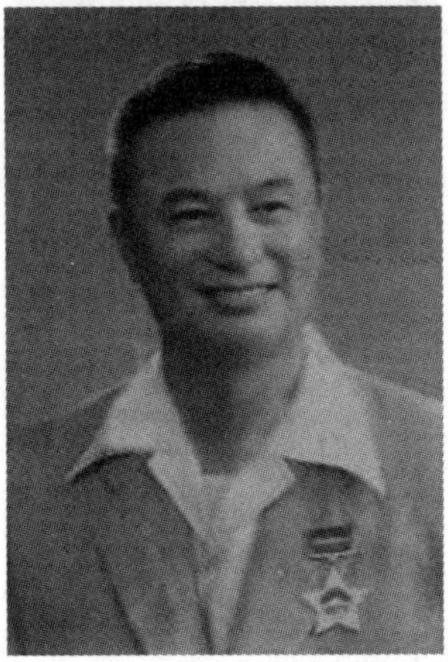

图 2-141　陈恒义

20 世纪 30~40 年代，吴英恺、方先之、陈景云、冯传汉、张长林及王桂生相继任职于协和骨科。吴英恺为骨科研究生，后专攻胸外科。方先之 1933 年毕业于北京协和医学院，留校先后担任住院医师及总住院医师，深受各级医师推崇及爱戴，1936 年加入骨科，1938 年去美国波士顿大学（Boston University）深造，回国后在协和医学院担任襄教授，1944 年于天津创办骨科医院，是中国第二所骨科医院。1947 年，方先之就在应用问世不久的抗结核药物治疗的基础上首创结核病灶清除法。他提出的骨肿瘤方氏分类法，在中国 20 世纪 50~60 年代一度被广泛应用。方先之为中国骨科培养了大批人才，举办 30 多期全国骨科医师进修班，学员结业近 2000 人。他主持编辑的《骨科进修通讯》成为中国第一份骨科医学专业杂志，并最终演变成今天的《中华骨科杂志》。方先之手术精湛，苏联学者叹为观止；他的学生费起礼回忆说："方先生的手术，干净利落，没有半点多余的动作，整个手术下来就像是一场精彩的表演。"

陈景云 1937 年毕业于协和医学院，1940 年任骨科助教。1948 年入英国皇家骨科医学院学习，回国后莅任北京医学院教授、解放军总医院骨科主任。在抗美援朝期间，对战伤晚期处理成绩显著，立大功两次。

冯传汉 1940 年毕业于北京协和医学院，留校任外科住院医师，1945 年至中和医院工作，师从孟继懋学习骨科，1949 年赴英进修骨科及手外科，归国后任北京人民医院医务主任，结合协和医院的传统和国外的长处，在医院管理、培养干部等方面建立了一系列规章制度，为该医院以后能发展成为北京医科大学的附属医院打下基础。冯传汉为中华医学会骨科学会第一届主任委员和第二届名誉主任委员，在抗痨药物对骨关节结核灶灭菌效果的观察、骨巨细胞瘤的基础研究等方面作出贡献，并开创手外科先河。

张长林后任齐鲁医学院骨科主任及院长。王桂生 1941 年毕业于华西协和大学医学院，曾在美国路易斯大学（National Louis University）医学院学习骨科，1951 年回国，长期在骨科工作，后任骨科第二任主任。他对骨折不愈合及胸椎结核截瘫的临床治疗有独到之处，在我国首先成功地应用人工股骨头置换治疗股骨颈骨折。

谢元甫，广东客家人，出生于夏威夷。是中国哈佛医学院首届毕业生，颇受好评，1918 年被聘为协和外科助教，旋至美国进修，相继在哈佛医学院及洛克菲勒医学研究院学习，并在长岛大学医院担任泌尿外科住院医师。1920 年回国，协和医院开院典礼时，他是唯一演讲的协和中国外科医生。1922 年，谢元甫在国内率先开展了耻骨上膀胱造瘘术、睾丸鞘膜积液瓶状修补术、膀胱癌切除术、肾切开取石术等泌尿专科手术。1924~1926 年谢元甫在美国约翰斯·霍普金斯医学院的 Brady 泌尿外科研究所进修，师从 Hugh Young 教授。Hugh Young 是霍尔斯特德的助教，1897 年主持约翰·霍普金斯医学院泌尿外科专业，时年 27 岁，被誉为“现代泌尿外科之父”。回到北京协和医学院后，谢元甫很快便将协和泌尿外科发展起来，成为中国泌尿外科的起点。由于成绩显著，他晋升速度极快，是最早执教授衔的中国外科医生。协和医学院的美籍院长曾说：迄今为止谢元甫是在中国训练的、最有成就的中国学生。20 世纪 40 年代谢元甫任北京医学院泌尿外科教授。协和医学院复院后，他又兼任协和医学院外科顾问。1951 年谢元甫因脑血管意外逝世。

谢元甫是中国泌尿外科的奠基人，他的第一位助手是曹晨涛（Zau Zung-dau）。曹晨涛 1911 年就读中国哈佛医学院，中国哈佛医学院停办后，在上海红十字会总医院任职。1918 年曹晨涛由 CMB 资助赴美国哈佛医学院深造，1921 年学成回国，任职于北京协和医院，协助谢元甫开展泌尿外科工作，并担任蒋介石私人医师。1929 年他随颜福庆创建中山医院，后任南京中央医院副院长及外科主任，1930 年任中华医学会总会执行干事，后在上海私人开业行医，新中国成立后创建第四军医大学第一附属医院泌尿外科，为一级教授。

谢元甫培养了许多泌尿专业人材，施锡恩是他培养的第一位学生。施锡恩 1929 年毕业于北京协和医学院，担任外科住院总医师之后，至美国斯坦福大学医院进修。他深受谢元甫的器重，回国之后被任命为泌尿外科讲师，1939 年经谢元甫推荐至美国芝加哥大学的哈金斯（Charles B. Huggins）教授处学习，归国后升任为泌尿外科副教授，协和医学院停办前始终协助谢元甫发展泌尿外科。1942 年后，施锡恩转到天津行医，为中国培养了许多泌尿外科医师。熊汝成 1936 年毕业于北京协和医学院，留校后在北京协和医学院任外科住院医师，1941 年在贵阳医学院任讲师、副教授，1945 年至 1947 年在美国密执安大学医院进修泌尿外科。1947 年熊汝成回国即在上海医学院中山医院工作，开创了中山医院泌尿外科，不久即发展为当时中国规模最大的泌尿外科。1950 年他担任抗美援朝第七大队大队长，并长期担任中央干部保健工作。作为新中国泌尿外科奠基人之一，熊汝成曾任中华医学会泌尿外科学会副主任委员。虞颂庭 1939 年毕业于协和医学院，留校任外科助理住院医师。1940 年虞颂庭与吴阶平等在我国率先开展肾上腺手术。太平洋战争爆发后，协和医学院被日军占领。虞颂庭与俞霭峰一起历尽艰险奔向抗战大后方，辗转广西、贵州、湖南等地为抗战服务，曾在国际红十字会与国民政府军医部开办的贵阳战时卫生人员训练所担任教官，为抗战前线培养输送了一大批外科军医。抗战胜利后不久虞颂庭赴美国芝加哥大学研修，师从于国际著名泌尿外科专家、诺贝尔奖金获得者哈金斯教授。1948 年虞颂庭回国就职于天津中央医院任外科主任，1950 年至 1952 年兼任协和医学院助理教授，同时在津积极参与创建天津医学院，1954 年任天津医科大学总医院外科学教授、外科主任。马永江 1941 年毕业于协和医学院，进入泌尿外科，1946 年入美国密歇根州培琼医院深造，1948 年回国后曾任上海同德医学院教授，新中国成立后，创建第二军医大学附属医院泌尿外科，曾任中华医学会泌尿外科学会副主任委员。

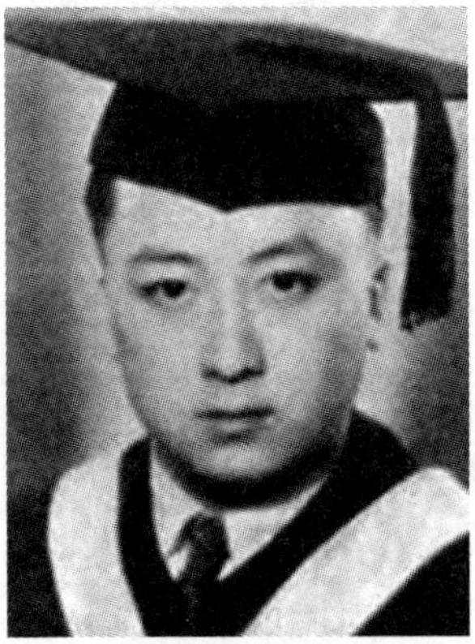
图 2-142　吴阶平

1938 年吴阶平入北平协和医学院，是吴氏家族第三位协和人，其后妹夫蔡如升、胞弟吴蔚然及吴安然均毕业于协和。在读期间“吴阶平不死读书，学习能抓住要点，灵活、有效，看起来他不用功，可是考试成绩总是好的。”1941 年，吴阶平担任了五年级毕业班毕业典礼的司仪，这是协和学生的最大荣誉。他手里的那根红木棒，棒上的每一道金箍上都刻着历次学生司仪的姓名。吴阶平的名字刻在第九道金箍上，第二道金箍上有他姐夫陈舜名的名字。1942 年底，吴阶平从协和医学院毕业之时，正值太平洋战争爆发，他把全部精力都放在自己钟爱的医学事业上，在谢元甫教授的引导下，开始对泌尿外科产生兴趣。1947 年经谢元甫推荐，吴阶平赴美师从哈金斯教授。哈金斯非常喜欢这个年轻、勤奋的中国学生，有时看见吴阶平干脆利落地做实验、做手术，感慨地说："你有几只手啊!"由于精湛的手术技术，吴阶平在美国得到了"三只手"的荣誉称号。就在吴阶平即将学成回国时，哈金斯教授把芝加哥大学的科研大楼蓝图展现在他的面前："这是你将来的实验室，这是办公室。我可以把你的家眷都接来。"美国教授真诚地挽留这位打算回国的学生，为吴阶平描绘了一个非常完美的蓝图，许诺给他最为优越的工作环境。然而，让哈金斯没有想到的是，吴阶平拒绝了他的挽留。吴阶平说："我不愿意留，我不愿意做美籍华人，我愿意回来。我认为一个人最重要的就是要热爱祖国，为祖国服务。所以我回来了。"回国后吴阶平曾先后担任北京大学医学院外科副教授、医学院第一附属医院副院长、北京第二医学院院长。在此期间，他在肾结核对侧肾积水、男性绝育和肾上腺髓质增生三方面的成就，奠定了他在中国泌尿外科界的地位。当时只有 30 多岁的吴阶平已经被公认为中国第一流的泌尿外科专家。1981 年 11 月中华医学会泌尿外科学分会成立，吴阶平任第一届委员会主任委员，马永江、虞颂庭、熊汝成任副主任委员，四人皆毕业于北京协和医学院。吴阶平培养的前两位研究生是顾方六、郭应禄，分别担任中华医学会泌尿外科学分会第四至第六届主任委员。欧美同学会这样来

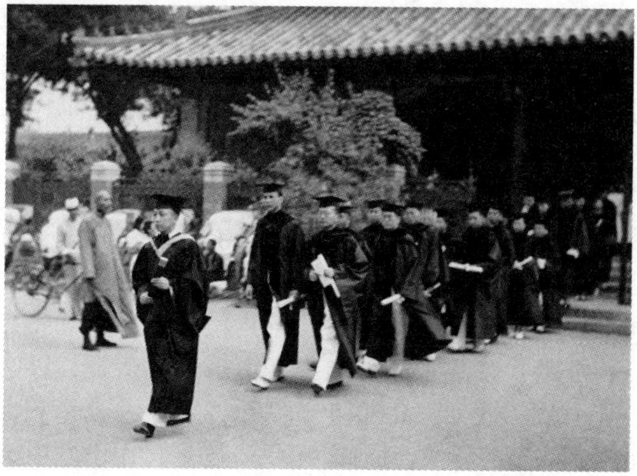

图 2-143　吴阶平（前）担任毕业典礼司仪

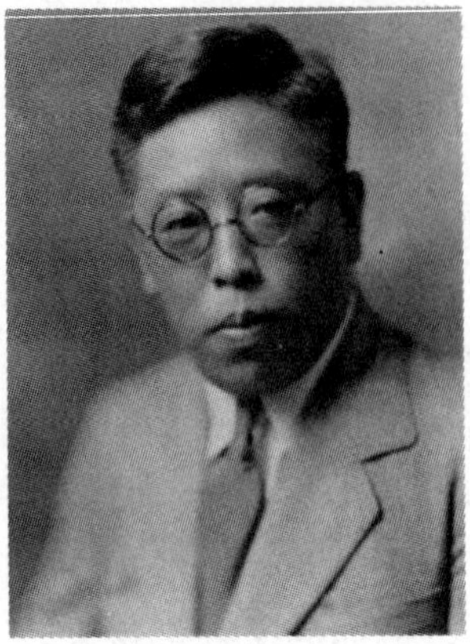

图 2-144　刘瑞恒

评价他们的会长：与吴老相识，犹如与山谋面，离得越近，越感亲切；离得越远，越感清晰[173]。

刘瑞恒，字月如。其父刘桐轩原是河北贫苦农民，后背井离乡流入天津，辗转在一所基督教堂谋得工作。刘桐轩勤奋好学，鼓励自己的子女学医，以治病救人为立世之本，其子孙中出了 30 多位著名医生。刘瑞恒 1903 年考入北洋大学堂，16 岁被选送美国，入哈佛大学读书，在读期间结识了宋子文、宋美龄，1913 年获医学博士，位列优等（Cum Laude），1915 年回国任职中国哈佛医学院红十字会医院。

1918 年，经由伍连德推荐，刘瑞恒任北京协和医学外科助教。刘瑞恒行医期间，在提倡尸体解剖上曾做过不少努力。由于受到传统社会旧习俗的影响，当时中国的尸体检验工作面临很多困难。为了增加尸检的数量，刘瑞恒提议由医院对预后不佳的患者赠给一口棺材。如果患者对这口棺材满意，患者及家属才会同意患者死后进行尸检。1922 年，刘瑞恒到洛克菲勒医学研究所进修，主修肿瘤外科。刘瑞恒表现出了超群的能力，研究所负责人评价说："我非常欣赏刘博士，他是我最卓越的助手之一。"

他富有才干，长于行政，回国后不久成为协和院长候选人。胡恒德在给顾临的信中写道："他热衷管理，其才干也足以胜任。他难以驾驭；同事们拥戴他……我们希望他参与管理吗？" 1925 年刘瑞恒替代斯隆任协和医院院长，为第一位中国籍院长，1928 年任协和医学院院长。1925 年，通州某乡村新生儿频繁死亡，刘瑞恒派人调查，发现是产后破伤风所致，当地医院人员经简单卫生教育培训，便解决了这一难题。此后刘瑞恒放弃自己的外科本行，转而从事公共卫生事业，服务于更广大的民众。他与兰安生一道在北京建立了第一卫生事务所，是我国近代公共卫生工作之始。在宋子文的帮助下，刘瑞恒将北平第一卫生事务所和河北定县乡村卫生实验区所获经验向全国推广。刘瑞恒对协和学生影响最深是鼓励其学成为祖国服务，而不趋向于私人开业，故三四十年来由协和出身而专心医学研究或服务医疗卫生机关者为数甚多[174]。1928 年经兰安生、李德全、宋美龄等举荐，刘瑞恒任南京国民政府卫生部常务次长，莅年任部长。1930 年，刘瑞恒与国际联盟交涉，将海港检疫事务收回自办，由伍连德负责，以两年为期把全国各海港检疫业务次第收回。1930 年 6 月公布海港检疫章程，设海港检疫总管理处于上海。1931 年刘瑞恒与国际联盟技术合作设立中央卫生设施实验处，网络各科专家，筹设了中央医院。该医院是当时中国人自办的大型综合医院，引进了先进的医学科技和管理技术，对于我国医学发展起到了促进作用。同年长江、淮河发生特大水灾，霍乱流行，灾民达2500万人。刘瑞恒派遣医疗队奔赴灾区，开展了大规模的防治霍乱工作，逐户注射预防霍乱的疫苗，清除垃圾，打扫卫生，消毒、净化饮用水源。计有200多万人次接受了霍乱、伤寒、天花、脑膜炎的预防注射，这是中国空前规模的预防接种工作；有超过34万的病人接受了医院或医疗队的治疗。1932年刘瑞恒任军医总监部总监，兼领陆军军医学校校长，一身兼卫生行政、技术及医疗三个最高机构之首长。刘瑞恒创建了中国军事医学。直奉战争期间，刘瑞恒组织学校三、四年级学生到冯玉祥将军的战地医院做实地诊疗工作，为中国军事医学储备了人才。担任军医署长后，利用北京协和医学院的人才资源，计划于十年内奠定军医基础。但在他倡导公医和革新军医时，受到了部分朝野人士的围攻，各项措施难以实行。1937年4月，刘瑞恒不堪政府内部的无聊人事困扰而辞去此职。但他建立的军事医学雏形，在抗日战争中发挥了巨大作用。刘瑞恒是中国近代医学史上的一位风云人物，对于中国近代医学的建设做出了重要贡献[175]。他的学生诸福棠评价其为“医界硕彦，闻名于时”。

董秉奇1925年毕业于湘雅医学院，旋入协和外科，1929年担任住院总医师，1932年赴美国入哈佛大学医学院深造，获医学博士学位，1934年回国后在上海创用胸廓成形术治疗肺结核百余例，是中国胸外科创始人之一，在整形外科、腹部外科等领域造诣亦颇深，发表国内第一篇腭裂修复的文章，20世纪40年代初提出并应用急症手术治疗胆道疾患，对国内胆道外科的发展有一定影响。抗日战争爆发后，董秉奇在上海组建伤兵医院并积极参加救护伤员，后到汉口、长沙等地重伤兵医院领导救护工作，曾任中国红十字总会医疗救护大队中区大队长，成都华西、齐鲁、中大三大学医学院联合医院外科主任、教授。1950年起，董秉奇任第七军医大学第一副校长、教授，1957年12月29日在重庆病逝。沈克非1924年毕业于美国西储大学医学院，获医学博士学位，后留任该校教学医院外科医师，1926年回国任北京协和医院外科医师，1928~1929年任总住院医师，后离京参加筹建中山医院，曾任外科主任、副院长、院长，并兼任南京军医学校教务长，授少将军衔。1941年沈克非出任国民政府卫生署副署长。太平洋战争爆发后，他随中国远征军赴缅甸、印度领导医疗救护工作，抗战胜利后，任上海医学院中山医院院长、外科主任。1950年，他率领第二批抗美援朝志愿医疗手术队赴东北，任医疗技术顾问团主任顾问。沈克非外科技术享誉国内，曾设计肠道无菌吻合术；首创直肠折叠术和大网膜腹膜后固定术等新手术；1950年成功地为一名脑瘤病人摘除右额叶的巨大肿瘤。他主编我国

第一部大型外科教科书——《沈克非外科学》，数年内5次再版。

泰勒离任后，院方拟聘请李德（Mont Reid）担任外科主任。李德为霍尔斯特德的助手，泰勒在约翰·霍普金斯进修时与之结为好友。1925年，泰勒休假，李德任客座教授负责外科工作。时值直奉交战，"基督"将军冯玉祥要求协和给予医疗救助，李德和刘瑞恒带队奔赴前线，救治了许多伤员。但李德婉拒了协和的聘任，其同事秦宁格（Max Maser Zinninger）接任协和外科主任。秦宁格毕业于美国俄亥俄州辛辛那提大学，在协和工作两年，为人可靠，能力卓越[176]。1930年起协和外科由娄克斯主持。

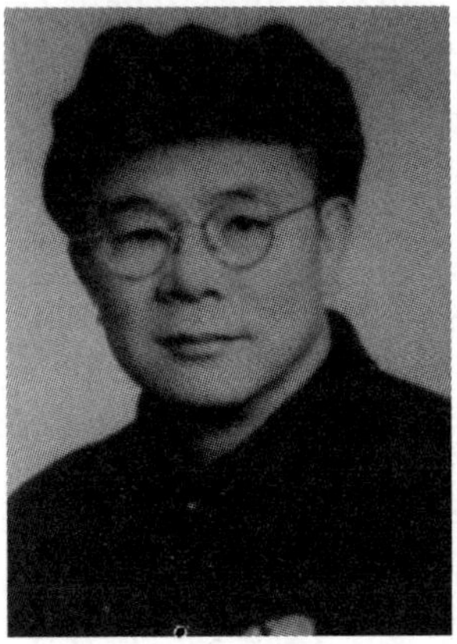

图2-145　董秉奇

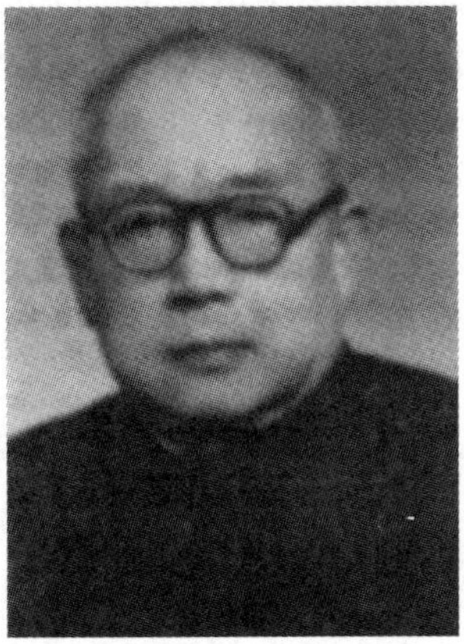

图2-146　沈克非

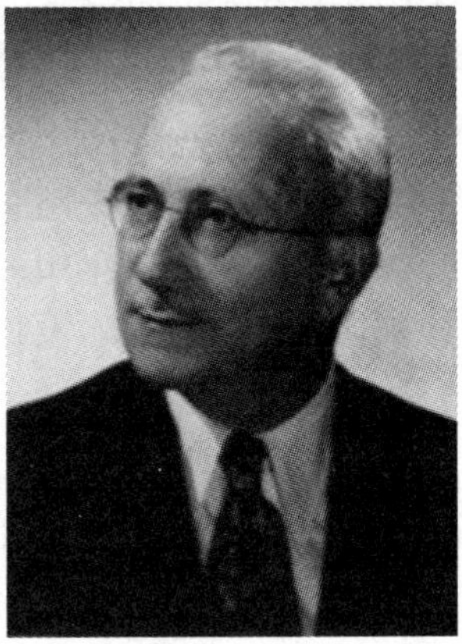

图2-147　秦宁格

泰勒首先将现代神经外科引进中国，开展第一例三叉神经感觉根切断术、脊膜膨出修补术等，并和韦伯斯特一起设计了颅脑手术的固定支架。泰勒离开后，院方将神经外科的工作移交给了关颂韬。关颂韬就读于清华大学，在校期间喜爱足球，为清华足球队前锋，盘球技术精湛。其清华校友梁实秋曾在《清华八年》一文中对其大加赞赏"关颂韬最善盘球，左冲右突不离身，三两个人和他抢都奈何不了他。"[177]。关颂韬清华毕业后赴美留学，1923年获拉什医学院医学博士学位，归国后任协和外科住院医师，1925~1926年任总住院医师，1928年被院方选送宾夕法尼亚大学医院主修神经外科，在美期间与Florence Chinn结婚，1930年回国，任协和外科副教授，开展神经外科手术，据称是世界上第七个能开颅的医生，成为我国神经外科的先驱。其兄关颂声为著名建筑师，曾助理监造北京协和医学院工程；其弟关颂凯，结业于北平协和医学院，后留学美国，是颇负盛名的牙科医生。1932年，关颂韬在英文版的中华医学杂志上发表了第一篇神经外科论著。

赵以成 1934 年毕业于北京协和医学院，在关颂韬指导下当了几年外科住院医师，1938 年到加拿大蒙特利尔神经病学研究所（Montreal Neurological Institute）深造，在彭菲尔德（Wilder Graves Penfield）教授的指导下研究神经外科。彭菲尔德是世界著名的神经外科专家，白求恩的同窗好友，被誉为“当代最伟大的加拿大人”。1939 年，他研究成一种特制胎膜，用于防止开颅术后或脑外伤后脑组织与脑膜的粘连，研究论文发表在 1940 年的《英国医学杂志》上。彭菲尔德十分欣赏赵以成，1962 年，毛泽东委托赵以成邀请白求恩大夫的老朋友彭菲尔德教授和夫人访华，彭菲尔德用一句中国古语评价赵以成——青出于蓝胜于蓝。1940 年，赵以成回国，途中赴美国 8 所神经外科中心参观考察，广泛了解国际神经外科的发展趋势。1940 年赵以成归国和关颂韬一起在北京协和医院从事神经外科工作。1942 年，日本发动太平洋战争并占领了北京。关颂韬继续留在北京中和医院工作并于 1949 年远赴美国。赵以成夫妇迁居到天津开业。中华人民共和国成立后，赵以成被聘为河北医学院名誉教授和天津市立总医院神经外科顾问。当时，全国专门从事神经外科工作的只有赵以成一人。赵以成主办全国第一个脑系外科进修班，创建天津市立医院脑系科、北京宣武医院脑外科及北京市神经外科研究所，其弟子王忠诚为中国工程院院士。

娄克斯毕业于美国西储大学医学院。狄维德十分赏识娄克斯的人品和才干，邀请他任协和内科助教。一年后娄克斯转任外科助教，1930 年成为外科主任，任职长达 15 年，对协和外科的建设贡献颇多。娄克斯的个性迥异于传统外科医师，低调而不张扬，学识渊博，知人善教。他在教学计划中强调了腹腔生理学和诊断的重要性，其教学理念远远领先于同时期大部分美国的外科教授，后者仅仅要求学生们记忆繁杂的手术步骤。

娄克斯的主攻方向是基本外科，擅长胃肠及甲状腺手术。但娄克斯也开展了胸外科手术。协和外科的首位胸外科责任医师是切斯特·范阿伦（Chester M. van Allen），范阿伦 1926 年任职于洛克菲勒医学研究所，后师从芝加哥大学的 William Adams 学习胸外科，1931~1935 年主持协和胸外科。范阿伦离开协和后，由协和 1928 届的王大同主持胸外科一般工作，1937 年 9 月 21 日王大同使用止血带方法成功进行了左下肺叶切除术。张纪正 1931 年毕业于北京协和医学院，留院担任外科医生，1933 年长城喜峰口等地从事抗日救护工作，1937 年赴美师从密歇根大学亚历山大（John Alexander）教授主修胸外科三年，成为东方第一位胸外科专家。在美期间，张纪正结识了未来的妻子陈必娣（Betty Chandler）。陈必娣出生于加拿大，7 岁时随全家移居美国的俄勒冈州。1936 年秋，她作为交换生来到广州岭南大学学习中国历史。1937 年卢沟桥事件时，她在北平目睹了中国士兵在卢沟桥的英勇抗战，并参加了外国团体组织的护理中国伤员的工作，并将日军残杀中国人的照片，刊登于美国报纸，引起了美国人民对中国人民命运的强烈关注。1938 年，她从美国俄勒冈州立大学（Oregon State University）毕业，到密歇根大学附属医院儿科从事营养学专业实习，结识张纪正。一年后两人结婚，1940 年，陈必娣随张纪正来到中国，终生未再离开。1963 年，经周恩来总理亲自批准，陈必娣加入中国国籍，成为华籍美人。“文革”中，两人被迫离婚，平反后才得以复婚。2006 年陈必娣去世，至此，她在中国生活了近 70 年。1941 年 3 月 14 日张纪正为 1 例 49 岁男性鳞状上皮细胞癌病人成功进行了左全肺切除术，并在术中应用了支气管肺门血管分别结扎的方法。上述手术都是中国第一例，距世界第一例成功手术仅间隔数年，为中国胸外科和协和赢得了荣誉。但娄克斯的明星学生却是吴英恺。

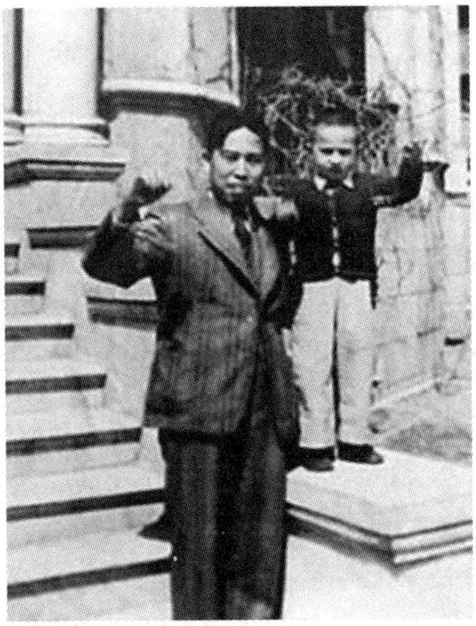

图 2-148　张纪正

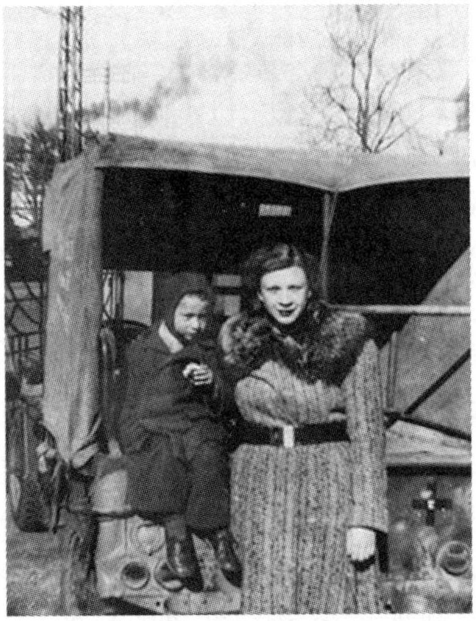

图 2-149　陈必娣

吴英恺 1933 年从沈阳小河沿医大毕业后到北京协和医院作外科实习医生。不久因患肺结核而住院休养。九个月后，他重返协和，一年后在二十来位包括协和和美国毕业的实习医生中被选任作一年研究生，按协和外科的传统，只有最优秀的实习医生才有此殊荣。吴英恺的才华得到公认，并被邀请参加教授们下午茶会，被同事昵称为“Y. K.”，而不是公式化的吴大夫。1938 年吴英恺担任外科住院总医师，一年后被聘为外科讲师。

食管癌是中国常见的疾病，关颂韬 1937 年报道在协和医院食管癌在所有肿瘤患者中的比例为 10%，在消化道肿瘤中则高达 51%。泰勒进行了食管癌切除术的尝试，但未成功。娄克斯接任后，组成了食管癌治疗组，成员包括吴英恺。此时只有波士顿的 Samuel Marshall 和芝加哥 William Adams 有食管癌成功切除的病例。1940 年一名 39 岁的冯姓男病人因食管下端及贲门癌入住协和，但手术前夕，娄克斯因重感冒无法手术。吴英恺电话请示娄克斯推迟手术，但娄克斯的回答出乎意料："Y. K.，既然病人已经准备好了，就继续做吧。我相信你能胜任。祝你马到成功。" 4 月 26 日吴英恺成功切除"苹果"大小的肿瘤，并在主动脉弓下端侧吻合胃食管，手术非常成功，病人手术后 3 周痊愈出院。30 岁的吴英恺成为世界第一位在胸腔吻合胃食管的外科医生。此时距 Adams 发明该术式仅仅两年，全世界完成仅有 10 例。吴英恺花费了三分之一的月薪宴请了治疗组全体成员，以示祝贺。随后，吴英恺和娄克斯进行了十余例同类手术，仅有 3 例早期死亡。

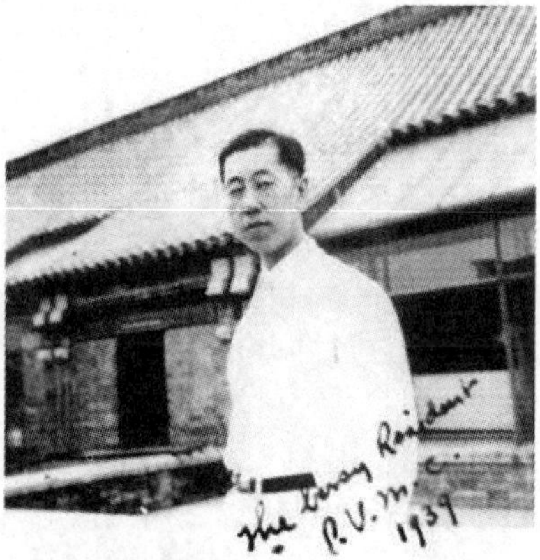

图 2-150　担任总住院医师的吴英恺（1939 年）

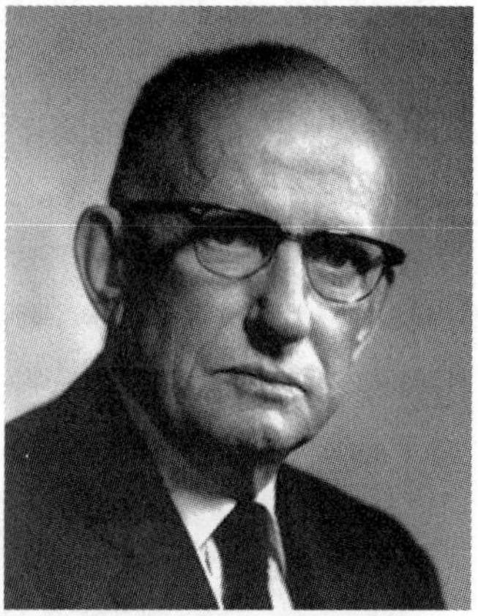

图 2-151　娄克斯

1941 年，院方选送优秀员工赴美深造，外科的名额，毫无悬念地给予了吴英恺。但最初的计划是派吴英恺学习整形外科，以开创协和整形外科。吴英恺学习整形外科三个月后，突然接到华盛顿大学外科主任 Evarts A. Graham 教授的来信，邀请其学习胸外科。缘由是协和医院原胸外科医生辞职，娄克斯希望吴英恺改学胸外科，并将之推荐于 Graham 教授。吴英恺梦想成真，在著名胸外科专家指导下，继续从事喜爱的专业。到达华盛顿两周后，吴英恺在一次病理讨论会上技惊四座，他介绍了自己十余例食管癌切除的经验，赢得了 Graham 教授的赞赏。十个月后吴英恺担任 Robert Koch 医院的住院总医师。Robert Koch 医院有 700 张床位，主要治疗结核病，吴英恺与一位美国同事共同完成了绝大部分手术，创造了 150 例胸廓成形术零感染的记录，而 10 个月前该术式感染率为 12%。1943 年吴英恺放弃美国优越的生活及工作环境，慨然回国。这一决定对中国心胸外科其后 50 年的发展产生了巨大影响。临别之际，Robert Koch 医院百余名患者赠送吴医生一枚手表，以表达敬佩之情，自此以后这枚手表一直佩戴在吴英恺的手腕上[178]。

1943 年吴英恺到达抗战陪都重庆，就任在山沟里新改建的重庆中央医院外科主任，开展了过去国内无先例的动脉导管结扎术、采用解剖技术的各式肺切除、纵隔瘤切除和胸腰交感神经切除治疗高血压等新手术。1948 年吴英恺重返协和，任外科襄教授，娄克斯去职后，接任外科系主任，成为协和外科第一位中国籍主任。1956 年吴英恺离开协和，相继创建了中国最好的两所心血管病医院——阜外医院及安贞医院，为中国心胸外科培养大批栋梁之才。

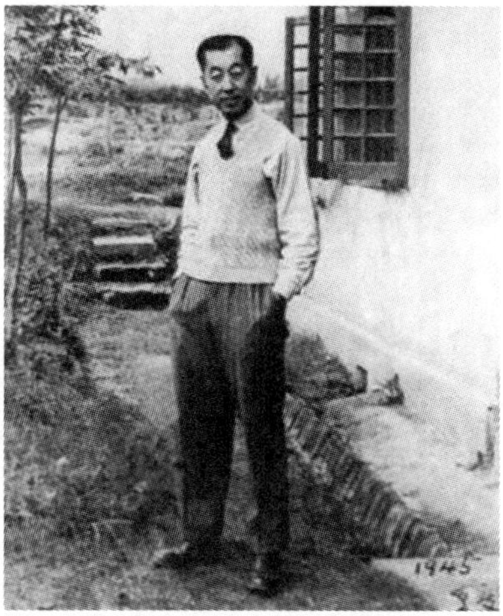

图 2-152　吴英恺（1944 年）

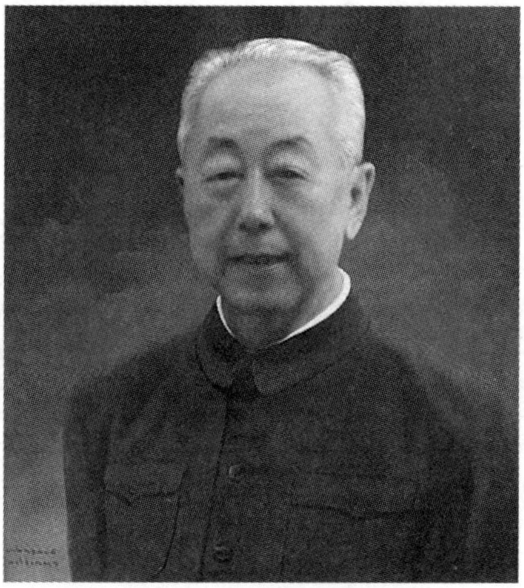

图 2-153　晚年吴英恺

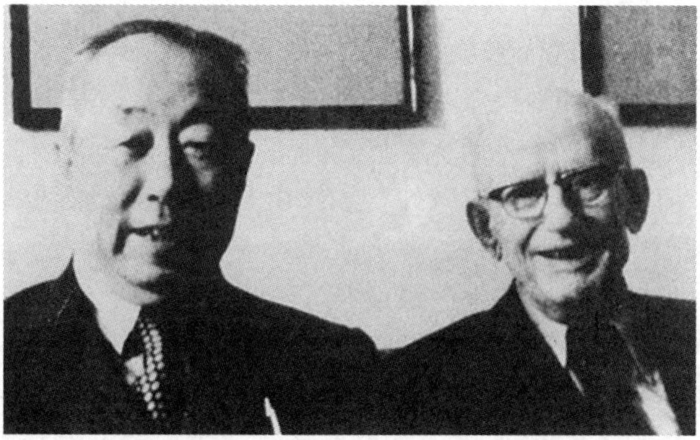

图 2-154　吴英恺与娄克斯（1979 年）

中国心胸外科的另一位奠基人黄家驷与吴英恺同一年进入协和外科。两者的经历有许多相似之处：同一时期在协和接受外科住院医师培训；20世纪40年代均赴美师从著名胸外科专家深造；抗战末期相继回国创建中国心胸外科；两人均担任中国外科学会的领导者，并在国际上颇具盛誉，如黄家驷是美国胸外科学专家委员会创始会员中唯一的中国人，吴英恺则是美国胸外科协会唯一的中国籍荣誉会员。

黄家驷聪慧好学，高一时在哥哥的鼓励下，提前两年以同等学力考上了门庭森严的协和医学院。1932年日军进逼长城古北口，他参加林可胜教授组织的首批救护队，奔赴热河前线。1933年毕业后任协和外科住院医师。1935年，转至国立上海医学院任教。1937年"八·一三"事变发生，他任国立上海医学院医疗队副队长赴无锡筹建伤兵医院。上海沦陷后，只身随上医内迁昆明、重庆，艰苦办学。1940年考取清华大学庚子赔款留美惟一的医学名额，赴美国密执安大学医院胸外科学习。密歇根大学医院建立了全美第一个胸外科住院医师培训计划，黄家驷在亚历山大教授的指引下迅速掌握胸外科技术。1943年获外科硕士学位，并获得美国胸外科医师执业资格。一家美国军队医院以月薪3000美元聘其为外科医生，但黄家驷不为所动，毅然归国。归国途中在印度行李大部丢失，但幸运的是随身携带的胸外科手术器械和所有证书安然无恙。回国后，他在上海利用带回国的手术器械，较早地在国内开展各种类型的肺切除术、食管切除术、动脉导管结扎术和心包切除术等。

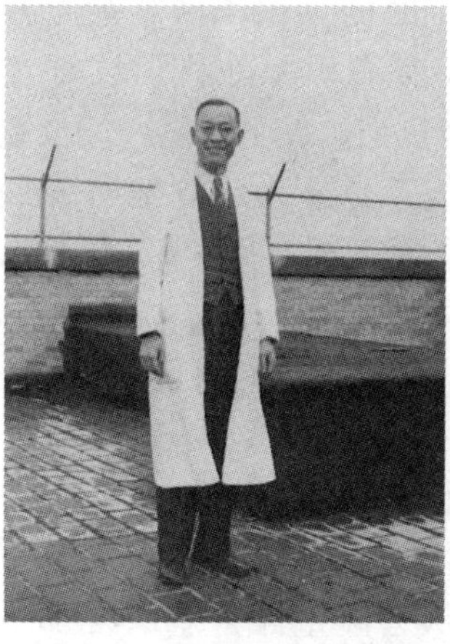

图 2-155　黄家驷（1933年）

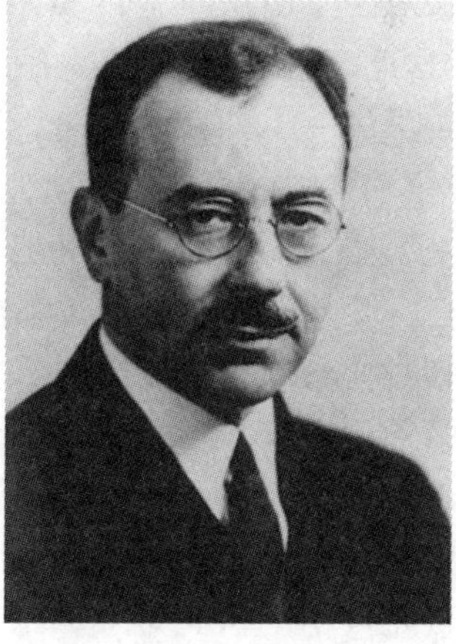

图 2-156　约翰·亚历山大教授

朝鲜战争爆发后，黄家驷带头报名参加上海市抗美援朝志愿医疗手术队奔赴东北前线，担任总队长兼第二大队大队长，在六个月时间完成942例手术，死亡率仅有0.6%，荣立大功，受到毛泽东主席的接见。1951年他在我国首先报告食管胃颈部吻合术，扩大根治范围，减低了手术死亡率。1952年上海医学院改组，更名为上海第一医学院，他被任命为副院长兼中山医院院长。随后组建了我国第一所胸腔外科专科医院——上海胸科医院，并担任第一任院长。

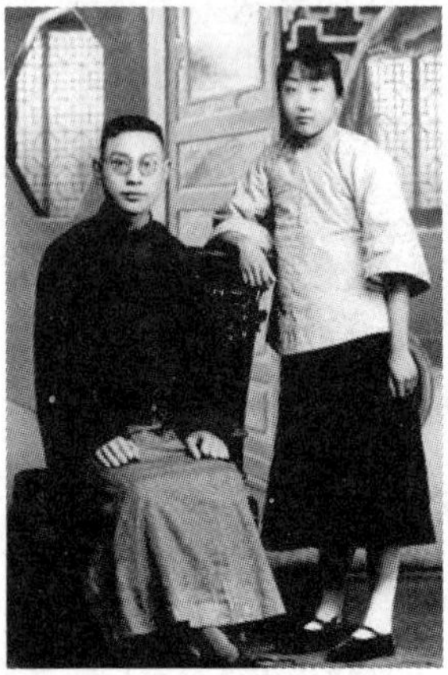

图2-157　黄家驷与妻子（1924年）

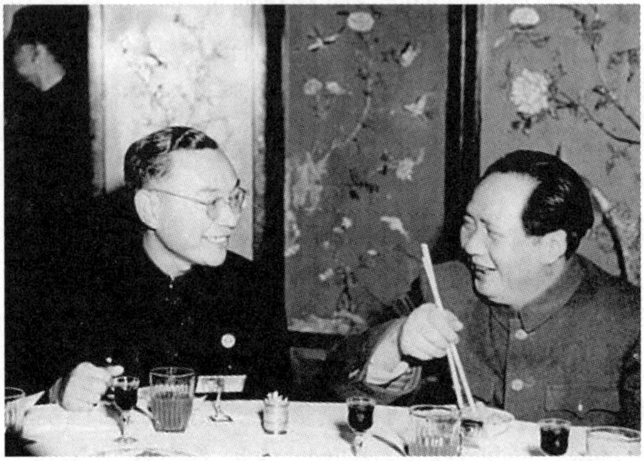

图2-158　黄家驷与毛泽东（1951年）

黄院长对医学出版事业的贡献很大。他是《中华医学杂志》英文版和《中国生物医学工程学报》的主编。1961年春出版外科学教材《外科学》，这是我国较早的一本外科学专著，在他去世后，《外科学》编委会开会，决定由吴阶平、裘法祖两教授继续他的主编工作。为纪念他对发展外科学的卓越贡献，编委们一致决定此书定名为《黄家驷外科学》。中华医学会追授予他“胸心血管外科科学进步贡献奖”以表彰他一生致力于医学教育事业，发展我国胸心血管外科的突出贡献。

黄家驷的房间里长年挂着一幅名画的复制品。画作名为《医生》，是英国画家Sir Samuel Luke Fildes的作品。画中，通宵未眠的医生静静守候在垂危病孩的床前，一旁的病孩父母焦虑而忧伤，已经把所有的希望都寄予医生身上。救死扶伤的医道职责和使命，从远涉重洋苦学医技那一刻起，就深深铭记在黄家驷心中。

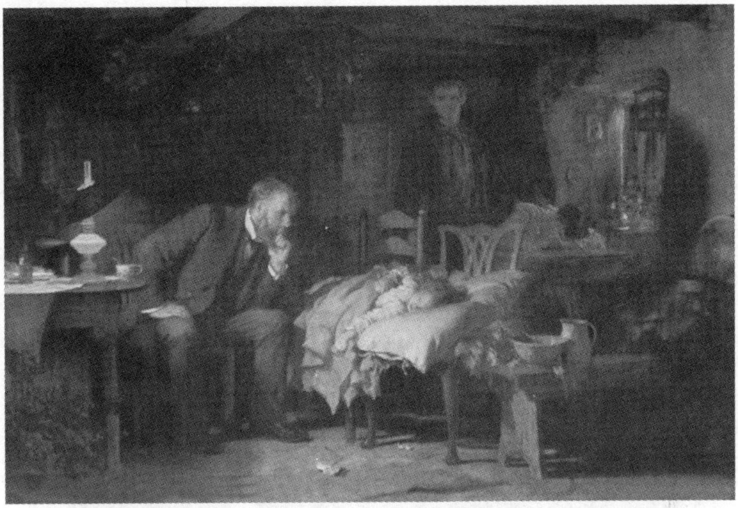

图 2-159　医生（油画）

吴英恺离任后，由曾宪九接任协和外科主任。曾宪九 1940 年毕业于北京协和医学院，留校任外科医师。协和关闭后，他在平和医院任职，1948 年协和复校后，回到协和，1956 年任外科主任，是第二位中国籍主任，后任中华外科学会主任委员、《中华外科杂志》总编辑。20 世纪 50 年代他推广防止肠侧侧吻合术后综合征的手术方法，20 世纪 60 年代开始研究创伤后体液和代谢反应，掌握了国际上先进的重水稀释灌滴测定法和放射性核素红细胞量测定法。20 世纪 70 年代初他首先在临床上开展胃肠外营养及创伤及外科感染病人的代谢和营养支持的研究。他在国内率先开展胰十二指肠切除术及脾肾静脉吻合术，改进了 Roux-Y 小肠吻合术等多种外科术式，在北京协和医院他倡导成立了多学科参加的胰腺疾病研究组，最早开展胰腺疾病的基础与临床研究，主要涉及胰岛 B 细胞瘤、胰头瘤的综合研究，使北京协和医院胰腺癌、胰腺内分泌肿瘤等的诊治水平居世界前列。他创建国内第一个外科营养与代谢实验室，规划筹建了国内第一个加强医疗病房，为我国肠外肠内营养学、危重病医学的发展奠定了坚实的基础。他在国内最早细化建立专业组：包括胰腺、胆道、胃肠、血管、乳腺、肝脏、外科营养、重症及相关临床专业实验室。曾宪九在临床和科研的组织管理中就表现了高超的领导艺术，使协和基本外科得以持续发展，2010 年至 2013 年中国医院最佳专科声誉排行榜蝉联榜首。

协和外科初建时期，刘瑞恒被派到洛克菲勒医学研究所进修，主修肿瘤外科，回归后开展了肿瘤外科的工作，但刘瑞恒不久出任南京国民政府

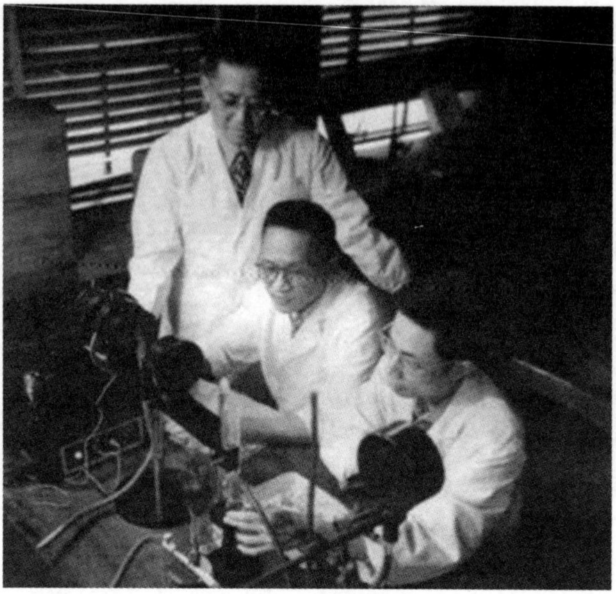

图 2-160　曾宪九指导学生

卫生部常务次长。1931 年约翰·斯皮斯（John W. Spies）来到协和，创建肿瘤科。斯皮斯毕业于哈佛医学院，后任职于耶鲁医学院，1931~1935 年在协和主持肿瘤外科工作。1938 年任德克萨斯医学中心主任[179]。他发现并培养了中国肿瘤外科的奠基人——金显宅。

金显宅出生于朝鲜汉城，但此时的朝鲜已沦为日本殖民地。15 岁的金显宅藏身于背篓中，偷渡到中国。1923 年，金显宅以优异成绩保送进入沪江大学，大学期间他各科成绩都是“A”，试卷常被做为楷模公开陈列。金显宅爱好体育，尤擅足球，是一个优秀的左前锋。1926 年，金显宅考入北京协和医学院。1930 年，他申请加入了中国籍，1931 年毕业留院做外科助理住院医师，1933 年与协和医学院营养室的吴佩球结婚，婚礼在协和医学院大礼堂举行。同年肿瘤科主任斯皮斯选中金显宅，破格聘任其为主治医师，期间研究发现了“嗜伊红细胞增生性淋巴肉芽肿”，引起广泛影响。1937 年，金显宅赴美主修肿瘤放射治疗和肿瘤外科，两年后返国，担任肿瘤科主任、外科副教授。协和被迫关闭后，金显宅与卞万年、施锡恩、方先之、林崧、林景奎、卞学鉴、林必锦、吴颂凯等来到天津，创办恩光医院，在国内首创“舌癌根治性联合切除术”。抗战胜利后，金显宅再度赴美，进修肿瘤外科。

新中国成立后，金显宅同时创建了天津市人民医院及北京日坛医院肿瘤科，首先在中国推广了乳腺肿瘤以及宫颈癌的临床病理及手术治疗方案，其精湛医术和崇高医德在群众中广为流传，“天津有个瘤子金”响彻全国。1971 年 91 岁高龄的马寅初身患直肠癌，被金显宅成功治愈，创造了医学史上的一个传奇。20 世纪 50 年代起金显宅组织举办了 23 期全国肿瘤医师进修班，“先后培训学员 400 多名”，成为各地区肿瘤学科的领头人和中坚力量。1989 年金显宅被誉为“中国肿瘤医学之父”[180]。

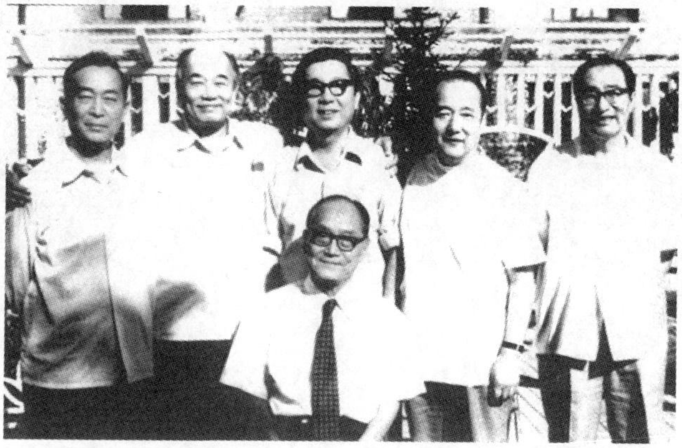

图 2-161　金显宅与其培养的“五虎上将”合影
（后排左起：金家瑞、张天泽、李树玲、王德延、王德元）

协和建院时期，麻醉尚未成为独立的学科，一般由护理麻醉师及外科医师共同完成手术的麻醉。协和第一位正式的护理麻醉师是 Helen M. Holland，由外科住院医师协助她麻醉。当时的麻醉以局麻和腰麻为主，采用乙醚和笑气，创伤患者则用氯仿。Helen Holland 的继任者是 Mary A. Swisher，Swisher1920 年毕业于约翰·霍普金斯医学院护士学校，是首批到协和的美国护士。工作中与娄克斯相识相爱，结婚后辞职。

1948 年协和复校后，在外科的一次座谈会上校领导提出：“麻醉学要着重于人才的培养，要吸收专门医师从事专门训练。”1951 年赵俊在胸外科侯幼临的指导下正式成为麻醉专治医师，他主编的《现代麻醉学》是麻醉学的经典专著。1952 年谢荣和罗来葵加入协和麻醉。谢荣 1946 年毕业于同济大学医学院后，赴美国韦恩州立大学（Wayne State University）在 Ivan Taylor 教授指导下研修麻醉，1951 年回国后先后受聘于北大医院及协和医院，在协和开展了硬膜外阻滞、普鲁卡因静脉麻醉、硫喷妥钠基础麻醉等麻醉方法[181]。其后，徐守春、史誉吾、臧俊芳、顾振华、陈伯銮、罗爱伦等相继进入协和麻醉科。徐守春是中国心血管麻醉的创始人，史誉吾创建了第四军医大学麻醉学组，顾振华是中国整形外科麻醉的创始人。罗爱伦接任协和麻醉科主任后，与谢荣、赵俊等提出有关麻醉独立建科的议案。1989 年麻醉科正式独立于外科成为二级临床学科，麻醉学真正成为一门独立的学科。

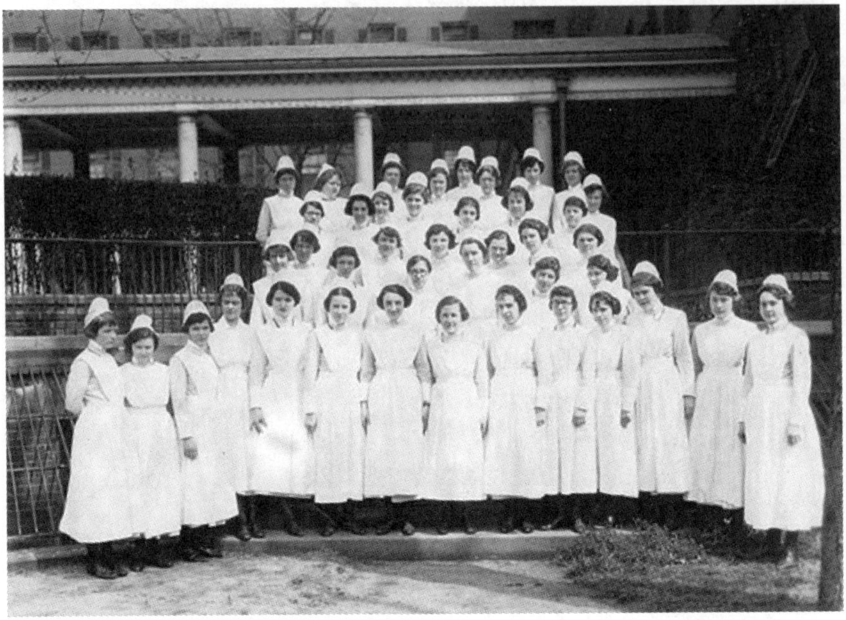

图 2-162　Mary Swisher 与约翰・霍普金斯医学院护士学校 1920 届同学毕业照

耳鼻喉科

1918 年外科在协和医学堂的医院开始应诊，耳鼻喉科隶属于外科，由襄教授邓勒普主持，1921 年协和开院后耳鼻喉科独立，1930 年邓勒普离职后又归属外科。北京协和医院耳鼻咽喉科的建立，是中国耳鼻咽喉科学发展史上的一座里程碑，它培养了我国第一代耳鼻喉科的人才，以后全国其他各省、市医院陆续建起了耳鼻咽喉科。邓勒普与其孪生妹妹出生于 1884 年，1910 年毕业于哈佛医学院。在哈佛大学校长查尔斯・艾略特的“入以增长才智，离以更好地服务于国家和人类”服务理念的鼓励之下，邓勒普携新婚妻子 Eva May Wyman 与数位哈佛同学，赴上海参与创办中国哈佛医学院，担任耳鼻喉及眼科教授，胡恒德任热带医学教授及校长，后者数年后担任了协和医学院院长。培养的学生有谢元甫、戚寿南、胡正祥、朱恒璧、祝慎之、吴旭丹、林文秉、金铸、乐文照等人，这些学生后来大多成为邓勒普在协和的同事，成为协和早期各学科的中坚力量。1916 年中国哈佛医学院停办，邓勒普和胡恒德加入协和，首先返美协助招聘职员。邓勒普担任协和耳鼻喉科主任长达十三年，并曾担任协和教务长。他是远东耳鼻喉科学的开创者之一，1921 年他开展了首例乳突根治术、乳突单纯切除术等，治愈了数以万计的患者，包括班禅活佛及宋氏姐妹。1931 年邓勒普返回上海自行开业行医，并兼任圣约翰大学医学院耳鼻喉科主任。抗战时期被日军遣返回国，1946 年邓勒普重返上海，1952～1953 年任香港大学耳鼻喉科教授，在中国行医长达 40 余年。邓勒普夫人是位艺术家，绘制了上千幅中国风景水彩画[182]。

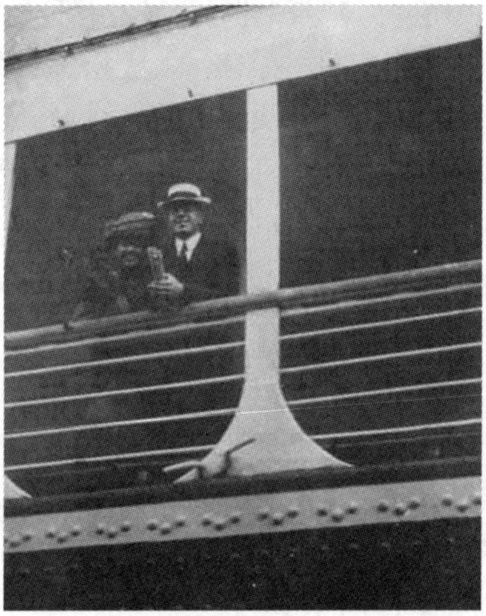

图 2-163　邓勒普夫妇 1911 年离美时照片

耳鼻喉科建科初期的中国籍医师有高施恩（Kao Shih-En）、刘瑞华。高施恩毕业于哈佛医学院，1919 年任协和耳鼻咽喉科住院医师，是北京地区第一位中国籍耳鼻咽喉科医师。刘瑞华，刘瑞恒之弟，1915 年毕业于北洋医学堂，旋就职于上海红十字会医院，1917 年至美国哈佛医学院深造，1918 年被聘为协和耳鼻喉科助教后，继续在纽约眼耳医务中心学习，1919 年归国协助邓勒普工作。1922 年刘瑞华开展食管镜食管扩张术、喉镜检查取异物等，1930 年邓勒普离任后由刘瑞华接任耳鼻喉科主任，是协和外科最早达教授衔的中国人之一。他购置了电听力计和前庭功能试验设备等先进设备。建国后刘瑞华创建中国第一个耳鼻咽喉科研究所，任首任所长。1948 年协和医院复院后，耳鼻咽喉科下设三个科，刘瑞华负责耳鼻咽喉科业务兼管牙科；张庆松负责鼻科；徐荫祥负责咽喉和气管食管科。张庆松自幼酷爱读书，16 岁考入北京协和医学院，成为当时全校最年轻的大学生。

1928 年，张庆松毕业后任协和医院外科住院医师、耳鼻咽喉科助教，1938 年赴美国华盛顿大学医学院耳鼻咽喉科、变态反应科，美国坦普尔大学（Temple University）医学院气管食管镜科和美国哈佛大学医学院变态反应科等单位进修，回国后任北京协和医学院耳鼻咽喉科襄教授，同时创办中国第一个变态反应专科门诊，为中国变态反应学的发展奠定了基础。1941 年张庆松开展全喉切除术。抗美援朝初期，他领导成立由军委建制的中国医院，救治志愿军伤员。他利用自己的声望和地位，协助解放军顺利接管协和医院，并任中国协和医院副院长兼耳鼻咽喉科主任、教授等职。1952 年，中华医学会耳鼻喉科学会成立，张庆松被推选任第一届主任委员，并蝉联三届。刘瑞华任中华医学会耳鼻喉科学会名誉主任委员，《中华耳鼻咽喉科杂志》主编，张庆松任第二、三届主编。张庆松铮铮铁骨，敢为真言。"文革"中"针灸麻醉"倾倒全国，中央极力倡导推行。张庆松直言针灸麻醉违反近代外科学的基本原则，"医生不要听报纸的，要信科学。"《哑巴被解放军医疗队针灸后能说话》的纪录电影曾经风靡一时，面对这种有政治目的宣传，他在协和医院公开说，我当了一辈子耳科大夫，我就不信。由他主管的《中华耳鼻咽喉科杂志》没有发表一篇不实事求是的文章。徐荫祥 1933 年毕业于北京协和医学院，任协和外科住院医师，1936 年任耳鼻咽喉科助教，1939 年赴美国坦普尔大学医院进修，师从著名内窥镜专家 C. Jackson 学习气管食管镜技术，又在芝加哥肿瘤研究所进修肿瘤的放射治疗，1940 年回国开创了气管食管镜学，首次应用直达喉镜下取气管异物的技术，创用间接喉镜下切除声带息肉的技术，1948 年协和复校后被聘为教授。1953 年他出任中国惟一的耳鼻咽喉科专科医院——北京市耳鼻喉医院院长。1958 年，北京市耳鼻喉医院并入北京同仁医院，他担任同仁医院副院长。1958 年北京市耳鼻咽喉科研究所成立，徐荫祥任所长。

建国前我国著名的耳鼻喉科专家李宝实、胡懋廉、郎健寰、林必锦先后在该科工作。李宝实是国内耳鼻咽喉科先驱之一，1923 年奉天医学专科学校毕业后，留校任教。1926 年他到英国爱丁堡皇家医学院做研究生，三年后学成回国，曾在协和任职，后任第二军医大学副校长，中华医学会耳鼻喉科分会副主任委员、名誉主任委员。李宝实在国内首创扁桃体挤切术、鼻内筛窦根治术、局部麻醉下喉全切除术及耳硬化症镫骨撼动术等。胡懋廉 1921 年国立北京医学专门学校毕业后留校任助教，后转协和医院耳鼻喉科任医师。他学习努力、工作负责，特别是心灵手巧、手术精细，深得科主任邓乐普赞赏。当时因经常缺电，造成手术困难，他发明创制了一台手提喷醚器，可连接在氧气瓶上喷醚，口鼻全身麻醉皆适用，缺电时也能使用，使用极其便利，且价格低廉。1931 年，胡懋廉赴美国哈佛大学医学院耳鼻喉科研究班深造，师从美国耳鼻咽喉科权威 Harris P. Mosher 教授，从事有关筛窦的研究，学习结束，胡懋廉与来自世界各国的六名进修生一同参加考试，结果以理论、手术均为第一名的优异成绩被授予医学博士学位。回国后胡懋廉任中央医院耳鼻喉科主任、代理院长，1935 年，他开国内之先河，为鼻中隔脓肿而导致鼻梁凹陷的患者做肋软骨移植手术进行矫正；1939 年成功地施行国内第一例喉癌全喉摘除术。抗战时期在四川成都由南京中央大学医学院、山东齐鲁大学医学院和华西大学医学院共同组建了中国第一所眼耳鼻咽喉专科医院，即存仁医院，他任耳鼻咽喉科主任；同年 7 月，组建中大医学院公立医院，胡懋廉任副院长。解放后，他莅任中华医学会耳鼻喉科学会副主任委员、上海分会耳鼻喉科学会主任委员等职。他培养的学生姜泗长为中国工程院院士。

郎健寰 1925 年毕业于山东齐鲁大学，曾任北京协和医院耳鼻喉科医师。1929 年郎健寰到齐鲁医院耳鼻咽喉科任职，1931 年美国赠送齐鲁医院内窥镜，为喉、气管、支气管的检查创造了条件。1937 年郎健寰曾翻译《耳鼻咽喉疾病》，上海商务印书馆排版印刷时，因战争原稿被焚，未能及时出版。1942 年郎健寰与孙鸿家在山东齐鲁医院做了一例全喉切除术，手术很成功，术后指导病人学会食管发声，是为食管发声的首例，也是食管发声训练的开端。林必锦 1938 年毕业于北京协和医学院，留院任外科住院医师，两年后，调到耳鼻喉科工作，20 世纪 40 年代末首创上颌骨切除治疗上颌窦癌的手术。新中国成立后，他开展了食道化学烧伤就用橄榄探引线扩张治疗；用内耳开窗术治疗耳硬化症及颅面联合进路、额筛窦大块切除治疗筛窦癌、从蝶窦进路行脑垂体肿瘤切除术，当时为国内首创，迄今仍处于国际领先水平，是中国头颈外科的开拓者。林必锦创建的天津市第一中心医院耳鼻咽喉头颈外科及天津市耳鼻喉科研究所下设耳显微外科、耳神经外科、鼻科、鼻变态反应科、鼾症科（睡眠呼吸疾病科）、嗓音外科、头颈外科等 7 个亚临床学科，及 12 个研究室和检查室，是国内最好的耳鼻喉科诊疗中心之一。

放射科

1911 年河北开滦医院引进了中国第一台 X 光机，随后北京的少数教会医院也购置了 X 光机。1918 年北京协和医学院聘任 26 岁的保罗·赫济时（Paul Chesley Hodges）为放射学讲师，正式成立协和放射科，是中国最早的放射专科。赫济时 1893 年出生于医学世家，少年丧父，由姨父 William Rinehart 医生收养。他从小就与放射学有不解之缘。姨父所开的 Rinehart 医院早在 1897 年就引进了德式 X 光机，赫济时的童年时光就是在老式 X 光机的噼啪声中度过的。14 岁时赫济时成为医院的学徒生，配制 X 光片所用的化学溶剂。从小学到大学，他都靠半工半读求学。后入威斯康辛大学念医预科时，赫济时志趣在医学与生理学之间摇摆。大学第三年姨父去世，赫济时因经济原因放弃医学而就生理学。1915 年大学毕业前夕，赫济时欲投入欧洲战场美国红十字会救灾队，却顺从指导教授的安排，前往上海医学院教授生理学，后在西蒙・弗莱克斯纳建议下入哈佛医学院主修医学。就读期间他勤工俭学，参加了他的同学 Herbert Gasser 及 Joseph Erlanger 的实验室工作，研究方向一是测量及分类神经纤维的传导，Herbert Gasser 及 Joseph Erlange 因此项研究获 1944 年诺贝尔医学及生理学奖；二是静脉输注液体治疗外科休克的动物实验。与此同时他兼任护士学校的生理教师，他的学生 Merle Johnsorr 日后成为他的妻子。1918 年他获得医学博士学位，赴 Camp Greenleaf 放射学校学习放射学，同年赴协和任职。赫济时在创建协和放射科的同时，还指导其他医院购买、维修 X 光机。在 CMB 资助下，他撰写了放射学系列书籍，作为其他医院的指导手册。赫济时将影像诊断学引入了中国，并于 1922 年研发制造了中国第一台适应电压大幅波动的简单、廉价的 X 光机，使 X 光机得以在中国广泛应用。1923 年赫济时在协和举办放射研究生班，为期 6 周，培养了 25 位中国学员，为中国放射学的发展起了重要作用，为此赫济时受到洛克菲勒基金会主席文森特的嘉奖。当时的放射科拥有先进的深部 X 光治疗机、体内治疗用的镭囊（radium capsule）、氡粒（radon seed）等，放射性氡气由硫酸镭粉在医院小型工厂蜕变生产，自行封装，量测放射性活性后做临床使用[183]。在其任职期间培养了谢志光、吴静两位中国医生，谢志光则培养了荣独山、汪绍训等中国放射学的奠基人，从协和走出的谢、荣、汪、吴四人又分别开拓了中山医学院、上海医学院、北京医学院及台湾的放射事业，其他高校的大部分放射奠基人又都是出自其门下。谢、荣、汪三人共同创立了中华放射学会和《中华放射学杂志》，其中谢志光、汪绍训分别任主任委员及主编。1927 年，赫济时被马克麟聘为芝加哥大学放射科主任，任期达 31 年之久，将芝加哥大学放射科发展为世界级的放射学中心。他的弟弟 Fred J. Hodges Ⅱ、侄子 Fred J. Hodges Ⅲ均是放射学教授。与范代克一样，赫济时也是位“职业东方学者”。退休后他到中国台湾工作达三年之久，任台北国防医学院和荣民总医院顾问，帮助他的协和弟子们建设放射系，培养师资，充实设备，成立放射线癌症治疗中心等。1997 年赫济时去世，享年 103 岁。

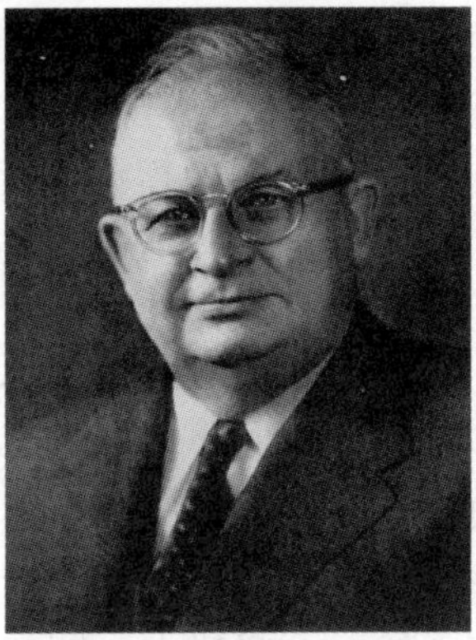

图 2-164　中年保罗·赫济时

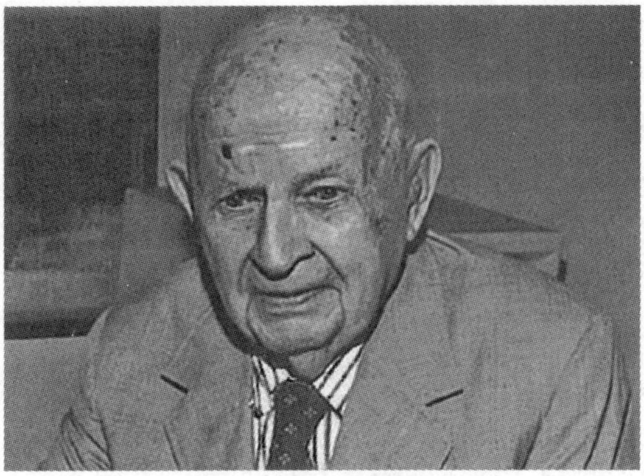

图 2-165　保罗·赫济时（99 岁）

谢志光 1922 年毕业于湘雅医学院，1923 年到北京协和医院放射科任职，1925 年到美国密歇根大学进修一年，获医学硕士学位，并取得美国放射学会会员资格，是第一位取得该资格的中国人。回国后谢志光于 1928 年接任协和医院放射科主任职务。他是协和医院第一位任科室主任的中国人。1930 年及 1937 年先后到美、英、德、法、澳、瑞典、丹麦等国参观考察，为创建我国的临床放射学四处奔走，成效卓著。在这期间，他晋升为正教授。谢志光毕生致力于祖国的临床放射学，四十年如一日，建树甚丰，在 X 线诊断学、放射治疗学、放射物理机械学、放射生物学、X 线检查技术等方面，都取得卓越成就，形成了一套完整的、独特的学术思想体系。他是第一个对中国人患肠结核、长骨结核的 X 线征象提出全面系统描述；发明了一种髋关节特殊投照位置，被国内外采用，称之为“谢氏位”；根据晚期鼻咽癌表现提出了临床病变的发展规律，为该症防治工作进一步提供了重要依据。他首创对白内障及角膜混浊病患者进行手术前，将 X 线用于测定视网膜有无萎缩以及对中心盲点检查。在我国尚未使用抗生素时，他已于 1936 年成功地取得了应用 X 线治疗疖和痈的宝贵经验，是在中国将放射生物、物理学与临床应用密切结合的创始人。“九·一八”事变后，其美国妻子要求他一同到美国去，然而他以“祖国需要”为由，倾家荡产不惜离异，留在祖国工作。1948 年协和医院复办，他又回到该院放射科，进行恢复整顿工作。为发展南方放射学，同年谢志光先后就任于岭南大学医学院、中山医学院，为开拓华南的临床放射学和肿瘤学付出了谢志光后半生的全部精力。中山医学院附属第一、二医院肿瘤科及附属肿瘤医院，由谢志光创建并任院长。谢志光成为中国放射肿瘤学的奠基人。

荣独山出身于江苏无锡荣氏家族，1920 年考取北京协和医学院预科，就读期间，曾参加反对英国在沪暴行的运动。他酷爱文艺体育活动，喜打网球，擅长京剧。曾与同学林巧稚演过英语话剧《哑妻》等，获得好评，但当时北京协和医学院的考核要求极为严格，他为此而耽误了部分学习。其同学曾戏称，如果他改行学文艺，必能出人头地。1929 年毕业，荣独山留协和医院任放射科住院医师。他工作积极努力，善于思考，经常参加各科查房，与临床医师讨论解决疑难病例的诊断问题，深得各科教授的赞赏和信任。1931 年他在美国《胸外科杂志》创刊号上发表《手术后肺不张与侧支呼吸》。在谢志光主任出国期间，他能独立担任放射科的全面工作。1933 年荣独山赴美师从 Sherwood Moore 教授进修放射诊断，并担任临床助教，参加医院日常的 X 射线诊断工作。学成回国后，他继续在协和医院工作，1936 年任南京中央医院放射科主任。抗战期间他参加中国红十字会总队部，任 X 光队队长，后任医务股主任及代理总队长等职。1946 年荣独山再度赴美进修放射治疗，回国后任国防医学院放射科主任、教授。1949 年他拒绝赴台，与夫人林飞卿教授一起参加上海医学院的工作，任放射学教研室主任，成立上海的同位素实验室，参与研究制成中国第一台 200 毫安 X 线机。

汪绍训 1933 年毕业于北京协和医学院，任放射科医师，1939 年赴美国留学，并以优异成绩获得美国放射学专家证书，莅年回国，在北京大学医学院任职，制定了尘肺的诊断标准，编写了我国第一本放射专业高等教材《X 线诊断学》。他与谢志光教授共同研究制定了适合我国人应用的心脏正面面积计算公式，被称为“汪-谢公式”。建国后他组织举办了两届高级培训班，为期 1 年，为全国各省培养了放射专业骨干，绝大多数毕业后都成为各大医院放射科主任，为我国放射学事业奠定了坚实基础。汪绍训历任第二至第五届放射学会主任委员，并兼中华放射学杂志第一至第三届总编辑，是我国放射学三位奠基人之一。

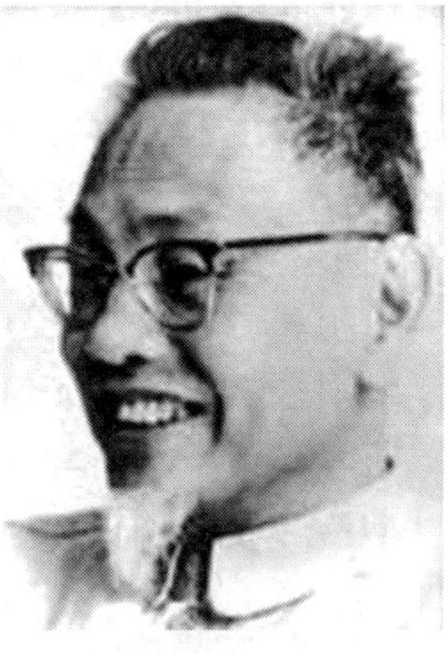

图 2-166　谢志光

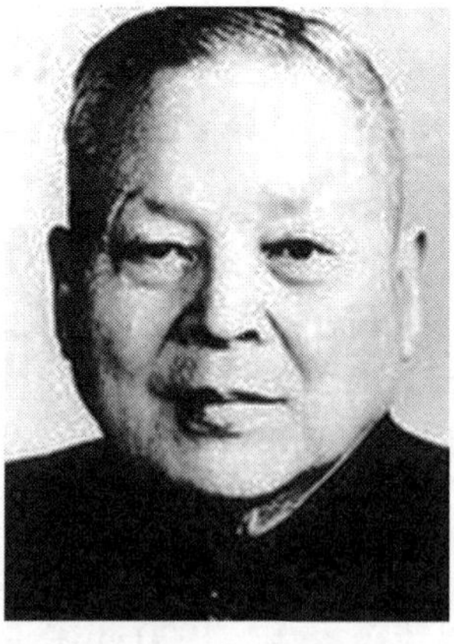

图 2-167　荣独山

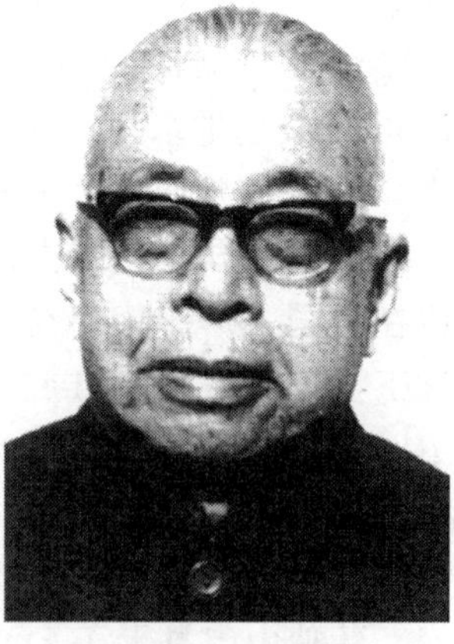

图 2-168　汪绍训

吴静1926年加入协和放射科，是第二位中国籍的放射医生。他是美国芝加哥大学放射线医学硕士及德国慕尼黑大学荣誉博士，并在瑞士苏黎世大学放射线部及法国巴黎Antoine Beclere癌治疗中心进修。在协和期间吴静与谢志光率先将放射线用于治疗，开创了放射治疗的先河。1949年后吴静赴台，创建台湾放射医学，设立原子研究院，引进钴-60治疗机和深部X光治疗机、放射物理实验室仪器等，创立台湾放射线医学会，任会长多年。

张去病自幼体弱多病又患小儿麻痹症，故取名去病。1931年毕业于北京协和医学院，留任协和医院放射科医师。他在大学时即是颇有名望的桥牌高手，曾与邓小平、荣高棠等人同桌比赛。1932年，张去病利用深度X线设备，专门研究放射线治疗恶性肿瘤的方法、剂量分布、生物效应及与外科等其他治疗方法的综合应用等，创建了子宫颈癌、乳房癌、鼻咽癌、膀胱癌、淋巴系统恶性肿瘤、白血病、肺癌、食道癌、脑肿瘤等许多肿瘤的具体的放射治疗常规，是我国研究肿瘤治疗工作的先驱者之一。1936年张去病赴美进修放射治疗学，归国后赴上海，创建上海医学院肿瘤医院放射科，建国后开办放射治疗专业进修班，培养的放射治疗专门人才500余人，在放射治疗队伍的建设上有难以磨灭的功勋，对肿瘤事业作出巨大贡献。1951年张去病因长期X线灼伤而截去双足。

胡懋华1941年毕业于北京协和医学院，留院工作，协和停办后任北平中央医院放射科医师。1948年协和复校，胡懋华回到协和医学院工作，1953年晋升教授并任协和医院放射科主任，在职期间将协和放射科诊断工作按解剖划分为神经、骨骼、胸部、胃肠等专业组，对国内放射学的发展起到示范作用。他在矽肺X线诊断与分期标准的研究，中西医结合对胃肠道和胆系运动功能的观察，胃肠双对比检查诊断早期胃癌，胃小区的X线实验研究及逆行胰胆管造影在临床的应用等方面均取得成果。胡懋华曾任中华医学会放射学会副主任委员、《中华放射学杂志》副总编等职，为我国临床放射学的开拓、发展和建设作出了重大贡献。

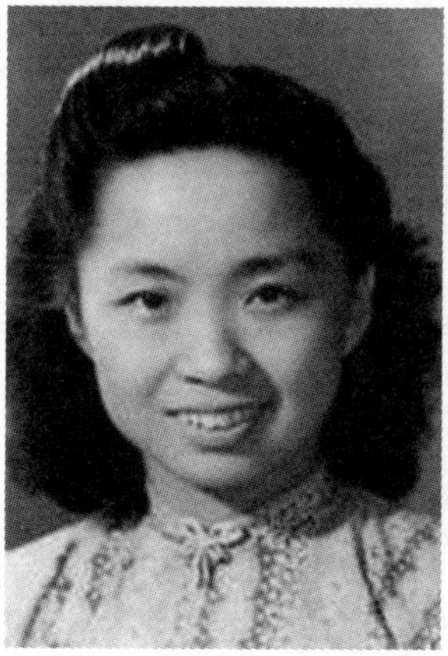
图2-169　李果珍

1943年，28岁的李果珍毕业于北京协和医学院，随即进入放射界，师从谢志光教授。“当时，我们只有一台老式的带有曝光功能的GE X射线机。”她说，“我们用它来检查骨关节、胸肺等领域，结合临床的观察，得出可靠的诊断。”1948年，李果珍经谢志光推荐赴美国芝加哥大学毕林斯纪念医院放射科作研究员，师从协和原主任赫济时教授。她的聪明好学与钻研精神得到了导师和众多外国同事的赞扬。新中国成立后，李果珍迅即回国，就职于北京医院放射科，成为我国影像医学的泰斗，率先引进和应用 CT 及 MRI，并举办全国学习班将之推广，创造了“60 岁学 CT，70 岁学 MRI，80 岁学电脑”的佳话。她曾任中华放射学杂志主编和名誉主编和国际神经放射学杂志（IJNR）顾问。欧洲放射学会授予其“荣誉会员”时提及：她所获得的众多荣誉，发表的众多论述与专著，以及她在中国放射学界的领导者、编者、师者与改革者的地位，获得“ECR 荣誉会员”的称号是实至名归。

凯利的弟子们

妇产科首任主任是马士敦。他生于苏格兰长老会医疗传教士之家，就读于伦敦大学，毕业后在圣巴塞洛缪医院实习，获妇科金奖。其父马雅各医生于 1865 年 6 月 16 日在台南开始医疗宣教，是台湾现代医疗的开端。1868 年 3 月马雅各在香港与 Mary Anne Goodall 小姐完婚。其医术精湛，又是免费医疗，吸引了许多病人。当时台湾南部有句俗谚：“马医生莫法度”，意思是连马雅各布医生都束手无策，肯定病入膏肓，回天无力。在他的感召下，两个儿子都赴中国传教行医。马雅各医生年老的时候曾经说：“如果我还有其他的孩子，也要奉献给上帝。”其弟马雅各二世（James Laidlaw Maxwell, Jr.）是国际著名的麻风医学专家，继承父亲的工作，到台南新楼医院工作，其医术高明，精通内外科，“少年马医生”的美名誉满南台湾。

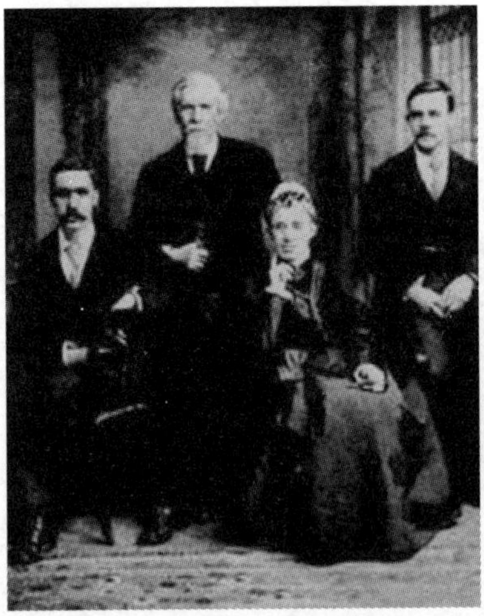

图 2-170　左至右：马士敦、马雅各夫妇、马雅各二世

后来他转往上海工作，并曾担任中国红十字会总干事。1951 年马雅各二世因急性传染病在杭州过世，并埋葬于中国，在华四十二年。他的夫人 Millicdent Bertha Saunders，是早期台湾南部护理教育训练的推动者[184]。

在父亲的熏陶下，1898 年马士敦成为长老会的医学传教士，赴中国福建任永春县教会医院院长，在此行医传教长达 20 年，医德广施，活人无数，深得永春人敬重。1916 年马士敦受 CMB 资助赴美深造，“永春之人，一闻此息。仰天长叹于不已也。”在福建期间他曾与中国第一位女留学生、第一位女大学毕业生、第一位女西医、第一位医院女院长金韵梅共事。金韵梅自幼父母双亡，被宁波长老会的麦加迪医生（Dr. Mocartee）收养，后在美国纽约女子医科大学学习医学，以优异成绩毕业。1888 年金韵梅返回中国，行医传教，诊所遍布厦门、广州、成都等地，声名远播。1907 年，金韵梅北上先应聘为北洋公立女医院院长及北洋女医学堂堂长兼总教习，后者是我国第一所公立女子护士学校。她曾捐款 3000 大洋，资助杨崇瑞建立实习基地[185]。《纽约时报》称她是“当今世界最杰出的女性之一。她在自己选择的职业上取得了奇迹，是本民族进步运动的一位领袖。”1934 年金韵梅因肺炎在北京协和医院去世，留嘱将身后资产无私捐出，达两万元以上，闻者无不动容。人们在协和医院礼堂为她举行了隆重的悼念活动，燕京大学宗教学院院长刘廷芳为其作了布道演说。李涛撰写了“金韵梅医师事略”，发表在 1934 年中文版《中华医学杂志》20 卷第 5 期。马士敦在《中华医学杂志》（英文版 48 卷 5 期）发表悼念文章，以示怀念：“……她是一位经历了如此之多的痛苦和不幸的女性，孤身一人而决不因此挫伤锐气或流露无奈；这个世界对她的过去似太无情。更为重要的是，她竟因而为这个国家的孩

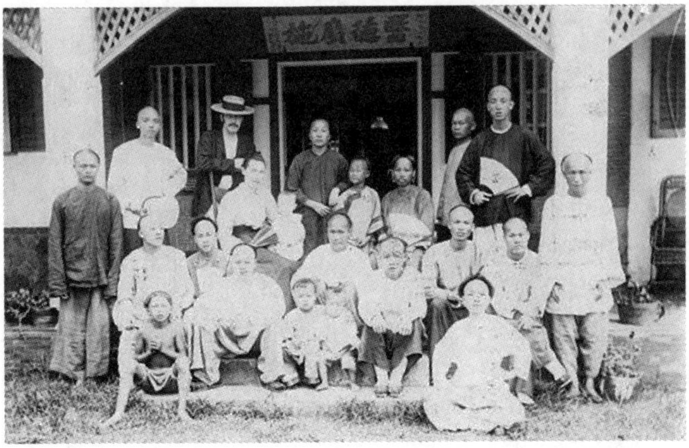

图 2-171　马士敦（戴礼帽者）在永春医院与医务人员及患者合影（1897 年）

子和人民的利益做了很多工作，直到生命的尽头。”[186]

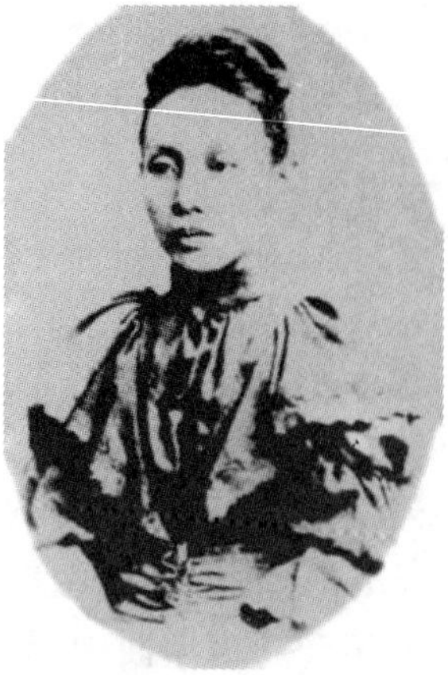

图 2-172　金韵梅

马士敦在美期间师从约翰·霍普金斯医学院妇科教授凯利，一同进修的还有协和妇科的第一位中国籍医生吴伟德，协和妇科在初创时期即深受凯利的影响。1918 年马士敦被聘任为协和妇科首任教授，马士敦在受聘北京协和医学院以后，即把工作重点放在骨软化症研究上。该系列研究对中国北方的这一常见疾病进行了系统的描述，开日后协和内科骨代谢研究之先河。1925 年马士敦与 L. M. Miles、吴伟德在《英国妇产科杂志》发表《中国的骨软化症》一文，全文包括七个主要部分：概述（包括历史与地区分布）、骨软化症的一般描述、骨软化症孕妇所产胎儿、病因学、后遗症、治疗、动物中的骨软化症，最后是结论。此文在以后有关骨软化症的评述中屡屡被引用，成为该领域临床研究的经典之一。因此刘士豪在多篇论文中提及马士敦的研究，A. Parfitt 在 1985 年纪念朱宪彝教授的评论文章中指出（二十世纪）“三四十年代全世界关于钙磷代谢的研究大部分出之于北平的协和医院”，而马士敦则是这一领域的开拓者之一。马士敦任职期间培养了大量妇产科人才，如吴伟德、王国栋、王逸慧、李士伟、杨崇瑞、林巧稚、林元英、林崧、何碧辉、柯应夔等。由于马士敦曾在福建工作多年，偏爱福建籍的学生，妇产科福建籍的中国医生特别多。马士敦 1933 年退休；退休后任北京协和医学院名誉教授，其间曾于 1935 至 1937 年任北京

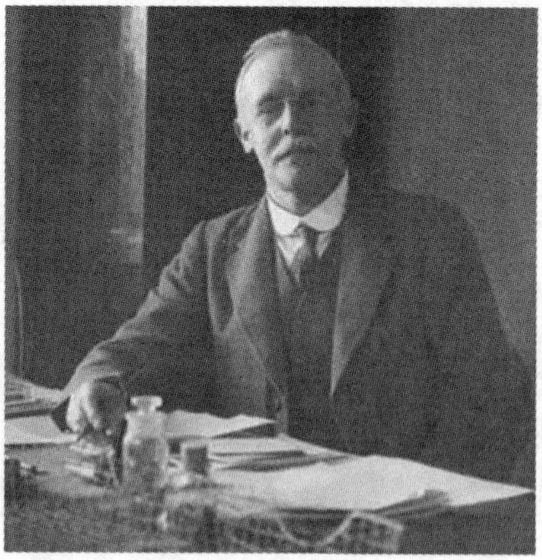

图 2-173　马士敦

协和医学院执行委员会三成员之一（余二人为林可胜和吴宪），代行院长职务，曾任中华医学会妇产科学会首任会长。马士敦 1937 年返回英国，在华四十一年。

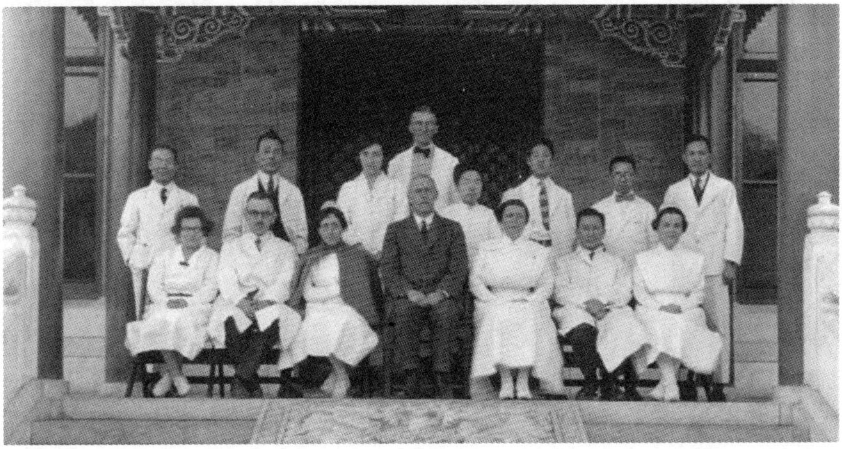

图 2-174　马士敦与协和妇产科同仁合影（1922 年）

吴伟德（Arthur Waitah Woo）是协和妇科第一位华裔医生，马士敦的校友，1913 年毕业后在英国密德萨斯医院担任妇产科医生，成为英国著名妇科学家 Lord Webb-Johnson、Victor Bonney 的助手。1916 年吴伟德受 CMB 资助赴约翰·霍普金斯医学院，师从妇科教授凯利，在此期间结识马士敦。1918 年吴伟德被聘为协和妇科讲师。在协和，他与马士敦、Miles 一起研究骨软化症，取得瞩目的成绩。他最引以自豪的是设计了以他命名的 Reverdin-Woo 针。20 世纪 30 年代，因家庭原因，吴伟德赴香港行医，任香港大学妇产科讲座教授，对香港妇产科的发展做出巨大贡献。吴伟德的东方文化背景和西方教育背景，在现代妇产医学引进中国的过程中，起了不可替代的桥梁作用。王国栋（Gordon King）评价昔日的同事："吴的离去，使其英国、美国及香港和远东的朋友们痛失一个多彩而挚爱的朋友。"

尼科尔森·伊士曼（Nicholson J. Eastman）出身于医学世家，其祖父及父亲为外科及妇科医生。伊士曼 1921 年毕业于美国印第安纳州大学医学院，其后担任印第安纳州立医院妇产科医生。1924~1928 年他任职于北京协和医院，作为马士敦的助手，健全了协和妇产科住院医师制度。1925 年伊士曼与 LoRetta Bernice Rutz 在北京结婚。1928 年伊士曼返美任约翰·霍普金斯医学院产科讲师及副教授[187]。1933 年马士敦退休，伊士曼重返协和接任妇产科主任，并邀请他在约翰·霍普金斯的同事约翰·麦凯尔维（John L.

Mckelvey）来协和工作。伊士曼在任期间，发展了协和妇产科的亚专业，如妇产科内分泌、妇产科病理、妇产科 X 光学及不孕症研究等，提高了协和妇产科的学术水平。伊士曼讲课生动有趣，极得学生们的喜爱[188]。1934 年他曾为张学良夫人于凤至手术，疗效极佳。1935 年伊士曼任香港大学客座教授，约翰·霍普金斯医学院 John Whitridge Williams 教授去世后，伊士曼接任约翰·霍普金斯医学院产科主任教授，在任期间促成了妇科与产科的合并。伊士曼在协和获得的丰富临床经验令约翰·霍普金斯的同事印象深刻，Alan F. Guttmacer 回忆："他在中国治疗的重症患者数量之多使我叹为观止。我们做 1 例子宫破裂患者，他已经做了 10 例；我们遇到 1 例子痫，他至少遇到 20 例了。"[189]伊士曼后任美国妇产科学会主席，第 10～13 版《Williams 产科学》主编。1940 年出版的《待产孕妇》一书，首页插图是伊士曼在协和医治的中国患者，该书极受欢迎，多次再版，共销售 3 百万册。

伊士曼的继任者是王国栋（Gordon King 曾用译名戈登·金）。王国栋英俊机敏，具有领袖风范。他出生于伦敦，就读于伦敦医学院。1926 年任伦敦医院的妇产科医生，并加入伦敦会成为医学传教士。1927 年春蒋介石北伐，禁止外国传教士在中国传教。王国栋未能赴齐鲁医学院行医传教，遂接受了马士敦的聘请，开始任教于北京协和医学院，为期三年。在协和期间，王国栋报道了 33 例先兆子痫，认为先兆子痫是中国孕妇及胎儿死亡的主要原因，在协和率先将腰麻应用于妇产科手术。1930 年王国栋成为英国皇家妇产科学院的创始会员。协和任职期满后，30 岁的王国栋赴齐鲁医学院任妇产科主任，因组织能力卓越，不久担任齐鲁医学院教务长。1938 年王国栋任香港大学妇产科讲座教授，曾数次出任医学院院长，并兼任港大副校长。日本投降后第三天，王国栋回港任助理医务署长，重组各医院及诊疗所，1947 年返回港大任职。1956 年，王国栋赴澳洲出任西澳洲大学医学院首任院长。1965 年王国栋退休后，受聘前往非洲垦雅主持策划及建立一所医学学校，该校现已成为奈比大学的医学院[190]。

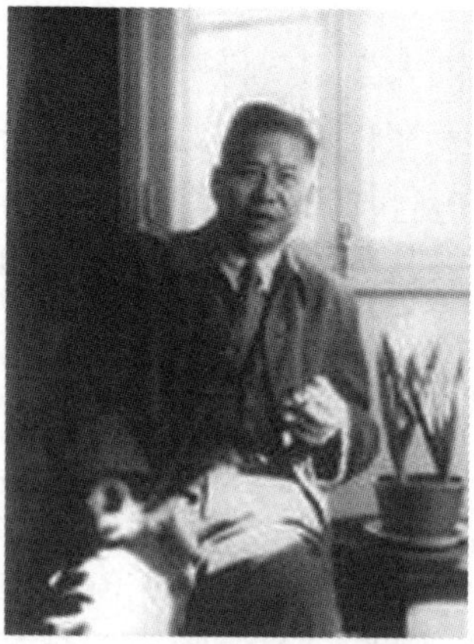

图 2-175　王逸慧

王国栋离职后，由王逸慧担任马士敦的助手。王逸慧 1923 年毕业于上海圣约翰大学医学院，次年到北京协和医院，任外科住院医师。1925 年他曾参与孙中山的手术，撰写了《回忆孙中山先生卧病的日子》一文，留下珍贵的历史资料。由于勤奋好学，1926 年王逸慧被选送到美国约翰·霍普金斯医学院主修妇产科，后到纽约州立医院担任住院医师。1928 年王逸慧回国，接手王国栋的工作，协助马士敦管理妇产科。他深得马士敦的赏识，不久晋升为副教授，并任妇产科副主任。王逸慧发表了宫颈癌的研究报告，通过 224 个病例的剖析，对致癌因素、诊断、临床分期、手术步骤及放射治疗，进行了详尽科学的论证。1935 年王逸慧离开协和，先后任上海医学院、圣约翰大学医学院妇产科主任。他曾为萧乾的第一任妻子诊治疾患，导致了一场风波。1939 年，王逸慧创办上海伤兵医院和上海难民产科医院，后因为新四军购买药品器械，遭日军拘禁，经社会各界名流担保才获自由。新中国成立后王逸慧将自己开办的私立上海协和医院捐献给国家，自身赴西安创建第四军医大学附属第一医院妇产科，为西北妇产科的学科建设做出了重要贡献。1958 年 3 月，王逸慧在一次教学活动中，因突发心肌梗死逝世。

李士伟 1926 年毕业于北京协和医学院，留院任妇产科医师，是协和妇产科第一位总住院医师。他幼年聪颖好学，辛亥革命后考入开封“河南留学欧美预备学校”，尔后留学美国，在约翰·霍普金斯医学院主修妇产科。回国后他曾任北京协和医院妇产科讲师，南京中央医院妇产科主任。其夫人崇文玉是北京协和医院护师。抗日战争初期夫妻两人返里探亲，在卢氏县城举办抗日救护人员训练班两期，由夫人崇文玉主讲救护知识，激发了青年的爱国思想。李士伟后赴重庆国立上海医学院、陆军总医院任妇产科教授及山东大学医学院院长。1948 年李士伟去台湾，任台湾国防医学院教授兼妇产科主任，后定居于美国旧金山。李士伟著有《输卵管炎之研究》、《中国初生婴儿体重及量度》、《中国孕妇骨盆之量度》等书，1981 年 7 月病逝。

杨崇瑞，英文名 Marian Yang。父亲杨云阶 18 岁中举人，有“少年才子”之称。杨崇瑞 1912 年考入协和女医学院，1917 年毕业于北京协和医学堂，成为中国最早的女医学博士。先后在山东省德州博济医院、天津南关妇婴医院工作。因医术精湛，待人热诚亲切，倍受患者尊重和爱戴。1922 年初入北京协和医学院进修，在妇产科仅半年就由于医术高超被聘为妇产科专任医师。在协和妇产科 3 年时间里，她利用工作余暇深入社会，每星期在北京灯市口卫生部服务半天。1925 年杨崇瑞赴美、加进修，随后又获奖学金到英、法、德、荷、丹麦、奥地利等欧洲国家实习参观公共卫生和助产教育 6 个月。实习

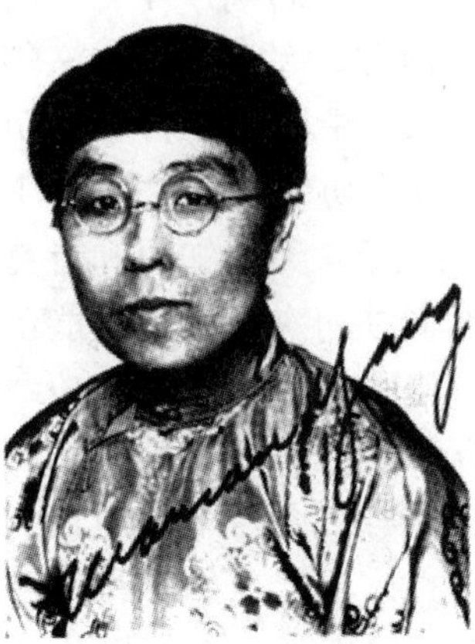

图 2-176　杨崇瑞

参观使她大大开阔了眼界，拓宽了知识面，同时也了解了世界先进国家妇幼卫生事业的经验，认识到公共卫生“是一条保障民族健康的捷径，比医疗机关更具有建设性和积极性。”“对于样样落后，经济贫困的中国是最节约、最易生效的预防疾病、保障健康的方法。”1927 年，杨崇瑞回国后毅然投入公共卫生和助产教育事业，她转到北京协和医院的公共卫生科任讲师，成为中国近代妇幼卫生事业创始人，中国助产教育的开拓者[191]。

1936 年麦凯尔维担任第三任妇产科主任。麦凯尔维毕业于加拿大安大略省皇后大学医学院，之后在约翰·霍普金斯医学院专修妇产科，主攻组织病理及恶性肿瘤的放射治疗。他在协和建立了放射治疗室，采用放射性镭和氡治疗妇科恶性肿瘤，是当时中国最先进的肿瘤中心。他治疗了大量因软骨症导致骨盆畸形的患者，恢复了她们的生育功能，从而挽救了无数女性的婚姻。麦凯尔维对协和学生印象甚好：“我从来没有与这样优秀的学生共事过。他们怀有这样的愿景——为中国而努力工作，并以此为首要目标。”“即使在深夜，我们也无法劝他们离开实验室。”麦凯尔维十分爱护中国下属，当林菘受到日本谍报机关的威胁时，他将林菘接到家中，一同上下班一月余，直到解除“警报”。1938 年麦凯尔维离开协和，担任明尼苏达医学院妇产科主任，培养了十余位美国妇产学界的领袖人物。退休后他和范代克、赫济时一样，重返东方，传授医学。

麦凯尔维的继任者是弗兰克·惠特克（Frank E. Whitacre）。惠特克毕业于衣阿华州立大学医学院，1939 年来到协和任第四任主任，任期较短，无所建树。他让人有所印象的是曾经揶揄过林巧稚：“林大夫，你以为拉拉产妇的手、给产妇擦擦汗就能成为教授吗?”惠特克一语中的，此后不久林大夫成为协和第五任妇产科主任教授。

“兹延聘林巧稚女士任协和医院妇产科助理住院医师。聘期一年，月薪 50 元。聘任时期凡因结婚、怀孕、生养者，作主动解除聘约论。”1929 年的这份聘书，改写了协和妇产科的历史，也可能改写了中国妇产科学的历史。自此之后协和有了林大夫，数十年后，林大夫成为协和的象征；半个世纪以来，林巧稚的名字家喻户晓，她的事迹有口皆碑，“天下知协和者莫不知林大夫”。莘莘医学之子，因仰慕林大夫，欣然向往协和。林大夫能留在协和，马士敦居功至伟。这位在中国四十余年的英国传教士，最大功绩也许不是创建协和妇产科，而是慧眼识才，发现培养了中国妇产科未来的领袖和旗帜——林大夫。在福建行医传教 20 年的马士敦，会说不大纯正的闽南话，对福建籍学生有着天然的偏爱。倔强聪慧的林巧稚在妇产科实习时，就受到马士敦的关注，他多年行医的锐利目光，发现了一个好医生的苗子。前一届的汤汉志因为婚姻刚刚放弃了妇产科的职位。为了维护临床职员的稳定性和连续性，校务委员会不再倾向留任随时因婚姻而放弃职位的女性医生，即使她是最优秀的“文海奖”获得者。马士敦据理力争：来医院看妇产科的中国女性，更喜爱中国女医生。他的理由说服了校委会的成员，校务委员会虽然在聘书中申明了限制条件，但最终做出了妥协。林大夫遵守了承诺——孑然一身，毕生奉献给了协和。

林大夫的教育背景是西化的，幼年父亲讲授英文，八年的协和美式教育；1932 ~1933 年，到英国及奥地利进修，1939 年去美国芝加哥大学医学院学习。但她的举止行为却是中式的——身穿一成不变的素色旗袍，挽着一丝不乱的中式发髻，脚着一尘不染的平底布鞋；清癯平和，谦卑内敛，却又让人肃然敬畏。林大夫是位虔诚的基督徒，以“仁慈博爱”、“乐善好施”为信条，践行“光”与“盐”的基督信念：作为“光”，燃烧自身，为那些在黑暗中挣扎的国人带来了真理和希望；作为“盐”，在经济混乱和政治腐败的社会中，承受着巨大的压力，却持守自己的信念[192]。林大夫更是位传统的中国知识人，固守“仁者爱人”的信仰，达到“超凡即圣”的境界：对病人极端热忱、极端负责，从为病人擦擦汗水、掖掖被角，到解决各种疑难问题，一启齿、一举手、一投足，无不体现出对病人深切的关爱、同情和理解——这就是邓颖超所说的“对病人有一股特别的吸引力”的来源[193]；林大夫以难以想象的辛劳，勤勤恳恳地工作了几十年，做了一辈子的“值班医生”，成为中国女性的保护神。对贫穷落后的祖国，她有一种难以割舍的眷恋，因而多次辞退留居海外的重金约聘，坚持留在祖国母亲的怀抱[194]。林大夫是协和医院妇产科第一位女总住院医师，是第一位中国籍妇产科主任及中国科学院首届学部委员中唯一的女性。林巧稚有着“万婴之

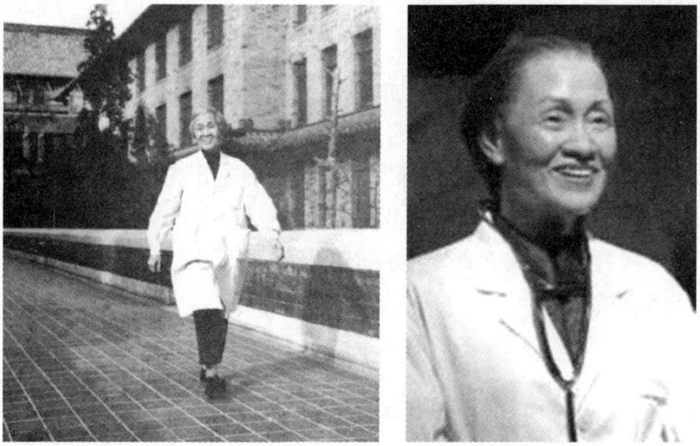

图 2-177　林大夫

母”、“妇女的保护神”、“中国妇产科学的主要奠基人”、“卓越的人民医学家”等诸多美誉，但她最喜欢的称谓是“林大夫”。1983 年 4 月 22 日，林巧稚病逝，终年 82 岁。她留下了这样的遗嘱：三万元积蓄捐献给医院的托儿所；遗体供医院作医学解剖用；骨灰撒在故乡鼓浪屿的海上[195]。

冰心在《悼念林巧稚大夫》中写道：“她是一团火焰，一块磁石。……她从来不想到自己，她把自己所有的技术和感情，都贡献倾注给了她周围一切的人。”

与林巧稚一同进入协和妇产科的有林元英。林元英是林巧稚的同班同学，且同姓、同乡、同事，后被称之为妇产科界的“南北双林”（北有林巧稚、南有林元英）。1935 年起林元英先后到奥地利维也纳大学、英国伦敦大学及美国约翰·霍普金斯大学进修妇产科，回国后任上海医学院教授、中国红十字总会第一医院妇产科主任。新中国成立后，林元英莅任上海市第一人民医院妇产科主任。林元英是我国宫颈癌根治手术的开拓者，在国内率先开展宫颈癌广泛根治术和盆腔淋巴结清扫术。他也是我国宫腔镜研发的创始人。

1932 年，何碧辉、汪培娲、林菘联袂进入协和妇产科。三人为北京协和医学院同学，一同毕业留院。何碧辉、汪培娲既是同窗、同事，又是姑嫂关系。何碧辉后任南京中央医院妇产科医师，1944 年赴约翰·霍布金斯医学院深造，翌年底回国，任南京中央医院妇产科主任，新中国成立后任南京军区总医院副院长，一级教授。何碧辉与林巧稚经历相仿，出生于鼓浪屿，就读于鼓浪屿毓德女校及北京协和医学院，同样终生未婚，一同长眠在鼓浪屿。几十年如一日的从医生涯，淡漠名利却执着于事业，她们在中国妇产医学史上写下了“南何北林”的佳话。

汪培娲出身于仕宦人家，曾获协和妇产科特等荣誉奖。她早年就读于直隶第一女子师范学校，与许广平同级，与邓颖超同校。在周恩来、邓颖超等的领导下，14 岁的汪培娲参加了“五·四”运动，与邓颖超结下了终生的情谊。在协和读书期间，汪培娲与何碧辉住同一间宿舍，结识了何碧辉的表弟赵以成。原本“终身不嫁”的汪培娲被腼腆的赵以成俘获芳心，谱写了一段“姐弟恋情”。汪培娲在医疗业务上是一个技术精湛的好大夫，但遵周恩来总理嘱托，辞去公职，协助赵以成创建神经外科工作，成为赵以成背后一个伟大的女人。

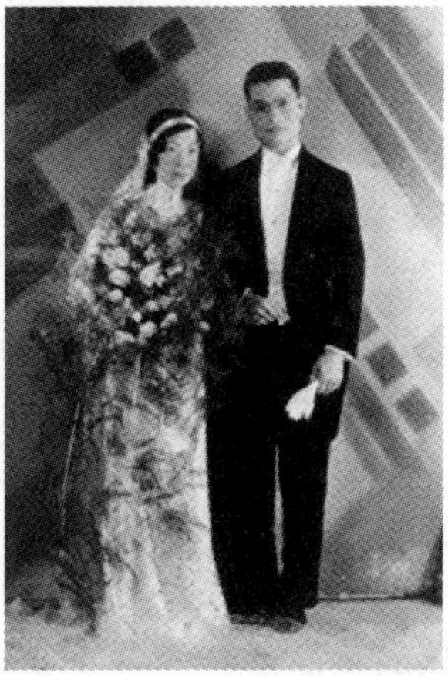

图 2-178　赵以成汪培娲夫妇

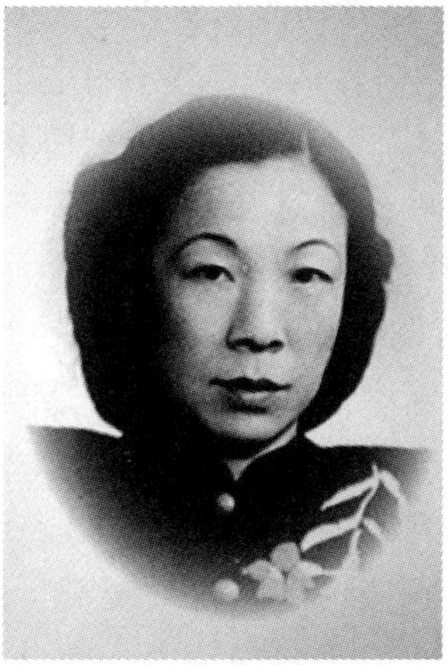

图 2-179　汪培娲

林崧与林巧稚同姓、同乡、同事，在妇产科工作 4 年，医术高明，曾收到于凤至以及黎元洪儿媳送的赠礼，后赴德国、英国、加拿大、美国进修。归国后林崧与麦凯尔维一起开创了妇科病理学。抗战时期林崧举家迁到天津，与内科医生卞万年、外科医生方先之、眼科医生林景奎、牙科医生关颂凯、小儿科医生王志宜、外科医生金显宅、耳鼻喉科医生林必锦、泌尿科医生施锡思、皮肤科医生卞学鉴 10 名协和名医创建恩光医院。1950 年 1 月，林崧接任天津市立人民妇产科医院院长，主持建立了天津市第一个妇幼医疗保健网。林崧在谢和平的影响下，酷爱集邮，收集了大量的清代、民国、解放区和新中国邮票，其中有不少稀世珍品，曾获“中华全国集邮展览”金奖。林崧逝世后，天津市集邮协会发行纪念封一枚，以示缅怀。

柯应夔 1933 年毕业于北京协和医学院，留任协和妇产科医师，在协和医院工作 8 年多。1940 年他远赴美国纽约 MEMORIAL 癌症医院任博士后研究员，专攻肿瘤学和妇产科学；1941 年考取了美国妇产科专家学会学员。1942 年柯应夔与张纪正、施锡恩、邓家栋、朱宪彝等协和名医赴天津创建天和医院（寓“天津协和”之意），任院长兼妇产科主任。1953 年，他倡导并参与建立了全国首家妇产科专科医院——天津市中心妇产科医院，聚集了杨柯、林崧、俞霭峰、顾学勤等著名妇产科专家，号称“五巨头”。20 世纪 50 年代，他主办四期“妇产科高级医师进修班和产科生理常数研究班”，为全国各地培养了数百名妇产科高级医师和研究人才。柯应夔是中国骨盆研究的创始人，开展了中国女性骨盆生理常数研究，创制了柯氏骨盆测量仪，确立了亚洲女性骨盆形态标准和各径线的生理常数——柯氏常数。

柯应夔著作等身，撰写了《生理产科学》《病理产科学》《中国女性骨盆》《子宫颈癌广泛性切除》《子宫脱垂》《临床妇科学》等书籍，以每 2 年出版 1 部优秀医学著作的速度博得了国内外同行和出版界的赞誉。

俞霭峰 1939 年毕业于北京协和医学院，留任妇产科医师。1941 年太平洋战争爆发后，俞霭峰与虞颂庭一起历尽艰险奔向抗战大后方，中途在桂林、贵阳滞留，漂泊行医。在桂林，他们结为夫妻，在山洞里度过了蜜月。1946 年，俞霭峰赴美国芝加哥大学医学院学习，学成回国后在天津市中央医院工作，新中国成立后，任天津医科大学总医院妇产科主任，中华医学会妇产科学会副主任委员。她在国内率先研制出了口服避孕药，推动了我国的计划生育事业。俞霭峰和虞颂庭伉俪均为中央医疗小组成员，曾被周恩来和邓颖超亲切地称为“男虞”和“女俞”。

严仁英出生于名门望族，祖父是清朝翰林院编修、“南开校父”、周恩来的恩师严修。严仁英自幼丧父，由祖父教育成才。1935 年，严仁英以前三名的成绩，从清华生物系考入北京协和医学院，毕业后留任妇产科医师。严仁英回忆道：“我就记得那会儿我还作为学生的时候在协和，一进产房，我们常常就在产房那儿呆着，老师们忙别的事做手术啦，我们就在那儿守着。那产妇有的叫啊，有的呻吟，可是我的老师一来了就都没声音了。我就奇怪，我说她有什么魔术啊，怎么回事啊，好像她一到那儿了，坐到产妇旁边，拿手摸着产妇的肚子，摸她的宫缩，给她听胎心，就是她这么样

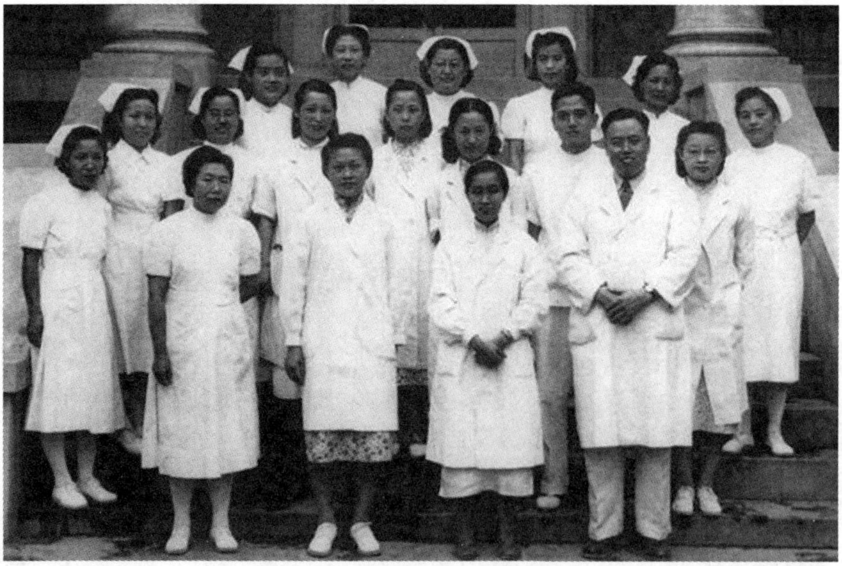

图 2-180　林巧稚、严仁英与协和同仁合影

子很自然地跟那个产妇一边聊天一天给她做检查，就非常安静了。所以给我印象就觉得这位老师真行。所以印象很深，就觉得她就是对待产妇的那种态度让那个产妇就能够安静下来，静静地经过分娩的过程也很顺利的。”[193]这位老师就是林巧稚。

严仁英的同学王光超，秘密参与了向八路军供应药品和医疗器材的工作，王光超的果敢精神，深深地吸引了严仁英。此时的严仁英面临两难的选择：放弃爱情或者放弃协和。不久协和被迫关闭，在林巧稚的介绍下，严仁英来到著名妇产科专家杨崇瑞创办的国立第一助产学校工作。半年后严仁英与王光超两人结婚，并相伴走过了人生的60个春秋。1945年当林巧稚转到北大医院工作时，一心想成为临床大夫的严仁英也跟随过去。1948年严仁英赴美国哥伦比亚大学医学院进修，归国后莅任北京医学院第一附属医院妇产科主任、院长，中华医学会妇产科学会主任委员。由于在妇幼保健工作方面的杰出贡献，严仁英被誉为“中国的围产保健之母”。1998年11月26日，在她85岁寿辰之时，为表彰她60年来在妇幼卫生事业中做出的杰出贡献，卫生部妇幼司为严仁英铸造了铜像[196]。

宋鸿钊出身于官宦世家，自幼丧父，由母亲抚养成人。宋氏家教极严，兄弟姐妹多有成名者。其弟宋鸿锵是中国著名的药物化学家。1985年的全国科技大会上兄弟二人在不同领域中分别受特等奖和一等奖，成为中国科技史上的一段佳话。宋鸿钊1938年进入北京协和医学院。因太平洋战争爆

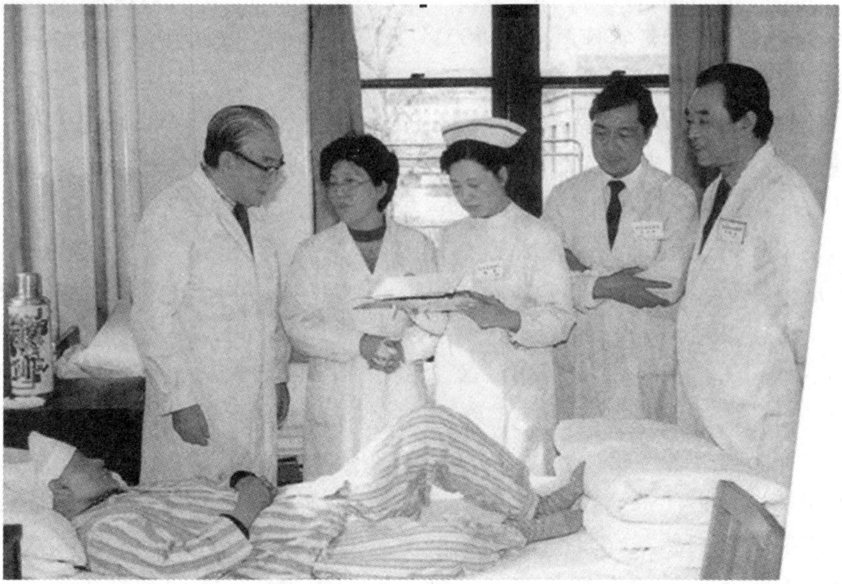

图2-181　宋鸿钊（左一）

发协和停办，宋鸿钊转国立上海医学院红十字会医院临床实习。协和医学院复校后补授他美国纽约州立大学医学博士学位。早年宋鸿钊在苏州、上海行医，有非常精湛的产科技术。新中国成立后宋鸿钊先后担任北京协和医院妇产科主任医师，中华妇产科学会主任委员，《中华妇产科杂志》主编，1994 年被选为中国工程院院士。宋鸿钊是中国计划生育科学的开拓者之一，研制了“北京型宫内节育器”，并确定了中国口服避孕药的标准用量。宋鸿钊及其同仁经过 30 多年坚持不懈地努力，为绒毛膜上皮癌创造了一整套行之有效的治疗方法，在药物治疗实体性恶性肿瘤史上，树立了第一个取得根治的成功先例，居国际领先地位。

东方维也纳

1917 年 38 岁的霍华德被聘任为协和眼科教授，1918 年协和眼科正式独立，是我国最早成立的眼科学系之一。霍华德 1908 年获宾夕法尼亚大学医学博士学位，后任纽约眼科耳科医疗中心眼科医生。1910 年他携新婚妻子 Maude Irene Strobel 赴广州博济医院任眼科专家。其子 James Howell Howard 出生于中国，抗战时期参加飞虎队，帮助中国人民抗击日寇。1916 年霍华德由 CMB 资助赴美深造，1917 年获哈佛医学院硕士学位，1918 年获科罗拉多大学眼科学博士学位，在美期间即被聘为协和眼科教授，任职长达 10 年，对协和眼科的创建居功甚伟。他首先敦请世界眼科泰斗奥地利维也纳的 Ernst Fuchs 父子担任客座教授（1921～1924），使协和眼科与维也纳同行之间建立了良好而密切的联系。Ernst Fuchs 是维也纳眼科主席，任职长达 30 年，他编撰的《Fuchs 眼科学》（Lehrbuch der Augenheilkunde）是当时最经典的眼科教科书，其英文版出版至 15 版。以其名字命名的著名眼病或体征有：Fuchs 角膜内皮营养不良、Fuchs 异色性睫状体炎及 Fuchs 斑。其后霍华德、毕华德、周诚浒及潘作新等相继到维也纳进修。后两任主任阿诺德·皮拉特（Arnold Pillat 1928～1933）、彼特·孔裴德（Peter Clemens Kronfeld 1933～1939）均来自维也纳。Ladwlng von Sallmann（1930～1931）、Peter S. Soudakoff（1923～1940）等多位世界著名眼科专家相继在协和眼科任职。在他们的领导下，创建了誉满全球的北京协和医学院眼科学系，赢得了“东方维也纳”的赞誉。霍华德早期致力于沙眼致盲的研究，曾与李清茂一起担任末代皇帝溥仪的私人医生。1925 年，霍华德和儿子 James 在黑龙江被土匪绑架，在《与中国土匪同行的 10 周》一文中，霍华德写道，在被俘后不久，他的高超医术就得到土匪们的信任。在“匪帮诊所”他治愈了许多土匪的枪伤、溃疡及脓肿，并治疗了老匪首尹尽臣（绰号“日本

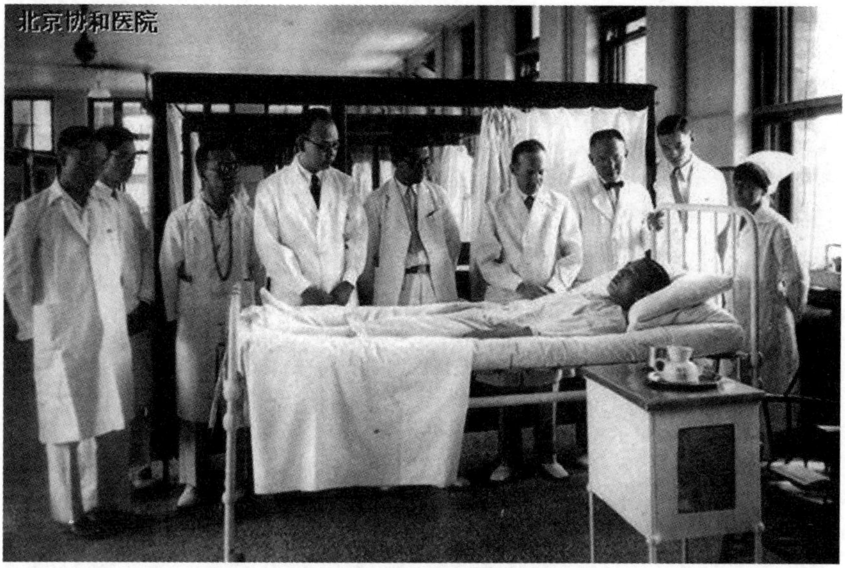

图 2-182　霍华德教授在查房

子”）的沙眼，赢得了“日本子”的友谊。霍华德因其高超的医术保住了性命。荒谬的是部分土匪竟然想推举霍华德担任匪首。霍华德获释数月后收到了“日本子”的求助信：“欲赴北京投阁下谋一生计栖身……如阁下念及昔日之情，怜弟刻下窘难之状，可以分心与弟在北京谋一相当之事，或于黑龙江地方与弟设法亦可。而弟藉此得以生活，倘有前进，并弟之余生皆出于阁下之赐也。”然而在“日本子”抵京之前，霍华德已于 1927 年返美任华盛顿大学眼科教授，两人未能见面[197]。1928 年维也纳大学的阿诺德·皮拉特接任眼科主任。

李清茂（Tsing-meu Li）是第一位中国籍协和眼科医生，他出生于美国火奴鲁鲁（Honolulu），祖籍广东。1907 年毕业于上海圣约翰大学医学院，后赴美国宾夕法尼亚大学深造，1909 年毕业获医学博士学位及 Frederich Pachard 奖。回国后相继任职于广州大学医学院及湘雅医学院。1914 年李清茂由 CMB 资助赴美深造，先后入费城综合医院及眼科医学研究生院及宾夕法尼亚大学；1916 年李清茂回国主持协和眼科工作，1918 年被聘为协和眼科讲师，后任襄教授及代理主任，在协和工作共 11 年。1924 年李清茂任中华医学会副会长，同年开办中文授课的眼科进修班，翻译《梅氏眼科学》作教材，大多数学员以后成为我国现代眼科学的骨干。1927 年李清茂离开协和在上海开业行医。

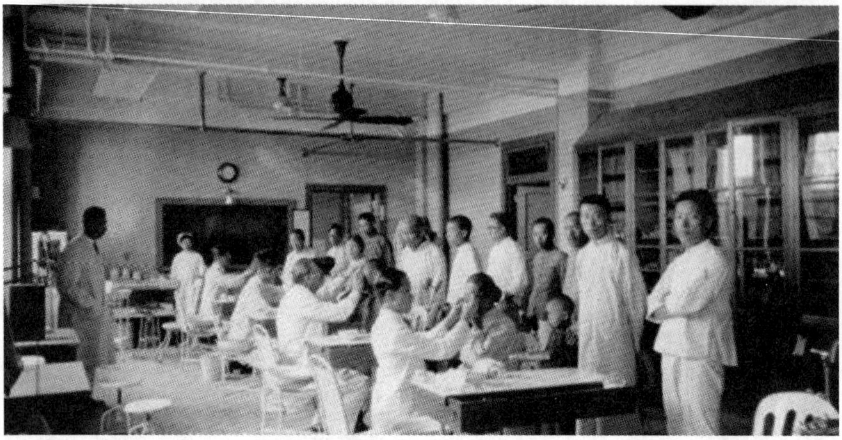

图 2-183　早期的眼科门诊

20 世纪 20 年代初期，我国第一代眼科先辈毕华德、林文秉、周诚浒、张式溥等相继入科。毕华德少年时家贫无力入学，12 岁在基督教会的协助下，以半工半读的方式得以入学。由于他资质聪颖，学习刻苦，成绩优异，在入大学读书前，已在一英语夜校中得到一兼职教师工作，借此项收入读完了全部学业。1913 年他就读于协和医学堂，毕业后任协和实习医师，因表现优异留院任教。1924 年毕华德留学维也纳大学，获眼科学博士学位，归国后任协和眼科副教授。他在 1925 年翻译出版的《眼屈光学》一书，40 年间改版 4 次，影响深远。1930 年他倡议并出版了用中文书写的《中华医学杂志》眼科专号，1932 年在我国首先创立了北京眼科学会并任会长。抗战胜利后 1946 年起毕华德任北京大学医学院医院第一医院眼科主任、教授，1950 年当选为中华医学会眼科学会主任委员，同年 10 月 1 日创刊《中华眼科杂志》，是中国出刊最早的专科杂志之一[198]。

林文秉就读于中国哈佛医学院，1916 年学校停办后，与祝慎之、胡正祥一起被中华医学会选送美国留学，在美学习期间，生活艰苦，学习艰难。据其女林云亮文章，为了完成在妇产科接生新生儿的数量，林文秉曾说：“我只好去棚户区里找那些请不起医生的黑人孕妇。在接生时，屋顶上的臭虫掉在我的头颈、领子和脸上，我也无法用手去抓，只好忍受着继续工作，直到工作完毕”。因表现优异，林文秉 1921 年毕业时，获哈佛医学院最高荣誉——金钥匙奖[199]。同年回国，林文秉到北京协和医院眼科工作，随 Fuehs 父子学习眼科病理学；1925 年赴维也纳大学留学，获眼科学博士学位；归国后曾任北京协和医学院副教授，后任南京中央医院眼科主任；1947

年被选为第二届眼科学会会长；1949 年后任上海第二军医大学眼科教授，建立了新中国第一个眼科病理研究室；1950 年提出新的沙眼分期，揭示沙眼病理的本质，澄清理论上的混乱，至今仍为临床诊断所遵循。他编著的《眼科病理解剖学》，是我国人自编的第一部眼科病理学专著。

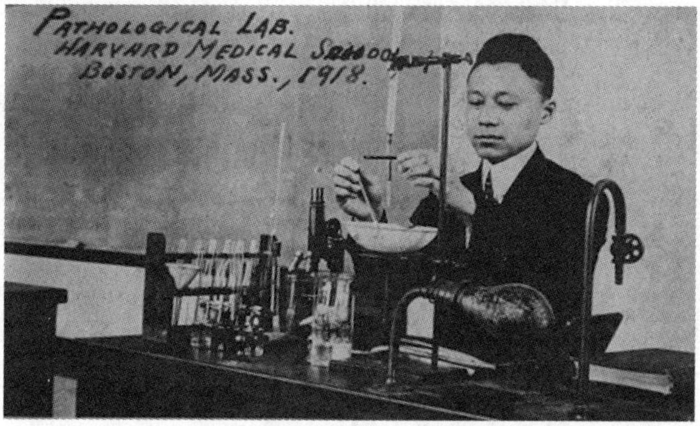

图 2-184　林文秉在哈佛医学院留学时的照片

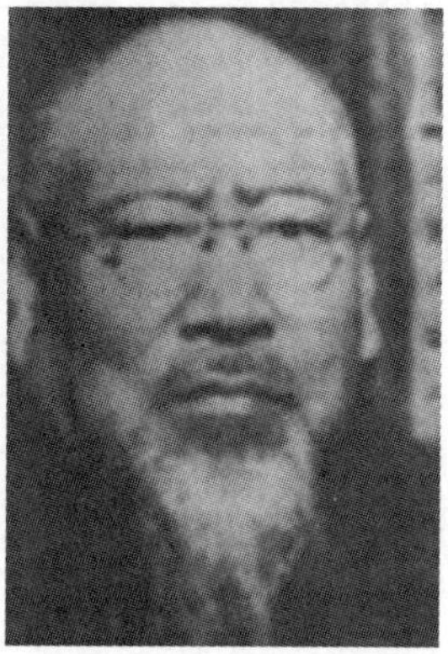

图 2-185　毕华德

周诚浒是湘雅医学院第二届毕业生，深得院长颜福庆器重。1922 年他在协和实习结束后就职于协和眼科，1926 年经颜福庆推荐，获洛克菲勒基金资助赴欧洲维也纳大学和伦敦大学进修眼科。回国后周诚浒协助颜福庆创办上海医学院，曾任教务长，1937 任中华医学会眼科学会第一任会长，组织出版了《眼科名词汇》，对统一眼科名词大有助益。

张式溥出身世家，其妹安娥（张式沅）是田汉的夫人，《卖报歌》《渔光曲》歌词即出自她手。张式溥 1923 年毕业于北平大学医学院，入北京协和医院眼科。从 20 世纪 30 年代初期开始，张式溥致力于角膜移植的研究。1931 年，张式溥翻译出版《眼科学之銑治疗法》一书；1932 年，由协和医院选派至美国、加拿大、日本、德、法、荷兰、瑞士等国进行交流与考察，历时两年余；归国后创建共和医院，曾为冯玉祥诊治眼疾。1947 年，北平眼科学会恢复并推举张式溥为会长；11 月，张式溥突发心梗，抢救无效而去世。

皮拉特在协和任职 5 年，他身材高大，蓄着唇髭，为人温和正直。他是当时世界眼科权威 Erust 教授的得意门生，对中国人民十分友好。他治学严谨，为了搞清营养缺乏与眼病的关系，他深入到难民营中作实地调查研究，肯定了维生素 A 缺乏引起的角膜软化症的三大临床特征。他还发明了一种治疗青光眼的新手术方法，命名为 Pillat 术式；在协和时期进行了中西方人眼球结构比较的相关研究。他的明星学生是郭秉宽。郭秉宽时为北京协和医学院第1年的本科生，深得皮拉特赏识。在其鼓励建议下，郭秉宽自费到当时的世界眼科中心维也纳大学医学院留学6年，期间生活极为艰苦，靠勤工俭学维持学业。他于1934年毕业，获得医学博士学位。同年，皮拉特任满回到奥地利。他介绍郭秉宽在维也纳市立总医院担任了2年眼科住院医师。皮拉特经常邀请郭秉宽到家中作客，师生间关系极为亲密，郭秉宽回国后，两人仍联系密切，每年互寄贺年片，“文革”中一度中断。1974年，郭秉宽接到皮拉特亲自签名的贺年片，不觉泪下，不久恩师与世长辞。1936年郭秉宽在德国眼科杂志发表角膜白环论文，获得国际同行的瞩目。同年郭秉宽回国，莅年重建重伤医院。1938年他任教于贵阳医学院，撰写“关于弹道伤性视网膜脉络膜炎及对战时所习见的眼底外伤”一文，对及时发现及处理眼底外伤起了很大作用。抗战胜利后，郭秉宽赴美，先后在纽约市哥伦比亚大学眼科学院及纽约市曼哈顿眼库进修角膜移植的技术；回国后任国防医学院少将军医，兼任眼科主任，开展和推广角膜移植。新中国成立后他担任上海医学院眼科教授和附属中山医院眼科主任，出版《眼科学》，问世不久即告脱销，其后经过多次修订。美国眼科权威 Charles L. Schepens 称郭秉宽为“中国眼科之父”。

皮拉特的继任者是彼特·孔裴德。孔裴德毕业于维也纳大学，1923年获医学博士学位，“一战”期间在澳大利亚军队服役，退役后在维也纳大学第一医学中心任住院医师，师从 J. Meiler 教授，随后任美国芝加哥大学眼科副教授，1933年任协和眼科第三任主任，主要对正常眼和异常眼的生理学，以及副交感神经和交感神经系统的作用进行研究。孔裴德任职期间姜辛曼、潘作新、罗宗贤、林景奎、张峨等相继加入协和眼科。姜辛曼离开协和后创建浙江大学医学院眼科，潘作新1930年毕业于北京协和医学院，1936年在奥国维也纳大学任研究员，他所设计的切断睑板缝线矫正沙眼性内翻倒睫的手术方法，被称为“潘氏手术”。张峨1938年毕业于协和医学院，获医学博士学位，任协和眼科医师，20世纪30年代，罗宗贤和张峨证明磺胺类药物治疗沙眼的有效性和安全性。

罗宗贤1932年毕业于北京协和医学院，留校任眼科助教，因其工作认真，颇得孔裴德的器重和赏识，他建立眼科生物化学实验室时即选罗宗贤为助手，两人合作研究获多项成果。1940年罗宗贤赴美进修，先后访问了哈佛大学、约翰斯·霍普金斯大学等地，1941年回国，晋升为北京协和医学院副教授兼代理眼科主任，抗战时期任中和医院眼科主任，协和复校后任眼科主任，并被评为一级教授，在他的主持下设立了眼底病、青光眼、神经眼科以及视野、屈光学等专业组。他亲自制定眼科发展规划，培养各级医师。新中国成立后他创建北京市眼科研究所，并担任第一任所长，并曾任中华眼科学会副主任委员和中华眼科杂志副总编辑。他指导编写的《眼底病》一书，是当时我国唯一的较全面的眼底病学专著。

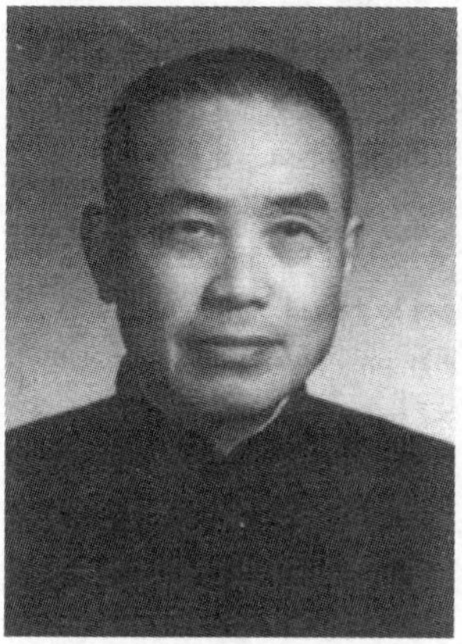

图 2-186　郭秉宽

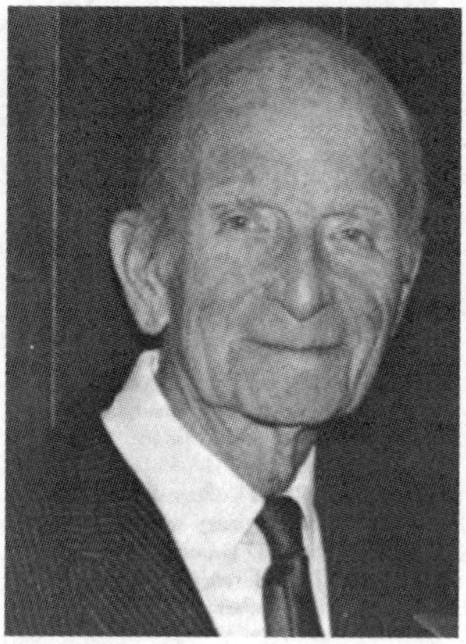

图 2-187　孔裴德

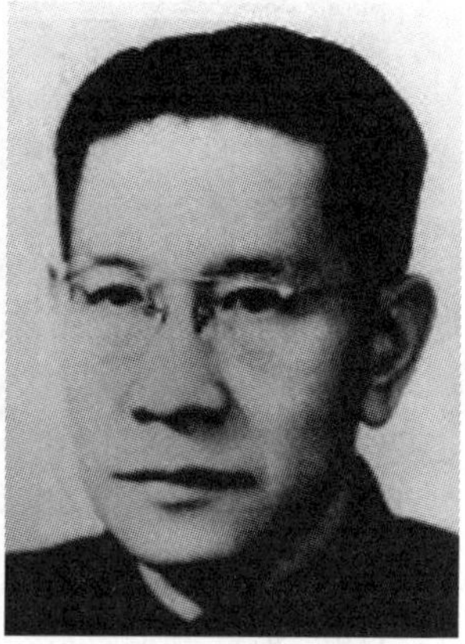

图 2-188　罗宗贤

白衣天使的专业化

约翰·霍普金斯先生在 1873 年 3 月 10 日致信医院董事会："我期望你们建立一所与医院紧密相关的女护士学校。它可以提供成批的训练有素的护士，以确保她们胜任照料病房患者的工作，从而使整个医疗机构能够获益。" 1876 年毕林斯拜访了南丁格尔女士，之后董事会就护士学校的规划、体制、建设及学习课程与南丁格尔女士进行了充分细致地交流协商。1889 年，约翰·霍普金斯医院及护士学校开业。在开业典礼上，约翰·霍普金斯医院的首任院长 Henry Hurd 谈及"董事会的观点是，护理患者并非是一种职业，而是一种学术专业"，护士学校的"学习科目应该比美国所有其他护校更全面和系统"。护校首任校长汉普顿（Isabel Adams Hampton）在就职典礼上讲到：理想的护士"不是能够完成繁重的工作，而是寻求最科学化的工作方式。若能遵循此种理念，长久下去，我们学校能寻求到什么是最好的护理。"[200] 约翰·霍普金斯护士学校在汉普顿、娜汀（M. Adelaide Nutting）和道克（Lavinia Dock）三人同盟领导下得以迅猛发展——创建了现代护理的标准教育体系，建立了美国现代护理理论，培养了众多的现代护理领袖，成为美国护理教育的典范。约翰·霍普金斯护士学校的毕业生们成为各护士学校的校长，公共卫生运动的先驱及国际卫生领域的领袖。沃安娜（Anna Dryden Wolf）就是其中的佼佼者之一。

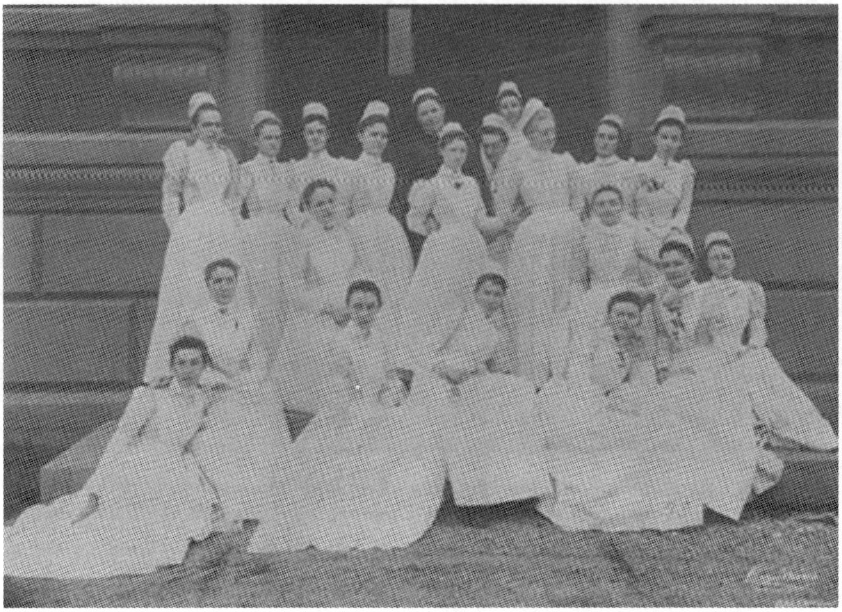

图 2-189　汉普敦（着黑衣者）与 1893 届毕业生

沃安娜 1890 年出生在印度的一个传教士家庭。1911 年获古彻学院（Goucher College）学士学位，1915 年毕业于美国约翰·霍普金斯护士学校，因成绩优异，获学校奖学金资助，入纽约师范学校，1 年后获医院卫生专业硕士学位。随后沃安娜任约翰·霍普金斯医院主管护士及助理主任，并兼任维瑟女子学院护理教师，由于工作出色，沃安娜深得娜汀的赞赏。1918 年娜汀向 CMB 主席文森特推荐沃安娜领导协和护校，随后 29 岁的沃安娜来到中国，创建中国高等护理教育。

在中国引进护理学，其困难远远大于西方医学的引进。千百年来，中国人由亲人照料患者，女性照料非亲人的异性患者是违背中国社会伦理的，培训女护士在中国举步维艰。1884 年雒魏林在上海开设了中国第一个护士培训班，之后广州、汉口、重庆等地也相继开设。1901 年石美玉在九江创建但福德纪念医院护校（Danforth Memorial Hospital Nursing Training School），成果显著，被第一届中国医学考察团誉为中国最优秀的护校之一。1906 年协和医学堂建立护士学校，早期仅培养男护士，后期培养少量的女护士。中国女护士严重匮乏，且水平低下。1918 年，协和医学堂护士学校校长

Edith J. Haward 在中华护士协会的年会上发表“女护士进入男子医院，中国做好准备了吗?”的讲演，她指出由于没有意识到护理工作的尊严和重要性，中国社会尚未普遍接受女性从事护理工作，但在一些西化已久的大城市，似乎是可行的。她认为男性缺乏“护理的天赋”，不可能成为“理想的护士”；而中国女护士则缺乏“体力、耐力、自控性和自尊心”[201]。在中国开展高等护理教育，沃安娜面临严峻的考验。

早在 1916 年协和筹建时期，马克麟、顾临及胡恒德就探索在中国建立女护士学校的可行性。经过周密的考察和咨询，马克麟等认为在协和建立女护士学校是可行的，更重要的是应该建立高水准的护理专业，给予护士们更好的教育背景，提高护士的身份地位，以吸引中国女性从事护理工作。协和护士学校的宗旨是培养中国护理骨干、师资及领袖。此时美国也只有不足 10 所新建的护士高等学校。CMB 决定资助三名中国护士赴约翰·霍普金斯护校进修，其中一个名额给了石美玉，石美玉派遣伍哲英（Lillian Wu）赴美。在美期间，伍哲英学习勤奋，并致信基金会要求增加学习的机会，基金会对其极为赞赏，要求其指导老师对伍哲英进行护理研究生培训，以期伍哲英归国后承担更大的责任。1919 年伍哲英归国，工作于协和医院，1920 年返回九江。协和医院为挽留伍哲英，给予其双倍薪金及优厚的居住条件，但伍哲英不为所动，她的理想是创办中国人自己的护校。石美玉大为意外，在给顾临的信中写道：“面对您丰厚的薪金和优越的条件，我本没有留住她的机会。”[202]1928 年伍哲英当选为中华护士会第八届会长，结束了近 20 年外籍护士任会长的历史。抗日战争爆发后，伍哲英投入抗战洪流。她带着一批无家可归的学生到上海第八伤兵医院为抗日伤病员服务，抢救了不少伤兵，被称为火线上的“白衣天使”。

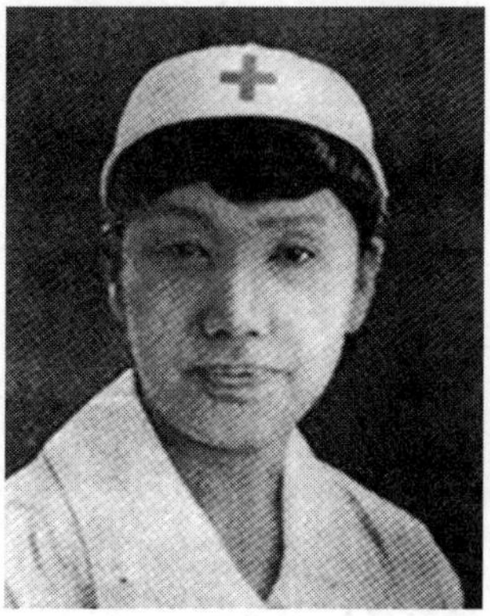

图 2-190　伍哲英

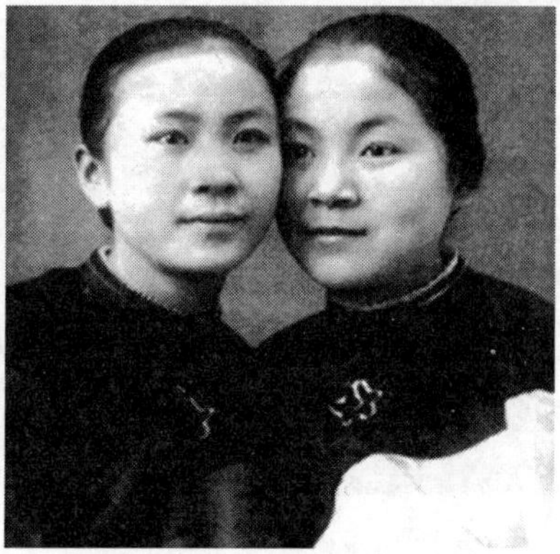

图 2-191　石美玉与康爱德

起初董事会对年轻且缺乏实践经验的沃安娜能否胜任怀有疑惑，但其良好的教育背景和开拓精神有利于在异国开创新的事业。马克麟为此回美国会见了沃安娜，询问她是否熟悉娜汀的护理教育理念，即护士的学术化和专业化。沃安娜的回答使马克麟非常满意，他向董事会推荐——沃安娜是协和护校校长的最佳人选。1918 年，沃安娜被聘为协和护士学校首任校长。沃安娜在短短一个月内即招聘了 12 名美籍护士，其中大半为约翰·霍普金斯护士学校 1918～1919 级毕业生[203]。1919 年 8 月她们到达协和，在华南协和语言学校学习中文的同时，参加医院的护理工作。经过一年多的筹备，护士学校于 1920 年 9 月正式开学，沃安娜任校长，协和医学堂护校原校长助理盈路德及经验丰富的 Mary Louise Beaty 协助其工作[92]。裴秀兰、王柯拉、Annie Brown、Mary S. Purcell、Florence Brown、Kathleen Caulfield、Martha Schaur、Florence Kettey Goodman、Bertha L. Sutton、Frances S. Hall、Lula Sweet、Mary McCoy、Faye Whiteside、Cattie Munger、Sophie Packet 等任各科室护士长。其中 Kathleen Caulfield 是中国手术室护理学的开创者，她毕业于约翰·霍普金斯护士学校，在协和建立了手术室护理培训计划，培养了许多手术室护理人才。她的副手是裴秀兰，原协和医学堂附属医院手术室护士长，曾在美国接受护理教育。王柯拉也在西方国家接受了护理教育，曾任原协和医学堂附属医院副护士长，她们两人是北京协和医院最早的两位中国籍护士长。

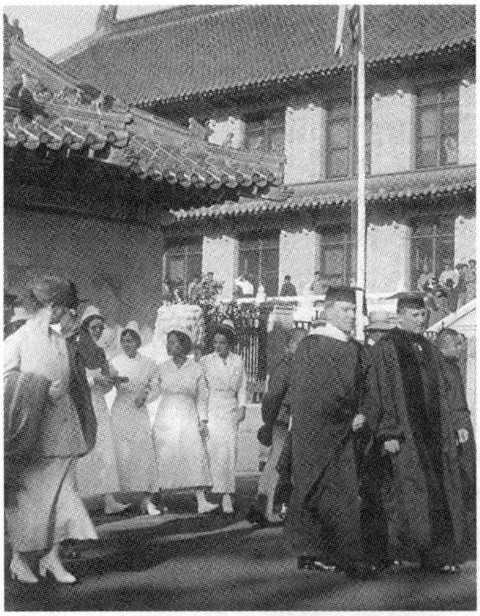

图 2-192　参加开业典礼的协和护士

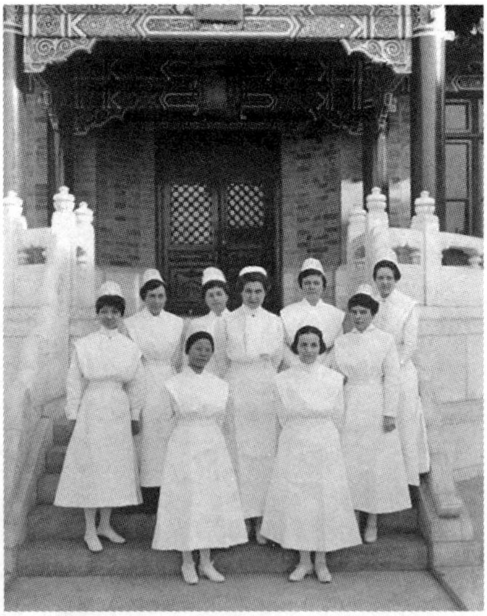

图 2-193　沃安娜与护士们合影

沃安娜面临的第一个困难是如何招收到学生。她只能在教会学校挑选学生，由传教士推荐适宜的人选。她回忆到："我们挑战中国根深蒂固的偏见……若没有教会学校的朋友们输送合适的学生，我们不可能开学。"[204]第一班有三名学生入学，第二年即淘汰两名，到1924年毕业时仅有一名学生，名曾宪章。

沃安娜深受娜汀的影响，一直致力于护理学的专业化，她的梦想是建立护理学的高等教育，使护士学术化，而不是单纯的提供服务。协和充足的资金，使其免于经济的压力，直接聘请有资质的护士，护校生专心于学习，而不必一开始就进入临床协助工作。同时期的绝大多数美国护校学生也没有这样的条件[205]。

护士学校初期的学制分为两类，一为三年制，第一年在协和预科学校学习，其后学习临床护理，毕业后获护理文凭；二为五年制（初期为六年八个月），1922年设立，前两年在燕京大学学习基础课，第三年在协和医学院学习医学基础，毕业后获燕京大学学士学位和护理文凭。这种长时间的基础学习，为护士生打下良好的学术基础，即使当时的美国护士生也很少有如此长的基础学习时间。1923年协和护校在纽约州立大学注册后，董事会把"护士学校"更名为"护理学院"，希望进一步提升护理教育的现代观念，使之具有与西方顶级护士学校同等的教育水平。护校的教学要求很严格，淘汰率很高。美籍专职教员担任基础护理和实习课程。临床各课由各科医生兼任。学生的临床实习辅导，则由各科室护士长负责。沃安娜在任期

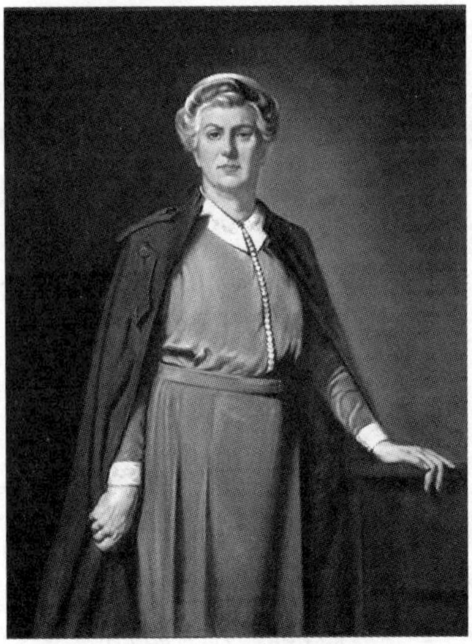

图 2-194　沃安娜油画

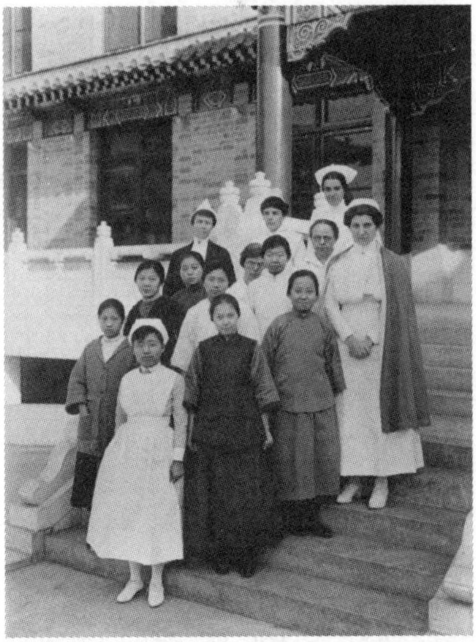

图 2-195　沃安娜与协和护士学校师生

间为协和护理学院的高水准教育打下坚实的基础，培养的学生广获赞誉。沃安娜曾说：“我所知道的任何一个协和护校毕业生，其学识、技术及专业技能足以与任何一个美国护士匹敌。她们是卓越的护士。”她的一位协和学生任职于美国耶鲁大学医院，开始被美国护士轻视。有一天一名伤寒热患者入院，其他护士举手无措，而这名协和护士熟练地给予了周到的护理，从此获得了美国护士的赞誉和尊重。1925 年她被马克麟聘任为芝加哥大学护理学院首任院长，1931 年任康奈尔大学护理学院院长。由于其卓越的领导力，1940 年约翰·霍普金斯护士学校聘任其为第五任校长。

盈路德是第二任校长。其父亲詹姆士·亨利·英格兰是一名公理会医学传教士，在中国行医传教 50 年，被称为“中国人民的好朋友”。1934 年夏季被土匪枪杀于北京郊区，终年 75 岁。他的妻子 Myrtle H. Brough 是一名注册护士，小女儿伊莎贝·莫桃·英格兰（Isabel Myrtle Ingram）1922 年毕业于威尔斯利学院（Wellesley College），是宋氏姐妹的同学，曾担任中国末代皇后婉容的家庭教师，居住在紫禁城内。1925 年伊莎贝应聘协和社会工作部主任一职，她的简历令人印象深刻，但胡恒德认为“她过于年轻，美丽非凡、令人陶醉；所以她担当（协和）永久性职员的概率微乎其微。”他的另一个女儿米兰·英格兰（Miriam Ingram）也曾担任过婉容的家庭教师。

盈路德毕业于美国欧柏林学院（Oberlin College），曾任协和医学堂护校校长助理，后受 CMB 资助赴美深造，1918 年获得费城大学医院护理文凭，旋任协和护理学校校长助理，协助沃安娜工作。盈路德自幼生长在中国，熟知中国文化，精通中文，兰安生称其为“护士中最引人注目者”。1923 年盈路德任中华护士会北京分会首任会长，1924 年获哥伦比亚大学师范学院硕士学位，接任协和护理学院院长。她在任期间，完善了协和护理学院的学制，在燕京大学开设护士预科课程，学制 1~3 年。预科学制分无学位及有学位两种。前者只要在燕大修毕所有医学预科必修课即可转入协和护校。必修课包括化学、生物学等，一般可在 1 年内修毕。后者学习 3 年后转入协和护校。在护校学习 2 年半后，回燕京大学半年，读完本科必修课，可同时获得燕京理学学士学位及协和护校毕业证书。1932 年燕京大学在教育部注册时，未获同意，因此协和给予完成预科学业并修毕本校必修课程的学生授以纽约州立大学的学位和毕业证书。

1929 年盈路德离职，返回美国，担任华盛顿大学护理学校校长，第二次世界大战期间志愿参加联合国善后救济总署护理教育工作，重返中国，帮助中国重建护理教育，曾协助建立青海省人民医院的护理制度，并赠送医疗器械及病床 100 张，第二次世界大战后，参加世界卫生组织（World Health Organization），在中国工作 5 年。

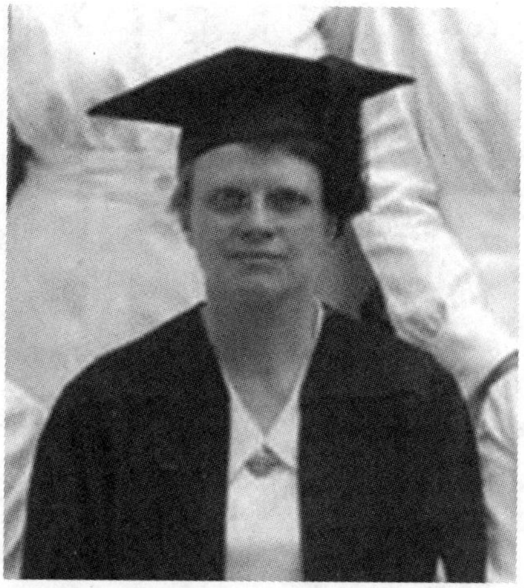

图 2-196　盈路德

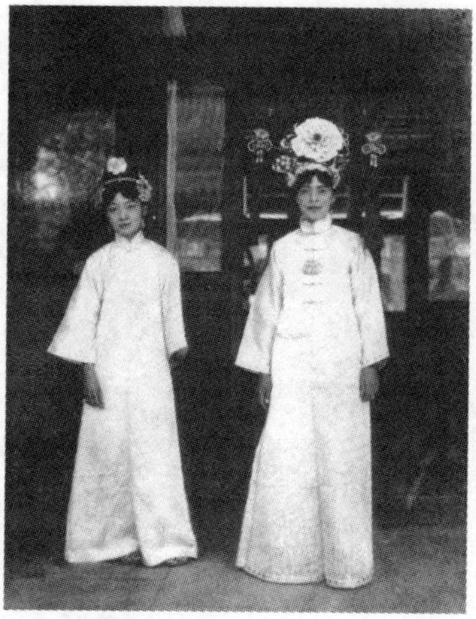

图 2-197　婉容与伊莎贝

1930 年胡智敏（Gertrude E. Hodgman）应协和医学院董事会的聘请，接任第三任校长。胡智敏早年毕业于美国瓦撒大学（Vassar College）和约翰·霍普金斯护士学校，“一战”时期赴法国、黎巴嫩从事公共卫生，归国后入哥伦比亚师范学院，获硕士学位。1926 年胡智敏任职于耶鲁大学，深得护士学校校长 Annie Goodrich 青睐。1930 年顾临委托 Goodrich 物色协和护理学院院长的合适人选，Goodrich 心目中最佳人选是胡智敏。起初胡智敏犹豫不决，但最终决定去协和。Faye Whiteside 与胡智敏一同来到协和，她曾跟随沃安娜创建协和护校，1926 年又追随沃安娜创建芝加哥大学护士学校，此时再度回到中国协助胡智敏工作。1938 年胡智敏辞去协和医院护理部主任职务后，由 Faye Whiteside 接任[206]。由于协和注重高等护理教育，且没有经济方面的压力，胡智敏在任职期间开展了大刀阔斧地改革。她与南京金陵女子文理学院、山东齐鲁大学、苏州东吴大学及广州岭南大学等建立协作关系，设立护预系，扩大了高水准学生来源。她为各专科都聘请了专职教师担任授课和督导员的职务，从而加强了病室的行政管理及学生在病室的实习。她增设了公共卫生护理实习课目，由东城区第一卫生事务所护理主任分配学生去本市的学校、工厂、家庭以及农村，进行治疗、护理和卫生宣传教育等工作。由此协和护理学院的教学质量大大提高，成为名副其实的高级护士教育，因而向往学习护理的人日益增多，大学毕业生争相报考协和护理学院。

1940 年胡智敏返回美国，担任罗素贤者学院（Russell Sage College）护

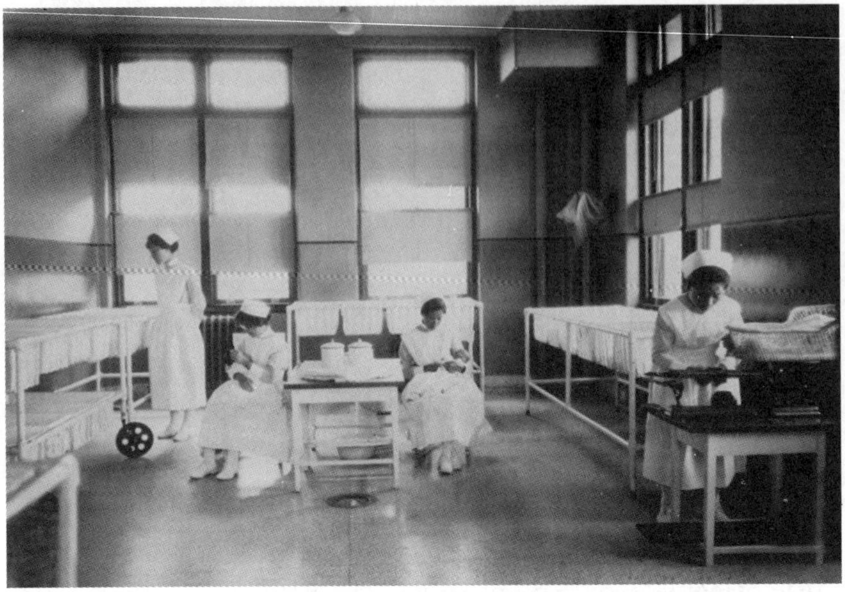

图 2-198　工作中的协和护士

（Rockefeller Foundation. China Medical Board，100 *Years*：*The Rockefeller Foundation*，http：//rockefeller100. org/items/show/4919.）

校校长。胡智敏对协和有难以割舍的情感，在离开协和三十余年后她回忆道“那是令人难忘的岁月”，如数家珍地评述着她的学生：“杰出坚强”的许蔼诸，“乖巧迷人”的王琇瑛，“护理将军”周美玉，“学校骨干”孙景峰等。孙景峰是浦爱德（Ida Pruitt）的养女，1930 年毕业于协和护校，留任护校老师，教授病房护理。她勤奋能干，颇得胡智敏器重。1936 年孙景峰因斑疹伤寒英年早逝，令胡智敏痛惜不已。

1941 年 10 月，协和护校史上一个伟大的时刻，聂毓禅成为第一任中国籍校长。聂毓禅原名聂玉蟾，自幼聪慧，1923 年考入协和医学院。在校期间对护士产生了亲切的感觉和良好的印象，随后聂毓禅做出了一件惊世骇俗的举动：提交了从医校转入护校的申请。起初院方不予批准，但在开明的父亲支持下，聂毓禅最终得偿心愿。1927 年聂毓禅毕业后即被聘为协和医院病房的副护士长。不久她的志向转向公共卫生护理，决心从医院走向社会，从根本上预防疾病。她向护理部提出调至医学院公共卫生实验区第一卫生事务所担任公共卫生护士的申请。医院不愿失去这样一位有前途的护士长，便有意刁难。执着的聂毓禅舍弃了宿舍和高薪，开始了公共卫生护理工作。1929 年聂毓禅赴加拿大多伦多大学医学院公共卫生系进修，获公共卫生护理证书。莅年转至美国哥伦比亚大学师范学院继续深造，于1931年获得理学学士学位。回国后任北平第一卫生事务所公共卫生护理主任，培养了一批中国早期的公共卫生护士，拓宽了中国预防医学领域。1933年，她代表中华护士会北京分会主持召开北京护士代表大会，号召护士参加抗日救护工作，为大、中学生组织救护训练班；1936年再度赴美进修，获理科硕士学位，并获得博士生奖学金。这时，国内抗日战争的炮火已经打响，聂毓禅放弃奖学金，启程回国。聂毓禅回国的消息被协和医学院院长获悉。他们正在物色一位能接替将要离任的护校校长胡智敏的中国人。董事会研究后一致认为聂毓禅的学历、资历、才干、魄力都符合接任校长的要求，决定聘她担任这项工作。聂毓禅表示她回国是要去内地为抗日出一臂之力。胡恒德说："协和医学院护校是国内唯一的高级护校，现在要把校长职务交给中国人。你接替校长职务，可以培养许多护士人才，她们可以到全国各地发挥作用，这不比你一人去内地更有意义吗？"聂毓禅被说服，任校长助理协助胡智敏工作，1940年10月接任护校校长职位。聂毓禅尚未开展工作，太平洋战争爆发。1942年12月8日清晨医院被日本侵略军占领。聂毓禅沉着应对，使参加会考的学生全部通过考试，获得证书。随后，聂毓禅暗中将学生分散到当时的道济、同仁、妇婴、中和等医院及第一卫生事务所实习，并借地方安排教师上课，使学生得以完成学业，并参加和通过了隐蔽进行的中华护士学会的毕业会考；对教职员则发给证明，以便另谋工作。聂毓禅在这极度困难的情况下负责到底的精神使当时的师

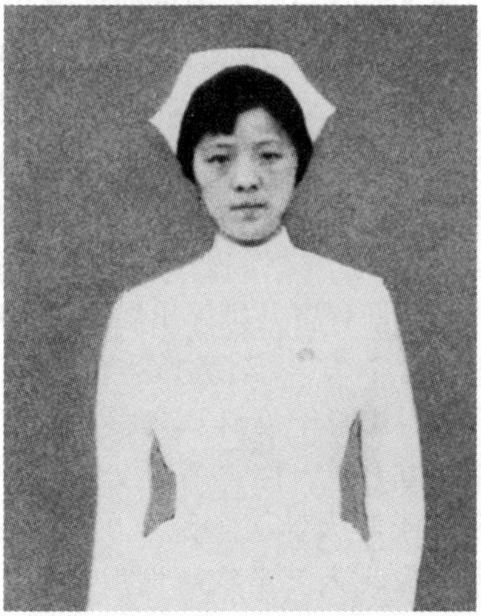

图 2-199　聂毓禅

生无不为之感动。随后，聂毓禅奔赴大后方，开始了她人生中最伟大的征程——在战争中复校[207]。

中国医学人文学科的起源——协和中文部

自协和开办起，就一直存在着注重医学前沿与关照中国本土医学问题之间的争论。建院伊始，协和院方即强调了英文作为教学语言的重要性。尽管他们意识到中国医学生用中文研究中国卫生问题的重要性，但是由于当时无论在师资上，还是在医学科学术语的翻译上都存在着明显的不足，因此他们认为“用中文教学尚不可能为学生提供适当的现代医学知识”，更倾向于强调精英教育，按照约翰·霍普金斯医学院的模式培养研究型的医学人才。

尽管协和医学院遵循美国约翰·霍普金斯医学院的教学模式，教师也主要由外国人担当，但用中文授课的问题一直被提及。林可胜对协和完全用英文教学颇有意见，主张采用中英文并重的教学体系。因为这样才能培养出既不亚于西方医师，又能更好地服务于中国社会的医学人才。1925 年 3 月，协和医学院学生会讨论了在学院课程体系中增加中文课程的问题，大家一致同意增加一门医学汉语的课程。学生们已认识到非常需要将西方的现代医学知识转化为中文，更好地为大众所接收。袁贻瑾、林巧稚代表学生会给协和医学院的教务部写了一封呼吁信，要求在课程体系里加入中文教学的内容。学校行政部门承诺“医学院为保证毕业生具有很好的本国语言能力，尤其是中文的医学科学写作能力增加了中文课程”。

1925 年 6 月，协和医学院成立中文部。起初，中文部的功能包括三部分：一是承担协和医学院的中文文书和出版任务，出版了《传染病实用看护法》《医学史纲》《战时救护手册》等中文书籍；二是协助图书馆收集中国医学史和中文相关文献资料；三是承担教学任务，其中包括医学预科的中文入学考试，本科和研究生的中文课程，如中文医学词汇的翻译，讲授中国医学史、医学伦理与法学课程以及翻译出版相关书籍。

中文部鼎盛时期也仅有 7 人，2 名教师和 5 名事务人员。首任主任由方石珊兼任。方擎，号石珊，出身于福州“九彩园方家”。堂兄方声洞为黄花岗七十二烈士之一，堂姐方君瑛人称“革命女侠”。方擎后与林长民同获官费赴日留学，毕业于东京千叶大学医学院。在日本期间，方石珊认识了孙中山、廖仲恺及黄兴等革命党人。辛亥革命后经黄兴推荐任中华民国军医司司长。北洋军阀时期，方石珊脱离政界，创建首善医院，新中国成立后任中华医学会副会长。第二任主任由姜文熙担任。姜文熙，字体仁，就学上海中西书院，后考入天津北洋医学堂，为中国最早就学西医的第2班学生。毕业后，他被分配在袁世凯部任军医，1908年首创马医学堂，任监督，是中国兽医学的创始人，1917年任军医司司长。时任部长吴光新拟向日本进口吗啡谋利，经军医司同意即可购买，姜拒不答应。姜文熙曾兼任北京市卫生局局长及主持京汉铁路局医务，1928年辞职后进入中文部，协助方石珊工作，1929年被聘为协和医学院中文部讲师、主任，承担医学生和护理系学生的中文课程，教授英汉翻译。中文部的另一位教师是李涛。李涛1925年毕业于北京医科专门学校。1929年3月，李涛获准在病理系任三个月的病理学住院医师。进修期间，李涛显示出良好的中文造诣，翻译了林宗扬的《细菌学实验室手册》，深受好评，被《中华医学杂志》总主笔林宗扬聘为中文主笔、中文总编辑。1930年7月，医学院执行委员会批准聘任李涛为中文部助理讲师，承担医学生的中国医学史讲座课程。在此期间，李涛编撰我国医学史界出版的第一部正式的医学史教科书——《医学史纲》。李涛于1935年5月与同道共同发起成立中华医史学会，连任副会长四届，1950被选为会长。1937年“七七事变”爆发后，李涛与一些爱国医护人士一起担负救护工作，并被推举为负责人之一。1942年太平洋战争之后，日军占领了协和医学院，李涛不得不离开了协和，去一家私人医院开业。1946年，抗日战争胜利后，李涛回到北京大学医学院创建了医史学科，成为国内医学院中第一个正式的医学史教学研究机构[208]。

1933年，顾临个人出资翻译西格里斯（Henry S. Sigerist）的《人与医学》（Man and Medicine）。西格里斯出生于巴黎，当代最重要的医学史家之一，是把社会史的方法和路径引入医学史研究的开拓者，为中华医史学会荣誉会员。西格里斯1917年获苏黎世大学医学博士学位，在瑞士军队中从事过一段时期的医学服务之后，投身于医学史研究。1932年执掌约翰·霍普金斯大学医学史研究所，直至1947年退休。胡适推荐清华怪人顾谦吉主译，协和的李宗恩和姜文熙校读译本全稿，胡适重校一遍。协和客座教授罗宾生教授与西格里斯及英译本译者相熟，为中译本写了一篇短序，由胡适亲自翻译。英译本卷首语由韦尔奇撰写，英译本有作者自序，中译本则增加了胡适的代序。胡适在序里说：“……描写医学的各个部分的历史发展，才是著者自己说的‘用一般文化作画布，在那上面画出医学的全景来’。……这样的一部医学史不但能使我们明白新医学发展的过程，还可以使我们读完这书之后，回头想想我们家里的阴阳五行的‘国医学’在这个科学的医学史上能够占一个什么地位。……所以我很郑重地介绍这部《人与医学》给一般的中国读者。”[209]

协和图书馆

解剖系的考德里教授是协和图书馆的创立者，他把收集购买期刊杂志当作首要任务。抵达协和后，他首先聘用了一位称职的图书管理员——原波士顿医学图书馆助理馆员步兰德（James F. Ballard），并不断游说院方为图书馆争取到一笔独立的预算。他的游说相当成功，最终 CMB 给予协和图书馆的资金是预算的四倍。1919 年 CMB 拨款 65000 美元，派步兰德到欧洲购买医学书籍。考德里为其列出长长的书目，不断写信督促步兰德加快速度购买。由于第一次世界大战，医学书籍期刊的购买颇为困难，考德里不得不远赴东京，自费购买所需的书籍。1920 年秋季，洛克菲勒基金会委托美国波士顿医学图书馆定购了大量的医学过刊，多达 70 箱，占满了两间书库。在考德里坚持不懈地努力下，协和图书馆的馆藏量突飞猛进，至 1921 年已有 22000 卷书籍和 450 种期刊，藏书以英文为主，还有法、意、瑞典、日本、荷兰等其他文字。

协和中文部成立后，为协和医学院图书馆收集了一批中国古代医学典籍和其他典籍，最大一批中医书源自前清御医力钧。力钧，字轩举，清代御医，既勤学中医，又引进西医，医术精湛。1894 年，力钧赴京为士大夫显贵们治病，无不应效，名震京都。1910 年，他随英公使出国考察，周游了德国、法国、俄国、瑞士、奥地利、意大利等国家，重点参观了医院、医校，购买大量西医图书，并藏有大量中国医书。其子力舒东、孙女力伯畏皆为御医，有三代御医的佳话。力舒东曾任中华医学会第一届副会长，是梁启超割肾手术的见证人[210]。他与协和医生相熟，将其父藏书半赠半卖给予协和。时任中文部教师的李涛对此有简要记述："本院收集中文医书缘起民国二十四年，伍连德先生以所著《中国医史》就商，因谈及前清太医力轩举先生搜庋中国医书甚富，其哲嗣舒东医师方拟脱手，当偕往观，并拟购置以供学人研究。事闻于林宗扬教授，因建议本院留置。遂由图书馆委员会委托姜文熙、张锡钧教授与涛三人负责进行。几经洽商，卒于次年以半购半赠协定下成议。吴宪与傅瑞士教授及戴志骞夫人对于保管设计多所赞助。计力氏所收医书元明珍本多至三十余部，写本四十余部，日韩刊著本二百余部及其他数百部，共八百余部，其集藏之富，国内鲜见。四年以来，本院于补残编目之余，更陆续访购二百余部，益以原存百余部，于是蔚成大观矣。因念中国古代医学之真价尚无定评，本院得此宝藏，以供世界学人检讨，诚一幸事。将来发扬光大，自在意中。不禁为中国医学庆也。爰为之记。"

在李涛等人的努力下，协和图书馆收集和保存了许多重要的中医古籍珍本、善本。中文书中有 1268 年重刊本《补注释文黄帝内经素问》，明初楼英著《医学纲目》少见的传统医学书籍版本，10 余年间共收集中医书籍数千种，使当时协和医学院图书馆的中医藏书仅次于南满医科大学图书馆，居全国第二位。

协和图书馆期刊收集齐全，有 1665 年创刊的《英国皇家学会哲学会刊》，1823 年创刊的《柳叶刀》，1827 年创刊的《英国医学杂志》，1883 年创刊的《美国医学会杂志》，1887 年创刊的《中华医学杂志》等。图书馆正式成立后，田百禄任馆长，步兰德为副馆长，职员曹玉珍、宫镜仁，练习生赵庭范。1921 年协和建院后，迅即成立了图书委员会，由馆长和四位各科教师组成。图书馆的一切重要事宜由委员会决定，包括书籍和期刊的购买事宜。购买新书均由各科室提出书单，提交馆长；经图书委员会讨论通过后，由图书馆制作订书单，交由庶务科购买。1928 年，田百禄离职，戴志骞夫人接任馆长，赵庭范任副馆长。

戴志骞夫人原名 Julie Rummlehoff，中文名戴罗瑜丽，为挪威人。纽约州立大学图书馆学校学士，曾任纽约公共图书馆编目员、挪威国立农专学校图书馆馆长。1922 年在上海与戴志骞（Tse-Ch'ien Tai）结婚，由协和医学院理事长约翰·穆德为之证婚。戴志骞毕业于上海圣约翰大学，1914 年应聘为清华学校图书馆馆长。1917 年，戴志骞赴美国纽约州立大学习图书馆学，获得图书馆学士学位，回国后，复任清华图书馆馆长，倡导新图书

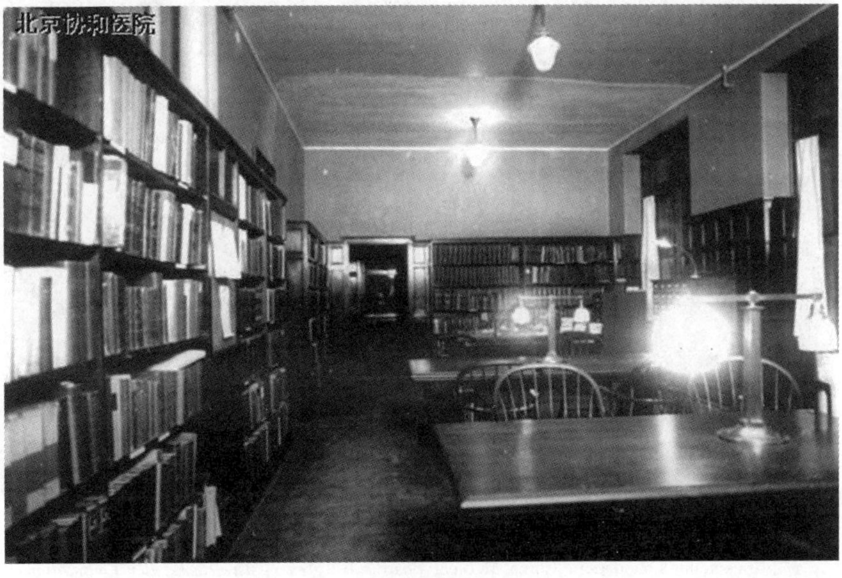

图 2-200　北平协和医学院图书馆

馆运动，开创中国早期图书馆事业。1922 年戴志骞夫人被聘为清华图书馆名誉职员，负责英文编目工作。1924 年，戴志骞在北京发起成立“北京图书馆协会”，并当选为会长。同年戴志骞携夫人二次赴美，学习图书馆及大学管理学，获得哲学博士学位。1928 年，戴志骞担任南京国立中央大学图书馆馆长，戴夫人就任北平协和医学院图书馆馆长。戴夫人在协和医学院图书馆工作非常努力，时人评价“北平协和医学院图书馆，自民国十七年起，即由戴志骞夫人主持，迄今已八年之久，该馆内部组织以及管理方法均极完善，在吾国医学图书馆中堪称首屈一指，此等成绩皆戴夫人苦心孤诣，惨淡经营所至。”1936 年 10 月，她因故辞去协和医学院图书馆馆长职务。

在 20 世纪 30 年代协和鼎盛时期，凡是英文的重要生物科学资料，协和图书馆几乎应有尽有。1935 年，赵庭范赴美国哥伦比亚大学图书馆系学习，1936 年返国接任馆长，成为第一任中国籍馆长。1939 年，图书馆受洛克菲勒基金会委员会之命，将所有中医书籍照相，制成缩微胶片后运送美国。

在日本侵华、学校停办期间，由于日本的少校军医松桥（Matsuhashi）战前利用过协和的书籍期刊，深知其价值，在其干预下所有图书得以保存。美国的 CMB 也未停止给协和图书馆订杂志，帮助协和续订补齐所需期刊。

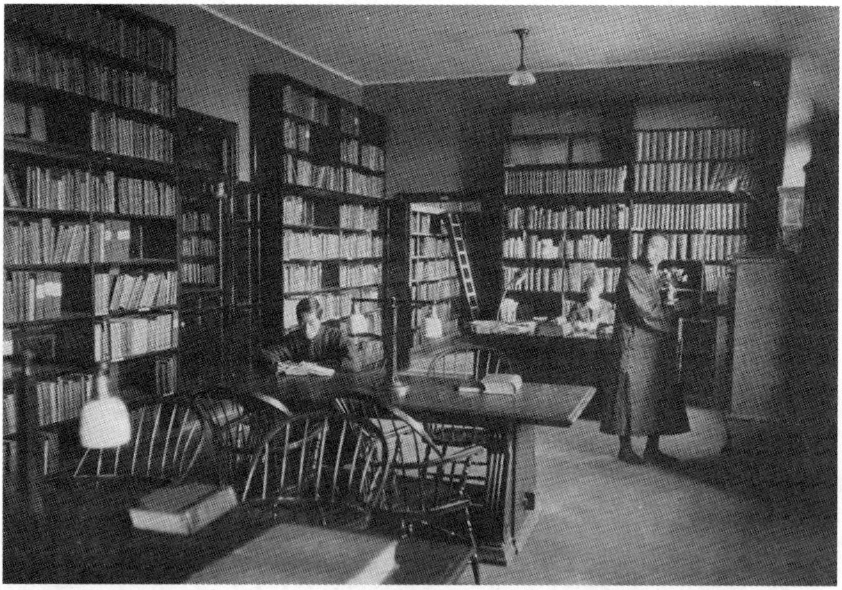

图 2-201　北平协和医学院图书馆

（Rockefeller Foundation. China Medical Board, 100 *Years: The Rockefeller Foundation*, http://rockefeller100.org/items/show/4919.）

1951 年，协和收为国有时，医学藏书多达 8 万册。协和图书馆是当时远东最好的医学图书馆，也超越了大多数美国医学院校的图书馆，总价值二百万美元，成为协和“最重要的知识财富”，列为协和三宝之一。图书馆管理非常严格，对违反制度者，不论职位高低，均公示通牒。1973 年中国医科院副院长林巧稚因所借书籍逾期不还，被贴出告示曝光。范代克曾评价协和图书馆是当时世界上最好的图书馆，使他如期完成了药理学专著的写作；王志均则说协和图书馆是他终生喜爱的地方。

红色医者

协和的首位红色医者——丁瓒

丁瓒出生在江苏南通一个贫苦的家庭，幼年丧父，家境困窘。1927 年丁瓒加入共青团，后转入中国共产党，是最早加入共产党的协和人。1931 年丁瓒考入中央大学心理系，在校期间，翻译了《青年期心理学》一书，他的工作“起到了心理卫生学在我国的启蒙传播作用。”1935 年他因参加进步活动被捕。1936 年丁瓒复学并毕业，成为协和神经精神科研究生，接受了长达 10 个月的精神分析训练。丁瓒 1941 年回忆到，“这样经过了 10 个月，不仅对于我自己有个和以前不同的认识，当我再去阅读心理分析的书籍时，也觉得十分的亲切、十分的浅显了。”

在学习的同时，丁瓒积极进行临床实践，“当我以一个一般所谓常态的人，走到他们中间时，我立刻感觉是成为一个一无所能的人了。我的谈话无法使他们倾听，更谈不上为他们所接受了。而他们的话，我也听不懂，更何从了解他们内心深处的隐秘呢?”在导师的建议下，他放下书本，走进病房，开始了“长达 6 年的整个的消磨于与心理病态的人的来往之中。”

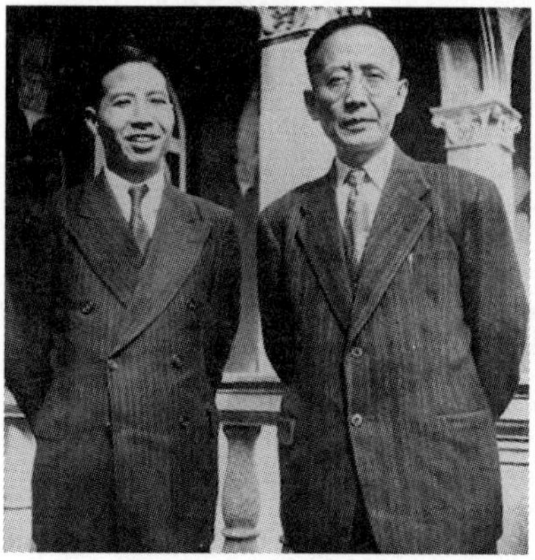

图 2-202　丁瓒与郭沫若

1938 年丁瓒毕业后留任。在协和期间他从事心理学的研究工作，钻研弗洛伊德心理分析学说，开展了精神病的心理治疗与研究，并讲授心理治疗学。他还在北平市立第一卫生事务所、育英中学和仁立地毯工厂创办了心理卫生咨询门诊；在北京的一些工厂、学校、居民区进行了大量的心理卫生调查；咨询和门诊工作，还与内科、儿科、妇产科及外科等医师合作，进行心理因素与各种疾病的发病、治疗、预后的关系等专题研究。期间他一再呼吁“要集中注意于中国社会成千成万怀着心理苦难的同胞”；建议“用国内的个案材料来扩大心理卫生的宣传”；强调“与国内医学界心理学界和社会学界取得密切联系作集体研究，以期稳定中国心理卫生工作的学术基础”。

1940 年，丁瓒参加红十字会救护总队，奔赴长沙会战前线。1942 年，他任中央卫生实验院心理卫生室主任，兼任重庆社会教育学院教授，比较系统而有计划地开展了医学心理学的科研、医疗、教学和科普宣传等工作。他较早地开展了青年心理学、儿童发展、儿童习惯养成和行为问题的研究，在 20 世纪 40 年代就提出要注意对儿童进行正确的性卫生的教育。他所著的《青年心理修养》和《心理卫生论丛》二书，当时在社会上和学术界曾产生重要影响。他 1947 年赴美留学，在芝加哥大学心理系深造。1948 年他作为唯一的中国学者参加了在伦敦召开的世界心理卫生大会。新中国成立后，他与郭沫若等共同创建中国科学院，并领导筹建了中国科学院心理研究所。丁瓒教授是中国医学心理学和病理心理学的创始人之一，对发展中国医学心理学和宣传心理学的应用价值起过推动作用。

“为革命服务”的魏一斋

1940 年，毛泽东在延安写下了“为革命服务。敬赠魏大夫。”这是继白求恩之后，毛泽东第二次为一名医生题词表彰。同时题词勉励魏大夫的还有周恩来的“为边区医院树模范作风”、朱德的“救人救国救世”。魏大夫名魏兴谦，到延安后改名魏一斋，山东寿光县人。魏一斋少年时期，“敦厚诚实，聪敏好学，学习优异。”中学期间，思想进步，参加了中华民族解放先锋队。1934 年他毕业于齐鲁大学医学院，留院任妇产科医生。1936 年到北京协和医院进修，结业后留任，与林巧稚同科共事。抗日战争爆发后，魏一斋任武汉协和医院妇产科主任，利用职务之便使新四军一批伤病员，其中包括李先念、予川等同志得以免费住院治疗。1938 年 9 月，魏一斋到达革命圣地延安。在延安窑洞里，毛泽东高兴地接见了魏一斋，风趣地说“魏大夫，人家是逼上梁山，你却是自投梁山。我们这里正缺一个安道全，欢迎，欢迎。”毛泽东专门给他一匹马，说“你治病救人，经常要爬山越岭，骑马方便。”而那时边区主席才骑小毛驴，一般中央干部都是徒步，可见毛泽

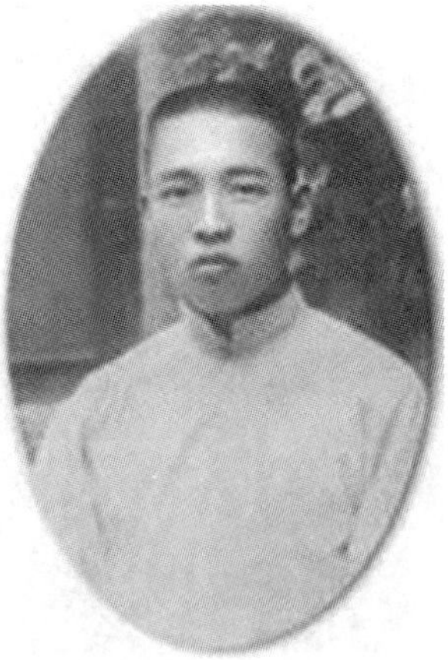

图 2-203　魏一斋

东对他的特殊关怀。魏一斋没有辜负毛泽东的期望，他工作努力，医德高尚，医术精湛；对伤病员服务尽心尽力，无微不至，对后学积极扶掖，培养出了大批医学人才。他先后担任中央卫生部直属卫生所医务主任、八路军医院医务主任，中央医院医务主任、院长，兼亚洲学生医疗院院长，并一直兼任中央医科大学教师和中央主要领导人的保健医生。

1940 年，中华红十字会要调遣原红十字会下属第 23 医疗队的大夫金茂岳和他带领的医疗队返回西安。魏一斋利用校友关系，成功地说服金茂岳等医生留在延安工作，为中央医院的建设留住了人才。中央领导得知讯息后，十分高兴。毛泽东和朱德特意邀请魏一斋和金茂岳共同进餐。进餐时，毛泽东说："从医，也不能脱离政治。高级知识分子来边区工作，开始投身革命，在工作实践中会遇到很多困难，最重要的是联系自己的思想实际，加强政治学习。改造世界观非常重要！有了坚定的政治立场，才能安心工作。有了明确的方向，才不致在暴风雨中迷失方向。"毛主席、朱总司令与两位医生交谈了有关中央医院建设问题，征求二人的意见，并鼓励其向白求恩大夫学习，努力办好医院，为革命做贡献。随后，毛主席、周副主席、朱总司令为其亲笔题词，以示鼓励。

新中国成立后，魏一斋大夫任山东大学医学院院长兼青岛卫生局局长、中央卫生部医学教育司副司长、中华医学会妇产科学会副主任委员等职，1975 年 9 月病逝。

革命烈士高金城

高金城，河南襄城县人。出身于贫困家庭，11 岁入福音堂做勤杂工。1915 年通过勤工俭学，高金城毕业于教会在开封办的医学堂，旋回家乡行医、布道。1917 年，高金城怀着"济世活人"之志，远赴陇上，在张掖、酒泉二州创办福音医院，行医布道。青年高金城，"身材魁梧，健言谈，好击拳，广交游"。他在河西一带"扶贫济困"，深受当地权重的爱戴。1922 年，他受冯玉祥之请，到开封任伤兵医院院长，后任国民革命军第二集团军后方医院院长。期间结识了吉鸿昌、吴波等人，深受他们爱国爱民思想的影响。1930 年中原大战后冯玉祥失败下野，高金城到北京协和医院做外科医生。1932 年，上海"一·二八"事变爆发，高金城参加了协和医院战地医疗队，到上海救护伤员。从上海回到北平后，高金城在一家药房任经理，他在东单东裱褙胡同的住处，成了中共地下党员经常碰头和开会的地方。1933 年 10 月，高金城只身回到兰州，开办福陇医院。

1937 年，西路军在极端困难的条件下，与数倍于己的敌人展开激战，历时近五个月。西路军孤军奋战，最终兵败祁连，只有四百多人到达新疆，七千多人壮烈牺牲，九千多人被俘，还有数以千计的伤病员、失散人员流落河西、青海等地。如何营救西路军被俘、失散流落人员，牵动着中共中央领导人的心。吴波推荐高金城为最佳营救人选，认为他“是医院院长，又是宗教工作者，在旧社会有很高的身份；而且河西走廊有医院、有教堂，有较好的社会基础；政治上又很可靠”，容易在那里利用一定的社会关系开展活动。高金城临危受命，慨然允诺。中共代表谢觉哉会晤了高金城，商谈去河西营救西路军的具体办法。高金城见到谢觉哉后诚恳地表示：“我不是共产党人，但我赞成共产党的主张。营救西路军失散人员的事，请您放心！”随后，高金城安置妻子牟玉光开设一个“助产所”，作为流落西路军战士到兰州后与八办联系的联络点。重新开办福音医院，以缺少护理人员为由，向韩起功要回了女红军王定国、徐世淑等，开始了营救红军的工作。医院的20张床位，经常住满了红军伤员，治愈后，一批又一批送到兰州八路军办事处，转送延安。为了寻找红军西路军总政委、军政委员会主席陈昌浩，他带上药品、器械，走遍了张掖、民乐、临泽各县农村，并将打听到的张琴秋、黄鹊显、刘瑞龙、魏传统等人被关押的情况报告给八路军驻兰办事处，由中央进行营救。此外，高金城还凭着他在当地的声望，“利用广泛的社会关系，通过请客、赴宴和国民党、马匪军政官员以及当地绅士接触的机会，赞扬我党抗日民族统一战线的主张，宣传团结抗日救国救民的道理，建议释放红军人员共同抗日”，争取更多的具有爱国良知的人救助或善待流落的西路军。“张掖地下党支部，从1937年6月初建立到10月底结束，据不完全统计，共收容、营救西路军被俘、伤员、失散人员300多人，先后经过兰州办事处和西安办事处回到了延安”。他们的工作，是在高金城的掩护配合下共同进行的。

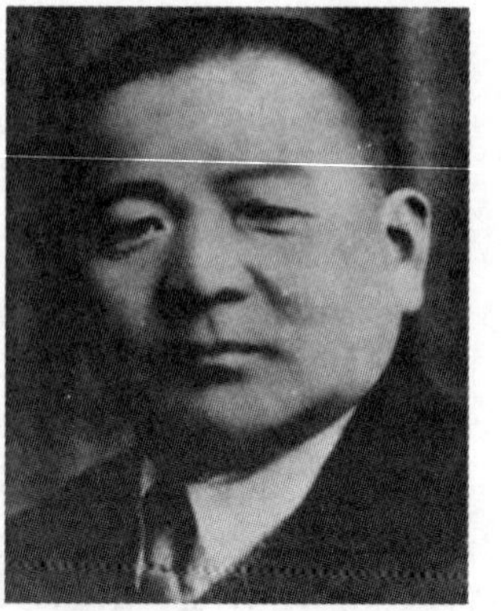

图2-204　高金城

流散红军大批离开张掖，引起了敌人的怀疑。高金城得知马步芳密谋杀害共产党员的名单上有自己的名字，但他认为自己担负的任务尚未完成，故把个人安危置之度外，继续设法营救流散红军。1938年2月3日高金城被捕，他大义凛然，临危不惧，被嗜杀成性的军阀韩起功断其四肢，高金城忍受着剧痛，仍骂不绝口，最后被活埋在张掖大衙门后花园里。

1951年，甘肃省人民政府民政厅追认高金城为革命烈士，并在原福音堂旧址修建烈士纪念塔。同年，坚持反动到底的韩起功经审判后被判处死刑。1952年2月3日，中共甘肃省委在张掖召开纪念高金城遇难14周年大会。谢觉哉、伍修权等和当年被高金城营救的西路军干部魏传统、李开芬、王定国、杨淑兰，万子英、刘德胜等都送了挽幛，表示悼念，颂扬高金城的功绩。

红医将领——沈其震

沈其震出身世家，其祖父沈克刚是湘雅医学院中方董事长，其父沈明彝为同盟会会员。少年时代受“五四”运动和老师徐特立、叔祖父沈荩烈士爱国主义和民主革命思想的影响，参加了毛泽东同志领导的驱逐湖南军阀张敬尧的运动，并开始阅览《新革命》等进步刊物。母亲因病去世后，沈其震决计学医，考入上海同济医学院，后转入广州中山大学医学院，结识了叶挺、郭沫若等革命者。大革命失败后负笈东瀛，1927 年入东京帝国大学医学院，1931 年获医学博士学位。掌握英、德、日等国语言。同年入北京协和医学院，在林可胜指导下从事神经介质的研究。同时秘密翻译出版了《苏联五年计划概论》，为当时介绍苏联五年计划的第一个中文译本。1934 年在党组织授意下，沈其震赴天津法租界开设门诊，掩护我党地下工作，并任《大公报》医学顾问，主办了该报的《医学周刊》，并创办《医学杂志》月刊等。撰写了《发热论》《我国古代本草概观》《中西医学交通史》《预防医学之史的考察》《宋元医学概观》等大批论文。1937 年党组织紧急通知他诊所已被监视，嘱立即撤离天津，赴上海与李廷安创办上海健康保障会及伤兵医院。

叶挺组建新四军后，由周恩来指示沈其震任新四军军医处处长。在林可胜的帮助下，沈其震招募到宫乃泉、吴之理、崔义田、章央芬、戎和卿、郑乃光等医生，创建了一支高水准的军医队伍。宫乃泉、吴之理、崔义田三人日后均成为红医将领，章央芬 1961 年任中国协和医科大学教育长，协助黄家驷校长开办全国唯一的八年制医科大学。其后林可胜、宋庆龄、史沫特莱（Agnes Smedley）等人为新四军募捐到大量的医药器材，沈其震以此为基础在新四军军部所在地安徽泾县云岭创办了小河口医院、云岭医院。医院配置了合格的手术室、正规的检验室、药房和材料供应室等，建成了配备齐全的后方医院。1939 年，史沫特莱参观医院后说：“我曾经参观过很多国家的军医院，也在中国各地的国民党军队参观过，他们的条件都比你们好，医务人员多，经费、设备充足，但是病房里不讲卫生、消毒差、交叉感染很多，很多伤病员得不到有效的医护服务，死亡率很高，有的地方简直惨不忍睹。这里是我第一次看到的医护工作第一流的军医院。我要为你们争取更多的支援。”[211]

由于林可胜和沈其震的师生关系，林可胜对新四军照顾有加。林可胜教授领导的红十字会救护总队与沈其震领导的新四军军医处可以说是心照不宣，配合默契。从南昌到岩寺，再到云岭，在新四军军部附近不远的地

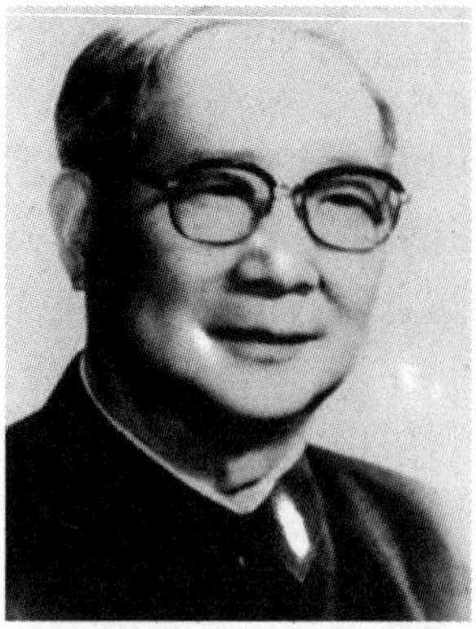

图 2-205　沈其震

方，总有两个由林可胜救护总队派来的救护队在活动，或参与救治伤病员，或无偿支援医疗器械与药品。1939 年，林可胜派遣的两支医疗队的成员大部参加了新四军，此后成为林可胜“通共”的证据。皖南事变后，在新四军最困难时刻，沈其震带领医务人员及药品重返新四军，受到刘少奇、陈毅的高度赞扬，同年经刘少奇、陈毅介绍，沈其震加入共产党，但为便于工作，秘而不宣[212]。

抗战胜利后，沈其震任中共中央军委卫生部副部长，1946 年沈其震随叶剑英重返协和，任军调处执行部中共代表团医学顾问。1949 年，沈其震创办大连医学院，为新中国保留了大批医学人才。1952 年，周恩来任命沈其震为中央卫生研究院院长，其后与协和医科大学合并，更名为中国医学科学院。沈其震再次任职于协和，历任中国医学科学院副院长、中国科学院学部委员[213]。

医学“国家化”

60%有效的本土运动，远远胜于100%有效的西方运动。

兰安生（1922）

协和——“医学国家化”的幕后推手

民国时期，内忧外患交相迭至，民众的生活困苦不堪，体质孱弱，免疫力低下，疫病爆发频仍，致使人口的死亡率居高不下。中国城乡的公共卫生情况十分恶劣，即使贵为首都，北京的卫生状况亦使人担忧：“今京师为首善之区，而地方之污秽以京师为最，人畜之粪，堆积于道，晴则碾成细末，大风一起，扑人口鼻，不可向迩，雨则与泥沙容成一片，至不可插足”[214]。首都尚且如此，其他城市的状况可想而知。恶劣的卫生状态使中国招致恶名，被诟为传染病的发源地。伍连德曾感慨道：“……堪痛惜各国咸谓传染病起于中国，闻之不胜忧愤。”[215]

当时的中国不仅缺乏医学人才、缺少医事设备，而且没有基本的公共卫生制度。即使增加医师数量，改进设备，也不能解决根本问题。协和被指责过度精英化，脱离了中国社会的现实，不能满足中国的医疗和公共卫生的需要。随着基金会负责人对中国的实际情况了解日深，感情和同情也日深。1931 年与 1934 年基金会的副会长冈恩（Selskar Michael Gunn）两度考察中国，在考察报告他提出：南京政府忽视了四亿五千万人民，而“西方文明在中国饱受攻击”，许多留学归国的学生成为激进运动的领袖。尽管中国局势动荡，基金会在华工作应继续进行；但目前的工作太脱离中国实际，建立协和的宗旨实现了吗？中国除医学教育外还有其他的需求。中国在经历了数百年的墨守陈规后开始变得具有可塑性，基金会应该提供帮助重塑新中国。目前的政策必须改弦更张，面向绝大多数人口的卫生和教育。"我坚持认为，"冈恩致信基金会，"未来任何值得考虑的资助应该致力于让农民获益的项目。"[216]这是基金会在华工作的转折点，它的目光投向中国广袤的乡村。

基金会1935年启动"中国项目"，3年预算为100万美元，帮助中国的乡村改造。1936年"中国项目"成立华北农村建设促进会，把五所著名大学和两个县组织在一起，包括定县晏阳初的乡村建设和平民教育运动，由协和负责社会卫生[217]。

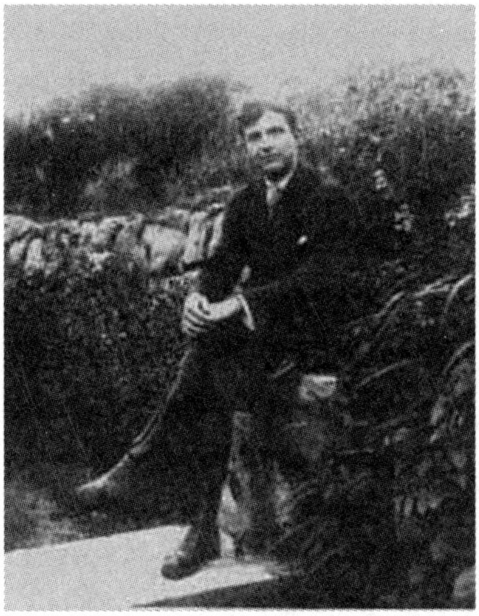

图2-206 冈恩

中国国内有人主张，"要根本解决全国的医药问题"，惟有实行"医药国有"，"不但公共卫生事务，凡是有关于医药卫生的事，统统都归公家来办理"。[218]协和率先实行的"社会服务"制度，打破了西方医院封闭式的管理格局，从而促成了西方医疗触角向城市领域更加深入的拓展[219]。而走出医院、走进胡同、奔向乡村的"兰安生—陈志潜模式"，则超越个体，关注更广人群。使以培养"医学精英"为己任的"协和模式"视野逐渐开阔，开始着力于公共卫生事业。

"医学国家化"或"公医制度"的具体目标和表现，并不只限于国家权力对基层空间的控制，还表现于卫生行政作为一支独立的新兴力量对城市空间格局进行再分配。原协和公共卫生科教师、北平市卫生局长黄子方认为所谓“医学国家化”，是现代公共卫生学理上最完善之卫生行政，因为“国内之防疫员、医生及看护咸归政府管理。医生之业务，由政府卫生机关审考各人所长，公平分配，并按照地域之大小，人民之多寡，以定应设医生护士之员额……卫生所以保护人民之生命，事实上较警察尤为重要，亦应如警察制度，不但城市应立卫生局以监督各项卫生行政之进行，而各村镇或各街巷亦应仿警察区署及派出所之例，使遍地均有卫生分事务所之设，以处理其管辖区域内之卫生事务，及附近居民之简单医疗，应需经费与警察同，由政府完全负担。”[220]

北伐战争结束后，国民政府为了加强卫生行政管理，于 1928 年 11 月设立卫生部，协和医院院长刘瑞恒出任部长，中国政府的医疗和公共卫生事业就此开端。卫生部内设总务、医政、保健、防疫、统计五司；另设中央卫生委员会为设计审议机构。其后又陆续增设中央医院、中央卫生试验所、西北防疫处、蒙绥防疫处、麻醉药品经理处、公共卫生人员训练所及各海关检疫所等机构，中央卫生行政体制渐形完备。同年 12 月，国民政府公布《全国卫生行政系统大纲》，规定省设卫生处，市县设卫生局，各大海港及国境冲要之地设海陆检疫所，卫生行政体系至此始告确定。杨崇瑞、姚寻源、李廷安、方颐积、袁贻瑾、颜春晖、沈骥英、裘祖源、陈志潜、叶恭绍、卢永春、俞焕文、何观清、周美玉等大批协和人担任卫生部、中央卫生试验所等机构主管，为中国公共卫生体系的建立，克尽厥职，殊多建功。

北伐以后，各大城市相继设市，其中一些城市设立了卫生局，主持卫生事宜。抗战之前已有南京、上海、北京、天津、广州、杭州、南昌 7 市设立了卫生局，协和人胡鸿基、黄子方、方颐积、李廷安任北京、上海等政治经济中心城市的卫生局长，大力推广“兰安生模式”，建立了城市卫生体系。至 1947 年，设立市卫生局的城市增至 14 个。有 10 个城市设卫生处、11 市设卫生事务所、8 市设卫生科。据不完全统计，各市所辖卫生机构共 248 个。县级卫生工作由县卫生院掌管。1934 年 4 月举行的卫生行政技术会议，通过县卫生行政方案，将县卫生机构予以变更，决定县设卫生院，区设卫生所，较大农村设卫生分所，每村设置卫生员，使县卫生行政成为一完整系统。1937 年 3 月卫生署又公布县卫生行政实施办法纲要。据 1946 年的调查，各省已设卫生院达 1013 县。县设卫生院达 1440 所，区卫生分院 353 所，乡镇卫生所 783 所。至 1947 年县级医疗机构共有病床 11226 张。姚寻源、姚永政等则开拓了西北及边疆地区的卫生工作，使医学管理体系基本覆盖全国。至 1947 年，我国医疗卫生行政的总体框架已基本形成，颁布了一批卫生法规和条例，收回了海港检疫权，全国各类医疗卫生机构达

2575 个，全国医药卫生人员为 30590 人。

1948 年，受洛克菲勒基金会派遣，著名人口学家诺特斯坦因（Frank W. Notestein）率考察团来到中国考察卫生状况，考察报告显示，此时的公共卫生与医疗条件与 20 世纪 30 年代相比，已经有了长足的进步，三大烈性传染病已经不再大规模流行。截止到 1949 年，中国已经培养了 41000 名医学院水平的医师、药剂师、牙医以及 14 万名中等水平的辅助医生、护士和高级助产士、卫生检查员和化验员。

在中国医疗卫生体系的建立过程中，无数协和人以服务底层民众为己任，先后出任中央政府的医疗卫生行政和技术主管，承担起为中国建设一个大众化医疗卫生体制的责任，并在卫生防疫、改善人民健康方面起到了至关重要的作用。在协和人的大力推动和不懈努力下，国民政府的公共卫生和医疗保障制度的建设卓有成就，在短短的时间内从无到有基本上建成了由政府主导、覆盖全国的县级医疗卫生体系，为广大民众尤其是乡村民众提供基本的、低廉的医疗卫生服务，而这一切都是在动荡不安、国穷民贫的环境中取得的。国民政府的这一建设思路也被新中国继承、发扬，终于取得了令世人瞩目的成就。

社会服务部

“你听说了吗？洛克菲勒基金会正在为他们在北京的新医院物色一名社会工作者。他们无法抉择是物色一位社会工作者教她中文，还是物色一位精通中文的人教她社会学……你两者俱备，为什么不申请呢？”1919 年春天，在美国费城慈善协会的浦爱德通过导师 Libby 女士得知协和招聘社会工作者的信息。由于浦爱德没有接受过正规社会工作的训练，也没有医学社会工作的经验，基金会并未将之列为首选。但直至 12 月，基金会仍未找到合适人选，浦爱德再次申请协和的职位。Libby 女士的推荐信盛赞浦爱德具有“杰出的个案工作能力”：她长期照料一位中国朋友和两个弟弟，一个弟弟还是盲人，锻炼了她处理个案工作的能力。虽然她不是科班出身，但其擅长个案工作的天赋，传教士的家庭背景以及长期在中国生活的经历，打动了马克麟的心。他向基金会极力推荐浦爱德担任社会工作部的负责人，基金会最终接纳了马克麟的建议，期望浦爱德能够成为宗教与社会工作之间的桥梁。浦爱德的初衷是获得一份体面的工作，重返中国，与她所熟知和热爱的人们生活在一起[221]。在协和的十八年，浦爱德饱受批评，董事会指责她未能完成应承担的宗教任务[222]。但浦爱德确实起了“桥梁”的作用，她成为中美两国人民及文化的媒介，特别是中国患者与现代医学之间的

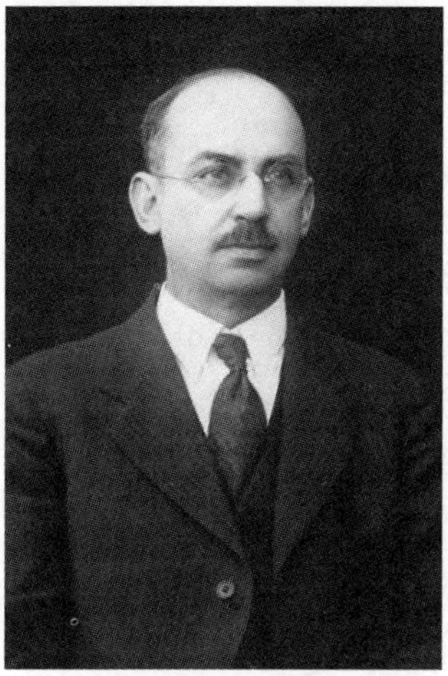

图 2-207　步济时

"桥梁"。

1920 年，浦爱德被基金会选送至麻省总医院，师从 Ida Cannon 学习医学社会工作。麻省总医院社会服务部成立于 1905 年，是医疗社会工作的肇端。颇有天赋的浦爱德在此学习如鱼得水，很快掌握了 Ida Cannon 有关医学社会工作的精髓。但浦爱德对管理学知识不屑一顾，Cannon 对此忧心忡忡，并致信胡恒德质疑浦爱德能否胜任。胡恒德依然坚持任命浦爱德。1921 年 5 月，浦爱德来到协和，就任协和社会服务部主任，于汝麒任副主任。此时的北京仅有数位基督教女青年会的成员接受过社会服务工作的培训，人手极度匮乏。1922 年，步济时（John Stewart Burgess）在燕京大学倡议成立了社会学系。步济时任系主任，6 名教师均系美国人，浦爱德任兼职教师。当时分为理论社会学和应用社会学两科，以美国教材为主，主要讲授宗教学、社会服务工作、社会调查等。此后，燕京大学社会学系为协和社会服务部提供了大量的干部人才，每年至少要送一名毕业生到协和医学院社会服务部去工作，如任社会服务部副主任和主任的于汝麒及张中堂即毕业于燕大社会学系。于汝麒工作努力，在协和医学院同仁的心目中颇有威信[223]。浦爱德依靠热情的服务和流畅的中文赢得了患者的认可和敬重。基金会主席文森特对浦爱德第一年的成绩极为满意。在工作初期，浦爱德就决定引用美国的社会工作措施，她说："我们发现，人类的需求和天性在全世界都是一样的。也许中国人裁剪衣服的方式与美国人不同，但毕竟大家都穿衣服。"[223]由此开办了职工社会服务部、怀幼会、救济部及调养院等机构，培训了第一批医院社会服务工作人员。

长期生活在中国的浦爱德是中美文化的"混血儿"，她深知中国底层人民的现状和中国传统文化。与其他传教士不同，浦爱德来中国的目的不是拯救"异教徒"的灵魂，而是改善他们的生活状况，和谐地融入社会。她了解中国传统文化的整合力，社会工作需凭借这种文化背景才能得以发展。她回忆说：工作初期，"人们存有疑问：首先中国的家庭是否欢迎家访，其次是有无足够的社会福利机构对病人进行社会治疗。"但她认为"尽管中国正式的福利机构远少于西方国家，但尚有一定的数量可以利用，而且有大量的非正式的或自发组织的福利机构。家庭成员乃至远亲近邻都分担着或大或小的责任。朋友、成年男性、村子或街道中老人、雇主，每个人都知道他们所应承担的大小不等的责任。……中国社会本身的发展就能够成功解决大多数生活问题。"[224]

她认为社会服务部的主要职责是沟通医生和病人的关系，并且把沟通的范围追踪延伸至病人生活相关的社区之中，"使病人回归社会后，能够找到最适合他们的位置。"曾就职于社会服务部的吴桢概括说："社会部的任务首先是帮助病人与医生合作，接受医生的医嘱和治疗方案。……医生可找社会部或负责该科或该病房的社工人员。社工人员对病人进行个案调查，经过调查研究，根据实际情况，或者为病人向医院申请减免费用，或者为病人挖掘一切可以挖掘到的社会资源，如病人亲友、家属、工作单位等帮助病人克服困难，完成治疗计划，使病人早日恢复健康。有不少病人对社工人员的工作感激不尽，甚至把社工人员比作他们的再生父母。"[224]社会服务部把原来比较偏狭的医学技术检视程序，扩展到了社会层面，使原来西医的空间慢慢向一种生活化的颇带人情味的社区状态转移，拉近了西式医疗空间与城市传统空间的距离，为后来兰安生们的公共卫生工作提供了借鉴。

浦爱德对社会工作者的专业范围做了简洁的概括，她认为，社会工作者的工作包括两个方面：一是研究个体，即对服务对象及其家庭成员、雇主、朋友等进行个人访问，以及研究来自专家的报告；二是研究家庭和社区，查看服务对象有无他自己及其家人不知道或无法利用的社会资源，并帮助他们动员和利用这些资源。浦爱德满怀信心地指出："社会工作者的工作就是发现困难和麻烦，促使这个世界适应我们的服务对象，或者促使服务对象适应这个世界。我们为每个人找到他在世界中的位置。"[224]个案工作方法包括对病人的社会历史进行调查和跟踪，填写《病人社会历史记录表》。《病人社会历史记录表》内容包括门诊号、住院号、姓名、婚否、原籍、日期、北京住址、老家、职业、家庭成员、亲戚、朋友、住房、经济状况、履历、现在情况、问题、社工人员处理意见、采取行动（措施）等等。这个表格全部用英文填写，写完后交病案室装订在患者的病案后面。浦爱德擅长从中国的文化传统中寻找到发展社会工作的可凭借资源。她早期处理的一起困难个案是一名伤寒热的患者。他拒绝继续住院治疗，而坚持回家。浦爱德通过调查研究发现，患者是担心妻子的健康。因为他的妻子认为丈夫不是住院治疗，而是和其他女人在一起，为此而极度烦躁不安。患者的岳母到医院来调查女婿是否确实在医院住院治疗，但她用女婿的"乳名"查证，而非患者登记的"学名"。有口难言的患者只能决定放弃治疗，出院回家，以证明自己的清白。浦爱德最终说服患者村中一名德高望重的族中长老来京，向其证实患者确实在协和住院治疗疾病，再由长老向患者妻子和岳母证实患者的清白。夫妻两人最终和好如初，患者也得以继续治疗。浦爱德巧妙地利用中国乡村社会传统文化中“长老统治”的特点，使本案例得以妥善解决。浦爱德认为对多数患者而言，更需要精神或情感上的救助，而非暂时性的经济救助。如在一个结核性脑膜炎患儿的复杂个案中，患儿父亲被告知孩子已无法医治，只能回家坐以待毙。社工了解到父亲已失业一年，他的妻子几个月前因结核病去世。他靠授课月收入只有两美元，他的一位表兄为他提供基本食宿，另外两个孩子也是身体瘦弱。社工首先制定一个临时性服务计划：检查另外两个孩子，确诊为营养不良；对所有孩子提供鸡蛋和牛奶。社工多次访问父亲，了解到他曾经是协和医院实验室的技术员，曾经饲养过老鼠，在一个剧院里当过助理会计员或剧场管理员。患儿死后，其他两个孩子被送出寄养，服务部提供津贴。社工建议患儿父亲在协和医学院实验室里当扫地勤杂工，但是他以不体面为由拒绝接受。后经社工多次恳谈，他接受了这份工作，他的英语优势和既往的管理经验使之不久成为身着长衫的领班。最终他把孩子送到乡下亲戚那里寄养，无需慈善救济了，并再次结婚。浦爱德和她的同事们挽救了一个濒临破碎的家庭。

浦爱德对保持最基本的社工服务所需要的人员数量做了精确计算：“为了妥善处理像北平协和医学院拥有 350 张病床的一所教学医院的医疗性社会需要，要求具有 15 位全职的个案社会工作者的服务，这 15 位社会工作者要接受 6 位个案督导员的督导和一位社会工作主任的指导，这位社会服务部主任还有 3 个训练有素的助手来协助工作。”北平协和医院社会服务部在最鼎盛的 20 世纪 30 年代总共有 30 多名社工，10 名男性，24 名女性，其中有两位俄国翻译。其中王子明是满族人，专业是蒙古学和西藏学，熟知北方的文化和风俗。周励秋两度留美，后任南京金陵大学、南京师范学院、北京燕京大学，四川师范学院、西南民族学院等院校社会学教授。终身未婚，致力教学。他们可以享受穿白大褂、在医生食堂用饭、用午茶、有病可住头等病房等等跟医生一样优厚的待遇。另外，北平协和医院社会服务部还将组织形式和医务社会工作模式推广到南京、济南、上海等地多家医院，成为中国和亚太地区医务社会工作的开拓者[225]。

浦爱德在协和率先实行的“社会服务”制度，使新兴的医务社会工作有了建制化的机构，并且使这个机构形成了独具特色的运行模式，后来又被复制到中国国内的其他医疗机构中。协和社会服务部是中国各种类型的社工机构中最早形成建制化的一个，具有重要的开拓价值。这种模式虽然打破了西方医院封闭式的管理格局，但没有从区域整合的角度彻底打破医疗区域与生活世界的界限，对普通百姓生存状态的影响也相当有限。进一步的工作则由兰安生完成了。

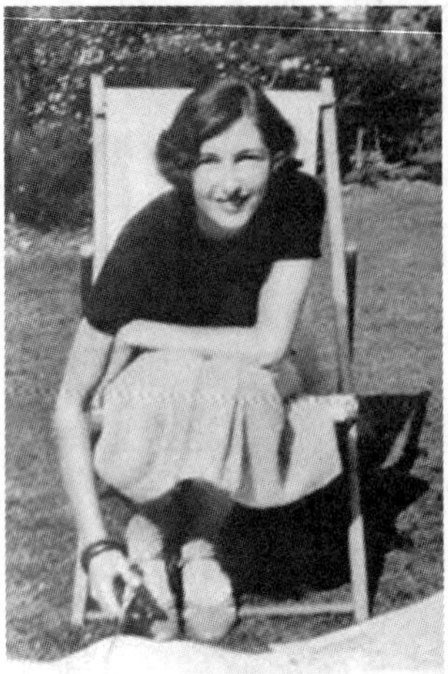

图 2-208　浦爱德（青年时期）

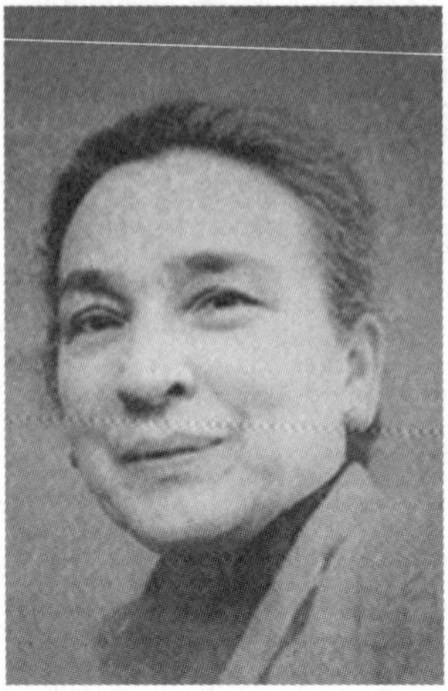

图 2-209　浦爱德（老年时期）

医学布尔什维克——兰安生

19 世纪末，加拿大传教士 James Skiffington Grant 携妻子来到中国行医传教，在宁波创建了一所医院，1890 年他的儿子兰安生出生在这所医院。J. S. Grant 仁慈而博爱，对患者倾力相助。医院床位不足时，他将病人带回家中，有时甚至腾出自己的床给病人。贫穷落后的中国，疾病肆虐，大量的患者前来就诊，使兰安生的父亲疲于奔命。父亲对兰安生说，在中国治疗患者，就像"擦拭流水横溢的地板。"即使远离美国，J. S. Grant 一直关注现代医学的发展，1917 年他获 CMB 资助赴美深造。父亲的经验对兰安生影响甚深，当他重返中国工作时，他关注的是整个社会人群，而非单个的病人。他运用最新的医学知识开展的公共卫生革命提高了千百万人的生命质量，其影响延绵至今。他对中国的贡献一是在协和培养了大批公共卫生的高级人才；二是创建了中国城市、乡村保健体系；三是协助中国政府建立国家医学管理体制，促进了中国医学的"国家化"[226]。

兰安生在中国长大，精通中国文化和语言。16 岁返回西方接受现代教育。1912 年毕业于加拿大新斯科舍的阿卡迪亚大学（Acadia University），1917 年获得美国密歇根大学医学博士学位，毕业后加入洛克菲勒基金会国际卫生委员会。之后，他进入约翰·霍普金斯医学院学习公共卫生，师从韦尔奇、Victor C. Vaughan、Arthur Newsholme 爵士、George Newman 等大师，受益颇深。其中 George Newman 对兰安生的公共卫生理念影响至深。兰安生高挑削瘦，高度近视，有点苏格兰人做派——睿智自信，行事颇为果断而几近鲁莽。韦尔奇评价说“他勤奋，有能力和激情”，“管理能力胜过研究能力”。Newsholme 则认为他“有点过于自信。”Vaughan 则对自己的学生知之甚深，他是国际卫生委员会的科学顾问，建议兰安生到国际卫生委员会工作。在刚开始他就预见到：兰安生适合到中国开展公共卫生工作，而中国必将从中受益。1918 年兰安生进入洛克菲勒基金会国际卫生委员会工作，在美国乡村从事钩虫病防治工作，获得了乡村卫生工作的实践经验。年轻的兰安生崭露头角，获得项目负责人 Washburn 的好评：“他在匹兹堡乡村的工作令人关注，极获好评。他充满活力、训练有素、机智灵活，是去年培训人员中最杰出的一个。我相信他从事任何工作都将获得成功。”[227]随后兰安生赴波多黎各、关岛等地从事钩虫病及口炎性腹泻的防治工作。1921 年，兰安生在协和开院典礼上的学术报告就是关于在波多黎各口炎性腹泻的研究，推翻了 Ashford 博士关于自身疫苗治愈口炎性腹泻的结论。

1917 年春，基金会国际卫生委员会的黑塞（Victor G. Heiser）博士和诺立斯博士（Dr. Norris）来华考察，发现中国中部地区钩虫感染率很高，对农业产生了直接影响，他们呼吁中国政府和煤矿主对此应予重视。颜福庆抓住机会向洛克菲勒基金会国际卫生委员会提出申请，请求在控制钩虫病感染方面得到委员会的帮助。1918 年，委员会派遣通晓汉语的兰安生前往中国，与颜福庆一起工作，实验地区选择了萍乡安源煤矿。由基金会承担矿工的体检和治疗，并提出改善煤矿环境的可行性建议，供煤矿当局采纳实行：设立一个永久性的卫生机构，专门从事钩虫病防治工作。安源煤矿由盛宣怀创办于 1898 年，是当时中国最大、最先进的煤矿，雇佣各类人员 12 000 人。毛泽东、刘少奇、李立三等共产党人都曾在安源开展革命活动，领导发动了震惊中外的安源路矿工人大罢工，安源被誉为“无产阶级的大本营”。

煤矿的地理位置、地质构造和气候条件都为钩虫病的传播提供了温床，矿工的钩虫感染率高达 81.6%。萍乡煤矿钩虫病的调查和防治，前后花了 22 个月时间。虽然钩虫感染率下降了一半，但感染源没有完全消灭，萍乡钩虫病的防治最终没有成功。但兰安生发现，早期的中国生涯使他比西方同事们更准确地理解中国人民，在他给黑塞博士信中写道：“若以英语为交流媒介，无论一个中国人的英语多好，他和外国人之间仍会有隔膜。”[228]这种语言障碍会引起误解，而导致不良后果。

1921 年兰安生被任命为基金会国际卫生委员会驻远东代表，并兼任协和公共卫生襄教授。兰安生认为公共卫生是社会经济不可分割的组成部分，

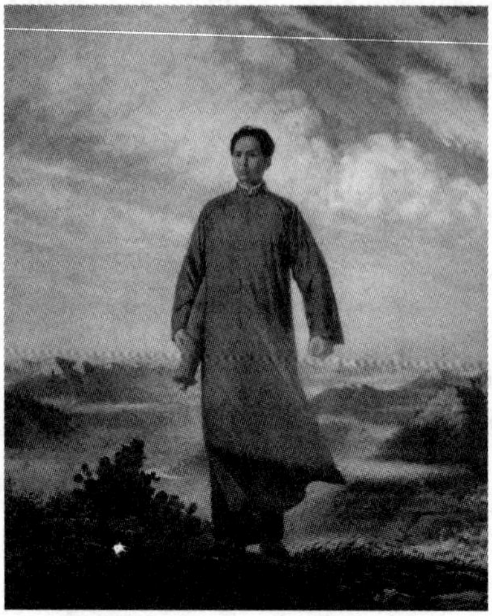

图 2-210　毛泽东去安源（油画）

一个兼有预防和治疗功能的社会卫生机构才能很好地完成初级卫生保健。公共卫生在一战时期才刚刚起步。1919 年英国设立卫生部，创建了一个新的基层卫生系统，与当地的诊所和教学医院一起开展预防和治疗工作。从事社会医学的兰安生很早就被誉为“医学布尔什维克”，到中国伊始，他就向中国领导人进言——建立完整的由政府控制的卫生体系。但这让洛克菲勒的管理层感到不安，CMB 主席在写给韦尔奇信中说：“我们对兰安生博士完成任务的激情有些担忧。”但兰安生在华 16 年的功绩，彻底打消了对他能力的所有疑虑。

普遍贫穷、卫生体系不健全、基础设施低劣、文盲泛滥、政府不稳定、没有任何现代的医疗保健系统，这就是兰安生面对的中国。1922 年在写给 CMB 的信中，兰安生阐述：“中国最主要的问题是缺乏全面掌控医学和公共卫生的权威机构。在 19 世纪初的 20 年，医学协会和医学传教会等私立组织在健康教育领域所起的作用远大于政府部门。”[227] 国家没有任何机构领导对抗天花、伤寒等烈性传染病，婴儿的死亡率令人震惊。兰安生具有“卓越的综合思维”和“非同寻常的灵活性”。1922 年，他写道：“在华西方人一直对他们的在华工作孤芳自赏，但最终一事无成，中国人不接受西方人的方法。”兰安生的语言天赋、个人能力及与中国人的密切接触是其在中国公共卫生领域大获成功的主要因素。兰安生充分利用了自己的语言优势，与其他在华的西方人不同，兰安生与当地人相处融洽，他的女儿 Betty Austin 回忆家里的中国朋友络绎不绝，亲切称兰安生“大鼻子”。兰安生由此深入了解了中国的现状以及中国人自身的想法。兰安生“对预防医学在城市空间上的‘分配艺术’有一套十分完整而缜密的构想”。他认为最好是支持卫生运动本土化，因为“60%有效的本土运动，远远胜于100%有效的西方运动。”工作初期举步维艰，由于禁止解剖，尸检更无从谈起，收集基本的死亡数据极富挑战性。深谙中国传统文化的兰安生没有抱怨这种根深蒂固的风俗，而是想出了绝妙解决方法——让棺材铺提供死亡原因。为此他专门制作了对照表，用通俗的民间叙述对应医学名词。如“妖风”，在表中对应的医学名词是“肺炎”[229]。

1925 年他将一座废弃的庙宇加以改造，创建“京师警察厅试办公共卫生事务所”，作为一个“社会实验室”培训协和学生和公共卫生从业人员。1928 年以后，改称“北平市卫生局第一卫生事务所”，辖区人口由最初的 5 万人增加到 10 万人，事务所要解决 10 万居民从生到死的各个时期可能出现的疾病和健康问题，它还是当时协和医学院的医学生和护理学生的实习场所。开始时举步维艰，但兰安生绝不放弃。经过努力，10 年中辖区居民死亡率从 22. 2%下降到 18. 2%。这数字让人印象深刻，但更让人吃惊的是在兰安生领导创造的这一公共卫生项目中，几乎找不到一丝来自西方国家的印迹，这个项目“看起来完全中国化了，一切尽在掌控和管理之中”[230]。1928 年他和杨崇瑞创建了第一助产学校，训练助产士，提高了中国现代妇婴卫生事业[231]。

1927 年，兰安生与晏阳初相识，两人的理念相投，相见恨晚，由此兰安生的目光投向中国广袤的乡村。他们共同策划了乡村卫生规划，覆盖 60 个村，近 120 000 人。但基金会的部分管理者一方面对规划可能取得的结果表示质疑；另一方面也惧怕广大平民文化提高后释放出巨大的能量。哲学家杜威为此专门写信给基金会，阐述“信念源自智慧和学识，而非无知和愚钝。”“如果仍处于惧怕启蒙会带来危险这种无知，而仅拯救少数上等人，整个世界必然处于不幸之中。”遗憾的是，杜威的观点未被接纳。直到冈恩担任基金会远东负责人后，才开始资助中国乡村卫生计划。兰安生没有坐等资助，1929 年，他与姚寻源等在定县开创了中国乡村卫生专业，之后又推荐陈志潜前往定县，创建了乡村三级保健体系，兰安生称之为世界上“第一个系统的乡村卫生组织”，为以后的赤脚医生体系提供了模板，并为印度、印度尼西亚等国家所效仿[232]。

协和成立之初采用“精英模式”，校园内世家子弟云集，像姚寻源一样的农家子弟寥若晨星，整个医学院有一股贵族气味。兰安生走马上任时，全科只有一位秘书。他毫不气馁，四处宣教，但应者寥寥。直到协和院内有天花流行，人们才接受了公共卫生的概念。1924 年兰安生在协和创建了公共卫生及预防医学系，他认为“如同路易十五（Louis XV of France）在法国创建外科学会对外科学的影响，或1893年约翰·霍普金斯医学院的建立对治疗医学的促进一样，协和公共卫生及预防医学系的建立在医学史上标志着临床及预防医学的进步。”[233]兰安生给正处在思想塑型期的协和医学生们，上了一堂堂生动的民生课，主旨是：走出医院，走进胡同，奔向乡村，超越个体，关注更广人群，到达底层中国人生活的真实世界[234]。陈志潜后来在回忆录中写道：“我一生中许多最美好的年代，是与兰安生的思想和理想紧密联系的。”叶恭绍回忆：“他讲课从来不拿讲稿，讲得很有趣，很吸引人。学生听他的课，一刻也不会走神。他的一句名言：一盎司的预防胜过一磅的治疗（An ounce of prevention worth more than a pound of curative medicine），……引导我一生从事公共卫生专业。”在兰安生的感召下，杨崇瑞等协和人相继投身于中国公共卫生事业，并占据了中国公共卫生领域的领导位置。

兰安生在华18年，充满了光荣和梦想。他建立了中国公共卫生的基础体系，被誉为“医学布尔什维克”。日本侵华后，他离开中国。1939年他前往印度，将在中国创立的公共卫生体系引入印度。二战后，兰安生任职于数个国际卫生组织，参与了美国、加拿大、欧洲及亚洲的医疗保健工作。Carl Taylor说：“是兰安生在许多发展中国家建立了真正的卫生体系基础。我们视其为初级卫生保健之父。”[229]

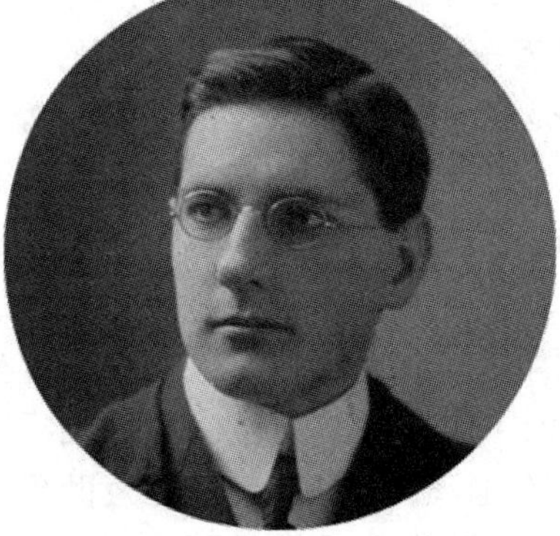

图2-211　青年兰安生

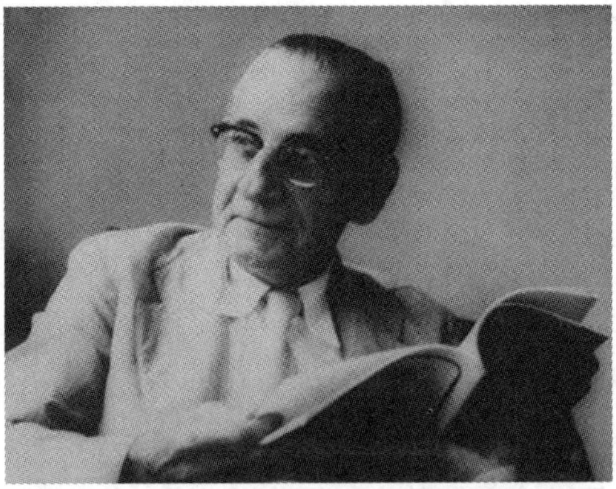

图2-212　老年兰安生

1962 年兰安生去世，临终弥留之际，他对妻子 Denise Deville 说："眼睛并不重要，重要的是服务，积极的服务。"兰安生去世后，被授予美国公共卫生界的最高奖章，被誉为"伟大的有科学预见性和政治家风度的人物"，"二十世纪公共卫生的伟人"。同年《柳叶刀》发表讣告："兰安生博士关于初级保健及预防医学社会化的梦想正在全世界实现，他的初级保健理念继续启迪着当今的公共卫生工作者。"

第一卫生事务所

1915 年的"韦尔奇-罗斯报告"（Welch-Rose Report）揭开了美国现代公共卫生及预防医学运动的序幕。1916 年约翰·霍普金斯大学设立预防医学及公共卫生学院，韦尔奇任首任院长。在韦尔奇的领导下，约翰·霍普金斯预防医学及公共卫生学院倾向于学术研究和教学，并将其模式推广到美国其他院校及其他国家。但兰安生却在中国建立了不同的模式——迎合本土的需求，更多关注公共卫生实践的训练。兰安生知道中国既没有公共卫生管理体系，又没有训练有素的公共卫生官员。中国采用的是脱胎于德国古老体系的日本模式，西方现代医学在中国处于萌芽状态，照搬美国模式行不通。他认为预防和治疗医学应连为一体，"任何分离预防及治疗医学的人为行为将削弱两者的效率。"因此，未来的医学要求建立一个将两者联为一体的"卫生事务所"。

1925 年 5 月 29 日，兰安生得到北京市京师警察厅的同意，划定北京市东城内一区为实验基地，正式成立"京师警察厅试办公共卫生事务所"，这是最早的由我国城市政府机关自办、组织的公共卫生机构。1928 年改称"北平市卫生局第一卫生事务所"（简称"一所"），辖区人口由最初的 5 万人增加到 10 万人多一点。所址在内务部街 12 号，中央防疫处处长、协和中文部主任方石珊在政界、医界人脉丰厚，故被聘为首任所长。股长由中央防疫处技师金宝善和北京协和医学院教师胡鸿基、黄子方、杨崇瑞等担任。在业务上，则由协和医学院公共卫生系负责规划和管理，所需费用由协和医学院及洛克菲勒基金会承担。事务所行政上最初归属于京师警察厅，后由北平市卫生局管理[235]。事务所自成立之初就设立了董事会，由 7 人组成，京师警察厅厅长为董事长，警察厅卫生科科长、卫生事务所所长方石珊以及兰安生教授等为董事。董事会负责制定工作计划、经费预算和财产保管，并负责聘请卫生事务所所长等重大事项。创办初期，事务所在文化、政策、财政等诸方面都举步维艰，但在兰安生的执着努力下一一化解。他激励方石珊说："你若把登记卡处理妥当的话，可以流芳百世。若能把那些寂寂无闻、一事无成、无足轻重的小人物造访在册，你能获得不朽的声誉。”方石珊未辱使命，一所将辖区居民的年龄、性别、职业分布以及死亡、生病情况详细数据，集成月报和年报，自始至终未曾间断，成为现代城市社区工作的典范之作，为我们留下了宝贵的历史资料。

事务所下设5个股：①第一股，统计兼防疫：主要负责全区的生命统计、死亡调查、传染病管理等；②第二股，环境卫生：主要负责饮水、食品的卫生检查检验，公共场所的公共卫生检查等；③第三股，卫生保健：主要开展妇幼卫生、学校和工厂的治疗保健、居民普通医疗、牙病和结核病的防治等门诊工作；④第四股，公共卫生护理：主要负责地段家庭护理（妇幼、传染病），学校、工厂等群体护理保健及全所的健康教育工作；⑤第五股，总务：负责秘书、后勤事务工作，并配合牙科门诊开设了一个做保健牙刷的工厂。兰安生坚持本土化操作，除一名护理主任外，事务所均由中国人掌控。事务所设立各项训练班，招收我国医务卫生人员在该所受训和任职。国民政府成立以后所设立的中央及地方卫生机关中的主要职位，几乎全都由该所职员担任。如胡鸿基、黄子方相继担任北京市及上海市首任卫生局局长。

事务所建立了完善的医疗保健网，以解决辖区居民从生至死各个时期的疾病和健康问题。保健网由基层地段保健——医疗保健各科门诊——合同医院三级构成，这种三级保健的模式为陈志潜的乡村三级保健提供了借鉴。一所辖区含20个地段，每一地段约有5000居民，由约10名公共卫生护士负责卫生保健工作。初期辖区居民对公共卫生护士并不接纳，当身着制服的护士进行家庭访视时，有些人不以为然，还有人向她们尖叫，叫她们“洋鬼子”。地段护士每天要进行5～10次的家庭访视，对自己负责区域内的居民卫生和健康状况了如指掌，为居民提供帮助，指导居民怎样养成良好的卫生习惯，怎样预防接种，生病了要做些什么，帮助居民保持健康。最终得到了居民的信任和支持，被视为居民真正的朋友，大部分家庭盼望着她们的到来[236]。每个家庭配有家庭记录和访视记录，编号存档，以便查找。患病居民首先转送保健门诊进行诊治：需住院治疗者，则转送合同医院；不需住院者，设“家庭病床”，由地段护士护理和治疗。设立各科门诊的最初意图是想通过治疗来做好预防工作。在门诊开展卫生教育宣传，候诊室里挂上卫生宣传画，医生和护士不厌其烦地向病人及其家人反复介绍治病防病的基本知识和方法，使居民在治疗过程中得到预防知识。此外在学校和工厂也开展了相应的保健工作。

在医疗保健网之外，饮水卫生也是卫生区事务所的主要职责。北平的住户差不多都是用井水，井水里面常常含有各种细菌，消毒虽然是最直接、有效的方式，但并非解决饮水井卫生的根本办法。利用漂白粉、氯液消毒的方法有时效短、费用高、所需剂量不一及运输污染等缺点，事务所为此开始试验漂白粉溶液消毒法，采用制定配方、专人负责、规定药量、消毒时间及次数等措施，大大改善了水质。1928 年为了防蝇和灭蝇，卫生事务所要求全市的饮食摊点店铺一律添置防蝇纱罩，同时警察局还用现金收买苍蝇。据记载：当年收买苍蝇计收杀 12134010 个，用款洋二千零一十八元。留下“千金买蝇”的佳话，社会影响甚大。

卫生事务所是协和医学院所有在校的医学生和护士学生实习基地，实习期为 3~4 周，还举办公共卫生医师和护士进修班，并接待来自全国各地的短期考察者，对全国公共卫生事业的发展起到了很大作用。把理论学习和实地锻炼结合起来，这是卫生事务所对公共卫生教育的一大贡献。

将医学和人群联系起来是兰安生的首创，使中国公共卫生领域超越了同时期欧美国家的水准，兰安生为此获得美国公共卫生界的最高奖章。由于事务所成绩显著，北平又相继开设了 3 所类似基层公共卫生机构：1933 年在西单宏庙胡同设立第二卫生区事务所；1935 年在东城钱粮胡同设立第三卫生区事务所；1945 年在新街口大乘巷设立第四卫生区事务所。1941 年太平洋战争爆发后，协和医学院被日军占领，但第一卫生事务所照常运行，由李克鸿任所长，继续为辖区居民服务。抗战胜利后，裘祖源、何观清相继担任所长。1950 年，一所受卫生部委托，招收了最后一班进修公共卫生的护士 50 名。1951 年底，第一卫生事务所改为北京市东城区卫生局。

卫生事务所作为医疗服务、人群实验室和社会教学课堂三结合的示范

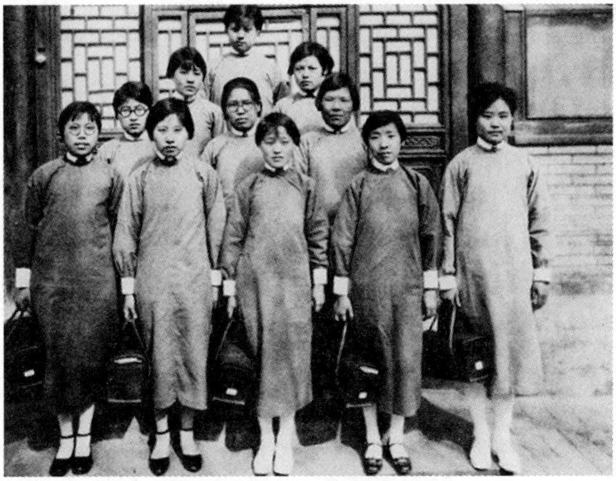

图 2-213　公共卫生护士

点，在以协和人为主体的全体工作人员的努力下，在各个方面取得了很大成绩。一是开公共卫生教学与实践相结合和公共卫生护理教育的先河。事务所作为协和医学院公共卫生科的教学和实习基地，使医学生和护校学生走出课堂，走向社区，实现了与社会和人群的对接，丰富了公共卫生科的内涵。二是具有卫生示范作用。事务所以其强有力的卫生示范作用影响和促进了近代中国卫生事业的发展。它“作为该校学生实习公共卫生的教学区，同时也供作旧中国各地卫生机关干部的进修场所，……对于旧中国卫生事业的影响很大，成为旧中国各地卫生事业的策源地。旧中国各地卫生行政机关的负责干部很多是受过这个教学区的训练的”[237]。

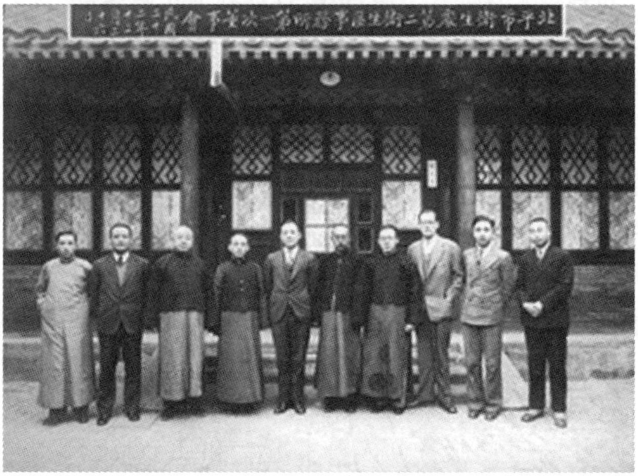

图 2-214　兰安生与第二卫生区事务所同事

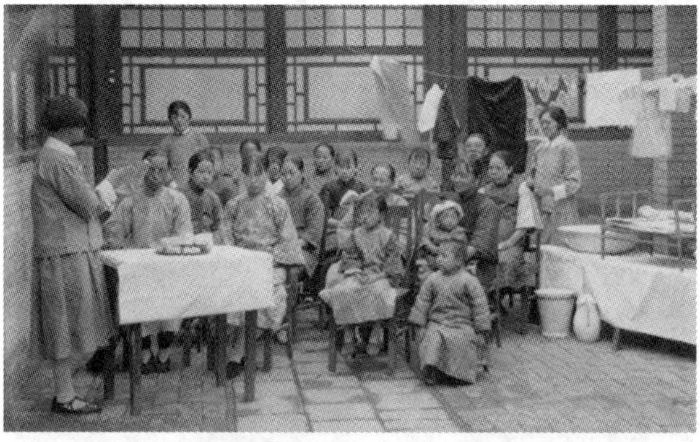

图 2-215　第一卫生事务所员工为当地居民传授卫生知识

由于北京城市卫生运动成效显著，上海等大城市也竞相效仿。此前上海华界没有统一的市政管理机构，公共卫生管理机构涣散。两租界和华界“鼎足三分”，租界分设工部局卫生处、公董局公共卫生处。华界又是淞沪警察厅卫生科、闸北工巡捐局巡务课、南市市公所卫生处并立，各司其政，所事偏重于清道、清洁。1926 年淞沪商埠督办公署总办（上海市长）丁文江邀请兰安生协助建立上海的公共卫生体系。8 月 25 日，淞沪商埠卫生局正式成立，警察厅长严春阳兼任局长，约翰·霍普金斯医学院公共卫生博士、原一所股长胡鸿基任副局长，负责具体事务。1927 年 7 月 9 日，上海特别市政府卫生局成立，委胡鸿基为局长，后由李廷安接任。卫生局下辖清道、统计、医务三个科，负责公共卫生事务及街道清洁、生命统计、医务管理、肉食检查、传染病管理等。

胡鸿基在《公共卫生概论》绪论中写道：“公共卫生与国家之盛衰，有莫大之关系。盖国家盛衰，以人民强弱为衡，而人民能否强健，则以公共卫生为准。”他就任后，采取了一系列措施，改善公共卫生状况。同时，他着手制定规章制度，加强对医药和医疗行业的行政管理。他把重点放在治理和整顿环境卫生方面，70%的卫生经费用于道路清洁，先后颁布《清洁违章条律》、《食品卫生条例》等，并制定清道、防疫等 6 项办法，作为整顿各区公共卫生的初步实施标准，在全国率先开展由省一级行政当局举办的卫生运动，每年夏、秋季举行，成为制度。同时学校卫生正式开展，对学生进行体格检查、普通治疗、预防接种、防治牙病眼病等。1930 年，各区进行产婆训练，提倡新法接生，推广免费注射霍乱疫苗和普遍种痘，后又仿照北京及定县模式开展城市及乡村卫生运动。市区设立沪南、沪北两区卫生事务所，强化区级卫生管理，各区设立诊疗所，实行免费门诊。江湾新市区新建“上海市立医院”，并在沪南、沪北举办妇婴卫生，开展产前检验、产后访视、安全接生、育婴指导等，保障母婴健康，与中央大学医学院及江湾区士绅合作，开展乡村卫生，分别设立吴淞乡村卫生模范区、高桥区卫生事务所和江湾区卫生事务所。胡鸿基在任期间，上海城乡公共卫生得到极大发展。胡鸿基毕业于约翰·霍普金斯公共卫生学院，归国后任职于协和，追随兰安生从事公共卫生事业，1933 年因车祸身亡，国际联盟卫生委员会为表彰其功绩设立“胡鸿基”奖学金，资助中国公共卫生学者赴国外攻读研究生。

此外，南京、汉口、广州等 9 个城市成立了独立的卫生部门，环境卫生大为改善，逐渐建立了传染病疫情报告和防治体系。但当时的城市经济还很难负担庞大的卫生行政机构，政府对公共卫生的重要性尚认识不清。1934 年兰安生对我国 19 个 10 万人口以上的城市公共卫生工作进行了调查，调查结果表明中国城市卫生工作缺乏足够的资金和称职的人员，成绩总体来说是微不足道的。

大批的协和毕业生，如李廷安、方颐积、裘祖源、何观清等，在兰安生的感召下，来到卫生事务所任职，并相继担任所长，为他们以后从事城市卫生行政领导工作取得了必要的经验。

李廷安是第三位文海奖得主，毕业后旋入美国哈佛大学公共卫生学院就读，1929 年取得公共卫生博士学位后回国，接任第一卫生事务所所长。在任期间，他为事务所奠定了厚实的基础。1932 年他接替胡鸿基任上海市卫生局局长，直至 1937 年上海失陷。在任 5 年，他致力健全下属机构，建立了地方的卫生事务所，创建沪北戒烟医院，并规及完善我国第一套现代化下水道系统。抗日战争中李廷安出任战时全国医疗防疫总队总队长。1942 年他创建中央卫生试验院，建成后旋即辞职，转任华西大学医学院附属医院院长，在职期间大力发展扩建附属医院，使之成为中国最著名的医院之一。1945 年初，李廷安身患癌症。为在有生之年报效家乡，他毅然返回广州，创建一所协和式的著名医学院。1946 年，李廷安就任岭南大学医学院院长，以自己的威望及影响力从协和及国内外延聘了一大批著名教授，如谢志光、陈国祯、汤泽光、钟世藩、陈心陶、秦光煜、陈耀真、许天禄、白施恩、王成恩、司徒展等。许多人在他逝世后依然就职，足见李廷安的感召力之大。1948 年李廷安筹备、创办广州中央医院，5 个月后他因癌症病情加重去世。李廷安对中国医学事业贡献巨大，在北（北京）、东（上海）、西（四川）、南（广州）四方均建立殊勋，著有《中国乡村卫生问题》《工业劳动卫生》《学校卫生》《国力与健康》《公共卫生学》《中外医学史概况》等专著。1948 年 6 月《中华医学杂志》发表《给李廷安博士的献辞》的社论，称赞李博士是中国公共卫生事业“真正的先驱者”，“具有一个科学家、领导者和朋友可以值得敬仰的所有品质。……李博士的离去确实是一个重大损失，因为当前我们更需要如他一样的具有为人正直的性格和诚实廉洁的品质的人。”严镜清在《缅怀李廷安教授》一文中写道：“他是我国早期医务界的一位先进，著名的公共卫生界学者和教授，他人格高尚，襟怀坦白，开朗乐观，治学严谨，精益求精。他早年矢志于公共卫生这门广泛而又新颖的学术研究与教学，矢志为广大劳动人民服务，他身体力行。我仰慕他，我追随他。”

事务所的第三任所长是方颐积，他出生于山东军人家庭，1927 年于协和毕业后赴英国伦敦卫生及热带医学院深造，1931 年获公共卫生硕士学位。回国后他接任事务所所长，后接替黄子方兼任北平市卫生局局长。在任期间，他清廉正直，时常劝诫下属廉洁奉公，协同北京市市长袁良实施了一系列卫生系统的机构改革和公共卫生的改革措施。1933 年他制定《北平市卫生局管理畜犬野犬及取缔规则》，市内畜犬者应呈报警察区署登记请领号牌悬挂在犬项，未经呈报或呈报后并没有悬挂号牌，均视为野犬；“如系患狂瘛之病犬，应随时扑杀之。”卫生事务所专门组织了“捕犬队”严格执法。1934 年他在崇文门外东大地成立烈性毒品戒除所，莅年修整了环境恶劣的龙须沟，并加强了对供水系统卫生状况的管理，对北平城区的饮食物制造和贩卖场所进行了一番整治，开展了对食品的检查和化验的工作。1936 年，卫生局设“卫生稽查班”，设最高稽查长 1 人、稽查员 16 人、稽查警 35 人，承担一切环境卫生之稽查取缔、医事人员之调查取缔、协助生命统计与传染病管理、协助推进其他公共卫生事项。经过一系列努力，北平市公共卫生管理有了改善，卫生状况得以好转，市民的饮食卫生习惯也有所转变。但随着日寇入侵、北平沦陷，北平市政改革不得已又一次搁置，公共卫生整顿也随之停止。方颐积 1936 年改任江西卫生处处长，1945 年接替沈克非任卫生署副署长。1948 年加入世界卫生组织（WHO），1951 年任 WHO 西太平洋区首任署长，连任 15 年，对该地区的卫生工作贡献良多。

方颐积的同班同学袁贻瑾也是公共卫生事业的佼佼者。袁贻瑾出生于湖北省，其父是留日博士，民国开国后湖北首任大法官。袁贻瑾少年时痴迷于数学，高中毕业时获得香港大学奖学金，但在医学传教士 Harry Taylor 的影响下，考入协和。开院典礼时，袁贻瑾担任兰安生的向导，与之初次相遇。1928 年兰安生派有数学特长的袁贻瑾赴美国留学，学习生物统计。1929 年袁贻瑾根据同学李廷安的家族族谱进行统计研究，获约翰·霍普金斯大学公共卫生学硕士学位。之后将之扩展，撰写论文《遗传对于人寿的影响——基于李氏 1365~1849 年家谱》，获得科学博士学位，这是中国最早的生命表研究。1932 年袁贻瑾归国任教于协和医学院公共卫生学系，1937 年兰安生离任后接任系主任。抗战时期，奔赴大西南，任职于卫生署研究所，1946 年后任国民政府行政院卫生部政务次长，与沈克非、施思明医师代表中国在 WHO 组织法文件上签字。协和复校后，袁贻瑾任公共卫生系主任，获选为中央研究院院士，是公共卫生学唯一的院士，后任中央研究院总干事，1949 年 1 月 13 日辞职，加入 WHO，后任世界卫生组织派驻联合国儿童基金会医学主任，发表大量公共卫生学论文与著作，包括生物统计学、流行病学、人口统计学、结核病学、营养学、家庭计划等议题，被誉为中国公共卫生学的创始人之一。2003 年去世，享年 104 岁。

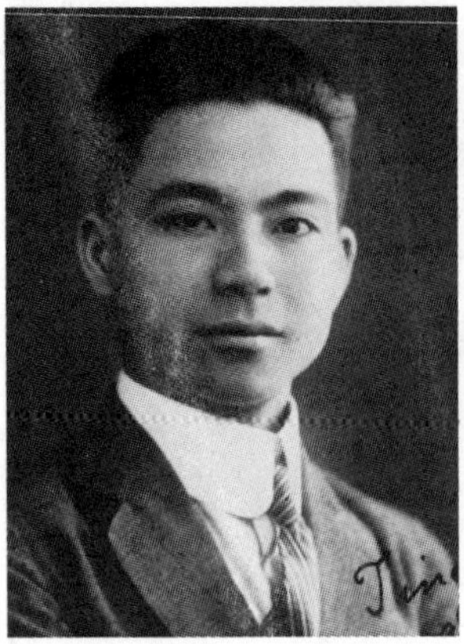
图 2-216　李廷安

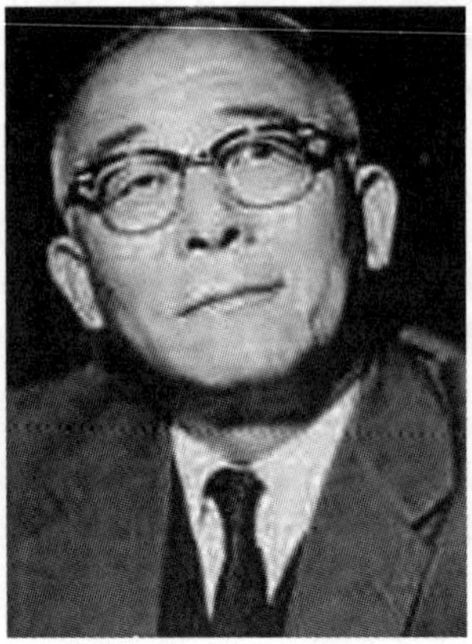
图 2-217　方颐积

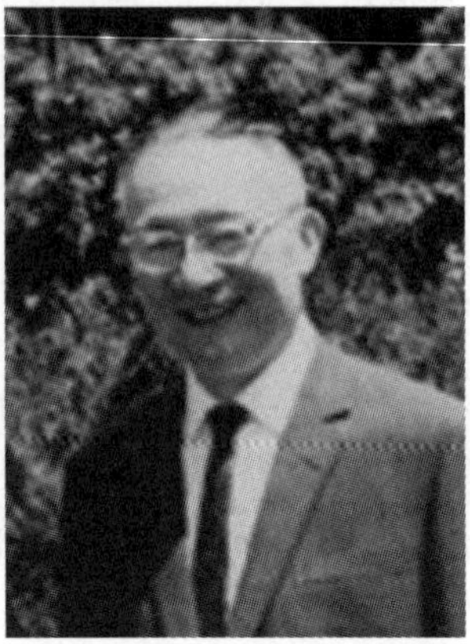
图 2-218　袁贻瑾

裘祖源在抗战胜利后接任第一卫生事务所所长。他自幼父母双亡，寄养于舅父家中。10 岁时他考入中华圣公会开办的崇德学堂，成绩优异，依靠奖学金和助学金得以毕业。裘祖源毕业后当了一位牧师的打字员，一年后，获得中华圣公会助学金并考入了北京协和医学院，1931 年获医学博士学位，后留任协和内科住院医师。1933 年按中华圣公会的规定，他赴山西大同中华圣公会首善医院内科工作两年。他在临床工作中，接诊很多结核病患者，多为晚期不易治愈型，加之母亲和舅父先后死于结核病，便萌发了献身防痨事业的念头。1935 年春，协和医院内科霍尔（G. A. M. Hall）副教授约他参加结核病在家庭传播的调查工作。裘祖源遂在当年 7 月回到协和医学院公共卫生科任助教，并到北平市第一卫生事务所任职。在霍尔和袁贻瑾的倡议下，动用了在民间捐募的结核病院筹建基金，在卫生所内创立了防痨门诊处，由霍尔和裘祖源主持，开展防痨工作。这是结核病在我国第一次与公共卫生工作联系起来。在创立初期，裘祖源和何观清、朱宗尧、蔡如升等对卫生示范区内部分居民和定县的部分农村居民进行结核菌素试验和 X 线肺部健康检查相结合的流行病学调查研究。他们历经两年时间，共检查 21000 多人，明确了北平和定县一带的结核病疫情：15 岁的儿童结核感染率达 80%以上；理发从业人员，患病率 19.2%~27.3%；农村居民的感染率和患病率远低于城镇居民。这一系列数据首次为我国分析、比较结核病疫情变化提供了基线资料。裘祖源不定期地到西山福寿岭霍普金斯疗养院和香山疗养院以及其后由他创立的北平结核病院住院部巡诊，提出“早期发现，早期治疗”的原则。1937 年，他赴美留学，专攻结核病流行病学和防治，随后又到美国东部、英国、法国、瑞士、意大利考察各该国结核病的防治机构和措施。1939 年，裘祖源归国，任公共卫生系襄教授，依旧从事结核病的防治工作。抗战时期，裘祖源在第一卫生事务所工作，组建了平津防痨协会。协和复校后，裘祖源被聘为襄教授，并兼任第一卫生事务所所长，后曾代理协和医院院长。新中国成立后，裘祖源任协和医学院公共卫生系教授兼教育长，协助筹建中央结核病研究所。他莅任中华医学会结核病科学会主任委员、《中华结核病科杂志》总编辑。他还在北京先后与蔡如升主持举办了三期防痨骨干学习班和防治所长研究班，为全国各地建立、健全防痨机构和推广卡介苗接种做出了重要贡献。

中国另一位防痨工作的先驱者是卢永春。卢永春 1922 年毕业于湘雅医学院，1923 在协和医院和 Korns 医生创建结核病专科，从事结核病教学、临床及研究。首次报道田鼠无自然源的结核菌感染，对结核菌感染的反应，证明田鼠可代替豚鼠作结核病诊断。1928 年 Korns 及卢永春离开协和医院，由 Hall 医生、裘祖源、唐希尧、王叔咸继之。1932 年 10 月 6 日，以协和医学院各科教授为核心成立了“北平结核学社”，卢永春被推选为主席。卢永春为使肺结核病得到更好的防治，在西四羊肉胡同开办了一家以个人名字命名“卢永春医院”，专门收治肺结核病人。肺结核病既需要药物治疗，也需要静养。为此，卢永春又与朋友们合资在京西创办了两处疗养院。一是八大处的天然疗养院，原址在虎头山上。另一家就是福寿岭山脚下的西山平民疗养院。两处疗养院都设在青山绿树之中，环境十分幽雅，宜于病人休养。两处疗养院主要委托主治医生代为管理，卢永春每晚阅读病人情况日报，提出处理意见，如遇紧急情况，则电话解决。周日巡诊，检查医务人员的工作，询问病人情况，对重病号做特殊处理。邓颖超、陈伯达都曾在此接受治疗。由于积劳成疾，卢永春 54 岁即去世。其子卢世璧幼时受父亲教诲“身只此身要珍重留为国家用，学需便学莫等闲白了少年头”，立志子承父业，1956 年毕业于协和，留任外科住院医师，后调入中国人民解放军总医院，在骨科领域卓有建树，1996 年当选为中国工程院院士。

第一助产学校

北京万安公墓，一座普通的墓碑背面刻着：“在我国第一位把现代科学的妇幼卫生知识从城市大医院送到农村；第一位提倡新法接生，是全世界率先培训接生婆的人；第一位在我国创办助产教育，办起了示范性的助产学校及附属产院，并把培养的骨干分派到边远落后地区；第一位在 30 年代即提倡并办起节制生育指导所；中华人民共和国卫生部第一任妇幼卫生司司长。”长眠于此的是杨崇瑞。

杨崇瑞是协和妇产科第一位女医生，深得马士敦的器重。她在临床工作之暇，从事许多社会服务。杨崇瑞在业余时间参加由兰安生开设的灯市口慈商工厂和齐化门外门诊，为女工、孕妇体检和治疗，由此结识了兰安生。1924年，一个三河县乡民写信给协和医院外科说："你们外科治得好，如使生产安全，孩子不死，该吃什么药?"外科方面将此信转送公共卫生科，兰安生与妇产科组织了一个调查团，成员有杨崇瑞，深入冀东三河县和遵化县乡村调查研究婴儿"四六风"（新生儿破伤风）。调查结果触目惊心：产妇多死于产褥感染，约半数的新生儿死于破伤风。数十年后，兰安生对此事犹记忆深刻，他们曾发现北京郊区某村，全村都依赖一名习惯极为污秽不洁的旧式稳婆接生，而当地新生儿的死亡率竟高达80%。面对如此严酷的现实，杨崇瑞心情沉重，感到公共卫生事业是关系中华民族兴衰的重大问题。1925年，她赴美进修，到美国和丹麦、奥地利等十几个国家考察公共卫生和医学教育，使她"恍然感觉到公共卫生实是一条保障民族健康的捷径，比医疗机关更具建设性和积极性"，而西方国家采用受过严格训练的助产士处理分娩的做法大可仿效。1927年杨崇瑞回国后毅然放弃了待遇丰厚的临床工作，投入兰安生麾下，任公共卫生科讲师兼第一卫生事务所保健科主任。兰安生对杨崇瑞的影响至深，他发掘、引导、培养和支持杨崇瑞从事妇幼卫生事业。创业之初，挫折重重，兰安生鼓励杨崇瑞说："变革发生时，人们无法预料它的即刻效果。社会变革尤其如此。"[238]

妇婴卫生是公共卫生事业的基础，"国家之强盛，基于民族之健康；民族之健康，则又基于妇婴卫生"。可见妇婴卫生与国家强盛和民族健康密切相关，其重要性可想而知。十九世纪，西方产科学突飞猛进，过去导致产妇死亡的产褥热，在十九世纪中后期得以攻克，其妇婴卫生事业水平远远高于中国，而产妇及婴儿的死亡率则远远低于中国。然近代中国，由于贫穷落后、卫生条件差，绝大多地区采用的仍是"稳婆"旧式接生法。1901年，英国医生波尔特（Mabel C. Poulter）在福清县工作时，惊讶地发现当地的"助产人员"是未经培训、毫无医学知识的中老年妇女。为了"给婴儿开路"，她们用长长的手指甲抓破会阴、阴道及宫颈，造成产后瘢痕、产道狭窄、肛门阴道瘘、膀胱阴道瘘等严重并发症。而新生儿也常因此罹患破伤风，死亡率高达70%。杨崇瑞归国后对北京邻近地区的调查结果显示：产妇死亡率为17.6‰（英国为3‰，美国为5‰，日本为4‰）；婴儿死亡率为275‰（英国为90‰，美国为87‰，日本为187‰）；每日中国产妇死亡者约有600人，其中400名产母是"不应死而死者"。主要原因一是不明产科生理与病理之别；二是不知消毒灭菌之法，致产妇发生产褥热，或婴儿发生破伤风而死者不在少数；三是不明饮食卫生之法，使产母在孕期产期调养失宜。令人忧心的是，当时这些知识不仅产妇不知，连负责接生的稳婆亦未具备。此时，中国仅有 500 名正规助产士，但却有 20 万旧式稳婆。杨崇瑞迅速意识到问题的症结：要在各项建设均处于落后的中国推广新式接生，关键是培养新法接生人员，而最便捷的办法就是对旧式稳婆进行严的监督、管理，并训练她们科学地处理分娩。1928 年，杨崇瑞撰写了《我国助产教育》的论文，并在中华医学会第七次年会上宣读。详细阐述了助产教育的重要性，对建立助产学校的设施、课程设置以及实习等进行了详加论证，旨在普及，着重数量。关于实习方法，特别强调助产学校应有自己的产院，方便学生实习。这篇论文引起了与会人员的赞同，并在《中华医学杂志》发表，受到医学界的重视和赞赏。此时恰逢中国政局大致稳定，政府对于国家卫生事业也日渐重视，开始正视稳婆问题，制定了《管理接生婆规则》，规定各地的接生婆之年龄须在 30～60 岁之间，应受短期之训练，并给予适当之考核；须“向营业地该管官署，请领接生婆执照”；接生婆必须“耳目肢体及精神状态均健全，并无传染病者，始得请领执照。”[239]

1928 年北平市卫生局成立，设有保婴股，专司全市妇婴卫生工作以及监察接生婆和助产士。此时北平有三百余稳婆，新旧助产人员的比例约为 1∶3。同年，杨崇瑞赴菲律宾等地考察助产教育。归来后，在卫生部部长薛笃弼和教育部部长蒋梦麟的支持下，成立北平市产科教育筹备委员会，由杨崇瑞、曾宪章、李德全、王逸慧、方石珊、祝慎之、周瑞麟、郑河先、宋友竹等组成。该会筹设了北平市卫生局接生婆讲习班及助产士讲习班，并拟具《中国助产教育意见书》呈教育部。1928 年 11 月 16 日上午 10 时，北平产婆讲习所在东城干面胡同红十字会内举行开学典礼。其宗旨为“维护产母，救济婴儿，根据固有的经验补充缺乏的技能，教授新知，扶持旧业，为产母保生命，为婴儿策安全，人口增加，国基永固。”将助产与强国连为一体。北平产婆讲习所的入学资格为：“二十五岁以上，六十五岁以下之旧式产婆，视听力完全，精神灵敏者为合格。”第一次共招生 30 人，全为女性，文盲，平均年龄 54 岁。其训练内容重点有：顺产的消毒、脐带之正确处理、如何识别分娩过程中的危象。第一批学员有 19 人毕业，毕业的接生婆配有接生篮，内有围裙、套袖、消毒纱布、绷带、手巾、剪刀、滴管、酸银、肥皂、刷子和一些消毒溶液。此讲习所的成效颇佳，共培训接生婆 360 人，其中包括为清朝末代皇帝溥仪接生的原皇家稳婆[240]。与此同时，杨崇瑞还在第一卫生事务所改造“接生姥姥”，并在通州全县轮流训练旧稳婆。1930 年上海市卫生局局长胡鸿基在上海中德助产学校开办接生婆训练班。

1929 年 1 月 23 日，国民政府卫生部部长刘瑞恒会同教育部组成中央助产教育委员会，颜福庆任会长，杨崇瑞是9名委员之一。委员会第一次会议决定，在北平先筹设一所国立助产学校。11月，杨崇瑞主持创建了中国第一所示范性的现代化助产学校——北平国立第一助产学校及附设产院，院校址紧邻麒麟碑胡同，取其“麒麟送子”之意，此外这里是当时北京的产婆集中之地。杨崇瑞亲任校长，聘请宋美龄等政府要员为顾问，制定“牺牲精神，造福人群”为校训。第一助产学校实行校长负责制，下设教务、医务、事务三个股。教务主任曾宪章系协和护士学校首届毕业生，对助产教育及医院管理甚有经验；医务主任杨葆俊系协和女子医科大学毕业；事务主任程明德系北京法学院毕业，皆为一时之俊才。学校设本科班，招收高中毕业生，学制两年（后改为三年），任务是训练助产师资和行政管理人才。还附设助产训练班、助产士进修班、助产士特科（训练在职护士）、助产士研究班、助产师资训练班等。学校聘请谢少文、潘光旦、林巧稚等专家教授来兼职给学生讲课，教学质量颇高，被誉为“北平八大学府之一”。学生毕业前，除产院实习及出诊实习外，还要到各学校及产院的各业务科室实习行政管理，然后再到地方机构和农村实习。实习的地点包括北平市妇婴事务所、北平市第一卫生事务所、燕京大学社会学系和乡村实验区等。毕业生要具有独立管理助产学校和产院的能力，要学会骑自行车、骑马以便下乡及到山区工作。建校经费由美国洛克菲勒基金会每年资助1.1万元，从国库支给3万元，共计4.1万元。为增强学校师资力量，杨崇瑞派遣章斐成、史宏耀、曾宪章、林斯馨、管葆真、陈怡迪、余琼英等赴英国学习助产教育及进修助产专业知识，后分别任国立第一助产学校附属产院病房负责人、江西省立助产学校教务主任、南京国立第二助产学校教务主任等职务。1929~1939年的10年间，国立第一助产学校办本科13个班、助产士进修班11个班、助产士特科8个班、助产士实习科5个班、助产士师资训练班1个班，共毕业255人。毕业生中的88.92%派往全国各省立公共卫生机构和边远地区，只有13个人开业（占5.10%）[241]。在10年中，有20多名国立第一助产学校的教职员被派往各地担任助产学校校长、教导主任，附属产院院长等职。

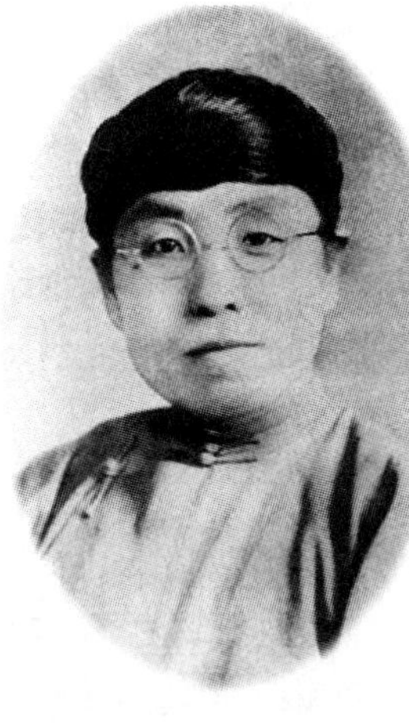

图2-219　杨崇瑞

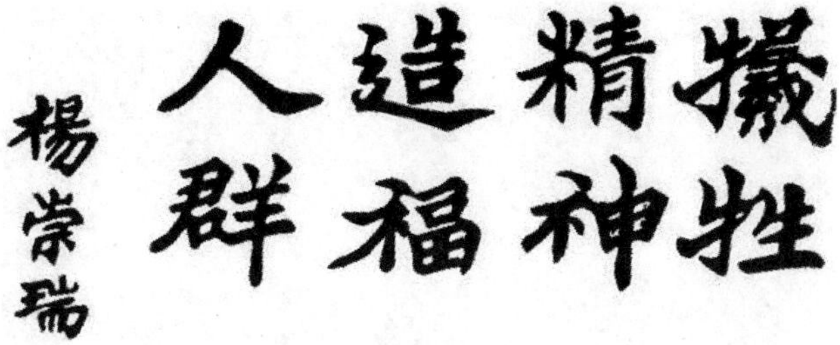

图 2-220　杨崇瑞 1929 年校训题字

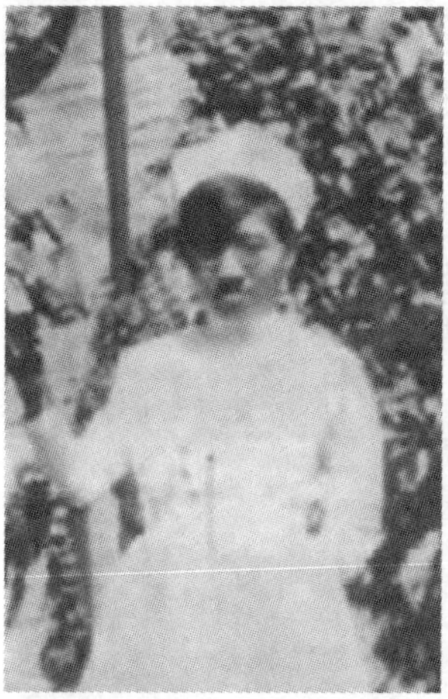

图 2-221　曾宪章

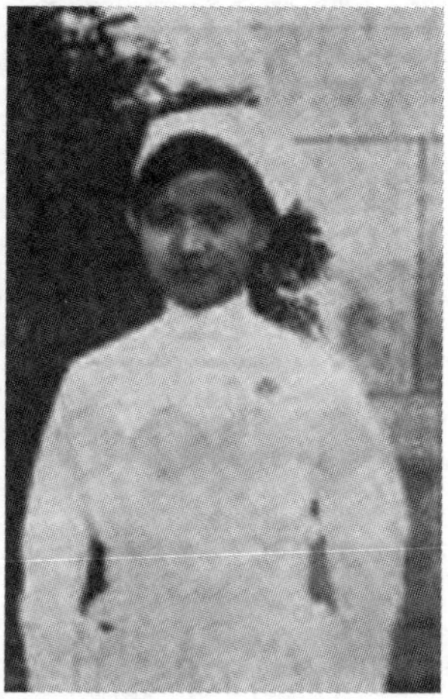

图 2-222　章斐成

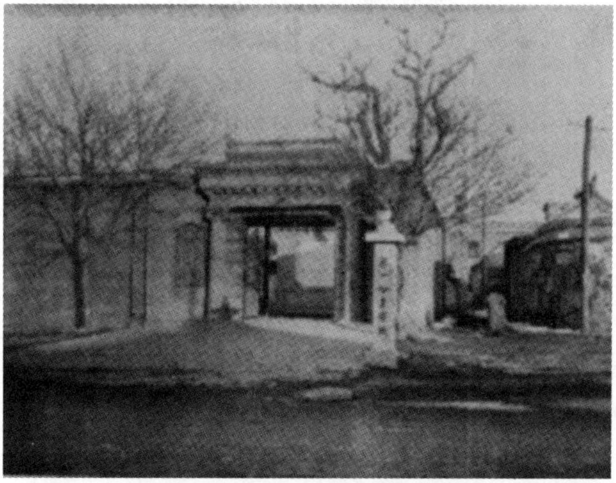

图 2-223　北平国立第一助产学校

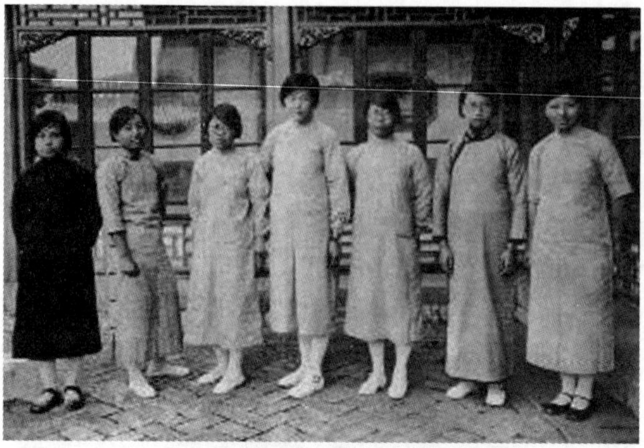

图 2-224　第一助产学校学生自治会

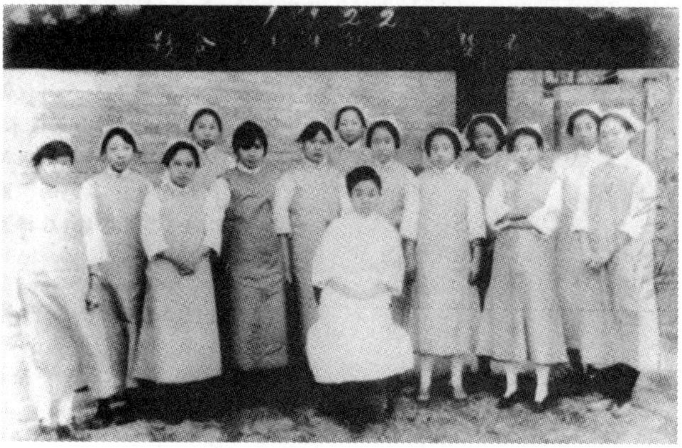

图 2-225　杨崇瑞与妇婴学院学生

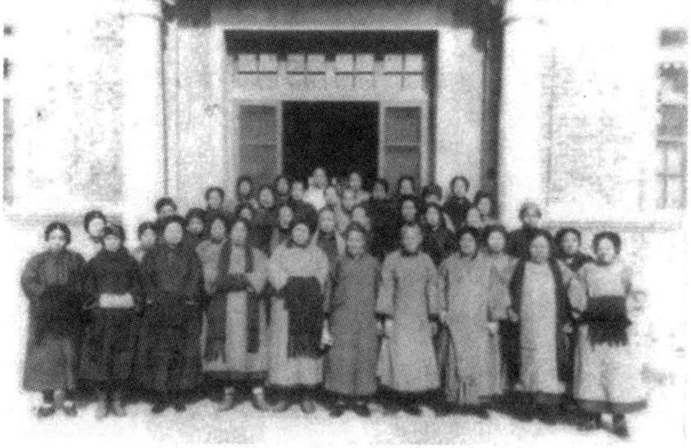

图 2-226　北平产婆讲习所学员

1933 年杨崇瑞担任南京中央卫生实验处妇婴卫生组主任，将国立第一助产学校模式推广到全国。首先在南京成立了国立第二助产学校（后改称中央助产学校），自任校长，曾宪章任教务主任。其后陕西、青海、甘肃、贵州、四川、河南、浙江、山东、武昌、南昌、海南岛及河北清河、定县等省、市、县也先后创办了助产学校。1937 年抗日战争爆发前，中央各省、市立案的助产学校已有 54 所，其中十几所学校有附属产院。此外，还有私立助产学校 14 所，未立案的助产学校多所，在西北地区还创办了 12 个乡村卫生队。1934 年，全国登记有册的接生婆猛增到 4653 人，数年时间增长近 10 倍。杨崇瑞的学生遍及全国，在各助产学校勤勉工作，推动了全国妇幼卫生和助产教育工作的开展。

"有所谓的外国反动医学人士来华，拟宣传所谓的节制生育，国人则有一奇装异服的中年妇女前往迎接……居心叵测，值得注意……"——1936 年 4 月 21 日，《世界日报》刊登上述报道。"所谓的外国反动医学人士"即马丁夫人（Mrs. Edith How Martgn），她陪同山额夫人（Mrs. Margaret Sanger）二度访华。但因健康问题，山额夫人在上海停留不足 24 小时就乘轮船回国，由马丁夫人代替赴北平。山额夫人是美国护士，20 世纪初叶，她在美国自办刊物，推动避孕方法以及节育观念。1922 年因出版"猥亵"刊物被判刑并驱逐出境。马丁路德金评价说："玛格丽特 · 山额为了健全人性而被判刑入狱，今天我们为她的勇气和洞察力而表示敬意；没有它们就没有开端。"在得知日本拒绝其入境后，蔡元培和胡适邀请山额夫人来华访问。4 月 19 日山额应邀首先在北京大学讲演，由胡适担任翻译，轰动一时，由此将生育限制观念引入中国。"奇装异服的中年妇女"则是杨崇瑞。杨崇瑞深受山额夫人节育思想的影响，她认为由于生育过早、过密、过多，使中国妇女身心负担过重，遭受到不必要的损失。同时对子女也不能很好地进行抚养和教育，因此提出了"限制人口数量，提高人口素质"的主张。她在保婴事务所，开设了节育门诊。1933 年，由协和医院附属北平市第一卫生事务所杨崇瑞、清华大学社会学系陈达和雷洁琼，分别代表所在单位，共同发起成立节制生育咨询部，开展节制生育工作。与此同时，第一卫生事务所开办了节育门诊部，由杨崇瑞担任技术指导，为要求做节育手术的妇女解决技术问题。1936 年获悉山额夫人、马丁夫人来华，杨崇瑞、雷洁琼、沈骥英等邀请她

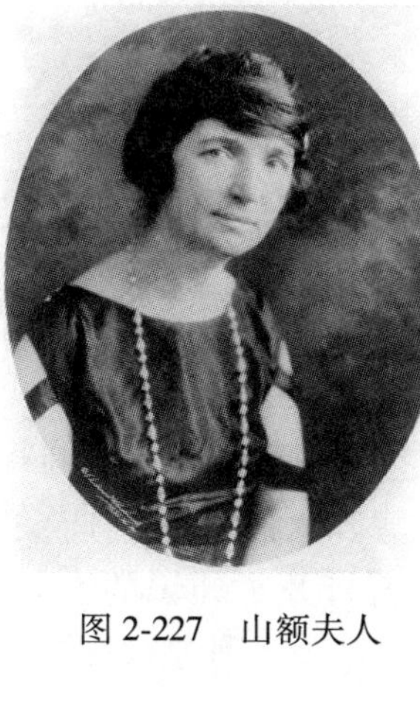

图 2-227　山额夫人

们来京讲学。1936 年 4 月 21 日马丁夫人到北平，在协和医院讲学三次，听众 1600 多人，多为医药卫生界工作人员，其中有国立第一助产学校本科各班学生及各种训练班全体学员。马丁夫人的讲题为《节制生育的各种措施及今后的展望》，这是最早在我国举行的一次国际节育技术交流活动。

1948 年，杨崇瑞被联合国国际卫生组织聘为国际妇婴卫生专家，赴欧洲考察助产教育和妇婴卫生。1949 年，应周恩来、李德全之邀，杨崇瑞辞去国际卫生组织的高级职务，回到新中国，被中华人民共和国卫生部妇幼卫生局第一任局长。她在全国建立起妇幼卫生保健网，使推行妇幼卫生工作有了组织保证，使中国的产褥期死亡率、新生儿死亡率都达到世界先进水平。终生未婚的杨崇瑞曾诙谐地说："我和妇幼卫生事业结了婚，全中国的儿童都是我的孩子。"

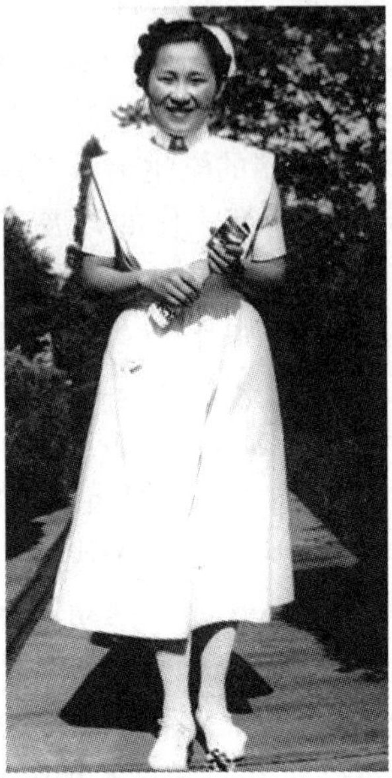

图 2-228　杨英贞 1940 年毕业照

在杨崇瑞的影响下，她的侄女杨英贞报考协和护理学院，1940 年毕业后入协和医院工作。20 世纪 40 年代末期，杨英贞赴加拿大、美国进修。1949 年她和姑姑杨崇瑞不谋而合，放弃了在美国良好的工作环境和优厚的工资待遇，在一个月之内相继回国。回国后，她任北京人民医院门诊部主任，曾参与地段居民的保健工作。

人间再无晏阳初

百年以来，中国知识界对于农村改造的热情投入与远见卓识，无人超过晏阳初。定县实验，是国内第一流人才，创制第一等计划，做出来的第一等工作，在海内外产生了广泛而强烈的反响。诺贝尔奖获得者赛珍珠评价说："他在世界黑暗之处点亮了一盏明灯"。1943 年，在纪念哥白尼逝世 400 周年的庆典上，晏阳初与爱因斯坦、杜威等十人当选为"现代先驱科学家（Modern Pioneer Scientists）"。颁奖评语是：他是一名杰出的发明家，他所创作的简单、易学的识字课本为千千万万的文盲打开了知识的大门；他是一名卓越的领袖，他带领中国一批受过高等教育的人下到农村推广农业科技，大幅度地提高了农民的生产力。1985年，95岁高龄的晏阳初受邀回国重访河北定县和重庆，他兴致勃勃地与重庆社会科学院共同拟订了建立“中国乡村建设研究中心”的初步方案。1989年，美国总统布什在给晏阳初的生日贺辞中说：“通过寻求给予那些处于困境中的人以帮助，而不是施舍，您重申了人的尊严与价值。”

晏阳初曾向全世界提出一个问题：“为什么不能团结所有国家、所有地区的人民以共同打击我们的敌人——愚昧、贫困、疾病和腐败政府呢?”[242]

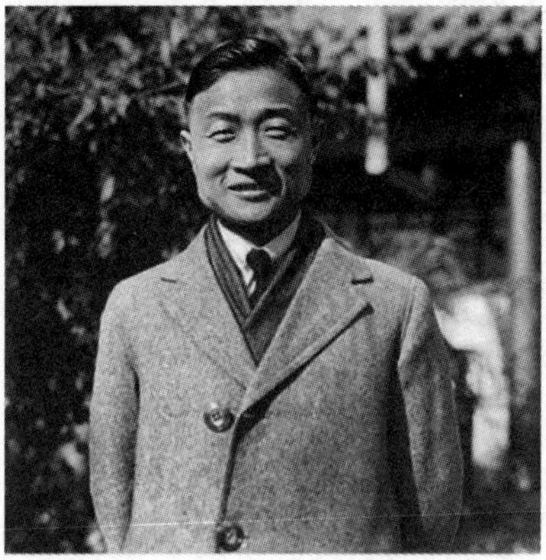

图 2-229　晏阳初

晏阳初，英文名 James C. Yen。1890年10月26日出生在四川省巴中县城。父亲给他起名兴复，字阳初，寓意复兴国族、旭日之初。少时就读于基督教内地会创立人戴德生（James Hudson Taylor）创办的教会中学，毕业后任职于辅仁学舍，与牧师史文轩（James Stewart）共事，情感甚笃。在晏阳初的心目中，“他是一位了不起的人物，象征着基督的牺牲自我，以德报怨”[243]。史文轩殉职后，晏阳初即以 James 为英文首名，以示纪念。经史文轩推荐，他到香港求学，期间深受布道家穆德诚挚言论之影响，立志终生为苦难同胞服务。后赴耶鲁大学深造，期间参加了穆德主持的“国外传教学生志愿者运动”及基督教青年会。1918年，晏阳初在耶鲁大学毕业后第二天即束装赴法国战场参加对华工服务工作，为华工代写代读家信，并办报纸、设立华工识字班，开创我国平民教育运动先河。晏阳初曾收到一位华工来信，文曰：“晏先生大人：自从您办周报以来，天下事我都知道了。但是，您的报卖得太便宜了，只十个生丁，恐怕不久要关门。我现在捐出我三年的积蓄，365个法郎。”这冒着生命危险赚来的血汗钱让晏阳初不胜感动，他自言：“我去法国，原是想教育华工，没想到他们竟教育了我”，于是立志“回国以后，不做官，不发财，把我的终身献给劳苦的大众。”[244]由此事晏阳初得有两大认识，一是中国的高级知识分子与底层是如此隔阂，不识自己同胞的艰辛只是因没有受教育的机会，才陷入贫困与无知，沦为被欺凌被奴役的对象，忧虑于若再不改变现状，四万万的大民族有不能生存于智识竞争世界的危险；二是穷苦百姓上蕴藏着无限的聪明才智，并含着有乐观善良的天性。

回国后晏阳初与熊希龄夫人朱其惠、陶行知、胡适等创建中华平民教育促进会总会。所谓平民之平，则有两重含义，一则是平等之意，无论白人、黑人、黄种人、穷人及富人，人格上都是平等的；二则是取意天下太平，若人人无机会受平等的教育，则天下也不会太平。由朱其惠任董事长，晏阳初任总干事，从事平民教育，初期所有费用由朱其惠承担。毛泽东对此曾表示支持并应聘为平民学校教师。他们发动的中国高级知识分子走出象牙塔，回到民间去的“博士下乡”运动，更是亘古未有的壮举。

在城市从事平民教育的晏阳初逐渐认识到：“吾国以农立国，全国人口，农民约占百分之八十五，故吾国乡村问题，可谓即整个国家问题。……吾人欲复兴民族，亦必须由复兴农村做起。”1926年，定县翟城村的米迪刚父子力促晏阳初到定县建立平民教育模范村。自19世纪90年代起，米家就在当地推行乡村教育改革，因战乱屡次中断。定县的地理位置非常理想，既靠近铁路直通北京，又远离政治中心。1929年，晏阳初举家迁居定县，平教会总机关与全体成员及家属也同时迁往定县。“自北京迁到定县，不是地理上几百里路的距离，实在跨越了十几个世纪的时间。我们必须克服一切困难，在各方面尽力使我们适应乡村生活，和农民同起同居，千万不能在定县形成小北京！”[245]在晏阳初的感召下，一批又一批的留学生、大学生、教授、学者和医务工作人员，为了探索一条用教育改造社会的道路，离开生活舒适的大都市，纷纷奔赴条件艰苦的农村，参加定县实验工作，一时间，形成了世人瞩目的“博士下乡”同农民为伍的新局面。定县成为平教会的重点，全年经费85%用于定县。农村问题极为繁杂，晏阳初等经过多年深入民间，了解农民的实际需要，创造了文艺、生计、卫生、公民四大教育连环并行的制度，解决中国人“愚、穷、弱、私”的问题。而“关于农村问题，所包含者至多。……而其中尤为重要者，实为卫生问题。我国乡村卫生不良，殆为我国贫弱之主因。”[246]为寻求主管卫生教育的适宜人选，晏阳初赴协和与兰安生接洽。后者推荐了出身于农家的协和博士姚寻源，他的背景有利于在乡村开展工作。但姚寻源2周后即将出国深造，留给晏阳初的时间不多了。

博士下乡

晏阳初曾受邀到协和演讲农村建设的重要性，感染许多协和人，姚寻源是其中之一。姚寻源是北京协和医学院第二届毕业生。在世家子弟云集的协和，姚寻源的出身显得格格不入。他于1898年出生于河北保定一个农民家庭，家中一贫如洗，在教会的帮助下完成中学学业。在读期间，靠纺织地毯贴补学费，因成绩优异，被教会资助入协和医学院。四十余年后，他的同学袁贻瑾仍记得姚寻源那双粗糙而遍布老茧的手。1922年，姚寻源参加"裁兵运动"游行，上台演讲，"辞意新颖，慷慨悲歌"。毕业后他回到家乡保定思罗医院工作，因喜爱网球运动，得以结识张学良。在每次比赛前张学良都要注射吗啡，姚寻源问张学良："你既参加体育运动而又扎吗啡，这不是矛盾吗?"张学良笑笑说："为了打败你们，我不扎针怎么有精神?"不久姚寻源回北京任协和内科医师。1929年，姚寻源获洛克菲勒基金会资助，拟赴美国深造。启程前两周，晏阳初两次与之晤谈，晏的高超说服力和真诚打动了姚寻源。身于农村的姚寻源深知中国广大农村缺医少药的状况，因此毅然推迟赴美计划，出任平教会卫生教育部主任，成为乡村卫生专业的先驱。1929年10月姚寻源在平教会总会内设诊所、药房。他的首要目标是要降低伤寒和肠胃病导致的成人及婴儿死亡率和天花发病率。

晏阳初在美募捐时，曾特地拜访关注实验公共卫生的密尔班克纪念基金会（Milbank Memorial Fund），其科学部主任埃德加·赛敦斯蒂克（Edgar Sydenstricker）是一位传教士之子，出生于上海。其父赛兆祥（Absalom Sydenstricker）是美南长老会来华的著名传教士，先后创建清江仁慈医院、镇江基督医院、泰州基督医院、宿迁仁济医院。其妹是赛珍珠（Pearl Sydenstricker Buck）。他了解中国乡村的情况，对中国有深厚的感情。在他极力促使下，基金会捐助5万美元，用于设备和训练费用。赛敦斯蒂克后赴中国任平教总会卫生教育科学顾问。姚寻源用此资金建起了一个有25张病床的医院，同时调查农民每年负担医药费用。调查显示，每家每年医药费用为一元五角，平均每人为三角；而每村所能承担的卫生基本组织的经费不超过五十元。无法雇请注册护士和医师，故应以最经济的组织，推行最简单的事业，只有尽量利用普通人加以训练负起责任。随即开展卫生宣教、清洁水源、在各村培训诊所护士、公共卫生护士及种痘学生等，一月之内为定县百分之二十的人种痘，控制了定县天花患者的发病率。之后建立了县保健院及多个保健站，成立巡回医疗队，并开展了学生查体、探索妇婴卫生等诸多措施。姚寻源在定县工作两年，开创了中国乡村卫生工作的先河。其各项措施的得失经验弥足珍贵，为后来者指明了方向。1932年姚寻源离职赴美深造，归国后为我国西南、西北等边陲落后省份的公共卫生事业做出了巨大贡献。为了继续开展定县的乡村卫生事业，晏阳初开始物色姚寻源的接任者，他的目光仍是投向协和。

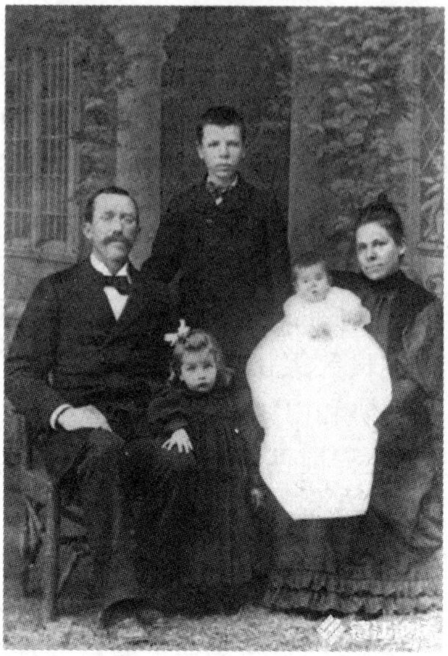

图 2-230　赛珍珠兄妹与父母合影

“中国医院毕业生原就不多，又都只愿留在城市赚钱，从不顾及几万万乡村人民没有医疗照顾。……如果你想在中国实行公共卫生，应该为百分之八十人民服务，这才是适合国情的公共卫生。如果全国百分之八十人民无法接受公共卫生科学，中国怎能成为一个健康的国家！”[246]晏阳初的话打动了陈志潜，1932 年陈志潜举家定居于定县，接替姚寻源担任平教总会卫生教育部主任。陈志潜少年时期母亲、姐姐、弟弟、姑姑患病相继身亡，使之立志治病救人、济世助人。在李振翩的指引下，报考北京协和医学院，名列榜首，与朱章赓、钟惠澜、林巧稚、荣独山、施锡恩等同班。在校期间深受兰安生影响，陈志潜产生了献身我国农村保健事业的志愿，1929 年毕业后，在陶行知先生的感召下，毅然与新婚的妻子王文瑾一道到南京郊区晓庄师范学校，担任了乡村卫生实验区主任。他在余儿岗开设了一个“夫妻卫生所”，自己当医生，妻子当护士，为农民防病治病，同时指导晓庄师范学校的学生实习。1930 年赴美国哈佛大学公共卫生学院，从师于著名的公共卫生学家 M. Rosenau 教授。“九・一八”事变后迅即回国，任中央大学卫生教育系主任。在晏阳初的说服及感召下，放弃公职，来到定县，

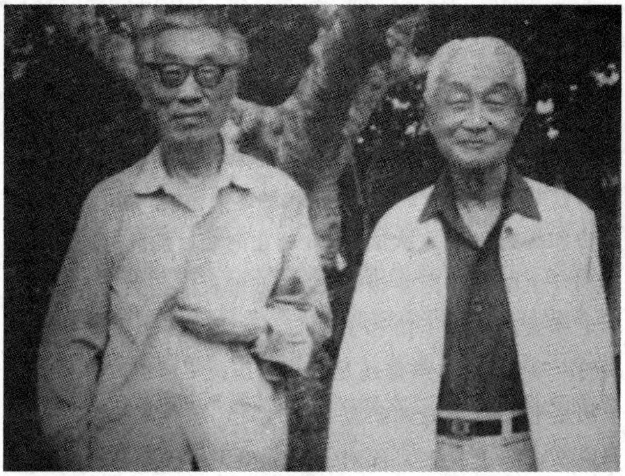

图 2-231　陈志潜与晏阳初

开始创建“定县模式”。

他首先反思了姚寻源的得失经验，断定不能走过去那种由传教士医生在城市开设医院，等病人上门，光治不防的模式。经过仔细的调查，陈志潜首先突破了“专家论”的桎梏。中国乡村的社会组织非常简单，一切事业都以普通常识为指南。在广大农村，“科学”与“商业”的合谋恰恰阻遏着西医的普及范围，“一般人民的心理不容许科学与商业同时同等的发展。打盐水一针，收大洋十元，是日见不鲜的事实，就蛮可以证明医学商业化后必定流于欺骗。最漂亮的医生，应用最漂亮的器具与言语，专门伺候社会上极少数的阔老爷姨太太，是今日社会上大多数知名医师的勾当。这种欺骗与装饰的形态，绝对是一种科学商业化后的结果，与中国人民健康毫无关系，与国家办医学校送留学生的目的是毫不相干的。”[247]“低级医生之培植，不求其有充分医学知识，但可以教以特种地方病之医治方法，与简单医学知识。盖服务农村，俸薪菲薄，能力强者每难久安，此项低级医生，技术有限，欲望不高，较能适应农村经济条件。”[248]在此基础上，陈志潜开拓了一种连接现代医疗与小农经济的办法——农村三级保健网。定县卫生保健制度分为三级：村——区——县。村级由村平民学校毕业同学会选出会员一人，经过 2 个星期的培训，成为村保健员。区级设保健所一处，有医生、护士、助理员各一人。县级设保健院一所，有男女医师各一，助理医师 2 人，护士 8 人，药剂师 1 人，检验员 1 人，事务书记及助理人员 6 人。定县农村保健网到 1935 年已发展到 6 个区，有 220 名村保健员，约覆盖半数的村庄。不过几年的时间，这里的轻、重病人都得到及时而科学的诊治。

农民们不再受新生儿破伤风、产褥热、天花、黑热病等病的威胁，各种肠道传染病也大大减少。他们还经受住了1934年华北霍乱特大流行的考验，全县只发生少数几例，无一人死亡。特别难能可贵的是，整个保健网的经费平均每人每年仅为0.10元（约折合0.05美元），即使是比较穷的社区也能承受得起[249]。

这套制度的建立和运行，有效地缓解了当时定县缺医少药的困境，“创造性地为极端贫困的华北农村社区找到了一个享受现代医疗保健服务可行的模式”，从而获得了相当的赞誉。前联合国儿童基金会执行主席、兰安生之子格兰特（James P. Grant）说：“陈博士是系统论述在低收入的社会中，如何弥补现代医学知识及其应用之间停滞不前这一迫切社会问题的先驱之一。……他们（在定县）所建立的原则，在过去半个多世纪已证明为完全可行的。”1937年，在日内瓦举行的国联远东政府乡村卫生会议上，卫生署长刘瑞恒对几年来中国的乡村卫生建设进行了总结：实行的将县、区、乡联系在一起的卫生制度比其他的制度更为成功，在这一制度下，县级行政机关提供技术服务、农业发展和公共卫生得以实施的政治保障，涵盖了国家帮助下的人口；这些计划是如此廉价，以致人们能够负担得起费用；组织是如此良好，以致不同的人口都能接受公正和平等的对待。中国医疗和公共卫生的成绩成为了当时世界的典范。自然，陈志潜所确立的“定县模式”亦非完美。1935年燕京大学的廖泰初对保健员制度提出了质疑：“没有报酬的事业，是不能继续持久的。有保健员的训练，而不能成为职业。有产婆的训练，亦不能成为职业。平教会之事业，不是救济，保健员和产婆，也不能只是救济。”[250]

1937年“七·七”事变后，日本侵华，定县卫生实验区被迫全部停顿。陈志潜经沪、港，只身到长沙、贵阳参加战时救护工作。1939年他受命出任四川省卫生实验处处长，为数以百计的伤员组织救护、安置工作。陈志潜为四川省的卫生建设工作做出了较大的贡献，建立起市、县公立公共卫生机构80余处，这在当时全国各省中是绝无仅有的。1945年协和复校，聘请陈志潜为医学院董事，同时派他赴美国考察战后的公共卫生教育。1947年陈志潜创办重庆大学医学院。CMB主席席瓦兹博士（Dr. M. Roy Schwarz）评价说：“自1929年起，陈志潜教授创造性地探寻解决中国农村卫生困境的途径。他所面对的问题促使他所建设的农村卫生组织围绕一个新的引人注目的概念：初级卫生保健。他提出的这个概念今天已经被全世界所接受。世界卫生组织（WHO）指出，初级卫生保健是全球人人享有卫生保健的主要基础。”40余年后，晏阳初评价说，陈志潜的工作是“促进中国公共卫生发展的最伟大的贡献。”

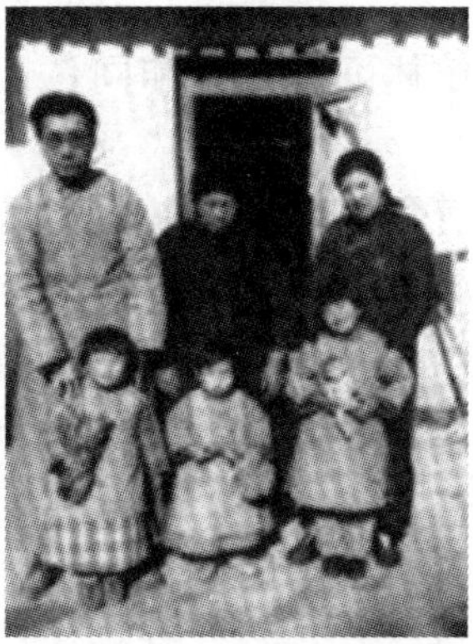

图 2-232　陈志潜全家在定县

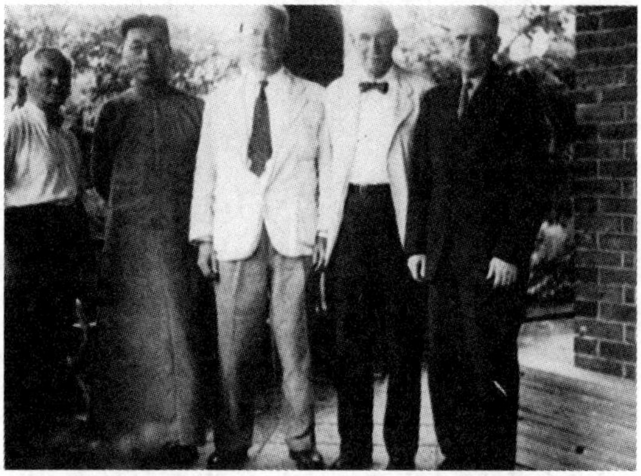

图 2-233　陈志潜与参观专家合影

在传统中国，缺医少药是农村的一种常态，医疗条件的缺乏则直接导致民众身体的病弱。有效地增进身体的健康也就增进国家的力量。博士送医下乡不仅是一个输送医药、技术和服务的过程，也是一个形塑观念与习惯的过程，还是一个国家认同与合法性重建的过程；包含着制度创制、合法性、国-民关系重构等“国家建设”多重面向的深刻内涵，从而成为一种诠释现代中国政治的理想图式[251]。

晏阳初在定县同时开展了乡村护理工作，创建护士学校，并设立农村护理科，由协和护校 1929 届毕业生周美玉负责。周美玉幼时家境优渥，外祖父程褚廷是晚清美国留学幼童，毕业于耶鲁大学，是中国电报学的先驱。周美玉少年时就读于教会学校，毕业后不顾家人反对，考入燕京大学护理预科。周美玉曾赴定县附近的救世军医院实习，目睹当地一位美国教师仅以一碗清水汤面糊口，白开水待客，极为震惊。由此立志甘于贫苦、服务他人。当她得知定县实验时，遂要求提前结束实习，赴定县从事乡村护理。胡智敏阻止了她，建议她完成实习。六个月后，周美玉结束实习，随即赶往定县，开展医疗防疫、卫生宣传、学校卫生、助产与妇婴卫生等护理工作，并兼任县保健院护士长。陈志潜曾回忆“当年护士长周美玉的清洁、整理、饮食、护理各方面都要求严格。”1933 年周美玉受洛克菲勒基金会资

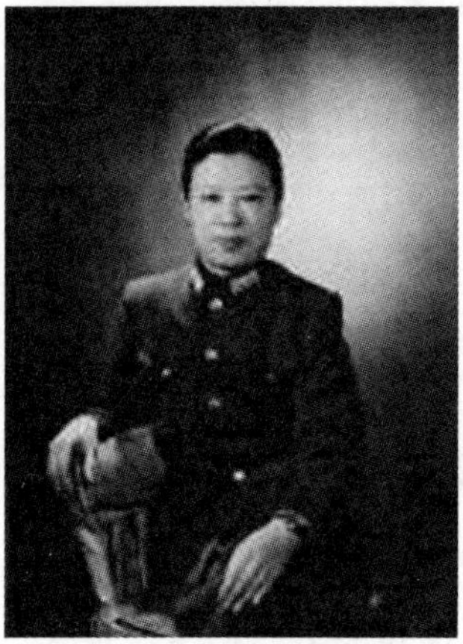

图 2-234　周美玉

助，赴美国麻省理工学院进修公共卫生，相继获得学士、硕士学位。抗战爆发后，周美玉骑车离开定县，但途中遭遇日寇，不得已抛弃心爱的自行车藏匿。擦干眼泪的周美玉，旋赴抗战前线，追随林可胜等协和同仁，开创了我国军中护理之先河[252]。

洛克菲勒基金会从建立“协和”开始就存在着如何与中国的现实需要相结合的争议，因为中国广大百姓缺医少药的情况太严重了，这样一所医学院似乎脱离群众太远。但是主流思想还是建立“精英模式”，培养中国医学界未来的领袖。随着在中国越来越深的卷入，基金会负责人对中国的实际情况了解日深，感情和同情也日深。1931 年与 1934 年冈恩的两份中国考察报告，指出目前的工作太脱离中国实际，必须改弦更张，面向占人口绝大多数的卫生和教育。这是基金会在华工作的转折点。20 世纪 30 年代初洛克菲勒基金会的工作从医学转向公共卫生，自始至终资助并参与了晏阳初的乡村建设计划。基金会首先定向资助现有的一些大学的有关学系、专业或训练班为此培养人才，如南京大学农业经济系、中央大学畜牧兽医系、燕京大学法学院建立社会学系，开设训练乡村管理人才的专业，在南开大学生物系和化学系开设面向农村的课程等。此外还设立了特别奖学金，在协和医学院培训从事乡村公共卫生的护士。抗战爆发后，基金会协助有关人员，连同定县的试点迁往内地。1938 年 4 月的董事会通过特别决议：1938~1939 年度继续为在华工作拨款，其中最主要的是迁往内地的乡村建设的项目。1939 年的会长报告中对基金会得以在艰苦卓绝的环境中与中方合作把这项工作继续下去表示惊喜和自豪，认为不论战争的结局如何，这一领域的工作必将对中国的未来起重要作用。从 1934~1939 年，基金会为该项计划出资 150 万美元。在 1941 年以后的极端艰苦条件下，基金会继续给予资助使部分工作得以因地制宜地继续进行，并取得一定成效。

丙寅医学社

协和建院伊始，学生们在刻苦学习的同时，也深切地关注国事，以国家复兴为己任，冀望以“医术救国”。1922 年协和学生齐聚礼堂，参加裁军运动，姚寻源慷慨悲歌。1923 年 5 月 7 日举行国耻纪念，揭露日本政府险恶用心。1924 年陈志潜写诗明志“……外人讥我为病夫，满目疮痍痛切肤，……巍巍协和专门校，名震全球有光耀，……方今国运甚蜩螗，病势人人入膏肓，既为国人当救国，沉疴立起勿彷徨，我辈蒿目为君望。”1925 年的“五卅运动”对协和影响颇深。伊博恩等英籍教师发表宣言：“……我们英国人本身自认在这件事情上，担负大部分的过误。”林可胜因游行示威遭到驻华英国公使的威胁。杨济时、贾魁、诸福棠、朱章赓、李瑞麟、陈志潜、钟惠澜等协和学生组成“协医学生沪案后援委员会”，响应北京学生联合会号召参加“五卅运动”，并推举杨济时、朱章赓、李瑞麟与陈志潜参加北京市学联。

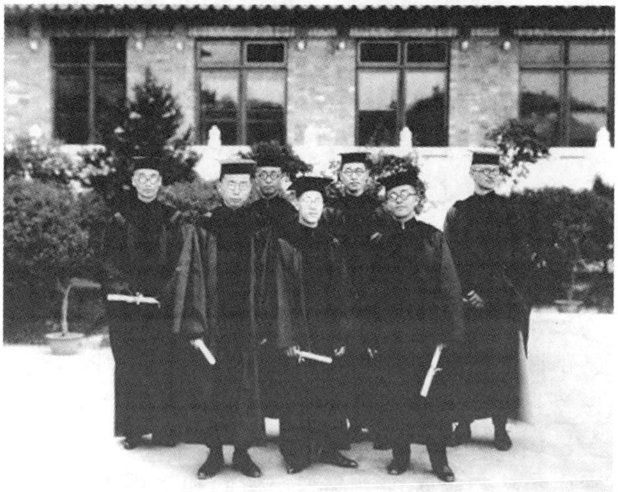

图 2-235　杨济时、贾逵、李廷安等 1926 届协和医学院毕业生合影

1926 年（农历丙寅年）的一个黄昏，杨济时、朱章赓、贾魁、诸福棠、李瑞麟、胡传揆和陈志潜等发起组织了“丙寅医学社”，宗旨是解除民众对新医的误解，普及现代医学知识，提高中国现代医学精神和专业水平，促进旧医科学化。以评论社会医事、传播新医知识为己任，不久即发行《医学周刊》。杨济时在发刊词中宣称“此刊的目标，既非发挥医理，亦非普及验方，但在引起同志对于科学的医学，在国内现在及将来之地位上发生一种兴趣。劝告同胞在病前病后，对于科学的医学表现一种相当的了解。……科学的医学，在观察上当然可以分为各方面，依我个人的意见，民众怎样能认识科学的医学确是一个很急切的问题。”《医学周刊》参与讨论了近代中国医学发展中的许多大事如中医革新、设立国医馆等，在周刊第六卷第一期上，专设了“古代医学”这一栏目，共收入《医学的进化》《印度的医学》《印度古代的医学》《埃及古代医学》《中国医学的起源》《周之医学》《内经年代考》《素问之学说》和《素问之医学》共计九篇文章，从世界医学史的角度，对中国传统医学进行了研究。协和的卢永春、秦光煜、胡懋廉、钟惠澜、施锡恩、陈舜名、刘士豪、朱宪彝也经常为《医学周刊》撰写文章。这些文章，后来一度被作为医学院校医学史教学的

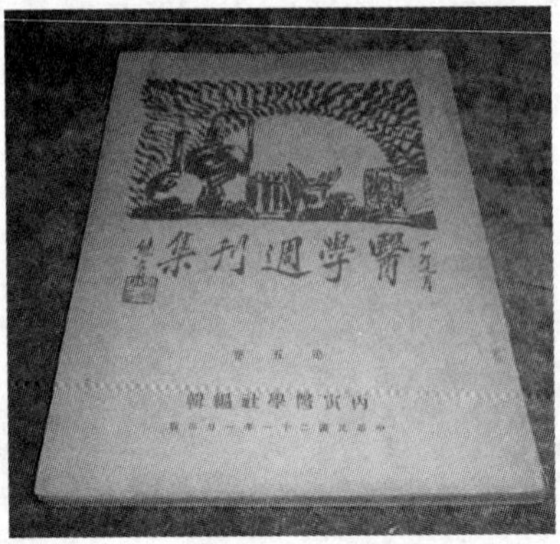

图 2-236　医学周刊集

教材使用。

他们用自己掌握的最新的医学卫生知识，宣传“科学的医学”，鼓动民众参与到“新医学运动”中，以把“玄妙”的医学化为“科学”的医学，“贵族”的医学化改作“民众”的医学，“治疗”的医学进至“预防”的医学。针对当时政府卫生行政管理之落后，他们刊文指出：“在今日中国，有警察而不能维持生命与财产的治安，有医师也不能维持社会分子心身的治安。所以全国有了成千成万的医生，而华北农村里百分之四十五毫无任何医药的设备，科学医药到中国已约百年，而只有通都大邑才能得到少许的沾染。……试问国家有这般人是什么用？是为国家最有钱最有力的分子造一般宝贵的玩意吗？且长此以往，中国社会分子的健康问题，还有解决的一日吗？”对于在医学革新上抱残守缺的人士，他们刊文奉劝：“着我国一般学者因为缺乏‘不满足’的态度，所以医学在我国仍旧是玄渺而幼稚。‘满足’是一切学术堕落与退化的原因，‘不满足’是一切学术发展与进化的秘诀。希望我国一般学者不要再举起‘尊古’的招牌，捧着‘知足不辱’之古训开倒车，不要让别人进化到以猴子看我们的程度。被人家牵着要把戏，而犹自以为是‘安居乐业’，‘衣食无虞’的十分满足。”对于医疗资源的不公正，他们抨击道：“现代医学是民众的医学，所以我们现代医学界的同人们，急应替民申冤，把‘现代医学’送到民间去，使得无论贫富贵贱的人都能享受到这点利益。不应当有阶级气象的医学，现在却都被少数谋私营利的医生，造成了富贵阶级的私产。”[253]刊物在当时引起了很大反响，得到周作人、江绍原、熊希龄等的好评。1927 年，《医学周刊》集出版，周作人为之作序：“丙寅医学社诸君发行《医学周刊》，……可以说是于世道人心大有益处，因为这与我的救国条陈颇有点相合。”[254]

丙寅医学社及《医学周刊》成为北方批判中医的核心，从1926～1949年，它参与创办了若干份医学刊物，进行现代医学宣传，唤起近代中国民众“卫生觉”。新中国成立后，周恩来在会见陈志潜时对他们当年的工作表示赞许。医学社后期，因为时世变迁与成员毕业，主要人员星散各方，但都在尽心尽力地为国家为民族普及医学卫生事业，比如朱章赓在南京主持了《中央日报》的医学卫生栏目，贾魁等则在1940年代后期，创办了《医潮》，在医学卫生刊物中风骚依旧。陈志潜则在晓庄、定县等地投身于实际的卫生建设，在抗战中又投身于红十字会的事业。

第三篇

戎马书生

——抗战时期　1937～1945

国防医学体系

若道中华国果亡，除非协和人尽死。

——骉之

投笔从戎

1937 年 7 月 7 日夜，宛平城，月光如刀。卢沟桥日本驻军第一联队第三大队少佐大队长一木清直，在未通知中国地方当局的情况下，径自在中国驻军阵地附近举行挑衅演习，诡称有日军士兵志村菊次郎失踪，要求进入北平西南的宛平城搜查，遭到中国守军的拒绝，日军随即进攻宛平城和卢沟桥。中国守军第 29 军第 37 师第 219 团奋起还击，排长申仲明亲赴前线，指挥作战，最后战死沙场。驻守在卢沟桥北面的一个连仅 4 人生还，余者全部壮烈牺牲。其后，日本增派大批援军，向天津、北平大举进攻。29 军副军长佟麟阁、132 师师长赵登禹等先后战死。“七・七事变”就此掀开全民族抗日的序幕。

“七・七事变”发生后，红十字会华北分会即派遣协和医学院学生前往卢沟桥、天津、廊坊等地服务。“万福恩（协和 1927 届）、贾魁（1926 届）诸位皆在保（定）待命”。北平沦陷后，卫戍医院的伤兵由协和医院接管，保障了伤兵们的生命。天津的方圻出于爱国热忱，加入“抗日锄奸团”，积极从事锄奸活动。伪天津商会会长王竹林与伪天津联合准备银行经理程锡庚等，先后被刺，饮弹而亡，一时间使背国投敌之民族败类大为惊恐。1938

年秋，方圻考入协和预科。在繁忙学习之际，未弃锄奸之志。1939 年元旦，李如鹏与赵尔仁在方圻协助下，从北平西城郑统万家取出匿藏之手枪二支，随即赴周作人住所行刺。协和医院护士郭庆兰、陈辉容潜出北京。郭庆兰投奔聂荣臻领导的部队，在白求恩卫生学校当教员，结识了印度援华医生柯棣华。1941 年 11 月，郭庆兰与柯棣华喜结伉俪。陈辉容则成为抗日游击队的医生。协和医院宗教交际部主任李庆丰加入共产党，利用工作上的便利，在医院礼堂组织爱国职工大规模地为八路军秘密生产消毒急救包、裁剪绷带，向根据地输送了大批的器械和药品。

赴美考察的卢致德奉召返国，继而调任军政部军医署长，兼后勤部卫生处长，同时晋升军医总监，集军医行政、监督与指挥于一身。

“七·七事变”前夕，华北局势日趋紧张，林可胜向胡恒德提议，派遣协和医疗队前往南京待命。但胡恒德考虑到美国中立的立场及校方的自身利益，未予采纳，并建议林可胜去英国休假。1937 年 7 月初，校务会正式批准了林可胜休假 1 年、赴欧学术考察的申请。但林可胜早在 6 月底就离开北京，回新加坡省亲，行前告知院方他可能参加抗战。闻知“七·七事变”，林可胜兼程回国，携两个孩子潜出北平，急趋香港，与前协和医院院长、时任卫生署长的刘瑞恒漏夜研商。由此得知前线军队军医力量薄弱，大量伤员亟需救护。林可胜毅然决定把孩子送往新加坡，然后去南京筹建战地救护体系。CMB 代表冈恩此时也在香港，林可胜与之谈话时说：“我在休假，我的时间是我自己的。”当时形势严峻、困难重重，最大的难处是缺乏人手、资金不足和药械短缺。为争取更多的力量投入救护工作，离开香港前林可胜曾致信兰安生：“我必须说，我不能回到日本占领区去工作。……我的初衷是为四万万人民服务，而不仅仅是华北的一万万人。CMB 对此持何态度？难道华北应当由日本控制？我相信，许多教职员是（或可能是）不愿在这种情况下无动于衷的。”林可胜在信中希望：“①协和改变其办学方针，为抗日服务；②在协和工作的留学回国教职员全部到南京去帮助抗战；③协和校方为所有南下抗战的教职员保留职位。”协和院方表示“对一个于自己祖国的富强有着强烈意识的人无可指责”，此时美国尚未对日宣战，上述建议不便采纳，但协和校方一直保留了林可胜等南下抗战的教职员的职位。

林可胜凭着自己的声望和影响，振臂一呼，全国医护人员七百多人云集响应，最为积极的是协和的故旧和门生。杨崇瑞、沈克非、柳安昌、俞飞鹏、卢致德、彭达谋、荣独山、林飞卿、张先林、陈志潜、汪凯熙、墨树屏、方先之、周寿恺、周美玉、龚棣珍、章斐成、薛庆煜、杨文达等相继离开北京，奔赴南京、汉口。一时间大批协和人投笔从戎，云集抗战前

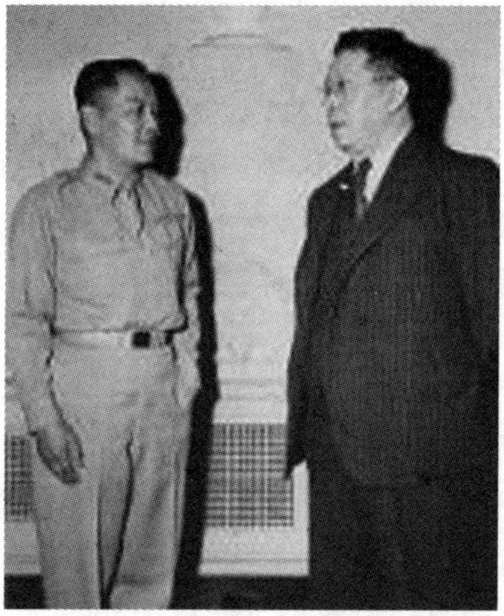

图 3-1 林可胜与刘瑞恒

线。昔日的白衣天使成为戎马书生，承担了大量的组织、训练工作，成为各救护队的领导和骨干，至 1939 年，已带领数十个救护队遍布全国从南到北的每一个主要战场。其中，墨树屏等人战死沙场。

救护总队

抗日战争初期，日寇的轰炸使中国沿海地区的医疗体系遭到严重破坏，缺医少药的情况十分严重。林可胜在香港说："根据我们第一线部队的数量，应有 30 万医务人员，其中医官应占百分之十，即应有 3 万名合格的医生。"当时全国仅有 3 万名军医，只有 1000~2000 名差强人意。绝大多数军医没有受过正规训练，是从担架员、包扎员提升到"医生"的。林可胜将之形容为"前南丁格尔的"军医团队。极少数真正胜任的医生，集中在前线重伤士兵所不能到达的后方医院服务。由于医疗运输工具稀缺，加之担架队人员不足，在战斗中即便负轻伤往往也是致命的。史沫特莱在《中国的战歌》一书中写道："我往返奔走于武汉长沙之间，一路上数以万计的病人和伤兵拥堵遍野。通往前线的每一条道路上，担架员、不幸的伤兵和病人蜿蜒排列，不见尽头；有的伤病人员爬伏到树丛里等待生命的终结。疟疾摧毁了大部分的军队。卢致德医生上前线时，总是竭尽全力搜集奎宁丸，随车携带。遇到部队休整时，就发给每人一打药片。有的士兵在进攻期间打摆子发冷发热，挣扎起来又拼命杀敌。有的电话员接线'摇机'时发作，致使通讯中断。"[255]保卫中国同盟的代表描述南昌附近的伤兵收容所："那里活像一幅地狱图。那些军服上血迹斑斑的伤兵，被炸弹炸掉了手脚，身体半裸着，被收容在几个临时搭成的脏房子里，挤得满满的。医师告诉我说：头部和腹部中弹，便没有什么希望了。即使是轻伤，在医院生疽死去的也不少。"[256]罗兹·法默（Rhodes Farmer）看到被运送到后方的伤员"遍体坏疽，蛆虫在伤口上蠕动。"缺乏有效的治疗，即使是轻伤员也会迅速感染。而多数伤情，如胃部受伤或丧失肢体，往往致命，以至于战时"在中国看不到多少残疾人。"[257]

"七·七"事变后，原协和医学院院长、卫生署长刘瑞恒旋即前往上海，与红十字会总会及各界领袖会商，刘瑞恒认为"华北前线紧张状态之下，对于紧急救护之准备，实有迫切之需要，故各地应即从速设法成立紧急救护团体，并与各地已成立之红十字会与当地卫生机关保持密切之联络，以准备非常时期之来临。"战地救护工作成为当务之急。红十字会总会成立救护委员会，庞京周在刘瑞恒、杜月笙的支持下任副总干事及总会秘书长，旋兼任卫生署技正。刘瑞恒时任卫生署署长、军医署署长、军医学校校长、军委会军医监理委员会主委及卫生勤务部部长等，肩负卫生与军医领域所有要职。刘瑞恒希望在战时将卫生署、军医署和红十字会结合起来，使其在组织、认识方面紧密联系，一并统筹规划乃至执行救护及医疗卫生等工作，最终建立起行之有效的战时救护体系。庞京周到任伊始，即爆发"八·一三淞沪战役"，救护会设立救护医院 24 所，特约医院 16 所，组织救护队 10 个，执行急救、输送、治疗等工作。随后庞京周赴南京创建伤兵医院。在宋美龄、刘瑞恒的支持下，庞京周整合上海、南京的人力物力，10 天之内便建立了当时国内最大的伤兵医院。医院有 5000 张床位，300 余位医务人员。但因南京迅速沦陷，医院建立 1 月余即告结束。庞京周以医院为战地救护重心的救护理念宣告失败。关键之际，林可胜挺身而出，提出在红十字会总会设立一个经常性的救护组织；不再另行筹集医院，而以流动救护队做为救护单位。

林可胜在"一战"期间任英国印度远征军准尉军医，教授新兵战地救护训练工作，有数年的战地救护实践经验。"九·一八"事变后，协和医学院的师生们自发地组织起来，进行战争救护的准备和训练。1932 年春，林可胜在协和医学院组建了军医官救护训练队（Medical Officer Training Corps，简称 MOTC）。

训练课目主要是战地急救和担架搬运操练，指定外科讲师杨静波大夫主讲外科急救，制定标准手术器械箱和急救药物箱示范，文海楼舍监负责督导担架操练。他在教学中屡次告知学生，世界各国第一流医生均为军医，服务军中，我国岂能独异。协和医学院全院本科一、二、三年级全体男生共40多人皆踊跃参加。“当时大家情绪极为高昂，训练中一丝不苟，充满着高度爱国主义精神”。

救护队队长为卢致德，司务长俞焕文，李文铭、容启荣、邓家栋、彭达谋先后分任三个排的排长，学生包括1933级男生陈国桢、瞿承方、方先之、黄家驷、黄克维、李洪迥、汪绍训、吴瑞萍；1934级男生赵以成、周金黄、许英魁、黄祯祥、墨树屏、童村、汪凯熙、王季午、范日新等；1935级男生有宋杰、曹松年等；1936级男生有冯应琨、熊汝成、许天禄等。救护队成立以后，全体队员开始了严肃正规的军事训练生活。从战士的基本训练开始，进行了严格的制式教练、夜间教育、急行军、野营演习以及紧急集合、担架运送、战地伤员抢救、包扎、止血等技术训练。“实践证明，这是以后红会救护总队的一次小型预演”。

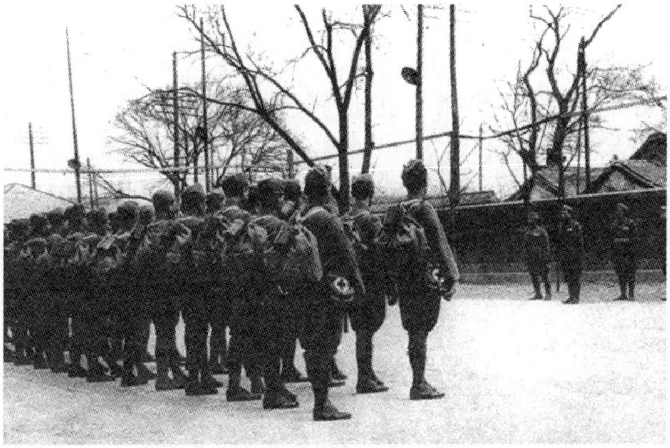

图3-2　协和军医官救护训练队

在1933年的“长城抗战”时期，华北医学界决定组织战地救护队，刘瑞恒给予了很大支持，最终成立“红十字会华北救护委员会”，整合可以集结的全部救护力量，全力投入长城战役的战地救护工作。林可胜担任常务委员，亲自规划设计了救护队的用具、服装、运输工具以及人员的救护训练。林可胜和关颂韬、孟继懋共同发起组织协和医学院抗战救护队，带领同学开赴喜峰口、古北口抗日前线，为英勇负伤的29路军将士及时抢救治疗，“曾在古北口、喜峰口、多伦等地的战地医疗救护工作中，担负了艰巨任务”。“毕生穷力杀倭寇”的抗战名将关麟征、抗战王牌青年儒将赵家骧等因伤重送北京协和医院救治，北平各界人士持鲜花、花篮前往慰问者踵接于途。长城战役共计治疗伤兵7605人，运送伤兵7000余次，死亡率低于

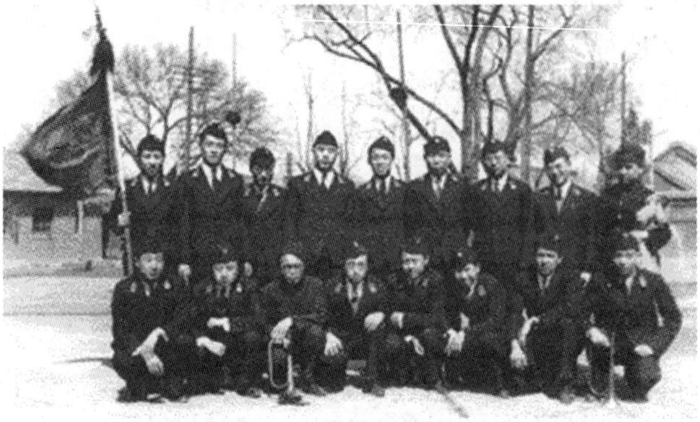

图 3-3 北平协和医学院军医官救护训练队 1936 年

（前排左起：刘绍武、吴阶平、孙明、凌炽明、方永禄、王禹孙、王光超、傅荪渊。后排左起：薛庆煜、石荣年、宋鲁、沈天爵、曾宪九、田友道、冯传汉、郭嘉理、杜持礼）

“一战”时期。林可胜将其“流动救护队”的救护理念首次应用于中国战场，取得了良好的成效，扩展了红十字会的救护规模，弥补了军医救护的不足，为后来救护总队的建立提供宝贵经验。后来“以这支林、卢为首的救护队，作为技术核心力量，成功地组成了我国八年抗战中的‘中国红十字会医疗救护总队’及散布在全国各地的十来个大队和几十个中队和小队”。由此，林可胜改变作为医学家的单纯生活，开启了他的外科将军生涯。

1937 年 11 月中国红十字会“……退集汉口之后，迅即详审战局展开之形式，军医当局之措置，与夫本会之立场及实力，知续办医院已非必要，试办流动医疗队，颇著成效，遂聘林可胜医师为救护委员会总干事。”[258] 彭达谋、张祖棻、陈璞、胡会林、柳安昌、杨崇瑞、高家聚七人为干事，分办各主管事项，协助进行。林可胜开始专责筹划新救护体系的建立。林可胜在总干事办公室下设医务、运输、材料、统计四股，医务股下分北、中、南三大队，其下设立医疗队。医疗队是救护工作的基本单位，精干而富有流动性。林可胜不仅出任总干事，而且受命筹组救护总队部，兼救护总队部总队长。总干事室所辖医务等股实际上就是救护总队部的基干力量。

1938 年初在医疗队的基础上成立救护总队部，林可胜任总队长。救护总队的行动宗旨是“救死扶伤，博爱恤兵”，并制订了八条救护信条：一具丰富情感，二抱牺牲志愿，三本博爱襟怀，四献科学身手，五作精密准备，六求迅速效率，七保伤病安全，八增人类幸福。救护总队的工作重点是在抗战前线救护战伤病员，进行外科手术、骨折矫治、X 光检查、细菌检验、特别营养以及战伤护理等。后由于传染病逐渐流行，病兵人数逐渐增多，救护总队遂开展了防疫工作。林可胜认为“后运之患者病多于伤，倘在前方有适当防治工作，则如疟疾、痢疾、疥疮等疾病即可事先预防，与及时治愈归队，即轻伤者亦可留治，毋庸辗转后运，而免轻者转重，而重者变为不治，如此物力、人力、财力将节省多多矣。”[259]由此，救护总队下属的医疗、医护、医防、急救等各队均改编为医务队，推进至野战区，从事救护、防治综合战地卫生工作。

救护总队成立后，因战事关系，先迁长沙，继迁祁阳，最后迁至贵阳图云关。在武汉时期，曾组建外科手术队多支，其中包括协和“汪凯熙率领的第一外科手术队，负责陇海线一带医疗工作，曾驻郑州、洛阳、西安等地，后又调至长沙”，还有“张先林率领的第三外科手术队，在长江流域服务”。[258]救护总队到达图云关后，下设 1 室 4 股，即总队长办公室、医务股、材料股、运输股和总务股。其中医务股是救护总队的主体，人数也最多，主任为协和教授荣独山，同时荣独山还兼任医务股下 X 光队的队长。当时的救护总队具备有三大优势：①医务人员的业务水平高，特别是各医疗队的主治医生大都是国内外名牌医科大学毕业生，有的还是国内外有名的专家学者；②药品、器械丰富，不仅国外大量支援，总队自己也可以制造一些药品、配料及器械；③运输力量强，总队运输股有 200 多辆救护车及各种辅助车辆，有效地保障了伤病员及药品物资的输送。救护总队“自迁图云关后，在林可胜的苦心经营下，呈现出前所未有的繁荣”，并“成为全国抗战救护的中心”[260]。

救护总队成立 8 年的时间，林可胜担任总队长的时间最长，救护总队的“林可胜时期”，实际上也是中国红十字会抗战救护最辉煌的时期。救护总队在鼎盛时期大小医疗队发展到 150 个，有 2000 多名医务人员，当时全国的合格的医生不过 8000，成为国内最大最好的医疗单位；其中的协和人有数十人，其医疗水平之高，有“小协和”的美誉。由于林可胜的国际声望，救护总队得到国际进步团体、个人以及爱国华侨的广泛支持。宋庆龄领导的保卫中国同盟曾派德国友好人士王安娜与救护总队保持联系，经常对红十字会的工作和伤病员及难民情况作出书面报告，及时对外报道宣传，从而募到大量的捐款和医药物品。林可胜在任六年，募款总额达六千六百万美元之巨，药品器械堆积如山，仅奎宁丸一项竟以吨计，八年抗战，中国疟疾未能成灾与此有关。救护总站先后派遣了一百多个救护队分赴各战区，并在五个战区设立分站。他们的足迹几乎遍及全国各地，除国民党正面战场的各个战区以外，同时也派出医疗队赴延安、太行、太岳、江西、皖南等共产党领导的敌后抗日根据地，协助八路军、新四军，为伤病员及群众

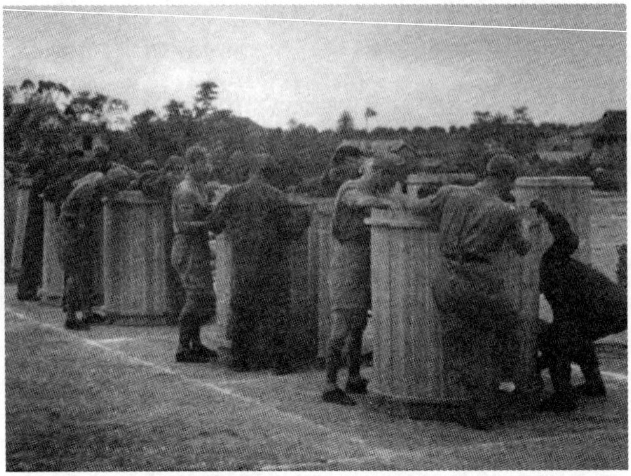

图 3-4 救护总队进行防疫工作

服务。

1938 年 10 月长沙大火后，大批伤病员涌向后方，由于卫生条件差，大多数官兵患有皮肤病，痛苦不堪。当时林可胜移驻湖南祁阳，他把大汽油桶改装成锅炉，设置成简易灭虱治疥站，在 56 个后方医院进行灭虱、治疥，并给予特别营养，疗效显著，深受广大官兵的欢迎。1940 年夏，林可胜亲自率领医师深入到各战区，徒步考察军医设施，计划预防士兵疾病。盛夏烈日下，昔日西装革履的协和教授，头包白布，赤裸上身，徒步行走。经过 70 天考察，拟定了“水与污物管制计划”，以预防水致传染病与肠胃病。

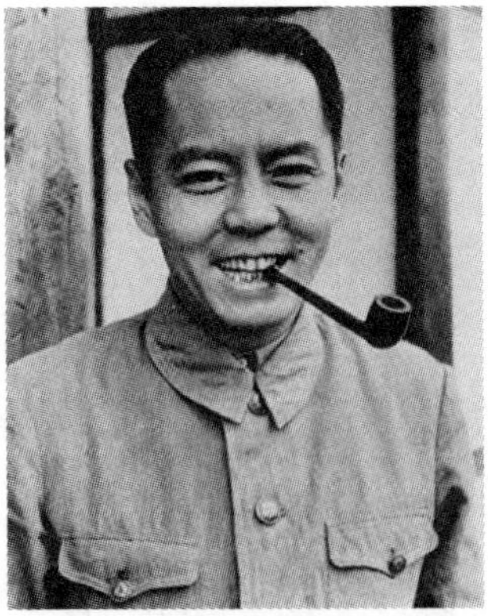

图 3-5 林可胜（1938）

林可胜爱兵如子，有一年圣诞节的傍晚，从前线转来一大批伤兵，救护总站的工作人员因时间已晚，推说病房已满，不予收容。伤兵们只好瑟缩地躺在训练医院门口。时近半夜，林可胜得知这一情况后，立即下山视察，当场大发脾气，命令立即停止欢庆圣诞的晚会，全体医护及事务人员紧急集合，打开训练示范病房，安置好全部伤兵，并煮粥给他们吃，一直忙到第二天黎明。林可胜的工作作风及作为一个医务人员救死扶伤的责任感，由此可见一斑。著名爱国华侨领袖陈嘉庚于 1940 年率领南洋华侨慰劳团回国慰问，对国民党政府的腐败现象颇多非议，唯独对林可胜专心任职及其“努力之精神”极其赞许，并主动应承每月由南侨总会捐助1万元给救护总站[261]。

1941年11月4日，日寇在湖南常德投放棉絮块和谷麦等物，造成常德地区暴发鼠疫。林可胜立即调派微生物学专家陈文贵星夜赶赴常德。经尸体解剖、细菌学检查、动物实验以及调查取证，证实为败血性鼠疫，是日本侵略者进行灭绝人性的细菌战的铁证。除采取有效措施扑灭鼠疫流行外，并向重庆国民政府和国际社会发出了报告，引起了国际舆论的重视和谴责。这些报告于战后转载于国际法庭有关日本法西斯战犯罪行汇编，为1953年在沈阳军事法庭审判日本细菌战犯时提供了日寇在华中地区进行细菌战的罪证。救护总队不仅在战场上救护抗日将士，而且还协助驻地的地方卫生防疫部门扑灭当地疫情和开展环境卫生、防疫防病工作，并开设门诊部为平民百姓提供医疗服务。救护总队所属的各医疗队，在战地救护中对俘虏的日军伤病员，根据日内瓦国际红十字会公约和人道主义原则，给予了救护。1942年5月，救护总队部曾派出一支医疗队到设立在贵州省镇远县的“军政部第二俘虏收容所”，对该所收容的700多名战俘进行医疗防疫工作，死亡率因之锐减。

救护总队在抗日战争中取得了杰出的业绩。“从1938年1月至1945年9月，救护概况，据统计，外科方面：手术119856人次，骨折复位35522人次，敷伤8784731人次；内科方面：住院人数2142997人，门诊军人2481685人，门诊平民2002996人，预防接种4632446人；其他：X光照相5631人，X光透视52798人，灭虱792148人次，灭虱物数3881176件，检验226593人次，特别营养934833人”[262]。这些成就的取得与以林可胜为首的协和人努力与奋斗密不可分。范斯莱克评价：“自上海沦陷后，林先生所组成的中国红十字会，为中国军队提供了几乎所有的医疗服务。直至战局稳定后，林博士再度改善中国军队的卫生勤务；若无此项卫生改革，我怀疑中国军队能否继续维持其战力”[263]。

战时卫生人员训练总所

林可胜在筹建救护总队时即意识到军医人才的匮乏，应从速训练大量医护人员。救护总队在抗战中“对部队的医疗救护做了大量工作，在中国抗战史上是空前创举，但其作用是暂时的，有其局限性”[264]。由此他向中央政府建议成立训练机构，一是培训军医及救护人员；二是培养救护总队所需基层医护人员，三是招收流亡青年，加以技术培训。1938年5月1日正式成立内政部战时卫生人员训练所，林可胜兼任主任，师资以协和师生为主。该所的任务是“分批予以战时医护防疫训练，并就地编组防疫大队分驻各战区，执行防疫工作，直隶于卫生署”。当时参与赞助设计的协和人有“外科主任张先林，护理科主任周美玉”。卫训所迁至图云关后，“由于客观需要和为了充分发挥红会各救护大队医护人员的作用，相继在陕西、江西、湖北、四川、湖南建立了5个卫生训练分所。”设立分所后，更名为内政部战时卫生人员训练总所。为了教学的需要，卫训总所和分所都成立了不同学组。其中卫训总所设学组18个，负责人和主要教官大多为协和人，如：组织学组马家骥、汪凯熙；内科学组周寿恺；外科学组张先林、刘庆东；矫形外科学组王桂生；妇产科学组熊荣超、徐湘莲；儿科学组聂重恩；眼耳鼻喉学组李泰钧；X射线学组荣独山及曾在协和医学院进修的林伯元、石顺起、龙名扬；防疫学组容启荣、薛庆煌；生理学组柳安昌和曾在协和医学院进修过的吕运明；护理学组周美玉、龚棣珍；微生物学组教官林飞卿和叶天星。

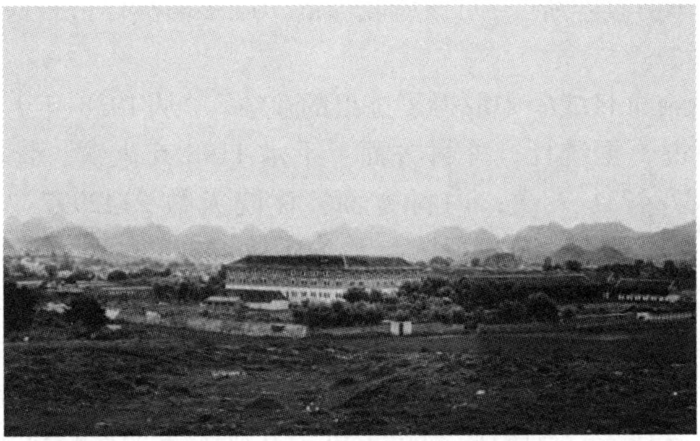

图3-6　战时卫生人员训练总所（贵州安顺1942）

为了配合教学，林可胜还创办了军政部战时卫生人员训练所“实习医院”，1944年改称“贵阳陆军医院”，拥有病床200余张，作为卫训总所的实习基地。此外，还附设药品及医疗器械制造厂。自此，图云关军医教育系统基本完备。当时的卫生人员训练所，集中了医学各方面的专门人才，多为协和早年毕业生，其规模之大，人才之众，远远超过国内任何一所医学院。

卫训总所由“军政部所管辖，但培训费用的大部分则由救护总队筹措，培训计划、教学管理等，均由救护总队统筹安排，救护总队长林可胜同时兼任卫训总所主任”[265]。卫训总所作为抗战时期中国最大的医护人员培训基

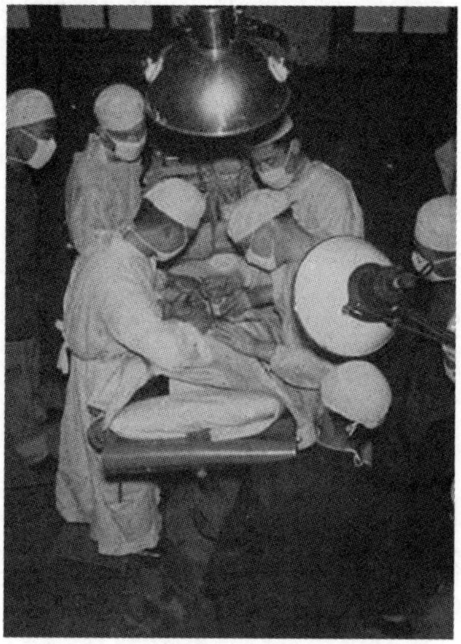

图 3-7　贵阳陆军医院 1944

地，取得了非常可观的成绩：军医、军护结业者大约 4 万人次；各种技术人员，如检验员、X 射线技术员、环境卫生工程技术员和卫生员等约 500 人。与此同时，为了战时和战后重建医学教育的需要，林可胜还计划把战时卫生人员训练所及其分所逐步办成医学校。

林可胜对中国科学和国家的贡献感动了美国科学界。1942 年 4 月 28 日，他被一致通过，当选为美国国家科学院外籍院士。当选的主要原因是“中国生理科学的先驱、把所领导的生理系保持于高水平、成功地吸引了非常有为的年轻人投身于科学事业、创办了《中国生理学杂志》并对之贡献、建立了中国生理学会，以及把现代医学和外科学应用于中国现实需要的杰出能力。”

然而，由于林可胜的半官方身份，红十字总会的高层对之颇有猜疑。1940 年，林可胜越级向中央政府建议救护总队归属军方管理，以利于更好地开展战地救护。红十字总会的高层指责其“擅自条陈”，林可胜自请辞呈。胡适、刘瑞恒、戴笠为之力保，胡适专门致电蒋介石为林可胜辩冤白谤：“……中国红会近年在国外之信用与声誉，实由林可胜在科学医学界素负重望，又其办理救护事业勤劳谨慎，实足令人敬服。美国红会本已决定陆续运送医药救济材料，其总额由罗总统内定为五百万至七百五十万美金，其主任与两君及其派遣赴华人员贝克等，皆对林可胜绝对信任。故适不敢缄默，特电请公留意此事，勿令群小把持破坏我国红会在海内外辛苦造成之荣誉，国家幸甚。将来若能进一步根本改善红会组织，使主持者皆为公忠谋国能得海内外信任之人，则更幸甚。”林可胜得以留任，但埋下其日后去职的诱因。

导致林可胜最终去职的导火索则是援助共产党的问题。林可胜对一致抗日的国共两党一视同仁，曾派遣医疗队到八路军和新四军战区，并向解放区调拨医药物资。林可胜曾到香港接受了一批国外左翼人士捐赠的药品、器械，直接运交了白求恩医院，为此受到“亲共”指控。他据理反驳说：“这是人家指名叫交白求恩医院的，我不能违背国外友人的委托。”蒋介石为此于 1940 年 9 月 7 日特别召见林可胜，面谈一个多小时，由宋美龄翻译。蒋问：“你为什么派队及送药给八路军及新四军?”林答：“红十字会是国际组织。”蒋厉声说：“这是中国”。蒋为此致电驻美大使胡适：“近据密报，林左倾颇甚，且有利用交通工具，阴助延安情事。……”胡适回电曰：“电云据密报林左倾颇甚云云，足证实有人造此排挤谗毁之空气。……林为中外人士所器重，如实有左倾情事，亦可嘱翁咏霓、周诒春诸兄恳切劝导之。乞尊裁。”但林可胜与史沫特莱的公开交往，重用有共产党背景的“西班牙大夫”，以及中共党员在救护总队公开活动等问题，进一步坐实其“亲共”倾向。加之林可胜不熟悉中国官场作派，中文交流障碍等原因，被指控“滥用资金”、“共产主义”和“渎职”，经戴笠大力协助，得以保全性命，辞去救护总队及战时卫生人员训练所所长职务。去职后，林可胜赴美国参加美国医药援华会（American Bureau for Medical Aid to China）的工作，在一个募款晚会中结识了未来的妻子张菁英。不久后林可胜回国，作为援华会的顾问继续为争取抗战的胜利而工作。

1942 年中国远征军赴缅甸作战，林可胜任军医视察总监。他在昆明设立第六训练所，由协和的杨文达、汪凯熙负责训练远征军军医，业务蒸蒸日上，不久扩建为远征军卫生中心。林可胜亲自率领 3 个医疗队随军远征，医务队兼程到达腊戍，设临时收容医院。因军情突变，战事日非。中国远征军一部由缅甸退回滇西；另一部分进入印度。林可胜率医疗队返国，一路险象环生。将到密支那时又因日军堵截而上野人山，转去印度。野人山位于中缅印交界处，绵延千里，纵深 200 多公里，山上乔木遮天，终年不见天日，猛兽成群，蚂蟥遍地，瘴气肆虐，被称为“绿色魔窟”，“野人山及高黎贡山，森林蔽天，蚊子成群，人烟稀少，给养困难……蚂蟥吸血，蚂蚁啃啮，大雨侵蚀冲洗，数小时内即变成白骨。官兵死亡累累，前后相继，沿途白骨遍野，惨绝人寰。”[266]经过 26 天的艰难跋涉，医疗队到达印度，编制基本完整，林可胜也因此获得了美军高级勋章（Order of Merit）。在印度期间，林可胜继续培训军医。并派协和毕业生杨文达、汪凯熙和虞颂庭等

20 多人组成滇西远征军医疗队，薛庆煜任驻印新 38 军军医处长。中国远征军反攻缅甸时，各医疗队战场救护成绩不菲且多有信誉，将救护总队人道主义信条在域外发扬光大。此后，林可胜颇为盟军推崇，国民政府重新正视其重要性。

林可胜具有独特的人格魅力，他为人慷慨、勤奋无私、知人善任，部属莫不感激奋发，效死以从。所有红十字会人员均以低薪甚至无酬的待遇，与之共度四年。林可胜去职后，救护总队人心涣散，江河日下。许多医务人员心灰意冷，心萌退意。由于人员流失严重，人员编制减少一半，救护工作受到严重阻碍。1943 年林可胜归国，被任命为国民党军医署长，恢复了对战地救护工作的组织、领导。其下属欢喜雀跃，詹汝嘉赋诗一首：欢跃声中发浩歌，迎来绝域异闻多。林林壮志怀诸葛，总总雄心迈伏波。队伍伤残蜀道苦，长官慈爱醉颜酡。回春妙手膏肓起，国才无双一笑呵。首字组成“欢迎林总队长回国”，表达了对林可胜的崇敬之意。恢复工作后，林可胜义无反顾，全身心地投入工作。为保证让有限的受过正规医学教育的人才全力为抗日救护服务，林可胜曾致信美国有关方面，请求暂时不要考虑给有关人员留美奖学金，并希望在战事缓和后安排一些服务年限较长的人员赴美恢复健康、更新专业知识。

1942 年，由卫训总所和卫生署卫生实验处筹备组成中央卫生实验院。院长朱章赓、第二任院长李廷安、副院长黄仁若，科研部门主持人丁瓒、杨崇瑞、徐蔼诸等皆来自北京协和医学院。1943～1944 年间先后有周启源、叶恭绍、吴宪、黄祯祥、方纲、袁贻瑾等协和教授被邀请来到实验院。吴宪、周启源、叶恭绍到营养组，吴宪任营养研究所所长，袁贻瑾任流行病研究所所长，将统计组并入流行病研究所。黄祯祥、方纲到细菌组，更名为微生物组，黄祯祥主持工作。1945 年，抗战胜利，国立中央卫生实验院自重庆迁至首都南京，并设立兰州、北平、沈阳分院。1950 年，中央卫生实验院总院自南京迁至北京，将北平分院并入，组建更名为中央卫生研究院。1956 年 8 月，中央卫生研究院改组为中国医学科学院，沈其震任院长，与北京协和医学院组成院校合一的机构，成为中国医学最高研究学府。

1945 年 8 月 15 日，日本宣布无条件投降。中将军医林可胜与抗战名将孙立人一起，代表中国政府参加了在广州举行的日本受降仪式，亲眼目睹日本侵略军的高级军官，严肃地向中国人鞠躬投降。抗日战争胜利后的 1946 年 5 月底，救护总队与训练总所奉红十字会总会命令正式解散，完成其历史使命。

国防医学院

抗战胜利后，林可胜任军医署署长，为抗战胜利后的复员再努力，开始拟订军医改革计划。他首先筹组10个总医院，分设于各大都市。随之，他统合军医学校和卫生训练所与其附属分支机构，计划创办一个先进的军医学院，培养军队医院所需的大量医护、公共卫生等的人才。他到处奔走、建议、设计，并到美国募得大量捐款。一九四七年六月，国防医学院正式成立于上海江湾，林可胜兼任院长，原军医学校校长张健和训练所主任卢致德担任副院长。林可胜利用上海市立医院及日军留下的医院作基地，大兴土木，兴建医学教学和研究大楼。此外，林可胜还兴建军医总医院、公共卫生实验院、研究院及药厂等，形成一个规模宏大的医学中心。由此创建军医中心教育制度，培训中国自己的军医人才。

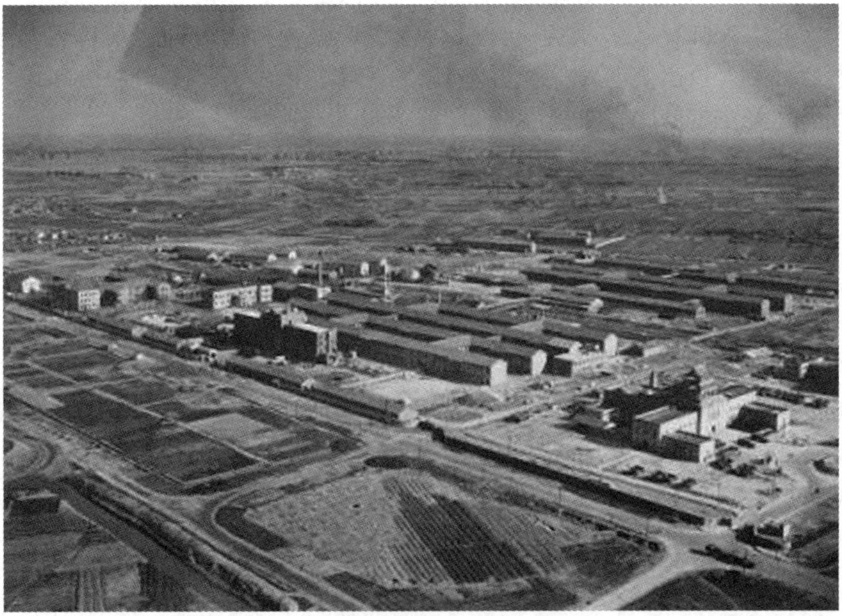

图 3-8　国防医学院（上海江湾 1947）

林可胜聘请原协和医学院教授和专家，阵容都是一时之选，以张先林为外科学系主任、李宣果为医科科长、黄子濂为牙科科长、周美玉为护理科科长、许雨阶为卫生实验院主任。荣独山、柳安昌、林飞卿、文忠杰等协和教授也相继到职。

一九四八年，国民党节节失利，东北易帜，北平和平解放。国防医学院奉令紧急撤迁台湾。林可胜因“亲共”事件对国民政府失去信心，且中文不佳，无法周旋于国内政治圈，遂决定挂冠求去，余生转致于生理学研究。陈诚亲自召见林可胜恳谈，林可胜不为所动，辞意甚坚，陈诚最后应允，但必须负责把撤迁任务完成，方可离职。林可胜勉为同意，最终把国防医学院全部顺利撤迁到台北，国防部批准了林可胜的辞呈，林可胜偕同妻子赴美。此时的林可胜两袖清风，只能变卖家产甚至新袜，筹集赴美旅费。林可胜赴美后在痛觉生理学做出了瞩目的成就。1968 年，林可胜在确诊食道癌后，携带全套昂贵的器材返回台湾，再次在祖国的土地上贡献余生，为我国台湾医学界撒下神经生理学发展的种子[267]。国语不佳、英国国籍的新加坡华人林可胜具有澎湃的爱国主义情怀，“若夫殚精学术，戮力国家，都能卓著声华，长留勋业，如林院士可胜先生者，盖不数观焉。”

林可胜辞职后，国防部乃改派卢致德副院长代理院长。卢致德出身于官宦世家，姑母卢慕贞女士，是国父孙中山先生的元配夫人。上有 3 位兄长，长、次兄皆因抗日殉职。幼年时代，卢致德寄寓于平津姑丈梁如浩家。梁氏为我国第一批留学生，曾任北洋政府外交总长，其子梁宝平为北京协和医学院首届毕业生。卢致德在表兄的影响下，立志习医，考入北平协和医学院。卢致德在协和主攻生理学，获得林可胜指导，学行俱优，1928 年毕业后留校任教，钻研生理药理。刘瑞恒时为协和院长，后身膺卫生与军医机构筹创建之重任。他罗致的专才大多出身协和，其中最为优秀者为林可胜、卢致德。

林、卢两人自“五卅”事件起，即参与领导协和救护队，详细参究战地救护的组织、设备与训练问题。其后在“九・一八”事变、“一二・八”事变、长城战役等的战地救护中，师生两人无役不与，奠定后来战地救护体系的初基。1932 年，经林可胜推荐，卢致德被刘瑞恒延揽，参与军医业务改革工作。卢致德才识宏通，深蒙刘瑞恒青睐。1936 年卢致德赴欧美考察军医教育及军队卫生勤务，曾至英、法、德、比、奥、意、美、加诸国，并入英国皇家陆军军医学院进修。1937 年卢致德奉召返国，调任军政部军医署长，兼后勤部卫生处长，同时晋升军医中将总监，集军医行政、监督与指挥于一身。与林可胜一起领导战时救护工作，在极度艰困之中，筹谋调度得当，居功至伟。任职期间，卢致德常驰驱于各战区，亲临战地，在印、缅前线，经常出生入死，指挥各卫生机构。

1946 年，50 岁的林可胜与张菁英，46 岁的卢致德与朱浣筠相继结婚。林可胜 10 年前丧妻，卢致德一直独身。然师生两人遵循“匈奴未灭，何以家为”的信念，毁家纾难，孤身奋战于抗战前线。直至日寇投降，两位中将军医才娶妻成家。两位夫人皆为名门闺秀。张菁英是民国“四大元老”

之首张静江之五女，留学美国，是中国第一位现代女子时装设计师。1944年她在纽约时，受了父亲张静江的影响，对抗战中的祖国非常关切，经常参加募款活动，在一个募款晚会中认识了林可胜，共同的爱国激情让他们结为夫妇[268]。卢致德虽出身名门，权高位重，雄姿焕发，英年倜傥，为许多名门闺秀所羡慕，但其以国难当头，未作家室之想。朱浣筠为朱启钤之十女，贤淑端庄，出嫁时朱启钤不吝珍藏，将稀世文物作为女儿嫁妆。1981年朱浣筠将父亲给予的部分文物捐赠给中国台湾故宫博物院。朱浣筠英文造诣很深，抗战时期，任职中央机关。其五姐朱湄筠之夫为朱光沐，先后担任张学良、宋子文的秘书；六姐朱洛筠是张学良胞弟张学铭的夫人。

国防医学院迁往台湾，林可胜院长应聘赴美作研究，卢致德代理院长职务。卢致德临危受命，埋头苦干，惨淡经营。在张先林、周美玉的协助下，数年间，争取到了国防部的庞大经费，也获得了美国医药援华会的资助。建立了教学大楼、学生宿舍、教授新居、图书馆、医护器材以及各种活动中心等。国防医学院在卢致德的领导下，成为中国台湾著名的最高学府之一，而渐渐享誉国际，名扬天下。后创建台北荣民总医院，为国防医学院的实习医院，卢致德任首任院长，并担任蒋介石、宋美龄的保健医生。台北荣民总医院现已成为台湾最高级别的医学中心。其子卢显建子承父业，留学归国后任宋美龄保健医师，后接任荣民总医院院长。卢致德、朱浣筠夫妇信奉基督教，跟蒋介石、张学良同在台北的凯歌堂做礼拜。1961年5月朱洛筠、朱湄筠将周恩来写给张学良的密信“为国珍重，善自养心；前途有望，后会可期。”转交给朱浣筠。朱浣筠将之夹在一本《圣经》里，在教堂做礼拜时，巧妙地递给张学良，转达了周恩来对张学良的牵挂之情。之后，张学良亦曾有回信报平安[269]。

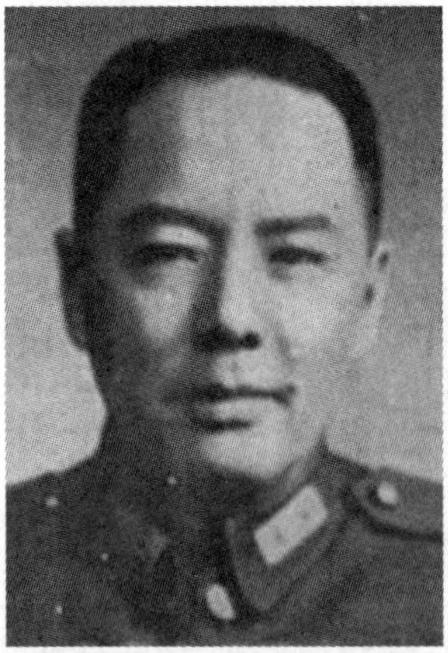

图3-9　林可胜（1948）

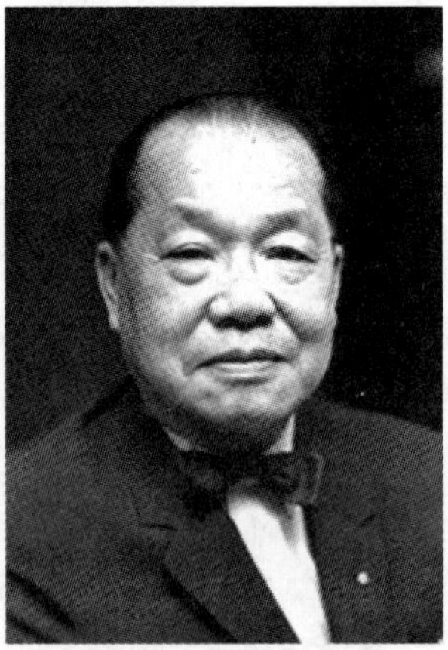

图3-10　卢致德

中央研究院医学研究所

林可胜在成立国防医学院后，即与中央研究院协商，筹备成立医学研究所。所址位于上海原法租界徐家汇路。此处原为日本自然科学研究所，日本政府对该所非常重视，经过多年苦心经营，实验大楼、仪器设备、图书、动物舍、植物温室、磁气室、子午仪室、重力测量器室、药品库、车库、宿舍等一应俱全。抗战胜利后，即被国立中央研究院所物理所接收。1948 年竣工后物理所乔迁新居，而医学研究所筹备处则进驻开张。为建成一座有国际影响的研究所，林可胜招来了三位大将，即冯德培、王应睐、汪猷，其中冯、汪二人是协和毕业的研究生。

冯德培 1922 年考入复旦大学，深受郭任远、蔡翘教授等影响，后留校任蔡翘教授的助教。1927 年，郭任远离开复旦，生物系随之解散。冯德培经蔡翘介绍，进入协和生理学系，师从林可胜教授。在协和两年间，协助林可胜做胃分泌的研究。1929 年，冯德培、侯祥川、林可胜在《中华生理学杂志》首先报道了肠胃抑制激素（Enterogastrones），成为消化生理学上的里程碑式的文献。1929 年夏，冯德培考取清华大学官费留美，赴美国芝加哥大学，在 Ralph Gerard 教授指导下进行神经代谢的研究。当林可胜得知冯德培研究神经生理时，推荐其到英国伦敦大学学院 A. V. Hill 教授处学习。Hill 是世界上最著名的一位神经肌肉方面的生理学和生物物理学家，1922 年获得诺贝尔奖金。为此，林可胜施展影响，将冯德培的助学金从留美转为留英。1930 年春，冯德培接到 Hill 教授来信："如果你像林说的那样优秀，那就来吧!"冯德培在取得芝加哥大学硕士学位后，赴伦敦大学学院 Hill 的实验室，独立完成完成了十项研究工作，三年后获得博士学位。临别时 Hill 教授对冯德培说："你在这里大部分工作是你独立做的，但人家仍会认为你是在我指导下做的，你要回去开创自己的研究，世界同行才会承认你是真正的独立工作者!"离开英国后，冯德培转赴美国费城宾夕法尼亚大学进修一年。1934 年，冯德培回国，在协和一间地下室开始了艰苦创业。1936~1941 年的六年间，接连发表了 26 篇关于神经肌肉接头的文章，成为神经肌肉接头研究领域的先驱。抗日战争胜利后，林可胜与冯德培提出在国立中央研究院内筹建一个医学研究所的计划。1944 年 12 月 1 日中央研究院宣布医学研究所筹备处正式成立，林可胜为筹备处主任，冯德培为代理主任。1948 年筹备处进驻上海，由生理、生化和有机化学三个研究室组成，分别由冯德培、王应睐、汪猷主持，总人数不过二三十人。解放前夕，林可胜对冯德培说，他本人由于种种原因要走，你们没有理由要走，不要相信国民党的各种恶意宣传。新中国成立后，医学研究所筹备处改名为生理生化研究所，冯德培被任命为所长。

王应睐 1929 年毕业于南京金陵大学，以优异的成绩获得学校颁发的“金钥匙”奖，并留校任助教。1938 年他考取庚款留英，赴英国剑桥大学攻读博士，在海里斯博士（L. J. Harris）指导下从事维生素研究。他所建立的 B 族维生素的测定法和维生素 C 的电位滴定法得到公认，毕业时予以免试，获生化博士学位。在剑桥期间，鲁桂珍和王应睐卓尔不凡的聪明才智镇服了李约瑟，使之对中华文明备感兴趣，最终成为伟大的汉学家。其后王应睐受聘于剑桥大学 Dunn 营养实验室，继续从事维生素研究。1943 年王应睐到剑桥大学 Molteno 研究所，在国际著名生化学家凯林教授（D. Keilin）领导下工作，对血红蛋白的研究取得了突出的成果，深得凯林教授的青睐。回国后加入中央研究院医学研究所筹备处，负责生化研究室。新中国成立后他从国外请回来曹天钦、邹承鲁、张友端、王德宝等生化学家，一起对琥珀酸脱氢酶作了深入研究，首次用正丁醇抽提法进行了分离纯化及其性质的研究，澄清了国际上长期未能解决的问题。

汪猷 1931 年毕业于金陵大学工业化学系，因学习成绩优秀，获得斐托飞学会金钥匙奖。毕业后由学校推荐到北平协和医学院作研究生，后转作研究员。师从我国著名生物化学家吴宪，研究性激素的生物化学。在名师指点下，汪猷的研究才华脱颖而出，发表了 4 篇论文，深得吴宪的器重。1935 年，汪猷赴德国慕尼黑大学化学研究所，在著名化学家、诺贝尔奖获得者维兰德（H. Wieland）指导下当研究生。1937 年，汪猷在获得慕尼黑大学最优科学博士学位后，游学欧洲，遍访名师。1939 年回协和任教，结识儿科医生李季明（李淑一之妹），后结为夫妇，感情甚笃。珍珠港事变之后，协和停办，汪猷进入上海丙康药厂，分离得到了一种抗菌物质桔霉素，相关研究论文发表于 1947 年的《科学》杂志。1948 年汪猷被聘为医学研究所筹备处的研究员，继续进行桔霉素的研究，成为中国抗生素研究的开拓者。新中国成立后，汪猷成为中国生物有机化学的先驱者之一。

在王应睐、汪猷组织和领导下，中国于 1965 年在世界上首次人工合成了具有完整生物活力的牛胰岛素和酵母丙氨酸转移核糖核酸，使我国人工合成生物大分子居国际先进水平。人工合成牛胰岛素 1982 年获国家自然科学奖一等奖。有人评价牛胰岛素的合成是中华民族近代以来对世界科学事业做出的最伟大的贡献！其后王应睐、汪猷任酵母丙氨酸转移核糖核酸全合成协作组正、副组长，经过 13 年的艰苦奋战，终于在 1981 年完成了酵母丙氨酸转移核糖核酸的全合成。这是世界上第一个人工合成的含有全部修饰核糖核苷酸的丙氨酸转移核糖核酸，使我国在生命基础物质的研究上步入了新的阶段，为我国的基因工程、核酸的工业生产、核苷类抗癌药物的研究与生产奠定了基础。

1950 年代的生理生化研究所充满了激动、喜悦，大批科学人才归国和科研机构快速扩张。汪猷成立有机化学研究所；王应睐成立生物化学研究所；张香桐成立脑研究所，在世界上第一个描述大脑树突上突触连结的重要性，对脑震荡、脑水肿、脑细胞变形一一作出理论上回答，开创了脑科学研究用于医学临床的成功范例，引起了全世界的关注；而冯德培单独保留为生理研究所；著名细胞学家的朱洗，筹备成立了实验生物研究所，即后来的细胞研究所。之后植物生理研究所、昆虫研究所、药物研究所也相继成立。医学研究所筹备处最终发展成立了 8 个研究所，对中国医学科学事业做出巨大贡献，实现了林可胜先生成立医学研究所的初衷。

保存医学的火种

他们于艰难竭蹶之中，为国家保存和培养了可贵的医疗卫生人才，使中国的医学高等教育在残酷血腥的战争期间也没有中断。

——张清平《林巧稚》

国立贵阳医学院

1932 年“八·一三”前后，李宗恩应中华医学会之邀，在上海筹办了一个临时的难民医院。一切医疗、护理工作都必须按正规医院的秩序进行。医院初具规模，李宗恩返回北平。1937 年 7 月的第一个星期，应当时教育部王世杰部长的邀请，李宗恩、杨崇瑞、朱章赓和汤佩松齐聚南京，共同讨论成立武汉大学医学院。王世杰指派四人为筹备委员，第五位筹备委员待定。但由于华北形势动荡，会议草草结束，四人回原校分头筹备。在返程途中，“七·七事变”爆发，八年抗战拉开序幕。

抗日战争初期，日本攻占华北，上海、南京等地相继失守，沦陷区学生纷纷失学，流离失所。西南地区处于战略后方，医学教育十分落后，医药人才严重缺乏，客观形势迫切要求在这一地区兴建一所高等医药院校，一方面为流亡学生提供继续就学机会；另一方面为西南地区奠定医学教育基础。1937 年 11 月，教育部决定将正在筹备的武汉大学医学院改建到更为安全的大西南，成立为独立的贵阳医学院。1937 年 12 月 31 日，教育部聘李宗恩、朱章赓、杨崇瑞等协和教授为国立贵阳医学院筹备委员会委员，并任命李宗恩为筹备委员会主任委员。

1938年1月1日，筹委会在汉口建立。教育部加聘张志韩和杭立武二人为筹备委员，在汉口实际负责筹建工作的还有原武汉大学生物化学教授汤佩松等。到贵阳后得到原贵州省省立医院院长朱懋根（协和1932届）的大力协助。教育部令筹委会移用国立武昌医学院筹备费16万元，作为国立贵阳医学院筹备费，又令筹委会接收北平第一助产学校武昌办事处。筹委会于1月中旬至2月上旬分别在汉口、重庆、西安、长沙、贵阳五处设招生处，招收流亡的医学生及护士助产学生，登记者共约三百人。除贵阳地区外，均由招生处负责输送学生入黔。汤佩松、齐登科等人历尽艰辛，将三百余名学生安全输送入黔。

1938年3月1日，国立贵阳医学院宣告成立。教育部正式聘任著名热带病学家李宗恩博士为首任院长。学院是在没有一间校舍的情况下成立的，两广会馆、三圣宫、华严寺、省立医院及新世界旅行社，成了贵医的教学基地。之后，为便于防空疏散，在六广门外先后临时建筑茅草屋27栋，用作教室、实验室、宿舍、办公室，被称之为"草棚大学"。李宗恩题写"诚于己，忠于群，敬往思来"的校训。教学医院的急诊室仅5平方米，手术床则是摇摇欲坠的木板。虽然物质条件如此低劣，贵医师长们仍然谆谆地诲人不倦，同学们仍然埋头力学。1938年秋冬之际，贵阳突然发生霍乱，传播迅速，居民十之八九患病，死亡众多。贵阳医学院师生责无旁贷，停课专为病患急救，最终有效控制了霍乱的传播。贵阳医学院不久即声誉鹊起，有"小协和"之称。国立贵阳医学院的建立，使中国在西南内地有了一个医学教育基地，为战时及战后培养和储备一批医学人才。抗战八年中，国立贵阳医学院培养了1477名学生，他们当中多人后来成为中国医学发展的栋梁之材。

国立贵阳医学院在教学和科学研究工作方面取得累累硕果。出版的论著有王志均《内分泌学》，沈隽祺《生理学》，徐儒译著《怀特医生心理学》《护理心理学》等。抗战期间发表的论文、论述50多篇，李宗恩一人发表29篇。1940年3月，胡恒德、司徒雷登来校参观，对国立贵阳医学院教育质量、科技水平和艰苦创业的精神表示钦佩和赞扬。

汤佩松在致国立贵阳医学院五十五周年贺函云："……在半个世纪以前，我有幸能同老友李宗恩、朱章赓、杨崇瑞一起，历尽艰难困苦，把当时的第一批流亡学生，千里迢迢带到贵阳，为抗战、为后来、为国家积累了一批人才。当时，我们同甘共苦，但斗志昂扬，从无到有，在破庙中办起了'国立贵阳医学院'，在我们老一辈中，可能所剩无几，也可能我是唯一的'老朽'。不过我十分高兴的是我们开拓的'破庙'医学院出来的"老学生"，多年来已成后来的医学界骨干和权威。我至今还以能在贵医（及图

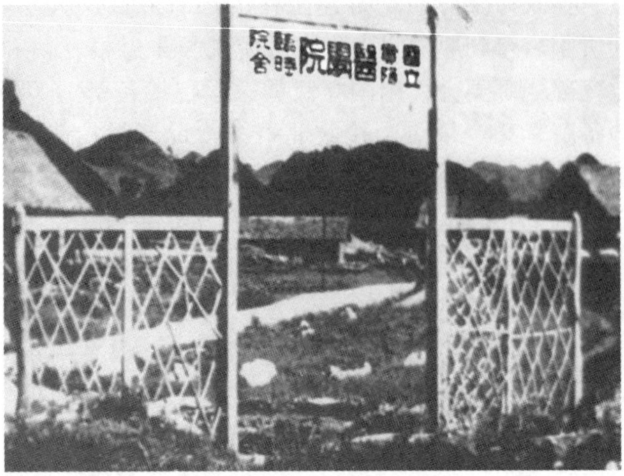

图 3-11　20 世纪 30 年代的国立贵阳医学院校门

云关的红十字战地服务团）那段的工作，是为抗战尽了一点力量而自豪……”[270]

建院初期，学校教学设置和管理沿袭欧美体制。同时，由于正逢抗日战争，曾有大批国内知名医学专家云集学院执教，如生物学家林绍文、生物化学家汤佩松、病理学家侯宝璋、外科学专家沈克非、传染病学专家王季午等，皆为一时名家。李宗恩十分重视医学生的人文教育，聘请了许多知名的人文专家，如哲学教授洪谦是德国维也纳大学哲学博士，新中国成立后由毛泽东提议任北京大学外国哲学研究所首任所长。这些专家出色的教学科研工作和忘我工作的精神奠定了该院最早的办学基础，开创和形成了该院严谨办学、严格训练、艰苦朴素的优良传统和学风。

直至 1947 年 7 月，李宗恩调任北京协和医学院院长。教育部另任朱懋根为学院院长。此时的贵阳医学院已成为全国仅有的九所国立医学院校之一。朱懋根 1932 年毕业于北京协和医学院，毕业后在协和医学院任助教，1937 年任贵州省立医院院长。1938 年贵阳医学院成立后，任贵阳医学院副教授、教授、总务主任，1947 年任贵阳医学院院长。解放后，曾任贵阳医学院临时院务委员会主任委员、院务委员会主任委员。1956 年经国务院任命为贵阳医学院院长。

国立贵阳医学院的建立大大推动了贵州的现代医疗卫生事业的发展，成为贵州现代医疗卫生事业史上的一个重要阶段。“抗战前的贵州，……卫生事业一无基础，民众健康一无保障，……因其‘愚’而不注意卫生，因其‘私’而缺乏公众利益观念，驯致随处便溺、唾涕，污垢不除，秽屑乱掷，其影响健康，为害民生，良非浅鲜。……民国二十六年前，卫生建设，止于一省立医院而已。全省医师，仅有12人，殊无事业之可言。民众疾病，听其自然。每遇疫症流行，辄致病死累累；复以鸦片流毒，几遍全省。因之人民体质，日就孱弱，影响国防生产，至足危惧。”[271]国民政府建立的国立贵阳医学院、贵阳医事职业学校，以及由于抗战爆发而迁来的内地医科学校，如国立湘雅医学院、陆军军医学校、中国护士学校开办的黔籍护士学校等，大大促进了贵州医学教育的发展。这些学校培养了大量的医学人才，为贵州医疗卫生事业的发展起到了有力的推动作用。

1938年11月，杨崇瑞到达贵阳，筹备贵阳医学院。抗日战争初期，杨崇瑞还创办了第一助产学校武汉分校，由她的学生江兆菊任校长，左奇任教务主任。1938年8月，杨崇瑞博士回到卫生署工作。在重庆，她一方面帮助筹划儿童保育院医药方面事宜；另一方面帮助开辟从新桥到青木一段公路卫生所，先后又为成都筹组保婴事务所3所。1941年6月，杨崇瑞赴美考察妇婴卫生，1942年10月回国。归国后，杨崇瑞仍在卫生署担任实验处妇婴卫生组主任。主要工作是筹组四川璧山县和遂宁县妇婴保健所，这是初次在乡间开办的妇科临床医院。又在兰州和成都各开办妇婴保健院一处。在重庆沙坪坝实验区，她帮助筹建一个30张床的产院，同时又协助重庆市卫生局开展公共卫生工作。1944年，杨崇瑞协助联合国救济总署开展训练医药人员工作。

湘雅医学院

“七·七事变”前夕，北京岌岌可危。协和院方考虑到因为战事吃紧，为所有愿意到后方谋生的工作人员发了两年的工资作为遣散费，但战事平息后，仍得回协和履行聘约，继续工作。张孝骞毅然舍弃了自己手头正在进行的科研项目，到后方用自己的医学技术为中华民族效力。时任湘雅医学院教务主任的杨济时，因奔赴战场一线做伤员救护，辞去教务主任一职，由张孝骞接任。1937年林可胜亟力倡议要用国家的力量，办一所最好的医学院。此时中国医学教育的主要力量都掌控在外国人手中，如北京的协和、湖南的湘雅、上海的圣约翰、山东的齐鲁、四川的华西等，中国要办一所“南方的协和”与之匹敌。此外，国家应免费为人们提供卫生医疗，以保障其生命安全，建立“公医制度”。林可胜利用他在国际和国内的威望，多方奔走，在时任江西省政府主席是熊式辉的支持下，办院的意图得以实现。1937年9月国立江西中正医学院正式开院，由湘雅医学院院长王子玕担任院长。1937 年 6 月湘雅院校董事会联席会议公推时任教务主任的张孝骞任代理院长。

由于时局日益紧张，张孝骞主持召开了校院董事会，就是否迁校请大家表决。结果，大多数人主张迁校，为此，学校成立了迁校委员会。身为院长的张孝骞为迁校的选址进行了专门考察。迁校地点，首选昆明，但张孝骞实地勘察后认为昆明人口较少，病人不多，不适合兴医办学。次选广西，由于广西方面开列的条件较为苛刻，湘雅医学院不能接受。在返校途中，张孝骞偶遇沈克非，沈当时是迁到贵阳的中央医院院长。沈擅长外科，而张擅长内科，两人合作相得益彰，故沈克非极力主张湘雅迁到贵阳。此前，从南京迁来的中央医院途经长沙时，已和湘雅建立了较好的关系。基于此，湘雅医学院决定西迁贵阳。由于张孝骞的高瞻远瞩，湘雅医学院在贵阳得以选择到好的校址和合作伙伴，使湘雅医学院在战时也维持了系统的医学教育。而后期迁校的上海中央医学院因条件所限，只能讲学，无条件实习。

张孝骞于洛克菲勒基金会和中华基金会筹措了一笔迁校费，由西南运输局提供汽车，于 1938 年 9 月间将 40 吨设备在衡阳御船，经广西运抵贵阳。另用一百余辆汽车装载余名师生和家属，经湘西抵达贵阳。10 月 24 日，学院在贵阳正式开学上课。湘雅西迁时，因准备较早，时间充裕，得以将全部的医疗教学设备、图书资料运往贵阳，为湘雅抗战办学提供了坚实的基础。湘雅到贵阳后在石洞坡长郡义园办学，建筑 3 栋二层楼的校舍，

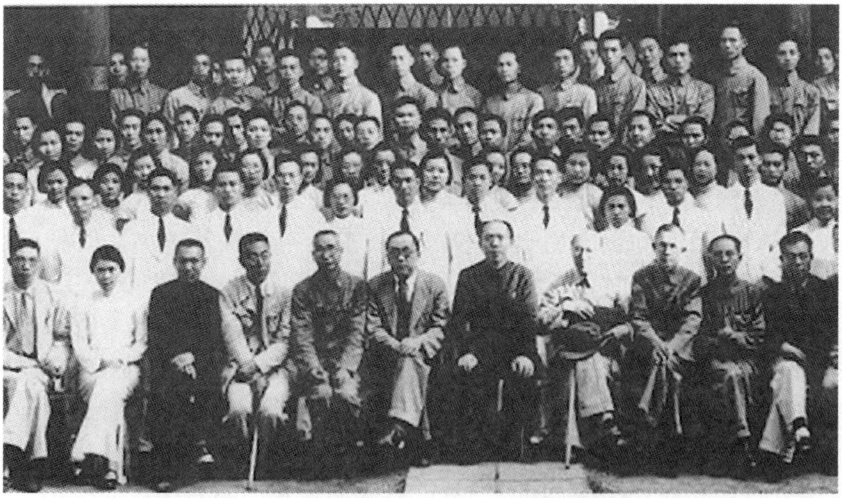

图 3-12　湘雅医学院师生在贵阳中央医院合影

（前排左起沈克非 6、张孝骞 7）

8 栋简易宿舍。后来此地易名为湘雅村，并沿袭至今。内迁后，湘雅与贵阳中央医院精诚合作，图书、仪器设备双方共用，医疗教学，相互支持，员工交叉使用，互不另取报酬。

湘雅医学院虽然西迁成功了，但面临办学经费来源困难的窘境。湘雅西迁之后，迁院费及临时校舍耗资巨大，而经费来源却日渐枯竭。据 1939 年 1 月 25 日张孝骞所撰《湘雅近况》的报告所云“1939 年岁出预算表所列工薪、设备、修建、办公费消耗等共需 165870 元，而教育部、湘省政府、中英庚款、雅礼会、中华文化基金会和学生缴费总计岁入仅 141200 元，逆差达 24670 元之巨，加上战争影响，学生缴费日艰，上列各项岁入不尽可靠……，吾人能力有限，尚望海内贤达匡扶、予以精神上、物质上之援助，俾使本学院事业能继续发展，无任企盼”[272]。上述景况，迫使湘雅四处求援，可是毫无结果，几陷绝境。

因此，张孝骞寻求国立以争取办学经费。张孝骞、颜福庆、胡美商议后，报请国民政府申请国立。1939 年 12 月 9 日，张孝骞赴陪都重庆向教育部游说，并请颜福庆和湘雅董事胡子靖及湘籍委员协助国立运动。教育部长陈立夫表态“原则上同意湘雅国立请求，俟次年转假议决”。1940 年 1 月 26 日，陈立夫及雅礼会蓝事长罗柏斯汀来校视察，并召集湘雅师生训话，对湘雅深致嘉许。6 月 6 日，国府行政院召集教育部、财政部、卫生署研商教育部的“呈诸拨给湘雅每年经费 20 万元法币”的提案，获得批准。6 月

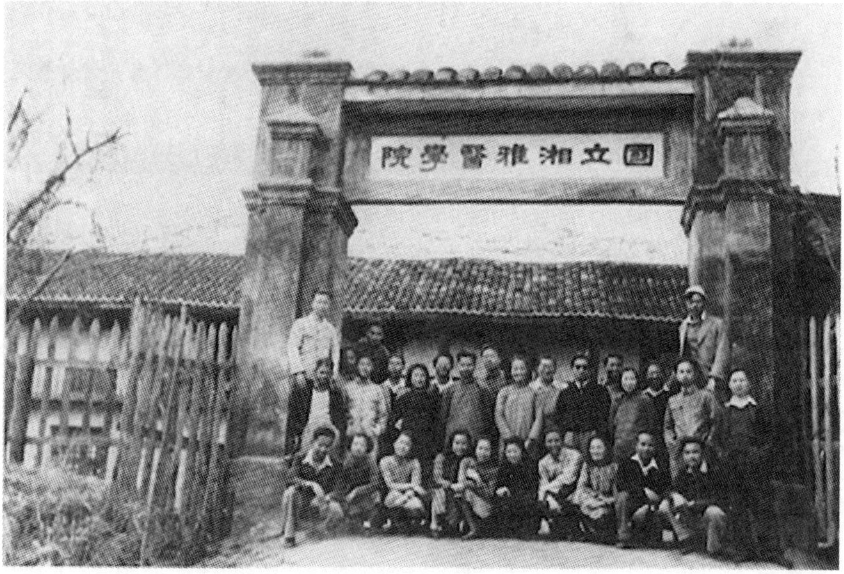

图 3-13　湘雅医学院师生（贵阳时期）

11 日，经国民政府行政院第 469 次会议讨论批准了湘雅国立案，并于同年 8 月正式更名为国立湘雅医学院。为此张孝骞亲自择定了湘雅医学院的院训：公勇勤慎、诚爱谦廉。

湘雅医学院国立后，湘雅医院、湘雅护校仍是私立体制，对此，为了做好学院、医院、护校三者之间的关系协调，张孝骞组建了私立湘雅医事中心，使整个湘雅系统中的三驾马车和两所分院能在目标一致的前提下分途发展。湘雅医学院在贵阳期间仍坚持了原有的教学水准，是当时沿海内迁的医学院校中教学条件最好的。湘雅在贵阳时还收留了一大批沦陷区的借读生，吸引力就是湘雅严格的教学和英语教学。这批借读生中，有后来成为中国工程院院士的黎鳌教授。

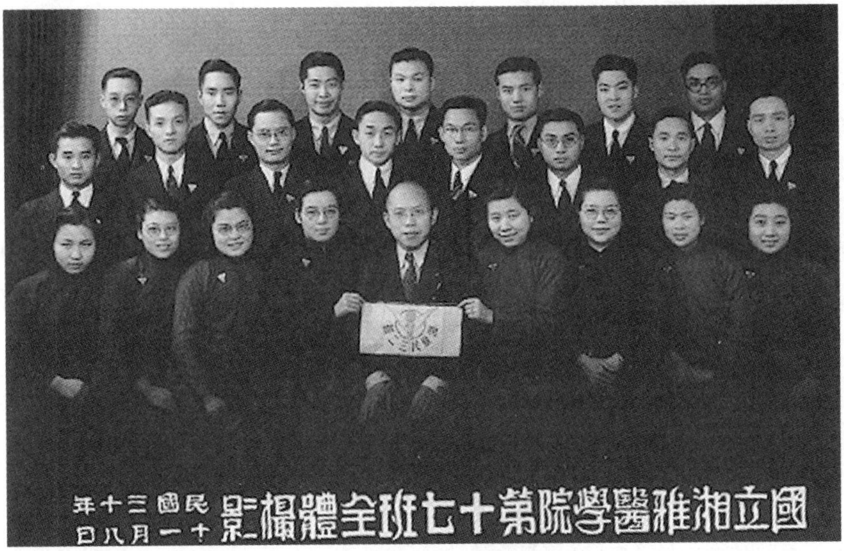
國立湘雅醫學院第十七班全體攝影
民國三十年十一月八日

图 3-14　张孝骞与湘雅医学院 1943 级同学

由于日本人入侵贵州，湘雅医学院二度流亡，从贵阳迁往重庆，在杨公桥建了几间临时校舍，临床教学则在重庆高滩岩的中央医院等单位进行。1946 年 5 月左右，学校开始由重庆杨公桥往长沙迁。曾因抗战疏散到重庆、沅陵、安化等各路人员，先后返回长沙，于 11 月初正式全面复课[273]。

中央大学医学院

1935 年 5 月，国立中央大学奉国民政府教育部训令，在南京筹建医学院，中央大学校长罗家伦延请北京协和医学院著名内科教授、时任南京中央医院内科主任的戚寿南为院长，并聘请知名学者蔡翘、郑集、易见龙、张查理、于光元等前来任教。创办医学院时，正式挂牌子的医学院办公室仅为三间平房，办公人员只有 3 人，即一位院长、一位秘书及一位附属口腔专科学校主任。这就是后来被诸多专家教授传赞的“三间平房起家，三人扛起医学院”的佳话。戚寿南就任 4 个月便招生开课，然而当时医学院一无教员、二无教案、三无设备，他便将所有学员分配到大学内各学院上课。1936 年 4 月，中央大学医学院基础部在南京四牌楼建成。自当年 7 月至次年 2 月，陆续建成了生物化学研究室、结构学科解剖室、生理学科实验室及组织学科、胚胎学科和神经结构学科共用的实验室等。牙医专科学校亦建成了宿舍和牙症医院，包括 19 个实验室、诊疗室，供教学、开诊之用。是时，医学院已有专任教师 10 名，牙医专科学校有教师 9 名。至此，国立中央大学医学院及牙医专科学校已初具规模。这是自鸦片战争以来，由中国人自己创办的医学院。

1937 年“八·一三”抗战后，中央大学派医学院院长戚寿南教授赴成都接洽中大医学院的内迁事宜，华西协合大学对中央大学医学院“拟另假成都华西大学开学”之举，“慨允合作”。随后，金陵大学、齐鲁大学等教会大学也相继内迁华西坝，当时汇聚华西坝的内迁高校有：中央大学医学院，金陵大学，金陵女子文理学院，齐鲁大学，燕京大学。人们习惯称这一时期为抗战“五大学联合时期”。内迁华西坝的学生中，不只是西南三省学子，还涵盖了华北、华东、华南、西北等省市学生，以及来自香港、澳门的失学青年，也有来自南洋、马来西亚、日本、朝鲜等国的侨生、留学生，所代表之学校，不下三十所。据统计，1937 年底至 1938 年初，来蓉各大学医学院学生人数是：中大医学院为 60 多人，齐大医学院为 80 多人；1940 年 11 月，中大医学院为 151 人，齐大（包括文、理、医三个学院）为 304 人。其后，又有北平协和医学院、协和高级护士学校的师生加入进来。

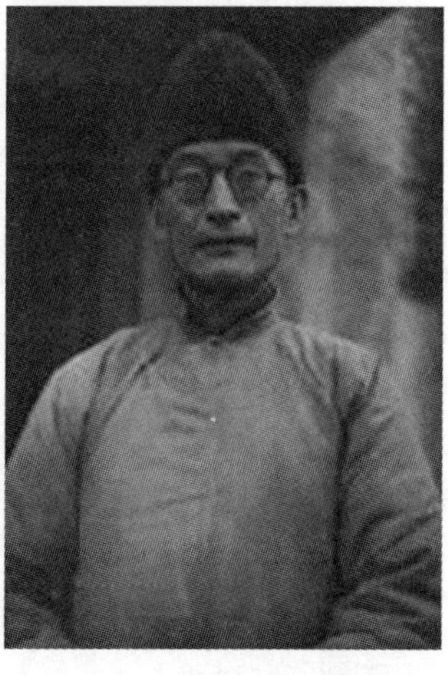

图 3-15　戚寿南（1947）

“五大学”中设有医学院的有中大、齐大、华大，在教学及联合医院上都密切合作，教授互聘、学生课程互选。1941 年冬太平洋战争爆发后，北平协和医学院的几位教员率 10 多个学生来成都，教员参加华大的教学活动，学生则与华大学生合班上课；协和高级护士学校则借华大医学院校地，于 1943 年 9 月复校开课。协和护校校长聂毓禅，被华西大学聘为大学医院护理部主任。

1937 年 7 月 1 日随中大医学院迁来成都，并与齐鲁、华西两校联合建立“三大学联合医院”，将成都市内四圣祠北街的仁济医院（男病人医院）、牙症医院和惜字宫街的仁济妇产科医院，与陕西街的存仁医院（设眼、耳、鼻、喉科）合并，作为三大学联合医院。戚寿南被公推任院长中大医学院院长兼内科主任。中大医学院外科教授董秉奇任联合医院外科主任。开设有内、外、妇、儿四大主科，为三大学医学院的临床教学及实习的主要基地，提供各校共同使用的病床计 422 张。

1940 年，鉴于公共卫生的推行，为培植公共卫生人才和方便学生见习，华大、中大、齐大与四川卫生实验处合组了公共卫生院。由于戚寿南医术精湛，极负盛誉，政府高官亦多请医，因而有“御医”之称。联合医院仿照北京协和医院的规章制度，建立了一整套医院管理制度。在医疗上实行医生五级制，定期查房制，多科性全院业务活动制度，以及门诊病历制度等；医院各科室有定期的各种业务会议，如疑难病人讨论会、临床病理讨论会、专题学术报告会等。各级医师均由医学院执行按年聘任制；住院医生实行逐年分流制，任期为四年；职称晋升原则为三年助教期满、品德表现合格即以讲师职称聘用，做完住院总晋升为高级讲师，主治医师出国进修前晋升为副教授者返国后晋升为教授。当时实行的住院医师制度，正规而严格。由住院总医师统辖全科，住医院集体宿舍里，实行“24 小时负责制”。医院制定并颁发的制度有《主治医师之职责》《住院总医师之职责》

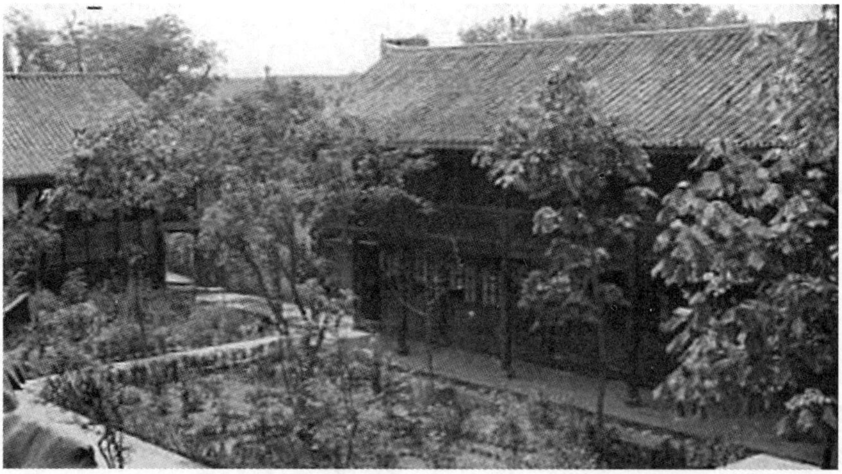

图 3-16　中央大学医学院（四川成都 1943　李约瑟摄）

《住院助理医师之职责》《医员之职责》等条例[274]。

当时，英勇的抗日飞行员正在“以少胜多”与日军浴血奋战，负伤的飞行员皆送进成都“三大学联合医院”救治，戚院长在医院内安排了特别医疗区，对每位伤员亲自诊疗或会诊。康复后重返战场的空军英雄均对戚院长感恩戴德，不忘救命之恩。抗战时期的医疗设备、资金都极度匮乏，戚寿南则以个人名誉向美国医学界的新朋旧友请求援助，最终获得美国一些基金会筹集的药品、资金，很大程度上支持了中大医学院及中央医院的维系与发展[275]。

联合医院时期，一批著名专家在医院开展了新技术新治疗，如 1938 年程玉麐教授在医院内科病房设精神病床，用胰岛素昏迷疗法和发热疗法治疗精神病人，开创国内精神病现代治疗之先河。当时距 Sakel（1935）创用胰岛素疗法治疗精神分裂症仅 3 年。仁济女医院使用教会所赠的镭针，在妇科使用治疗宫颈癌。董秉奇教授是当时国内知名度很高的外科专家，在四川开展了整形外科、胸部外科和颅脑外科手术等。

国立上海医学院

1927 年南京政府建立第四中山大学，在校长张乃燕和上海一批名医的力邀下，由协和医学院副院长颜福庆出面组建医学院。颜福庆生于上海一个贫寒的基督教牧师家庭，幼年丧父，7 岁起寄居在伯父颜永京（上海圣约翰大学校长）家读书。1904 年毕业于圣约翰大学医学院。毕业后，他和刁信德、龚美恩等同学报名应召赴南非多本金矿当华工医生，深受矿工们的感戴尊敬。1906 年颜福庆被选送到美国耶鲁大学医学院深造，1909 年获得医学博士学位，是在耶鲁大学获得博士学位的第一位亚洲人。1910 年，28 岁的颜福庆任雅礼医院外科医师，1914 年参与创办湘雅医学院，担任院长。在此期间，曾为杨开慧烈士诊治过疾病。湘雅医学院在其领导下成为中国内地最有实力的医学院，享有“北有协和，南有湘雅”的盛誉。此时，颜福庆就形成了独立医学的思想：“西医发达日见成效，使我国多数人得西医之真传，知博爱之感化，如吾人有独办之能力，即脱离（教会）关系，任我国人独办之”，脱离教会，建立中国独立之西医事业成为颜福庆一生为之奋斗的理想。1914 年，在颜福庆和伍连德的倡议下，以促进中国西医医生的团结和友谊为首要宗旨的中华医学会（Chinese Medical Association）在上海成立，颜福庆任首任会长。1926 年北伐战争期间，颜福庆被迫离开湘雅医学院，接受协和的邀请，出任北京协和医学院副院长。

合同期满后，他率领北京协和医院的乐文照、朱恒璧、汤飞凡、张鋆、谷镜汧、曹晨涛等医生创办第四中山大学医学院。颜福庆任院长，朱恒璧为教务主任，开学时仅有 8 名教师，29 名学生。学院规模甚小，但是朝气蓬勃。颜福庆高超公关和协调的能力，为医学院筹募了大量的经费、场地和人才。他首先说服自己的堂兄、中国红十字会负责人颜惠庆将上海红十字会医院提供给医学院充任教学医院，再鼓动圣约翰的校友叶子衡捐出叶家花园，改建成上海第一所肺结核医疗院，以支持中国肺科医学的研究，医院以叶父名字命名，“澄衷肺病疗养院”成了医学院第二所教学医院，叶子衡因此获得教育部嘉奖。

1932 年，医学院独立，更名为国立上海医学院。颜福庆借鉴美国约翰·霍普金斯医学教育范式，开始创建的现代化医学模型——以上海医学院为中心，由中山医院、教学医院、药学院、护士学校和公共卫生学院组成的上海医事中心。借助自己的在中国医学界的影响力和颜氏家族在中国政界的人脉关系，颜福庆将社会力量、经济和政治资源有效运用到他的医学创新中，创建了一套独一无二的管理和监督模式——上海医事事业董事会和经济委员会，以支持医学事业的发展。医事中心的经济资助来自洛克菲勒基金会、英国庚子赔款基金信托委员会、上海五洲大药房等；财政部长孔祥熙任董事长，董事有立法院长孙科、中央经济委员会常委宋子文、卫生署署长刘瑞恒、教育部长朱家骅、行政院秘书长诸民谊、上海市市长吴铁城、上海银行总经理陈光甫、著名实业家刘鸿生以及杜月笙。这个团体集聚了中国政界、金融界和卫生界的实权人物。为了谋求理想的实现，颜福庆牺牲了两位爱女的婚姻，颜雅清、颜湘清分别嫁给了刘鸿生的儿子和孔祥熙的英文秘书。1937 年 4 月，国立上海医学院和中山医院两座标志性的中西合璧大楼在枫林桥落成。国立上海医学院进了第一个黄金时代。

卢沟桥事变后，上海医学院师生和医务界人士奋起抗日，枫林桥中山医院作为第六救护医院，护士宿舍作为伤兵分发站，红十字会医院作为特约医院。由上医负责或派人领导的第 1、第 2、第 6 和第 23 救护医院以及后方第 1、第 2 医院，国际第 1、第 2、第 4 医院等，辗转奔赴抗战前线后方，在救死扶伤支持抗日方面做了大量工作。上海失守后，由红十字会医院组织的第 1、第 2 两个救护队，辗转于无锡、南京，而后转入内地继续从事救护医疗工作。

1938 年 2 月，颜福庆任国民政府卫生署署长，由朱恒璧担任代理院长。抗日战争全面爆发后，上海医学院被日本帝国主义占领，为保全学校和继续进行教育教学，朱恒璧决意迁校。教育部长陈立夫不同意内迁，朱恒璧再三向教育部交涉，使之最终应允，除少数有特殊情况或困难的教职工在沪坚持或遣散外，其余一律内迁，特别是内地奇缺的内、外各科的高级专

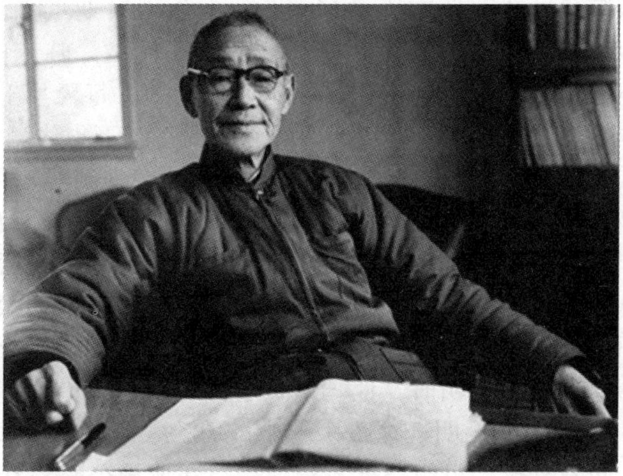

图 3-17　颜福庆

家。1939 年朱恒璧正式宣布“日寇侵华，其目的在灭亡中国，国立大学又是振兴中华的希望所在，与日本侵略者水火不相容；在日本控制区内，绝不可能有国立上海医学院生存的任何幻想，不认清这一点是极端有害的。总之我院绝不与敌伪发生任何形式的接触，本院决定暑假中继续上课，并于秋季内迁大后方，要求同学们做好准备，到时由吴绍青教授带队统一行动。”

朱恒璧、张鋆、乐文照、黄家驷等不畏艰苦，带领师生迁往昆明，在郊区白龙潭建院，并与国立中正医学院合作办校。1940 年夏，中国西南地区流行霍乱，朱恒璧组织学生前往疫区控制疫情。同年，战火蔓延，学校被迫迁往重庆歌乐山，为了筹集办学经费，朱恒璧四处求援，求得美国医药援华会大笔资金，用于建设学校的校舍，使上医得以绝处逢生，终于在重庆歌乐山修建了校舍。朱恒璧同时通过各种渠道罗致人才。他获悉著名的生理学家冯德培全家流落到重庆，便立即聘请冯为生理学教授，并特地找了一幢房子供其一家居住，自己却住在一间小屋里。1936~1941 年，冯德培在神经肌肉接头生理学方面开展了大量创新性研究，发现静息肌肉被拉长时产热增加，这发现被称为“冯氏效应”，成为国际公认的这一领域的先驱者。当时，上海医学院不缺眼科、X 光科教师，但朱恒璧仍然非常欢迎协和眼科专家郭秉宽、放射专家荣独山等人来上海医学院任教。1941 年，朱恒璧受命任国立上海医学院院长。1943 在重庆歌乐山将重庆中央医院划为上医的附属教学医院，后中央护士学校也划给上医，学校规模得以扩大，招生规模得以加强。1944 年 2 月，中央医院改名为国立上海医学院附属医院，朱恒璧兼院长，并兼任护士学校校长。歌乐山时期虽生活十分清苦，教师们却能以身作则，自甘淡泊，坚守教学科研岗位，临床医师不开业，廉洁奉公，不谋私利。医生的工作作风也一丝不苟，每天早上主治医师查病房，住院医师平时不离病房，实习医师除每周一个下午休息，日夜值班。学生考试测验的时候，不设监考也无人作弊，时称荣誉制度。

朱恒璧极为重视医学基础学科的发展和教学，在办学经费十分拮据的情况下，他仍特意批准买了一套物理实验仪器，聘请上海交通大学物理学教授周同庆来上课。同时，为了把基础课教活，他要求前期教师有一半时间从事科学研究，不断提高教师自身的学术水平。朱恒璧延续了颜福庆的预防医学思想，在内迁昆明时，他聘请黄子方负责与云南卫生处合建曲靖卫生实验区。1941 年从昆明迁往重庆歌乐山后，朱恒璧聘请戴天右兼任公共卫生教学，负责安排、组织、推荐毕业生，在成渝公路沿线的教学基地工作。

1941 年又有 30 余名香港大学医学院的学生，在院长王国栋的带领下，撤离港岛，经过漫长的跋涉，历时 5 个月，终于在 1942 年下半年抵达重庆，朱恒璧获悉后决定把这批学生收进学校免费学习。此事使香港同胞深受感动，英国驻华大使为此特意登门致谢。

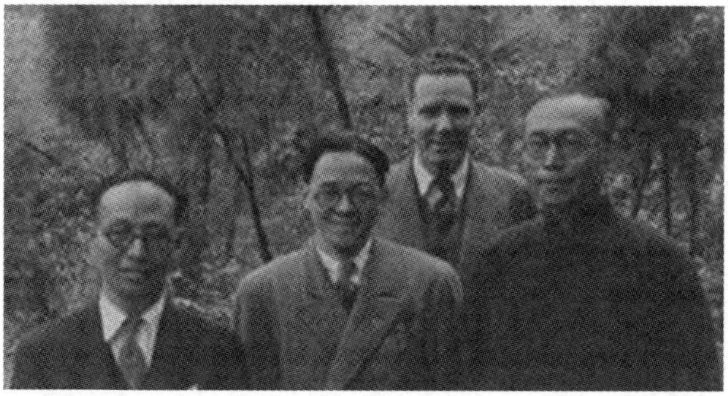

图 3-18　右起：朱恒璧、王国栋、任邦哲、王有琪 重庆歌乐山
（1943 李约瑟摄）

1946 年，国立上海医学院迁回上海，朱恒璧任院长。1956 年为支援三线建设，上海医学院一分为二。部分院系及相应重点学科西迁重庆，组建上海第一医学院重庆分校，其附属华山医院、中山医院和儿科医院也部分西迁至重庆，组建为重庆第一医院和重庆市儿童医院，同年，重庆分院脱离上海第一医学院管理，独立成立重庆医学院，其在渝附属医院也划归重庆医学院。

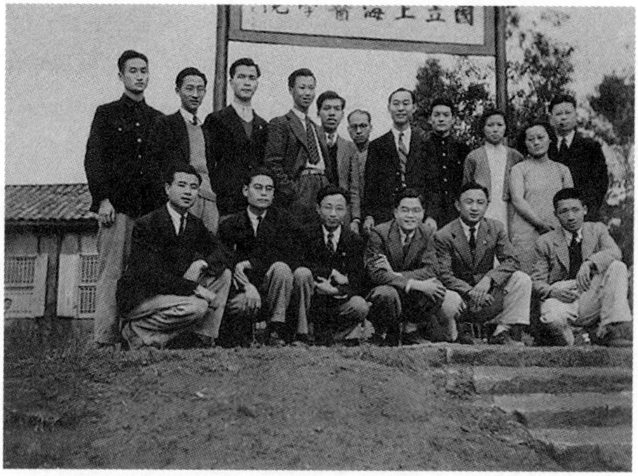

图 3-19　黄家驷与学生合影

（重庆歌乐山 1941）

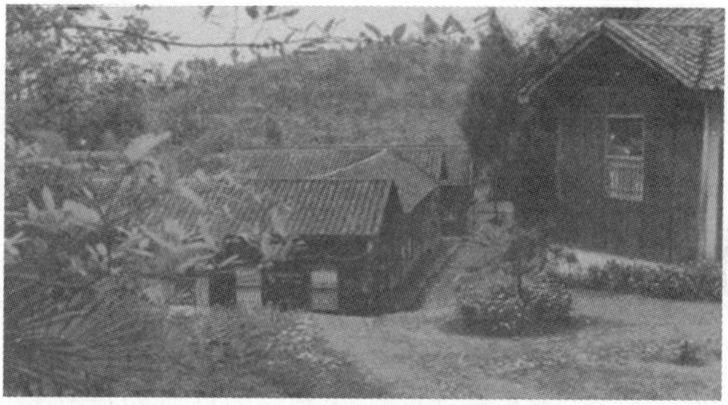

图 3-20　上海医学院校舍

（重庆歌乐山 1943　李约瑟摄）

美国医药援华会

人道高于一切（Humanity Above All）。

——美国医药援华会

对华英勇抗日之敬意

全面抗战后，各战场伤亡甚众，而我国物资缺乏，医疗设备落后，救死扶伤难周。救护总队总队长林可胜博士，为解决药械、资金不足的问题，四处联系在国外的朋友、同事，吁请美国友人及美国红十字会援助。但美国政府受《中立法案》及《现付自运法案》限制，不能支助任何交战国之规定，美国红十字会以“爱莫能助”答复，为此林可胜在致驻华医社的信中表示出强烈的遗憾：

“（局势）多少次都是那样地毫无希望，以致我们不得不感到：正义和民主只有在天堂才能找到。我们经常自问，有着宗教和理想主义的美国为什么对侵略者的行径不去加以制止？……难道美国真的把其贸易利益置于一切之上？”[276]

面临种种困难和挫折，林可胜始终坚持不渝。由于他的影响和多方努力，加上国际战场的局势变化，中国的抗日救护工作得到了国际社会的同情和支持。

洛克菲勒基金会董事会 1938 年 4 月通过特别决议：1938~1939 年度继续为在华工作拨款，其中最主要的是迁往内地的乡村建设的项目。1939 年的会长报告中对基金会得以在艰苦卓绝的环境中与中方合作把这项工作继续下去表示惊喜和自豪，认为不论战争的结局如何，这一领域的工作必将对中国的未来起重要作用[277]。基金会对中国人民的英勇抗战给予很高评价，对在苦难中的坚忍寄予同情和钦佩，这是他们在整个抗战期间坚持不懈地利用一切可能的条件继续提供帮助的主要动力[278]。这种同情当时在西方也有普遍性。1939 年“美国智识合作全国委员会”主席肖特韦尔（James T. Shotwell）致函洛氏基金会的负责人称：“中国青年正在进行的争取他们的国家复兴的英勇斗争是当今世界上最令人鼓舞的悲壮事件之一”，在这最需要的时刻中国的国家教育机构竟得不到美国的帮助是“令人痛苦的”[279]。董事会认为：“战争正在把中国推到世界民族之前列。一个历史悠久而杰出的文明和一个伟大的民族终于即将在世界领导力量中占有一席之地。他们在这次战争中的英勇贡献赢得了全世界的感激和钦仰。他们受诸本土的伟大才能和对人友善的本性定将对文明的进步做出贡献，凭这一点，他们在今后艰苦的岁月中有资格得到一切关注。”[280]

1937 年 12 月，三位留美爱国华侨：纽约大学医学院实验外科教授 Frank Co Tui、唐人街的 Earn B Chu 博士和中国纺织贸易公司美方代表魏先生（Joseph Wei）和他们的夫人在美国纽约倡议成立美国医药援华会（American Bureau for Medical Aid to China 简称 ABMAC）。该会成立的宗旨是“人道高于一切”，目的是救济中国战区的伤兵和病人，解决他们医药方面的需求，以表示“美国对华英勇抗日之敬意”[281]。Frank Co Tui 1897 年出生于中国福建，8 岁迁至菲律宾，1922 年获医学博士学位后赴美行医，1931 年任纽约大学医学院实验外科教授，20 世纪 50 年代返回菲律宾，成为菲律宾科学之父。

该倡议首先得到弗兰克・梅莱尼、范斯莱克的支持，1938 年梅莱尼、范斯莱克、坎农等 21 人正式发起美国医药援华会，其中有 16 人曾在北京协和医院工作。时任驻美国大使胡适、原外交部长王正廷、林语堂、赛珍珠、洛克菲勒基金会主席文森特、第 26 任美国总统西奥多・罗斯福之子小西奥多・罗斯福（Theodore Roosevelt Jr.）等亦倾力支持。美国医药援华会初次会议在纽约中国领事馆举行，由于俊吉总领事主持。

1938 年 1 月 24 日美国医药援华会在纽约立案，成合法的中美人士合办机构，其成员如下：Co Tui 任主席，后由范斯莱克接任。执行委员会由 Co Tui、CH Wang、Margery K. Eggleston 女士、梅莱尼、范斯莱克、Maurice William 6 人组成，全国委员会成员 26 人。其中 17 人曾在协和工作，阿道夫・迈耶和 James B. Murphy 虽未任职于协和，但培养了众多协和弟子（表 3-1）。原协和生物系教师 Aura E Severinghaus 为 ABMAC 图书委员会主席，施哥德（John Scrudder）为外科器械委员会主席。

1941 年，宋美龄任 ABMAC 名誉主席，胡适为名誉理事长，ABMAC 中国委员会成员有沈克非、林可胜、刘瑞恒。ABMAC 制作的名片及宣传册上在醒目地印刷着汉字“义”，寓意“正义”及“义不容辞”。

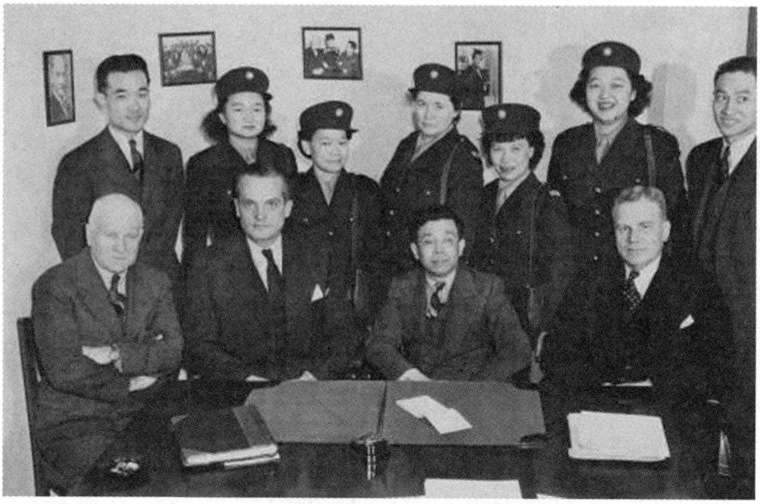

图 3-21　ABMAC 主席范斯莱克、施哥德、副主席 Co Tui 及梅莱尼（1943 纽约）

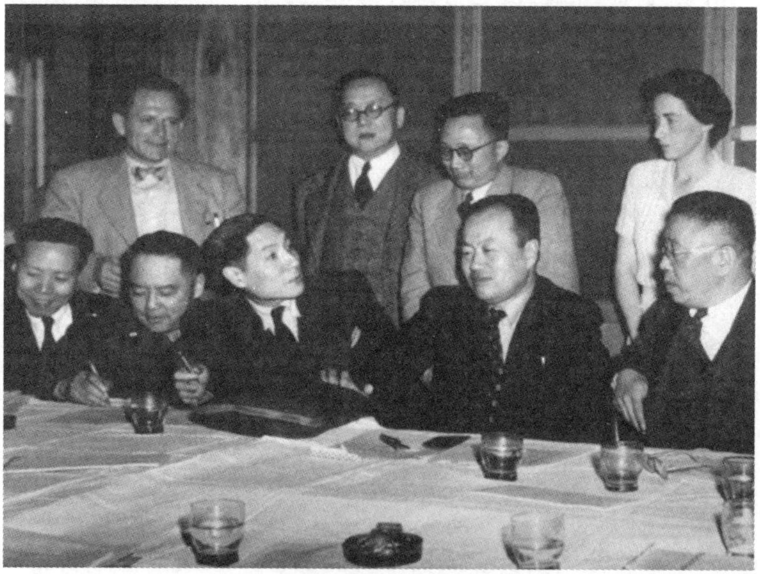

图 3-22　ABMAC 中国委员会成员（后排左 2 沈克非；前排左 2 林可胜、右 1 刘瑞恒）

ABMAC 随即展开多方位募捐，立得各方响应，纷纷解囊。1938 年，ABMAC 发起“一碗饭运动”（Bowl of Rice Movement），赛珍珠、罗斯福总统夫人发起“希望之书”（Book of Hope），《读者文摘》也发起募捐。纽约的华侨卢先生倾囊以助，捐出所有财产，林语堂捐赠 X 光机，美国医生及药厂也慷慨解囊。捐款遂采购医药及器材，转输中国。其捐款约百分之八十为美国人士捐献，此后医疗药品器械及救护车辆，源源经太平洋运抵中国红十字会救护总队，支持前方。加拿大胸外科医生白求恩正是通过美国医药援华会得到了足够装备几个医疗队的药品和器材，率领一个由加拿大人和美国人组成的医疗队从温哥华乘“亚洲女皇号”轮船前往香港，然后辗转于 1938 年初来到延安。

表 3-1　美国医药援华会 1938 年全体委员会成员名单

姓名	在协和的最终职务	在协和工作时间
Miss G. Banfield	护校教师	1921~1924
Dr. Carl Ten Broeck（田百禄）	病理科主任教授	1920~1927
Dr. Detlev Bronk		
Dr. Walter B. Cannon（坎农）	生理科客座教授	1935
Dr. A. J. Carlson（卡尔森）	生理科客座教授	1935
Dr. K. K. Chen（陈克恢）	药理系高级助理	1923~1925
Dr. Alfred Cohn（科恩）	内科客座教授	1924~1925
Dr. E. V. Cowdry（考德里）	解剖科主任教授	1918~1921
Dr. Jean Curran		
Margery K. Eggleston		
Dr. WM. J. Gies		
Dr. R. R. Hannon（韩能）	内科襄教授	1930~1934
Dr. Franklin C. McLean（马克麟）	内科主任教授	1918~1923
Dr. Frank L. Meleney（梅莱尼）	外科襄教授	1920~1925
Dr. Adolph Meyer（阿道夫 · 迈耶）		
Dr. James B. Murphy 夫妇		
Dr. Louise Pearce（皮尔斯）	皮肤科客座教授	1931~1932
Dr. Mont R. Reid（李德）	外科客座教授	1925~1926
Dr. O. H. Robertson（骆博生）	内科主任教授	1919~1926
Dr. G. Canby Robinson（罗宾生）	内科客座教授	1935
Dr. Florence Sabin		
Dr. Homer W. Smith		
Dr. Donald D. Van Slyke（范斯莱克）	生化科客座教授	1922~1923
Dr. Co Tui		
Dr. George B. Wallace		
CH Wang		
Dr. ChengTing T. Wang（王正廷）		
Dr. Jerome P. Webster（韦伯斯特）	外科襄教授	1921~1926
Dr. Maurice William		
Miss. Anna Wolf（沃安娜）	总护士长、护校校长	1919~1925
Dr. Arthur M. Wright		
Dr. T. C. Yu（于俊吉）		

嗣沿海地区相继沦陷，港口运输阻断，而太平洋战事爆发，海运中断，辗转由印、缅输入，仍于抗战医药器材支助甚多，如当年治疟疾圣药——奎宁丸，捐助以吨位计，帮助军民防治疟疾；美国各地捐助十辆救护车，以提高救治伤员的速度。抗战期间，美国医药援华会捐款，约略估计总值达六千六百万美元[282]。

1941 年，林可胜致信 ABMAC，因日寇毁坏了几乎所有的医学图书馆，中国医生急需医学书籍期刊，希望 ABMAC 予以帮助。Aura Severinghaus 呼吁美国 215 家图书馆立刻捐助了数千册的医学书籍和期刊，包括 30 套医学百科全书。1942 年，Severinghaus 通过美国军医图书馆提供 67 种医学现刊的微缩胶片和大量的解剖学幻灯片，并配备 22 台微缩胶片阅读机和 7 台幻灯放映机。外科器械委员会主席施哥德募捐了 3635 件外科器械，价值 11 万美元，并向中国医生传授了血浆技术，协助中国建立了第一座血库。

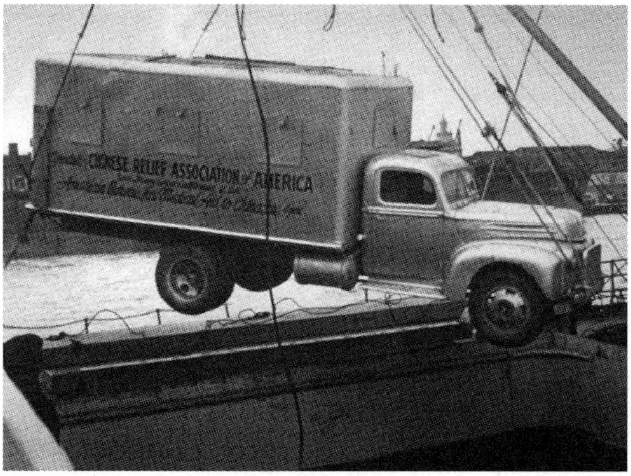

图 3-23　ABMAC 援助医疗物资到中国

1941 年，美国医药援华会派遣结核病女专家柯恩医生（Dr. Adele Cohn）赴华，加入中国红十字会，随后又派遣了一支医疗队，与救护总队合作，“帮助中国克服目前因缺乏有训练之医护人员所引起之困难。”中国人民抗战的决心和精神也深深打动了援华人员的心。柯恩医生在致朋友的信中写道：“当我到达重庆时，您的朋友张宝楠（音译 Chang Pao-nan ABMAC 驻华代表）在等我。我内心充满感激，他竟然在雨中等了 6 个小时。我们乘坐黄包车穿过废墟，毁坏的程度让我震惊。……但中国人并未被击垮……废墟上林立着无数的小工厂，每个人都在工作，……让我伤心的是，我们竟然筹措不到 5 百万美元给这些亟需帮助的人民。”[283]

“二战”末期，美国医药援华会实施奖学金培训计划，以促进中国的医学进步。该计划除邀请美国医护专家赴中指导外，也资助了大批中国医护人员赴美学习。前两位受资助的是易见龙、黄若珍（Helena Wong），师从纽约的施哥德教授学习输血疗法，学成后在昆明建立血库。其他医护人员归国后大多成为中国医学的先驱者和权威，对战后中国医学的发展起了至关重要的作用[284]。为表达对美国人民无私援助的谢意，宋美龄向美国纽约动物园赠送了一只六月龄的雌性熊猫。

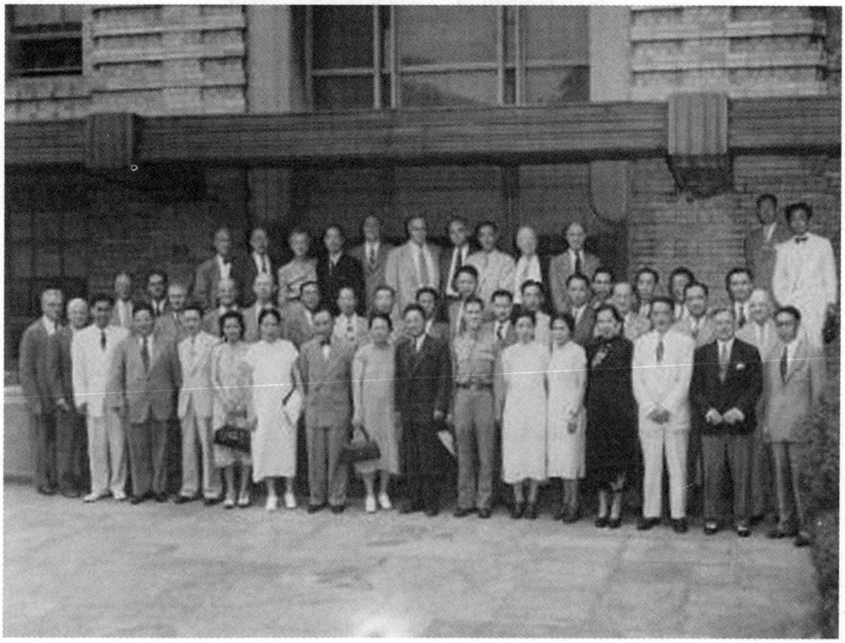

图 3-24 ABMAC 所资助的中国医护人员（1947）

一碗饭运动

1938 年，小西奥多·罗斯福联合美国医药援华会、美国中国难民紧急赈济会、妇女赈济中国难民会、工界赈济中国难民会等团体于发起“一碗饭运动”（Bowl of Rice Movement），为中国五千万无家可归的难民募捐。当年即获得捐款 20 万美金，之后两年又陆续获捐款约 40 万美金。“一碗饭运动”迅即遍及美国全国。“一碗饭运动”的命名，源自中国西汉“漂母饭信”的故事，藉以表示美国援华为一种纯挚之同情心。发起“一碗饭运动”

表明“美国民众助华，既非如市侩之流，专以利益交换为前提；亦无炫示富贵之心理，而使受者有耿耿不安之感焉”。其次，“中国人民以饭为生，取接济米饭，普度众生之意，所谓‘一碗饭’者，即助华运动之象征耳”。再者，人天天要吃饭，“每饭不忘”，“亦为表示助华运动非五分钟之热潮，将持之以恒地开展下去”，素以面包为主食的美国人，“一碗饭”足以引起好奇心理，“故具有不可思议之吸引力量”[285]。

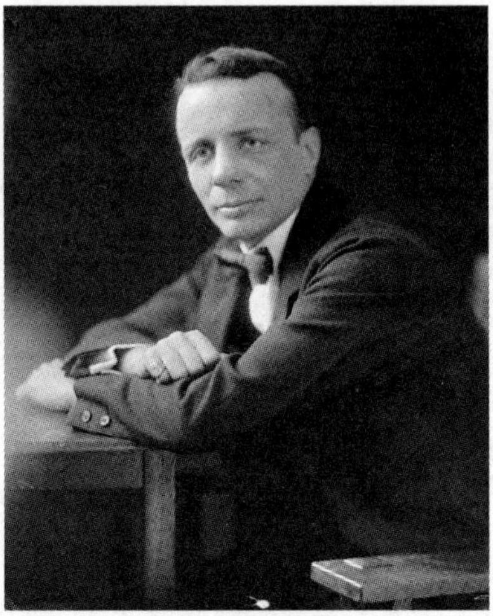

图 3-25　小西奥多·罗斯福

热心援助中国抗战、对孙夫人宋庆龄十分崇敬的美国医药援华会负责人海伦·史蒂文斯（Helen Kennedy Stevens）女士还展望了“一碗饭运动”的深远意义：

“一碗饭运动势必成为全美永久性之运动，成为中美打不破之链锁，不仅由于中美为太平洋两岸民主国家，而友好情谊永垂千古，实由于两国国民爱好和平自由，崇尚公理正义是根本共同性所致。”[286]

孙夫人与廖夫人何香凝看到“一碗饭运动”在美、英推行以后成绩斐然，意义深远，影响巨大，感到在香港发起这个运动对激发香港150万同胞的爱国救亡热情，募集救灾救难的经费具有重要意义。在宋庆龄和何香凝的倡议下，成立了香港“一碗饭运动”委员会，宋庆龄担任该会名誉主席。

5月初，根据宋庆龄的倡议，在香港成立了以宋庆龄为名誉主席，香港立法局华人首席议员罗文锦律师为主席，香港医务总监司徒永觉的夫人克拉克为副主席，并包括香港华商总会负责人在内的“一碗饭运动”委员会。经研究，委员会决定发售餐券1万张，每张港元2元，餐券的价值本可享受

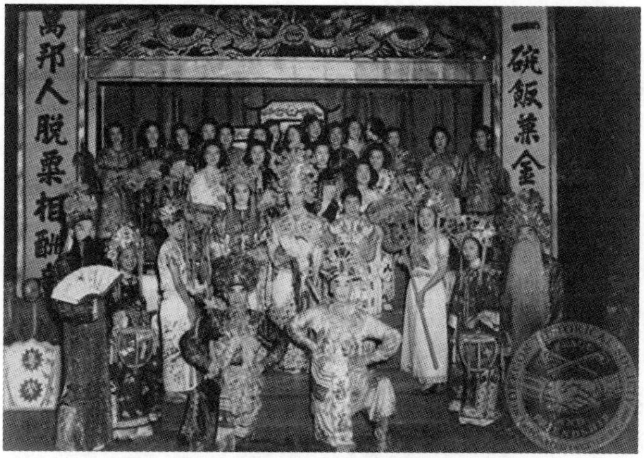

图 3-26　“一碗饭”运动募捐演出（1939）

几道菜肴，但认购者只能持券到提供赞助的餐馆吃炒饭一碗，差额盈余将交给中国工业合作社，成为救济西北难民的基金。

自从宋庆龄发出呼吁后，香港各界山鸣谷应。1941 年 7 月 1 日，在香港湾仔英京酒家举行“一碗饭运动”开幕式。出席当天盛会的有中国红十字会总队长林可胜、香港医务总监司徒永觉夫妇及香港各妇女团体、救亡团体的代表等共 150 余人。香港各界人士为一睹宋庆龄的风采，纷纷涌来，万头攒动。港英政府不得不临时加派警察，维持秩序。晚 8 时许，罗文锦宣读香港总督罗富国致“一碗饭运动”委员会名誉主席宋庆龄和副主席克拉克的信：“现值一碗饭运动在此推行，固知香港之华人，将能利用机缘，以援助其祖国在苦难之同胞也。”随后，宋庆龄发表热情洋溢的演说：“一碗饭运动不但是募了捐去救济被难的人们，并且是要节饮节食，来表示牺牲的意思，这是我们做人的美德。无论中外，无论古今，都是值得赞扬的。……一碗饭运动是同情于我们抗战建国，而发扬民主精神的表示。最初由华侨和美国的同情发起，已经在全国普遍地举行了三次，伦敦方面也曾举行过，今晚在这一百五十余万华侨最多的香港首次举行，并承各友邦同情的友人们都来参加，这是何等有意义！……香港的一碗饭运动，更含着一种深长的意义，因为这次捐款是要帮助工业合作社去组织及救济难民伤兵，这是巩固经济阵线，是生产救国，是帮助人们去帮助自己，是最妥当的一种救济事业。工业合作社是民主性的组织。我们这样富有民主性的一碗饭运动，来使工业合作社完成救济事业，岂不是很愉快而值得提倡的吗？”在宋庆龄的感召下，香港各大酒家争相认捐“一碗饭”，第一位捐助者是威灵顿街丽山餐室的老板温梓明，他表示愿捐饭500碗，当晚共认捐炒饭13500碗。

这次盛会为当时轰动香港的“一碗饭运动”拉开了帷幕。7月29日，何香凝为《华商报》的“一碗饭运动”专版亲笔撰写了特辑题词。8月2日，《华商报》头条刊登宋庆龄的题词：“日寇所之，骨肉流离，凡我同胞，其速互助。”接着香港文艺界进步人士积极响应宋庆龄的号召，纷纷撰文大张旗鼓地宣传“一碗饭运动”。

1941年8月1日，计划进行3天的香港“一碗饭运动”正式拉开帷幕。英京、乐仙等13家酒家、餐室都将自己的厅堂门面布置得新颖别致。有的在门上挂出“欢迎来吃救国饭”“爱国之门”“光荣之门”的横幅，有的在店堂内张贴爱国宣传画，还有的展出了抗日战士英勇杀敌、工合社员努力生产的图片等，准备工作井然有序。香港民众纷纷上街购买饭券，大家都以能够资助抗战、救济祖国同胞为荣。他们视炒饭为“爱国饭”“救国饭”，为救亡尽力。

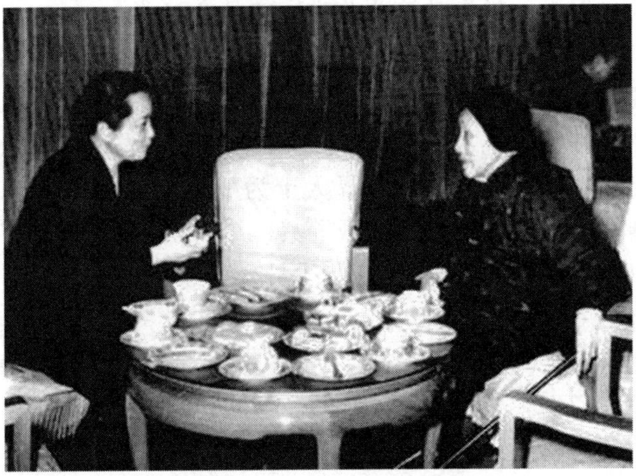

图3-27　宋庆龄（左）与何香凝（1941）

为了进一步推动广大香港妇女积极投入到抗日救亡的运动中去，何香凝又多次撰文呼吁建立妇女界的抗日救国统一战线，指出广大的中国妇女在抗战时期应当肩负的责任，提倡妇女节约运动是刻不容缓的事情。在何香凝出色的组织工作下，“一碗饭运动”收效十分显著。她不顾年老体迈，以60多岁的高龄，为抗日呕心沥血，不辞劳苦，这种为国献身的精神也深深地打动了广大香港同胞，尤其感动了广大香港妇女，“一碗饭运动”受到广大香港同胞的积极响应。

在社会各界的大力宣传、鼓动下，香港餐饮界对“一碗饭运动”的反应非常热烈，都踊跃捐饭。截至8月1日，捐助数已达14700碗。香港民众携老扶幼举家共食。原来计划售出2元港币一张的餐券2万张，很快就超过了预期目标，“一碗饭运动”取得了圆满成功。扣除各项开支，这次运动的纯收入为港币22144.95元、国币615元。英国赈灾会香港分会将捐款凑足整数，共计港币25000元整。“一碗饭运动”中所得的全部收入都捐赠给了中国工业合作社，救济了数以万计的战灾儿童和难民，大大鼓舞了人民群众抗日的士气。

9月1日，宋庆龄主持了当年度“一碗饭运动”结束的典礼。何香凝出席了典礼并慷慨陈词：“我国现在抗战正酣，国内同胞蒙难正多，全港同胞应当再接再厉，继续加倍努力，继续加紧拥护团结。……只要世界反法西斯力量团结互助起来，中国抗战将是无限光明的。”为了表彰捐款较多的一些名流闺秀的义举，何香凝还向她们颁发了纪念品[287]。

第一座血库

1941年美国军方实施血液采供计划，梅勒尼、骆博生、罗宾生等前协和人担任要职，他们也是美国医药援华会的发起会员。1941年8月美国医药援华会设立了1000美元的奖学金，指定用于为中国培训血库技术人员。在加拿大多伦多大学进修的易见龙和在美国哈佛大学进修的黄若珍应征入选。易见龙是南京中央大学医学院教师，1935~1937年曾在北京协和医学院生理科进修。在林可胜指导下与同事们一起研究延髓交感神经中枢的问题。正当研究工作开展顺利之际，“七·七”事变爆发，他停止进修，返回南京。不久，随中央大学医学院西迁成都华西坝，重新开始了教学生涯。1939年，易见龙考取了第三届庚子赔款公费留学，于1940年赴加拿大多伦多大学进修生理学及药理学。入选后易见龙、黄若珍去美国纽约中心医院血库随施哥德教授学习输血疗法和血库管理，又到费城BrynMawr医院随Strumia教授学习血浆提制、干血浆制备以及各个环节的操作，包括机件修理等全套技术，并负责筹建血库一切事项。学习结束后易见龙自拟了血库器材的清单，“自输血提制血浆，干馏以至检验之设备，各种机器之零件，无不概括无遗”，尽管在原定的血库设备之外又增加了一套制造冻干血浆的设备，援华会“援华心切，均一律照准”[288]。黄若珍学习结束后，在美国医药援华会的安排下于1942年10月先期返国，为血库寻找合适的库址，并在战时卫生人员训练所兼职。

1943年1月，林可胜以卫训所主任的身份致电美国医药援华会，表示

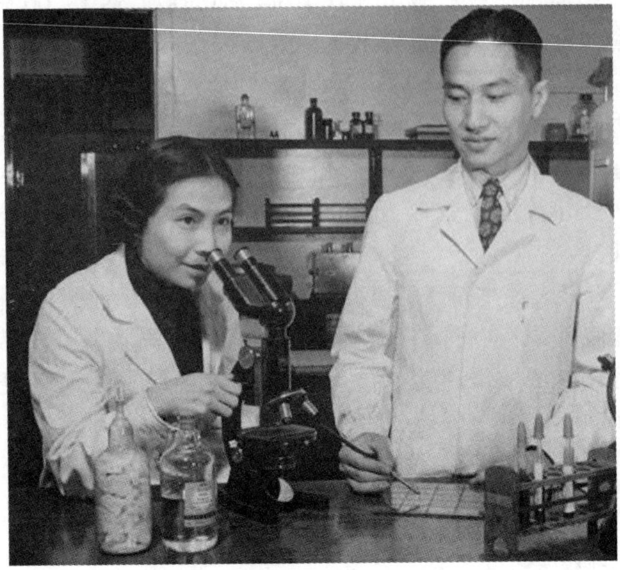

图 3-28　黄若珍和易见龙（1942）

正在着手进行血库的筹备工作。1943 年 6 月 7 日，血库在美国纽约拿骚街（Nassau Street）154 号揭幕。血库主任易见龙、副主任黄若珍、检查樊庆笙、技师雷滋法、秘书林如斯（林语堂之长女）、提炼陈秀英、助理伍葆春、护士长刘覃志云、护士窦路德（Ruth Derr）被授予军衔。这是世界上第一个完全由华人医生、护士和技师控制的血库。美国医药援华会会长范斯莱克宣读了中印缅战区美军中将司令史迪威和中国军政部军医署署长卢致德发来的贺电，刘瑞恒、朱章赓、中国驻纽约总领事于焌吉等率先捐血。

1943 年 11 月 6 日华人血库结束在纽约的试运行准备装箱起运，5 个月共采血 1157 份，献血者多为华人，也有一些美国人，包括黑人、印第安人，还有 15 人为日本后裔。采得的血液制成 57 瓶干血浆准备带到中国使用。在血库全套机械装置之外，美国医药援华会还准备了足敷两年使用的各种消耗材料。血库器材经海运抵达印度，由飞虎队运往昆明。1944 年 7 月 12 日血库在金碧路昆华医院举行开幕典礼，初期主动前往昆华医院捐血的人员大部分是西南联大的学生。血浆疗法在滇西战役中初次显示效力，在战地急救中接受过血浆输注的伤兵“只有百分之一不治而死。凡得血浆救治之士兵无一不颂血浆之伟大”。史迪威在离开中国不久前给助华会会长范斯莱克写信赞扬说，血库“给部队英勇顽强的中国士兵提供了极好的服务。你们尽可确信，你们机构的优秀工作挽救了许多士兵的生命”[289]。血库在昆明

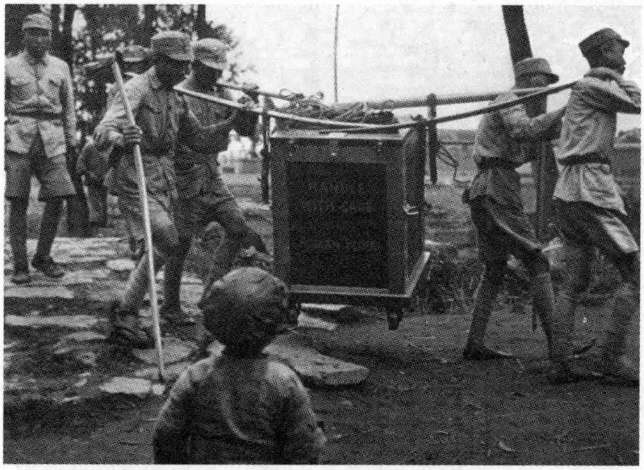

图 3-29　ABMAC 资助的血库抵达昆明

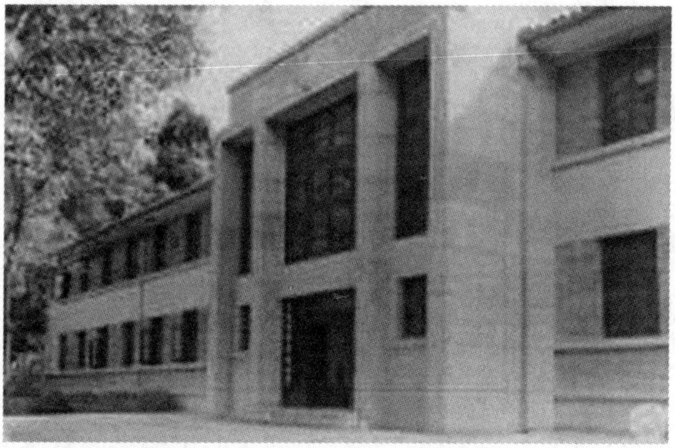

图 3-30　昆明血库

运行一年余，采血总量超过 300 万毫升，捐血者总计 1 万余人。

易见龙 1946 年离开血库回到长沙，任湘雅医学院生理科和药理科主任教授，1952 年应抗美援朝战争的需要，奉中央军委委派赴沈阳筹建中心血库。战争期间一共向前线运送全血和血浆 101 万毫升，3 个月内受血伤员总数超过以前两年多的总和。战事结束后易氏返回湘雅医学院工作，他领导创建的血液生理教研室是中国血液生理研究的最重要的基地。细菌学专家樊庆笙于 1945 年执教于成都金陵大学，次年随校迁回南京，1981 年出任南

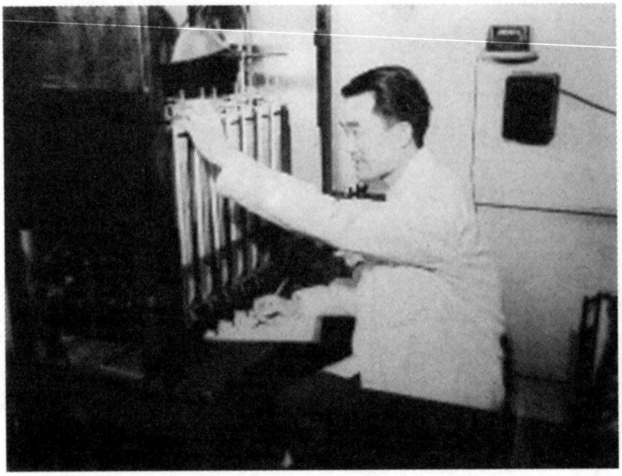

图 3-31　樊庆笙

京农学院院长。他在昆明期间参与了中国第一批青霉素的试制工作。

1950 年朝鲜战争爆发，美国医药援华会为血库培训的技术骨干之一易见龙受命为中国人民志愿军筹建了供战地急救使用的大型血库。不过，这次中国人作战的对象却是美国自己[290]。

复兴中国医学教育

战时国内各医学院校遭到极大损坏，有鉴于此，抗战胜利后不久，美国医药援华会改变援华策略，不再运送医药器械，将援助目的转为复兴中国医学教育事业。由于刘瑞恒国内外人脉深厚，颇孚众望，且非官方人士，被美国医药援华会聘为医务主任，领导美国医药援华会的复兴事业。

在首次报告中，刘瑞恒指出中国医学教育目前急需的是医学及相关科学的教科书、参考书、期刊以及教学资料，如图表、标本、幻灯片、实验器材等。

刘瑞恒与多方协商后，将有限的经费重点援助知名的医学中心，包括北京大学、兰州大学、中山大学的医学院以及湘雅医学院、上海医学院。援助方式主要是资助各校中青年教师出国进修，以加强师资力量，提高教学质量和水平。三年选送三十余人，由刘瑞恒亲自面试，统一办理签证和订购船票。所有进修教师均如约归国，成为各校各专业的业务骨干，日后大多成为领军人物。

与此同时，刘瑞恒赴美物色和邀请知名专家来华讲学。1948 年韦伯斯特受邀来华。韦伯斯特二十余年前为协和外科副教授，时任美国整形外科委员会主席。在上海医学院举办了中国第一个现代整形外科学习班，汪凯熙（协和 1934 届）担任助手。中国整形外科的开创者均参与其中，宋儒耀于数年后在协和创建整形外科；朱洪荫（协和 1943 届）曾入燕京大学医预科，太平洋战争爆发，北京协和医学院被迫停办，他转入北平中央医院继续学习。1949 年在吴英恺的帮助下，得到美国医药援华会的器械资助，创建北京大学医学院成形外科，曾任中华医学会整形外科学会副主任委员。李温仁（协和 1941 届）在福建开创了整形外科，周裕德（协和 1934 届）创建武汉协和医院整形外科。这个学习班对中国整形外科的发展起了深远影响，周裕德致信韦伯斯特："或许您不能亲眼见到您努力的成果，但是您已经播下了种子，时间会证明一切的。"[291] 此外，在中央大学医学院举办了血液循环生理学习班，对中国的血液生理学专业的发展亦起到促进作用。

美国医药援华会援助了许多物资，中央研究院医学研究所、中央卫生实验院、中央防疫处等获得许多物资，如中央防疫处得到一套青霉素小型生产设备及必需原料，为中国青霉素的生产奠定了基础。

其后，刘瑞恒兼任善后救济总署卫生委员会主任，统筹安排所有外援医药器械的调配，对中国医学事业的复兴做出贡献。1949 年后，美国医药援华会资助了台湾医学卫生事业的发展。

第四篇

涅槃重生

——复校　1946~1951

复校波折

竭尽全力协助协和复校工作。

——宋子文 1945

1941 年 12 月 7 日清晨，珍珠港遭日军偷袭，美国对日正式宣战。12 月 8 日 8 时，身处上海的娄克斯收听到珍珠港事件的新闻，立刻致电胡恒德，财务官鲍文在电话中回答：“是的，我们听到了新闻，日本士兵正在破门而入。”此时聂毓禅正在主持三年级护校学生毕业会考，为了避免学生慌乱，她马上到考场告诉学生：“今日有日本军参观，大家不要慌乱，考试照常进行。”日本军队进驻协和后，胡恒德、鲍文开始了长达四年的拘禁生活，协和处于危险境地。两周后，CMB 举行特别会议，紧急拨款，用于协和员工在战时生活补助。此外，在整个战争时期，CMB 一直为协和图书馆订购医学期刊，保持了协和图书馆医学期刊的完整性。1942 年 1 月 19 日，协和正式为日军强行接收，勒令停办，并竭力禁止协和的任何复校活动。1200 名华籍员工被遣散，CMB 给予解除合同补偿，学生转往北京大学医学部、圣约翰大学等。聂毓禅暗地里把护校学生分散到当时的道济、同仁、妇婴、中和等医院及第一卫生事务所实习，并借地方安排教师上课，使学生得以完成学业，并参加和通过了隐蔽进行的中华护士学会的毕业会考；对教职员则发给证明，以便另谋工作。

4 月协和董事会在上海非正式集会，商议指定娄克斯代理院长职务，王世铎、陈志生、福美玲（Mary E. Ferguson）协助执行院务。8 月，在重庆成立中华医学基金会战时顾问委员会，翁文灏任主席，成员如下：刘瑞恒、李廷安、周诒春、朱恒璧、朱章赓、王国栋等。其主要任务是“建议以基金会的经费，提高国内医学教育机构的水准及医护学生求职的兴趣”。战时顾问委员会获得1942~1945年核准预算100万美元，用于辅助十所医学院、恢复北平协和护士学校、紧急辅助协和医学院进入内地的教员和学生的生活费等。

刘瑞恒1942年4月返回内地，视察各医药服务机构和医学教育中心，抚慰内迁的协和医学院生，并听取有关方面对协和复校的意见。6月2日协和医学院校友会成都分会成立，发起人为潘铭紫、李廷安、陈舜名等19人，6月12日贵阳分会成立，发起人为姚寻源、贾魁、荣独山等34人，8月20日重庆分会成立，由刘书万、朱章赓、容启荣等6人发起。8月底于重庆成立校友总会执行委员会，刘书万任总会主席。校友会建议成立中华医学基金会医学研究所，以现有人才，设立多位专科讲座，吸收若干留在沦陷区及留美的人员，到国内各医学院为客座教授，提高教学及研究水平，以维持中国非占领区的医学教育高级水准；设立一个中华医学基金会驻华办事处促进上述工作，并联系国内与纽约有关事宜；配合美国医药援华会及其他外援机关对国立医学院校资助的工作；设立进修奖学金资助优秀的医护人员出国深造；速即恢复协和护士学校；积极筹划战后医学研究院的成立。经刘瑞恒斡旋后，校友会的建议正式以备忘录送呈战时顾问委员会。

十二月，战时顾问委员会召集三次会议，谈论校友会备忘录，经投票否决了成立协和医学研究所案。CMB支持中国医学教育的宗旨并不局限于协和医学院。李廷安、朱章赓等十分失望，一度考虑辞去战时顾问委员会的职位，后在刘瑞恒、林可胜的劝说下，方才打消辞职的念头。会后，刘瑞恒赴美与洛克菲勒基金会探讨CMB战时顾问委员会与北京协和医学院董事会的权责问题，结论如下：北京协和医学院董事会是个长期有连续性的组织，在CMB每年予以北京协和医学院经费之后，董事会有全权按预算项目运用支出，并有医学院的人事权和课程安排的权利；战时情形特殊，董事散处多方，难得定期聚会，故由战时顾问委员会协助CMB厘定如何善用基金资源以协助中国发展医学教育，资助对象当然以协和医学院为中心，其他医学院校也是资助对象；校友会的建议会进行进一步的洽商。

1943年2月1日，弗克纳（Claude E. Forkner）博士接任CMB主席。弗克纳在1930年代中期曾任协和医院内科副教授，熟知中国医学状况，4月赴中国内地考察，以明确CMB为战时中国所能提供的帮助。1943年春，聂毓禅与三弟同行奔向内地，途中三弟不幸被枪杀。聂毓禅挥泪办完了三弟的后事，又继续前进，两个月后到达重庆。弗克纳个性强，有白种人的优越感，他坚持将协和护校、在中央大学医学院借读的协和学生和任职的张光璧悉数转入华西大学，引起了众多机构的不满。聂毓禅从成都各大学招收了25名已修毕护预要求的各学科的学生，于9月正式开学。聂毓禅虽然与弗克纳意见不合，但她依然领导大家同心协力，辛苦经营，保持了协和护校原有的水平。与此同时，鉴于当时各地护校师资不足，聂毓禅还开办了一班二年制的师资进修班，培养护理教育人才[292]。同年。刘瑞恒拟邀请兰安生返华替代弗克纳接任CMB主席，但未能实现。

1943~1944年是中国抗日战争最艰苦时期，内地一批中国最优秀的教授学者生活极端艰苦而治学不懈。在费正清等的建议下，洛克菲勒基金会实行“抢救中国知识分子”的项目，拨款6万美元，邀请一批中国著名学者到美国讲学，一方面改善其生活境遇和健康；另一方面加强美国的中国学。应邀赴美的专家有梁思成、冯友兰、费孝通、罗常等，费孝通的名著《乡土中国》就是在此期间完成的。

由于战争原因，滞留在中国的董事会成员无法参加纽约的董事会会议，因此，重组董事会迫在眉睫。1945年5月，洛克菲勒基金会、CMB、协和院方成立中华医学基金会联合计划委员会，致力于改进中国医学教育。1945年8月，日本投降，囚禁四年的胡恒德得以释放。8月29日胡恒德回到协和原址，发现房屋建筑大致完整，图书馆和病案室未遭损害，参加了10月的联合计划委员会正式会议，讨论“我们应该为中国医学教育做些什么？怎样执行以达到目标？”。会议期间委员会收到国民政府行政院院长宋子文致洛克菲勒基金会会长福斯代克（Raymond B. Fosdick）的亲笔信函，希望北平协和医学院（包括医院和护士学校）能够尽早复校，以便“重新开始培训临床医学、公共卫生、医学教育和研究等诸多领域的中国医学人才这一重要工作”。函件的署名日期是9月4日，即日本投降后不到三周的时间，显示了中国政府期望协和复校的迫切性。宋子文在信中表示中国政府“将竭尽全力协助协和复校的工作”[293]。

会后福斯代克致信董事长小洛克菲勒称：“协和医学院的工作是我们皇冠上最璀璨的明珠，我们有最强烈的义务继续支持中国的现代医学。”为此，基金会派遣了“第四次对华考察团”，成员为基金会医学教育委员会主席Alan Gregg、哈佛大学医学院院长C. Sidney Burwell和娄克斯，访问了上海、南京、北京、张家口、成都、重庆，召集了所有的协和董事和校友了解情况。考察团认为“最有价值的投资，莫过于医学师资的教育……以过去北平协和医学院的经验和成就，医学师资教育是职业教育中最有利的选择”。考察的结论是：“基金会应继续通过CMB援助中国的医学教育，应恢复协和医学院，保持其高水准的教学中心，注重师资的训练，尤其在公共卫生和预防医学方面……”9 月 24 日，刘瑞恒致信联合国善后救济总署中国分署，提议北京协和医学院协助北京地区的善后工作，为早日恢复工作，协和所需的器械仪器应优先拨发，由救济总署采购运输，日后由协和全数偿还。此时，美方已经从日本人手中接管了协和，并聘任了后勤人员，维持协和的运转。胡恒德、福美玲相继赴中考察协和的现行状况，最为幸运的是图书馆及病案完整地保存下来。协和董事会随即决定：器械到位后，立即开展门诊工作；发电机到位后医院收容病人；一年后医学院复学。12 月刘瑞恒与联合国善后救济总署中国分署达成协议，由救济总署装备协和医院三百张床位的医药器械；分署组织管理部分前协和人员，开始复院工作[294]。

但此时国共双方摩擦不断升级，解放战争即将全面爆发。美国总统杜鲁门特派遣前任陆军参谋长马歇尔五星上将为总统特使，来华进行军事调停。马歇尔抵华后，促成三方成立了一个负责进行军事调停的由国民党代表、共产党代表、美方代表组成的“三人委员会”。美国代表就是马歇尔、国民党代表起初是张群，后改为张治中、共产党代表是周恩来。为了避免国共双方的军事冲突，于是在“三人委员会”的领导下，1945 年 12 月初在北平成立了“军事调处执行部”（简称“军调部”），办公地点就设在协和医院行政楼，定期 5 个月。

重　生

让我们希望、祈祷和相信，所有的一切必将有最完美的结果。

——小洛克菲勒 1951

1946 年，协和董事会改选，胡适任董事会主席。洛克菲勒基金会亦成立相应的委员会，以尽快恢复协和的重建。1947 年，为维持协和的高标准，解决其资金问题，洛克菲勒基金会召开了有关中国问题的董事会特别会议，小洛克菲勒巧妙地说服了董事们，通过了拨款 1 千万美元用作协和复校专款的决议。洛克菲勒基金会当天致信胡适、施肇基、胡恒德等："洛克菲勒基金会今日捐赠 1000 万美元用以支持北京协和医学院。迄今捐赠总数达到 44652490 美元。……是基金会历史上对独立项目最大的捐赠。"胡适收到此信后，即请在美董事施肇基向基金会敬致谢意。随后在美的协和董事与陈志潜、施肇基举行非正式会议，商讨医学院院长人选。

1947 年 3 月 12 日，CMB 在上海召开董事会年会，聘请李宗恩为协和医学院院长，未再聘请美方副院长，李宗恩成为首位拥有实权的中籍院长。胡正详、李宗恩、李克鸿、聂毓禅等四人为执行委员会成员。李宗恩是著名的热带病学医学家及医学教育家，任职北京协和医学院 14 年。1937 年南下筹办贵阳医学院，显示了卓越的管理才能。抗战结束后，由于李宗恩的学术成就和威望，港英方面有意请他去主持香港卫生署，但李宗恩决意留在协和。3 月 30 日，李宗恩电告协和董事会，接受邀请，3 月 31 日，李宗恩到任。

在李宗恩的不懈努力下，协和医学院于1947年秋季复校，在北京和上海同时招生，报名34名，录取19名，加上1941年的两名一年级学生和一名加拿大的非华裔学生，共22名新生。学院于10月27日开学，并从北京大学医学部和清华大学借调了若干教职员，同年，协和护士学校亦复校，聂毓婵任校长，50名护校学生从成都返校。1948年5月，协和医院第一批科室开张，12月最后一批1943年入学的学生举行毕业典礼。胡正详请回了钟惠澜、谢少文、谢志光、张孝骞、徐荫祥、吴英恺等一批医学专家，两次亲自出面邀林巧稚重返协和，使协和在短时间内即步入正轨。吴英恺、曾宪九、吴蔚然协助娄克斯管理外科，并请回骨科孟继懋、耳鼻喉科刘瑞华和张庆松。1950~1951年，请进从美国回国的骨科王桂生和整形外科宋儒耀，还有兼职的麻醉科谢荣和泌尿外科吴阶平。冯传宜接了关颂韬教授的班，专做神经外科。陆惟善成为战后协和外科的第一任总住院医师，桂世礽、侯幼临任第二、第三任总住院医师。协和复校第一批外科实习医师有刘国振、黄国俊、范度、陈嘉尔、哈献文、吴德诚、尹昭炎、费立民、王茂山、吴之康及麻醉科赵俊等。

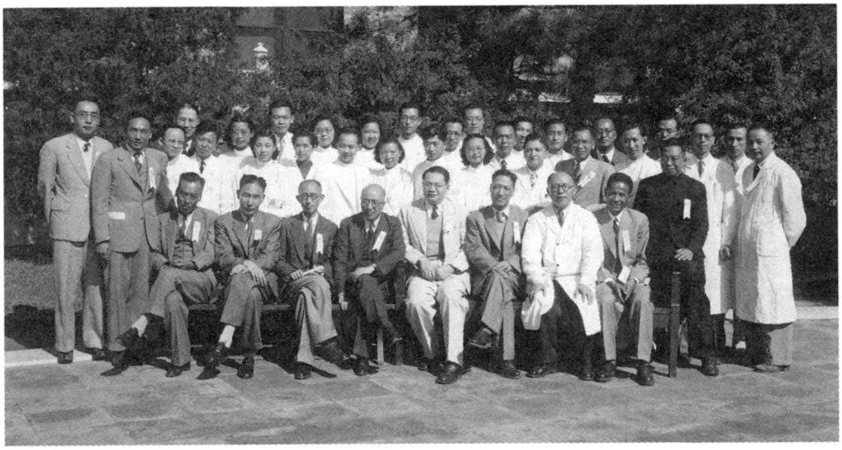

图4-1　复校员工合影（1949年）

（前排左起：许英魁1、诸福棠3、李宗恩4、刘士豪5、朱宪彝6、张孝骞7）

1948年解放军兵临城下，绝大多数协和员工，包括7位外籍员工选择留在协和。学校执行委员会声明“董事们的期望是继续如常工作，留在北平，绝不离开。”CMB举行会议声明“委员会即如以往地支持协和，现任院长及所有职员忠诚于协和及医学之道，委员会信任他们，并认为在他们的努力下协和能够继续有效地完成科研、临床及医学教育工作。”由于协和有

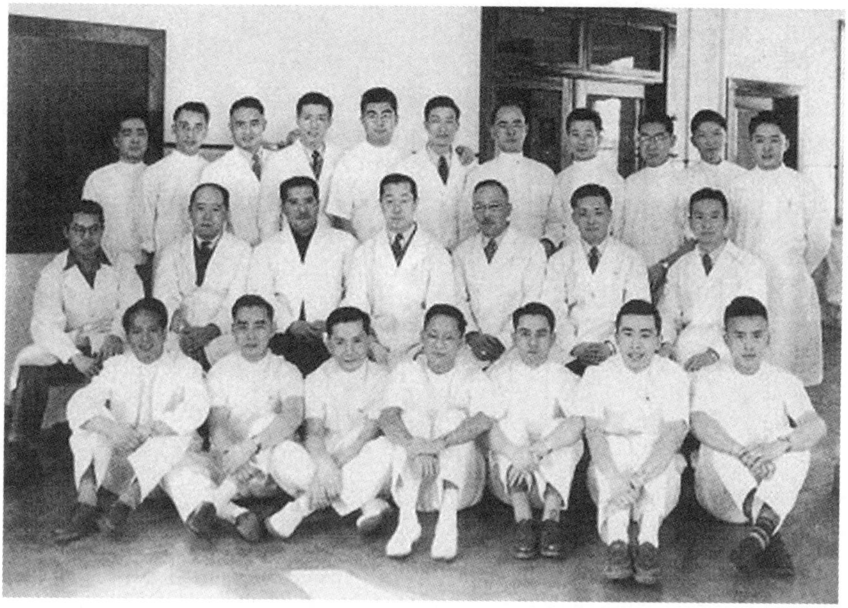

图 4-2　吴英恺与外科同仁合影（1951 年）

独立的水电供应系统，在战乱时期也未受影响，医院正常运行，甚至计划扩展 30 张病床。1949 年 3 月间有关负责人的通信中表露了这样的意思：基金会的某些工作必须通过所在国的政府进行，但不等于支持这个政府的政策。现在国民党显然已不能代表中国人民，因此基金会已经把人员和财产撤离中国大陆以待事态发展，希望能在任何一个新政府之下建立更好的工作计划。即将成立的新的中国政府是以共产党为主导，但也不一定不可以打交道。任何体制的国家都需要发展医药卫生和教育……。

1949 年北平解放，因协和医学院的情况特殊没有被新政府立即接管，学校的美国高级职员回国述职。2 月协和建立了第一届党支部及第一届学生自治会，之后工会、文职人员协会及教授协会相继成立。协和运行如常，林巧稚等被邀请参加开国典礼，李宗恩出席了政治协商会议。李宗恩对人民政府支持协和继续培养医学教育家和其他卫生领导人才的方针还是颇感欣慰的。4 月 24 日，李宗恩赴美参加中华医学基金会的会议，基金会决定继续支持协和，经费按季预付而不是像以前那样按年预付。

1949 年 10 月 7 日，协和举行了返校日，许多过去和在职的教职员以及医科和护校毕业的学生百余人出席会议。中央政府教育部长马叙伦出席并讲话，希望协和以它高质量的教学与医疗服务造福人民。1949 年 12 月召开

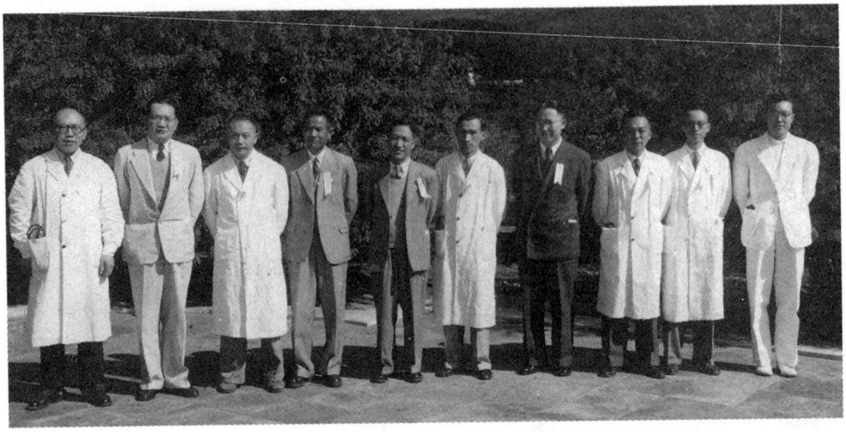

图 4-3　1949 年 10 月 9 日返校日，历届内科总住院医师合影

（左起：张孝骞、刘士豪、谢少文、吴朝仁、朱宪彝、邓家栋、马万森、朱贵卿、张安、方圻）

的医学院执行委员会通过了恢复“北京协和医学院”的校名。1949 年底，李宗恩总结说：“过去的一年发生了极为巨大的转变，但我真诚地相信，在中国的医学教育和医疗工作的范围内，协和仍然占有一个重要地位，可以符合创办者的崇高的期望。”

1950 年协和医学院和护校均招收了新生，六十万美元的下一年度拨款已获认可。这一年的 10 月，中国参加了朝鲜战争。当时正在美国的娄克斯、福美玲、Adolph 及 Hirst 女士，取消了回北京的船票，并辞去在协和的职务。娄克斯在给李宗恩的信中说：“美国人从你们中间彻底退出，或许更是幸事。”1951 年 1 月 18 日美国财政部正式冻结了所有与中国有关的金融业务以及与中国有关的银行账户。娄克斯及 CMB 立刻寻求办理协和汇款特别许可证，但希望渺茫。1951 年 1 月，李宗恩给 CMB 发去电报：“1 月 20 日协和收归国有。”这是来自协和的最后信息，一段传奇般的合作戛然而止。是日，李德全——30 年前在协和门口观看开业典礼的燕大女生——以中央人民政府卫生部部长的身份接管协和，收归国有。

协和医学院、协和医院由中央人民政府教育部和卫生部全部接管，仍由李宗恩担任校长，学校的组织结构和规章制度不变。经费由教育部拨，教职工原职原薪，学生可领人民助学金，校名改为“中国协和医学院”，协和医院定名“北京协和医院”。远在美国的小洛克菲勒在给一位朋友的信中写道：“……让我们希望、祈祷和相信，所有的一切必将有最完美的结果。”协和至此进入一个新的时代。

CMB 撤离中国后支持了台湾医学建设，但时刻关注中国大陆，等待时

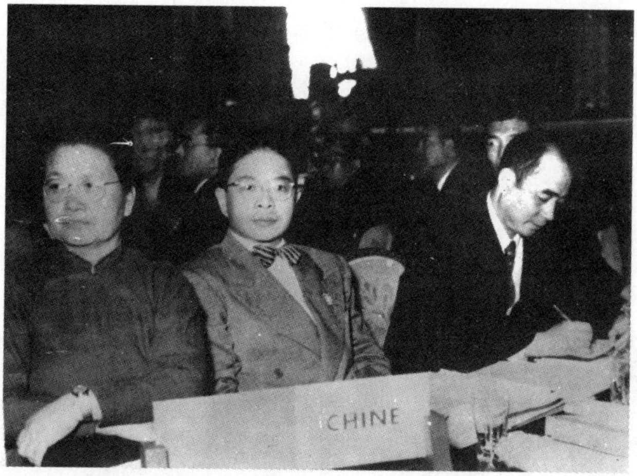

图 4-4　解放后首任红十字会会长李德全（左一）率团参加 21 届理事会（1950 年）

机重返中国。1972 年尼克松访华，基金会立刻召开会议，以期抓住机会，促进中美两国文化科学交流，并委托基辛格向周恩来递交了意愿书和历史材料。1975 年洛克菲勒基金会主席 John Knowles、董事会主席 Cyrus Vance 及兰安生的儿子格兰特访问中国，并参观了北京协和医院。1978 年，洛氏基金会人口部主任西格尔（Sheldon Segal）赴华访问，并与协和人座谈。

1979 年，中国医科大学复校，改名中国首都医科大学。1979 年黄家驷

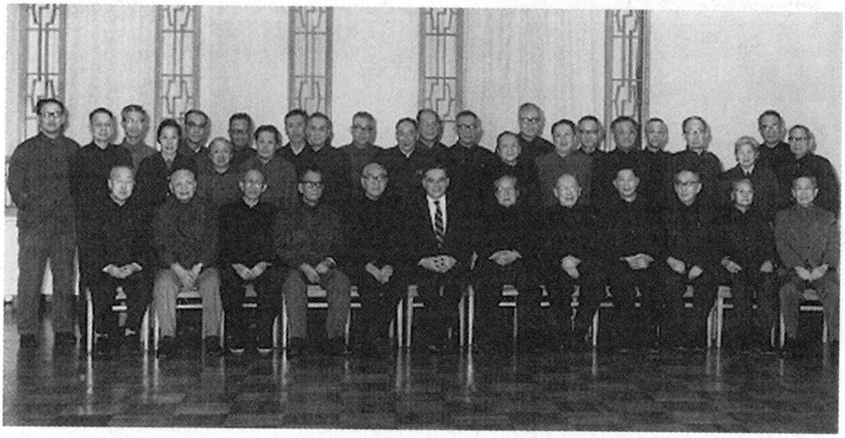

图 4-5　西格尔与协和人合影（1978 年）

（前排左起：吴英恺、谢少文、诸福棠、卢观全、黄家驷、西格尔、张锡钧、张孝骞、李洪迥、吴瑞萍、王耀云、邓家栋。后排左起：张安 2、冯应琨 15、方圻 16、吴阶平 17、曾宪九 19）

访问美国期间，与 CMB 董事会取得联系，并成功地会见了美国约翰斯·霍普金斯大学医学院院长，恢复了两所学校之间渊源 60 余年的传统友谊。1980 年，时隔三十年后，洛克菲勒基金会再次进入中国，捐款 35 万美元，其中三分之二给予北京协和医（学）院，用于提供出国进修奖学金，提供师资培训、科研资助、图书建设三项合作基金，另有单项科研资助和专项建筑修缮资助。

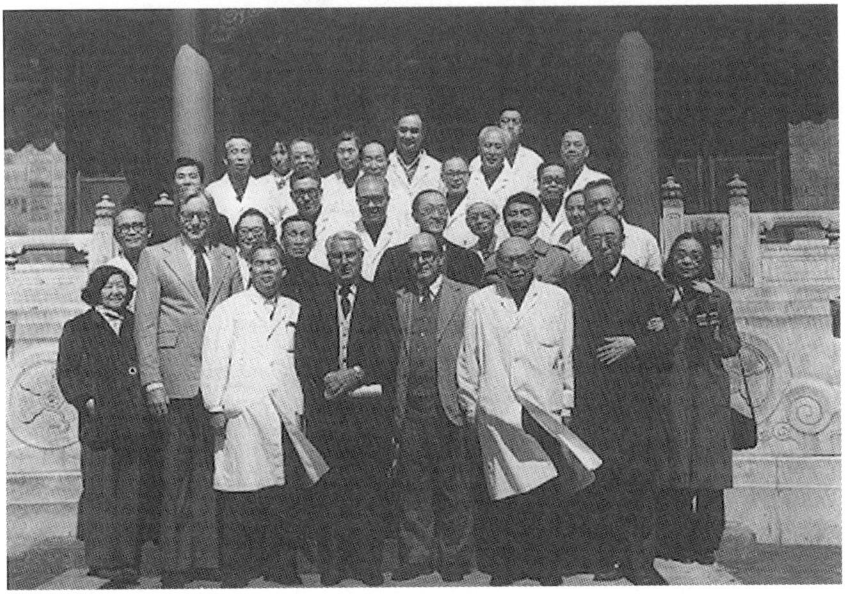

图 4-6　CMB 访华团成员访问协和（1980 年）

迄今，洛克菲勒基金会已成立百年。基金会问世伊始即来到中国，把协和作为“造福中国人”的最佳场所，使中国的西医在起步时就从高起点出发，对中国医学的发展具有深远意义。数十年间，洛克菲勒人和协和人一起谱写了一个起伏跌宕、激动人心的故事。

故事仍在继续……

参考文献

1. W. Travis Hanes Ⅲ, Frank Sanello. The Opium Wars: The Addiction of One Empire and the Corruption of Another. Naperville: Sourcebooks, Inc. 2002.
2. 资中筠. 洛克菲勒基金会与中国. 美国研究. 1996, 1 : 58-79.
3. Dedication Ceremonies and Medical Conference-Peking Union Medical College 1921. Concord, New Hampshire: Rumford Press, 1922.
4. 张大庆. 中国现代医学初建时期的布局：洛克菲勒基金会的影响. 自然科学史研究，2009，28 : 137-155.
5. 伯纳·布立赛著，高发明，丽泉，李鸿飞译. 1860：圆明园大劫难. 杭州：浙江古籍出版社，2005.
6. Peter C Perdue. China Marches West: The Qing Conquest of Central Eurasia. Cambridge: Harvard University Press, 2005 : 505.
7. 朱步冲. 王朝坍塌——火烧圆明园 150 年祭. 三联生活周刊，2010（598）: 38-41.
8. 季压西，陈伟民. 来华外国人与近代不平等条约. 北京：学苑出版社，2007.
9. 伟烈亚力（Alexander Wylie）. 来华基督教传教士传记丛书. 桂林：广西师范大学出版社，2011.
10. William Lockhart. The Medical Missionary in China: A Narrative of Twenty Years' Exprience. London: Hurst and Blackett Publishers, 1861.
11. 王尔敏. 近代上海科技先驱之仁济医院与格致书院. 桂林：广西师范大学出版社，2011.
12. 韩清波. 传教医生雒魏林在华活动研究. 浙江大学：硕士学位论文，2008.
13. A. P. Hughes. 俞强译. Dr. William Lockhart, 1811 - 1896, Medical Missionary to China. 1995.

14. 顾长声. 从马礼逊到司徒雷登——来华新教士评传. 上海：上海人民出版社. 1985.
15. Gerald H. Choa. “Heal the Sick” was Their Motto：The Protestant Medical Missionaries in China. HongKong：Chinese University Press，1990.
16. 王韬. 王韬日记. 北京：中华书局，1987.
17. 李尚仁. 健康的道德经济：德贞论中国人的生活习惯和卫生. 见：李尚仁. 帝国与现代医学. 中华书局，北京：2012：239.
18. PUMC Weekly Calendar. 11 December，1940：88.
19. 高晞. 德贞与中国医学早期现代化. 复旦大学：博士学位论文，2008.
20. 德贞. 施医信录. 北京：北京灯市口美华活字书馆，1870.
21. 丁韪良. 花甲忆记：一位美国传教士眼中的晚清帝国. 桂林：广西师范大学出版社，2004.
22. 曾纪泽（清）. 曾纪泽日记. 长沙：岳麓书社，1998.
23. 马飞. 晚清来华传教士德贞研究. 山东大学：硕士学位论文，2009.
24. John Dudgeon. The Diseases of China：Their Causes，Conditions，and Prevalence，Contrasted with Those of Europe. Glasgow：Dune & Wright，1877.
25. 王吉民，伍连德. 中国医史. 天津：天津出版社. 1932：328.
26. 高晞. 西医传入过程中的京师同文馆. 自然辩证法通讯. 1991，(2).
27. 高晞. 德贞传——一个英国传教士与晚清医学近代化. 上海：复旦大学出版社，2009.
28. 仲芳氏. 庚子记事. 见：中国科学院历史研究所第三所近代史资料编辑组. 庚子记事. 北京：科学出版社，1959：12.
29. Margaret Aitchison. The Doctor and the Dragon：A Pioneer in Old Peking. Basingstoke，Hants：Pickering & Inglis，1983.
30. David C McCasland. Eric Liddell：Pure Gold. Grand Rapids：Discovery House Publishers，2001.
31. Francesca French. Thomas Cochrane：Pioneer and Missionary Statesman. London：Hodder and Stoughton，1956.
32. Harold H. Rowdon，Edinburgh 1910，Evangelicals and the Ecumenical Movement，Vox Evangelica. 1967，5：49-71.
33. Obituary：Thomas Cochrane，Br Med J. 1954，(2)：47.
34. 王玲. 北京协和医学堂的创建. 历史档案. 2004，3：128-130.
35. 沈津. 老“协和”的佐证——关于新发现的《协和医学堂征信录》. 见沈津. 老蠹鱼读书随笔. 桂林：广西师范大学出版社，2009.
36. 科龄，谢恩增译. 骨学讲义·全. 北京：北京协和医学校，1914.
37. Union Medical College and Peking Hospital Report 1908—1909. New Haven：Yale Divinity Library.
38. 马驰骋. 传统疾疫与近代社会——《东三省疫事报告书》的整理与研究. 江西师范大学：硕士学位论文，2009.
39. 张蕾. 1910-1911 年东北鼠疫与山东疫情兼论鼠疫在山东流行的环境因素. 中国海洋

大学：硕士学位论文，2009.
40. Wu LienTe. Plague：A Manual for Medical and Public Health Workers. ShangHai：National Quarantine Service，1936.
41. 王哲. 国士无双伍连德. 温州：福建教育出版社，2007.
42. 池子华. 中国红十字会辛亥战时救护行动. 民国档案. 2004，1：40-45.
43. 彼得·柯利尔，戴维·霍罗威茨. 洛克菲勒王朝. 上海：上海译文出版社，1982.
44. Flynn JT. God's Gold：The Story of Rockefeller and His Times. Auburn：The Ludwig von Mises Institute，2007.
45. 阿尔文·莫斯考. 洛克菲勒家史. 北京：新华出版社，1980.
46. Thomas Wakefield Goodspeed. A History of the University of Chicago，Founded by John D. Rockefeller：The First Quarter-Century. Chicago：University of Chicago Press，1972.
47. Frederick T. Gates. The Man who Gave Away Rockefeller's Millions：The Memoirs of Frederick T. Gates. American Heritage. 1955；6：65-86.
48. Raymond Blaine Fosdick. The story of the Rockefeller Foundation. New Jersey：Transaction Publishers，1989.
49. 约翰·D. 洛克菲勒著，许芳芳译. 窥见上帝秘密的人：洛克菲勒自传. 北京：新世界出版社，2009.
50. Karen Deane Ross. Making Medicine Scientific：Simon Flexner and Experimental Medicine at the Rockefeller Institute for Medical Research，1901—1945. Cambridge：ProQuest，2006.
51. Amy A Kass. Giving Well，Doing Good：Readings for Thoughtful Philanthropists. Bloomington：Indiana University Press，2008.
52. Richard E. Brown. Rockefeller Medicine Men：Medicine and Capitalism in America. Berkeley：University of California Press，1979.
53. 资中筠. 财富的归宿：美国现代公益基金会述评. 上海：上海人民出版社，2006.
54. James Thomson Jr. Sentimental Imperialists，The American Experience in East Asia. New York ：Harper Row Publishers，1981.
55. 明恩溥著，刘晓旸译. 中国人的气质. 上海：文汇出版社. 2010.
56. 梁碧莹. 梁诚与近代中国. 广州：中山大学出版社，2011.
57. 王树槐. 庚子赔款. 台北：中央研究院近代史研究所，1974.
58. 茆诗珍，徐飞庚. 款留美发端考——梁诚首倡庚款留美计划的历史考察. 中国科技史杂志. 2005；1：16-22.
59. 马秋莎. 改变中国——洛克菲勒基金会在华百年. 桂林：广西师范大学出版社，2013.
60. Liu JH. Share we leave it all to the Rockefeller Foundation? Chinese Medical Journal. 1916；1：49.
61. The Rockefeller Foundation Annual Report 1908. 61 Broadway，New York ：The Rockefeller Foundation.
62. Ernest D. Burton，Thomas T. Chamberlin. Report of the Oriental Educational Commission of

the University of Chicago. 1909.
63. The Rockefeller Foundation Annual Report 1913 - 14. 61 Broadway, New York : The Rockefeller Foundation.
64. 讴歌. 协和医事. 北京：三联书店，2007.
65. China Medical Commission of the Rockefeller Foundation. Medicine in China. The Chicago: University of Chicagfo Press, 1914.
66. 袁媛. 近代生理学在中国：1851—1926. 上海交通大学：博士学位论文，2006 : 77.
67. Peking University. New York: Cornell University Library, 1921 : 33.
68. The Rockefeller Foundation Annual Report1916. 61 Broadway, New York : The Rockefeller Foundation.
69. 夏媛媛，张大庆. 昙花一现的中国哈佛医学院. 中国科技史杂志. 2010，31：55-69.
70. The Rockefeller Foundation Annual Report 1947. 61 Broadway, New York : The Rockefeller Foundation.
71. 王勇. 略论“协和模式”的形成及其社会影响. 医学与哲学（人文社会医学）. 2008, 29 : 75-76.
72. 慕景强. 民国西医高等教育研究. 华东师范大学：博士学位论文，2005.
73. Laurence A. Schneider. The Rockefeller Foundation, The China Foundation, and the Development of Modern Science in China. Soc. Sci. Med. 1982, 16 : 1217-1221.
74. Morris Allison Bealle. The Drug Story. Whitefish: Literary Licensing, LLC , 2012.
75. Mary Brown Bullock. The Oil Prince's Legacy: Rockefeller Philanthropy in China. California: Stanford University Press, 2013.
76. The Rockefeller Foundation Annual Report 1917. 61 Broadway, New York : The Rockefeller Foundation.
77. The Rockefeller Foundation Annual Report 1920. 61 Broadway, New York : The Rockefeller Foundation.
78. The Rockefeller Foundation Annual Report 1918. 61 Broadway, New York : The Rockefeller Foundation.
79. Jeffrey W. Cody. Building in China: Henry K. Murphy's Adaptive Architecture, 1914—1935. HongKong: Chinese University Press, 2001.
80. 北京市政协文史资料研究委员会. 蠖公纪事：朱启钤先生生平纪实. 北京：中国文史出版社，1991.
81. 蒋育红，张霞. 1917 年协和医学院奠基及开工典礼. 中华医史杂志. 2010，40：361.
82. 张复合. 北京近代建筑史. 北京：清华大学出版社有限公司，2004.
83. Harry Hussey. My Pleasures and Palaces: an informal memoir of fourty years in modern China. New York: Doubleday, 1968.
84. 冯晋. 北京协和医学院的设计与建造历史拾遗. 见：张复合中国近代建筑研究与保护（五）北京：清华大学出版社，2006.
85. 李璐珂，王南，李菁，胡介中. 北京古建筑地图. 北京：清华大学出版社，2009.
86. 傅朝卿. 中国古典式样新建筑：二十世纪中国新建筑官制化的历史研究. 台北：南

天书局，1993.
87. 梁思成．中国建筑史．天津：百花文艺出版社，2005.
88. 林与舟．建筑宗师：梁思成．长沙：湖南师范大学出版社，2011.
89. 梁思成．建筑设计参考图集，序言．北京：中国营造学社，1935.
90. William H. Schneider. Rockefeller Philanthropy and Modern Biomedicine：International Initiatives from World war I to the Cold War. Bloomington：Indiana University Press，2002.
91. 魏淑凌著，张林杰译．家国梦影-凌叔华与凌淑浩．天津：百花文艺出版社．2008.
92. Haipeng Zhou. Professional Opportunities for Women in Peking Union Medical College in the 1920s and 1930s. Rockefeller Archive Center Research Reports Online，2009.
93. 吴英恺．医务生活六十年（1927—1987）——吴英恺回忆录．上海：上海科学技术出版社，1990.
94. S. Weir Mitchell. Biographical Memoir of John Shaw Billings：1838—1913. Washington D. C.：The National Academy of Sciences，1917.
95. Kenneth M. Ludmerer. Learning to Heal：The Development of American Medical Education. New York：Perseus Books Group，1988.
96. Simon Flexner，James Thomas Flexner. William Henry Welch and the Heroic Age of American Medicine. Baltimore：Johns Hopkins University Press，1993.
97. Charles Stewart Roberts. H. L. Mencken and the four doctors：Osler，Halsted，Welch，and Kelly. Proc（Bayl Univ Med Cent）. 2010；23：377-388.
98. Michael P Osborne. William Stewart Halsted：his life and contributions to surgery. Lancet Oncol. 2007；8：256-265.
99. Carleton B. Chapman. Order out of chaos：John Shaw Billings and America's coming of age. Boston MA：The Boston Medical Library in the Francis A. Countway Library of Medicine，1994.
100. Edwin R. Embree. The Rockefeller Foundation General Bulletin. 1921，10. 26.
101. Sasha Su-ling Welland. A thousand miles of dreams：the journeys of two Chinese sisters. Lanham：Rowman & Littlefield，2006.
102. George Y. Char，Adrian S. Taylor. Skin Grafting—Thiersch and Reverdin. In：Dedication Ceremonies and Medical Conference- Peking Union Medical College 1921. Concord，New Hampshire：Rumford Press，1922：288.
103. 关于谢恩增的出生年月及其他. http：//blog. sina. com. cn/s/articlelist_ 1581620023 _ 0_ 1. html.
104. Johan Gunnar Andersson. Children of the Yellow Earth：Studies in Prehistoric China. Lundon：Taylor & Francis，1973.
105. Sigrid Schmalzer. The People's Peking Man：Popular Science and Human Identity in Twentieth-Century China. Chicago：University of Chicago Press，2009.
106. Penny van Oosterzee. The Story of Peking Man. Burwood：Brown Prior Anderson Pty Ltd，1999.
107. 钱益汇．步达生与近代中国的科学事业．齐鲁学刊．2005，5：55-60.

108. 何传坤. 北京人的知己——魏敦瑞. 台北：允晨文化实业股份有限公司，1982.
109. Bernard E. Read. Chinese materia medica insect drugs. Peking：Peking Natural History Bulletin，1941.
110. 丁光生. 陈克恢——国际著名药理学家. 生理科学进展. 2009，40：刊头专文.
111. Louise Hanson Marshall. American Neuroscience in the Twentieth Century：Confluence of the Neural，Behavioral，and Communicative Streams. Lundon：Taylor & Francis，2003.
112. George B. Koelle. Carl Frederic Schmidt 1893—1988. Washington D. C. National Academies Press，1995.
113. Yan Shi. Robert Kho-Seng Lim and the Meandering Path for the Localization of Peking Union Medical College Rockefeller Archive Center Research Reports Online 2012.
114. 林语堂著，张振玉译. 八十自述. 台北：德华出版社，1980.
115. Horace W. Davenport. Robert Kho-Seng Lim 1897-1969. Washington D. C.：National Academy of Sciences，1980.
116. Tuchman B. Stilwell and the American Experience in China，1911-1945. New York：Macmillan，1970.
117. Chandler M. Brooks，Kiyomi Koizumi，James O. Pinkston. The Life and Contributions of Walter Bradford Cannon，1871—1945. New York：SUNY Press，1975.
118. 费慰梅著，成寒译. 林徽因与梁思成. 北京：法律出版社，2010.
119. 颜宜葳，张大庆. 坎农与中国生理学家的交流. 中国科技史杂志. 2005，26：204-22l.
120. Walter B. Cannon. The Way of an Investigator：A Scientist's Experiences in Medical Research. New York：Hafner Publishing Company，1965.
121. Louse Rosenfeld. Donald Dexter Van Slyke（1883—1971）：An Oral Biography. Clinical Chemistry. 1999，45：703-713.
122. Albert Baird Hastings. Donald Dexter Van Slyke 1883—1971. Washington D. C.：National Academy of Sciences，1976.
123. 吴贻芳. 金女大四十年. 吴贻芳纪念集. 南京：江苏教育出版社，1987.
124. 曹育. 最早在国内从事生物化学研究的女学者——吴严彩韵. 中国科技史料. 1995；4：35-44.
125. James Reardon Anderson. The Study of Change：Chemistry in China，1840—1949 Cambridge：Cambridge University Press，2003.
126. John Z Bower. Western Medicine in a Chinese Palace. Philadelphia：Wn. F. Fell Co，Josiah Macy Jr. Foundation，1972.
127. Halvor N. Christensen. Albert Baird Hastings 1895—1987. Washington D. C.：National Academy of Sciences，1994.
127. Shen Yufei. The China affection of Ray Wu. Sci China Ser C-Life Sci. 2009，52：119-124.
129. 王逸慧. 回忆孙中山先生卧病的日子. 见：尚明轩，王学庄，陈崧编著. 孙中山生平事业追忆录. 北京：人民出版社，1986.

130. 刘蜀永. 一枝一叶总关情. 香港：香港大学出版社，1999.
131. Simeon Burt Wolbach. Hans Zinsser, 1878—1940. Washington D. C.: National Academy of Sciences, 1940.
132. 黄昆岩. 黄昆岩谈教养. 台北：联经出版社，2004.
133. Joseph Needham. Science in South-West China. Nature. 1943; 152 (3845): 36-37.
134. 宋三旦. 毛泽东与他的师长学友. 太原：山西人民出版社，2003.
135. 青宁生. 为消灭小儿麻痹症作过重要贡献的中国人——李振翩. 微生物学报. 2008; 2: I0001-I0002.
136. Esmond R. Long. Eugene Lindsay Opie 1873—1971. Washington D. C.: National Academy of Sciences, 1975.
137. Ferguson, Mary E. China Medical Board and Peking Union Medical College: A Chronicle of Fruitful Collaboration, 1914—1951. New York: China Medical Board of New York, Inc., 1970.
138. 胡传揆. 北京协和医学校的创办概况. 文史资料选集. 北京：文史资料出版社 1980, 43.
139. Peabody F. W. The Department of Medicine at the Peking Union Medical College. Science, 1922: 56, 317-320.
140. Oglesby Paul. The Caring Physician: The Life of Dr. Francis W. Peabody. Cambridge: Harvard University Press, 1991.
141. Hess JR, Schmidt PJ. The first blood banker: Oswald Hope Robertson. Transfusion. 2000, 40: 110-113.
142. The Rockefeller Foundation Annual Report 1923. 61 Broadway, New York : The Rockefeller Foundation.
143. 徐有威，贝思飞. 我和土匪在一起的日子：民国匪案洋人亲历记. 北京：团结出版社，2009.
144. Coggeshall L. T. Oswald Hope Robertson, 1886—1966. Washington D. C.: National Academy of Sciences, 1971.
145. The Rockefeller Foundation Annual Report 1919. 61 Broadway, New York : The Rockefeller Foundation.
146. 政协北京市委员会. 话说老协和. 北京：中国文史出版社，1987.
147. 董炳琨等. 老协和. 保定：河北大学出版社，2004 年.
148. 北京协和医院. 张孝骞. 北京：中国协和医科大学出版社，2007.
149. 李乃适. 马士敦与北京协和医学院妇产科的早期骨软化症研究. 中华骨质疏松和骨矿盐疾病杂志. 2009, 2: 70-72.
150. 北京协和医院. 刘士豪画传. 北京：中国协和医科大学出版社，2010.
151. 王鹏. 让瘟疫远离人类——缅怀热带医学家钟惠澜. 国际人才交流. 2003; 8: 16-21.
152. 刘培德，刘谦. 邓家栋画传. 北京：中国协和医科大学出版社，2007.
153. Isidore Snapper. Chinese lessons to Western medicine: a contribution to geographical

medicine from the clinics of Peiping Union Medical College. New York: Grune & Stratton, 1965.

154. Guangqiu Xu. American Doctors in Canton: Modernization in China, 1835—1935. New Jersey: Transaction Publishers, 2011.

155. Obituaries: Andrew H. Woods, 1872—1956. AMA Achives of neurology and psychiatry. 1958, 79: 175-176.

156. Veronica Pearson. Mental Health Care in China: State Policies, Professional Services and Family Responsibilities. London: RCPsych Publications, 1995.

157. Anne C Rose. Racial experiments in psychiatry's provinces: Richard S Lyman and his colleagues in China and the American South, 1932-1951. History of Psychiatry. 2012, 23: 419-436.

158. 王文基. "当下为人之大任": 戴秉衡的俗人精神分析. 见李尚仁. 帝国与现代医学. 中华书局, 北京: 2012, 477.

159. Dieuaide FR. Chester North Frazier, 1892—1973. Trans Assoc Am Physicians. 1973; 86: 15-6.

160. king-thom Chung. Women Pioneers of Medical Research: Biographies of 25 Outstanding Scientists. Jefferson: McFarland, 2010.

161. Marion Fay. Louise Pearce: 5th March 1885-9th August 1959. The Journal of Pathology and Bacteriology. 1961, 82: 542-551.

162. 北京协和医院. 皮肤科医生: 李洪迥. 北京: 中国协和医科大学出版社, 2008.

163. The Rockefeller Foundation Annual Report 1924. 61 Broadway, New York : The Rockefeller Foundation.

164. Peter M Dunn. Dr Emmett Holt (1855—1924) and the foundation of North American paediatrics. Arch Dis Child Fetal Neonatal Ed. 2000; 83: F221-F223.

165. Robert Luther Duffus, L. Emmett Holt, Jr. L. Emmett Holt: pioneer of a children's century. New York: Arno Press, 1974.

166. 刘文典. 中国现代儿科学奠基人: 诸福棠教授的一生. 北京: 中国和平出版社, 1990.

167. Archie R Crouch. Christianity in China: A Scholars's Guide to Resources in the Libraries and Archives of the United States. New York: M. E. Sharpe, 1989.

168. Gordon Poteat. A Great Heart of the South, John T. Anderson Medical Missionary. Whitefish: Kessinger Publishing, 2004.

169. The Rockefeller Foundation Annual Report 1921. 61 Broadway, New York : The Rockefeller Foundation.

170. George H. Humphreys II. Presentation of the Academy Plaque to Jerome P. Webster, M. D. Bull. N. Y. Acad. Med. 1973, 49: 954-956.

171. 章开沅, 马敏. 社会转型与教会大学. 长沙: 湖北教育出版社, 1998.

172. The Rockefeller Foundation Annual Report 1922. 61 Broadway, New York : The Rockefeller Foundation.

173. 吴阶平基金会. 非凡足迹绚丽人生——吴阶平. 北京：人民卫生出版社，2007.
174. 王勇. 中国近代医学的开拓者刘瑞恒先生. 南京医科大学学报. 2009，1：86-89.
175. 王勇. 略论近代医学先贤刘瑞恒. 医学与哲学. 2009；30：63-64.
176. The Rockefeller Foundation Annual Report 1925. 61 Broadway, New York : The Rockefeller Foundation.
177. 钟叔河，朱纯. 过去的学校. 长沙：湖南教育出版社，1982.
178. Song Wan, Anthony P. C. Yim. Cardiothoracic surgery in China：past, present and future. HongKong：The Chinese University Press, 2007.
179. Frederick C. Elliott. The birth of the Texas Medical Center：a personal account. College Station：Texas A&M University Press, 2004.
180. 周利成，王勇则. 外国人在旧天津. 天津：天津人民出版社，2007.
181. Patrick Sim, Bing Du, Douglas R. Bacon. Pioneer Chinese Anesthesiologists. Anesthesiology. 2000, 93 : 1256-64.
182. Lindsay Shen. Knowledge is Pleasure：Florence Ayscough in Shanghai. Hong Kong：Hong Kong University Press, 2012.
183. Martin J. Lipton. History of the department of radiology at the University of Chicago. Am J Radiology. 1995; 164 : 245-252.
184. 朱真一. 第一位来台湾服务的欧美医师：Dr. James L. Maxwell（马雅各布）医生. 台湾医界. 2009, 52 : 37-42.
185. 李又宁，张玉法. 中国妇女史论文集. 台北：台湾商务印书馆，1981.
186. 沈雨梧. 清代女科学家. 杭州：浙江教育出版社，2011.
187. Berkow SG. A visit with Dr. Nicholson J. Eastman. Obstet Gynecol 1959; 14 : 694- 702.
188. The Rockefeller Foundation Annual Report 1928. 61 Broadway, New York : The Rockefeller Foundation.
189. Harold Speert. Nicholson J. Eastman. Obstetrical and Gynecological Survey. 2004, 59 : 399-405.
190. Edwin Ride. BAAG, Hong Kong resistance, 1942—1945. Cary：Oxford University Press, 1981.
191. 严仁英. 杨崇瑞博士：诞辰百年纪念. 北京：北京医科大学、中国协和医科大学联合出版社，1990.
192. 李可柔，毕乐思. 光与盐——探索近代中国改革的十位历史名人. 北京：中国档案出版社，2009.
193. 吴崇其，邓加荣著. 林巧稚. 北京：中国青年出版社，1985.
194. 赖妙宽. 天堂没有路标. 厦门：鹭江出版社，2006.
195. 张清平. 林巧稚传. 天津：百花文艺出版社，2012.
196. 庄丽君. 世纪清华. 北京：北京光明日报出版社，2001.
197. 徐有威，（英）贝思飞. 我和土匪在一起的日子———民国匪案洋人亲历记. 北京：团结出版社，2009.
198. 杨钧. 毕华德教授传略. 眼科学报. 2002，18 : 197-198.

199. 林云亮. 我的父亲林文秉. http: //changhai. h. yynet. cn/news/2315/? cate=21882.
200. Nancy L Noel, EdD RN. Isabel Hampton Robb: architect of American nursing. New York: Columbia University Press, 1978.
201. Edith J. Haward. Is China Ready for Women Nurses in Men's Hospitals? The China Medical Journal. 1919; 33 : 174-177.
202. Connie A. Shemo. The Chinese Medical Ministries of Kang Cheng and Shi Meiyu, 1872—1937. Lanham: Rowman & Littlefield, 2011.
203. Mame Warren. Our Shared Legacy: Nursing Education at Johns Hopkins, 1889—2006. Baltimore: JHU Press, 2006.
204. Cheng Zhen. Anna D. Wolf: The First Dean of the PUMC School of Nursing. Rockefeller Archive Center Research Reports Online, 2011.
205. Sarah E. Allison. Anna Wolf's Dream: Establishment of a Collegiate Nursing Education Program. Journal of Nursing Scholarship. 1993, 25 : 127-131.
206. Motoe Sasaki-Gayle. Entangled with Empire: American Women and the Creation of the 'New Woman' in China, 1898—1937. Cambridge: ProQuest, 2009.
207. 季啸风，王显明，徐敦潢. 中国高等学校变迁. 上海：华东师范大学出版社，1992.
208. 张大庆. 中国医学人文学科的早期发展：协和中文部. 北京大学学报（哲学社会科学版）. 2011，48 : 124-128.
209. 西格里斯著，顾谦吉，胡适译. 人与医学. 台北：台湾商务，2012.
210. 夏晓虹. 追忆梁启超. 北京：三联书店，2009：301.
211. 吴之理，章央芬. 自豪的回忆. 北京：华夏出版社，2004.
212. 冯彩章，李葆定. 红医将领. 北京：北京科学技术出版社，1991.
213. 刘德培，刘谦. 沈其震画传. 北京：中国协和医科大学出版社，2006.
214. 郝先中. 西医东渐与中国近代医疗卫生事业的肇始. 华东师范大学学报（哲学社会科学版）. 2005，1 : 27-33.
215. 伍连德. 论中国当筹防病之法及实行卫生之方. 中华医学杂志. 1915，1 : 13-23.
216. Frank Ninkovich. The Rockefeller Foundation, China, and Cultural Change. The Journal of American History. 1984; 70 : 799-820.
217. 卢宜宜. 洛克菲勒基金会的中国项目. 中国科技史料. 1998；19 : 24-28.
218. 何小莲. 论中国公共卫生事业近代化之滥觞. 学术月刊. 2003，2 : 61-67.
219. 胡鸿基. 公共卫生概论. 上海：商务印书馆，1931.
220. 黄子方. 中国卫生刍议：弁言. 中央防疫处卫生杂志特刊号，1928.
221. Marjorie King. China's American Daughter: Ida Pruitt, 1888—1985. HongKong: Chinese University Press, 2006.
222. Marjorie King. Missionary mother and radical daughter: Anna and Ida Pruitt in China, 1887—1939. Mich: Ann Arbor, 1985.
223. 赵晓阳. 步济时及其《北京的行会》研究. 汉学研究通讯 2004，23 : 19-23.
224. 盖小荣，彭华，王秋俐等. 北京协和医院医务社会工作的实践. 2008，12 : 4-5.
225. 张岭泉，彭秀良. 掩埋在历史风尘中的北平协和医院社会服务部. 档案天地. 2010；

3：47-49.
226. Liping Bu John B. Grant and Public Health in China Rockefeller Archive Center Research Reports Online，2012.
227. Biographical Outline—John B. Grant; John B. Grant Honored by Public Health Group，Rockefeller Foundation Biography Files，Rockefeller Archive Center.
228. Socrates Litsios. John Black Grant：A 20th-Century Public Health Giant. Perspect Biol Med. 2011；54：532-49.
229. Shawn X. Foster. John Black Grant's Public Health Effort in China，1918—1937. Rockefeller Archive Center Research Reports Online，2010.
230. Liping Bu，Darwin Stapleton，Ka-che Yip. Science，Public Health and the State in Modern Asia. London and New York：Routledge，2012.
231. Elizabeth Feea，Liping Bu. Models of public health education：choices for the future? Bulletin of the World Health Organization. 2007，85：977-979.
232. Mary Brown Bullock. An American Transplant：the Rockefeller Foundation and Peking Union Medical College. Berkeley：University of California Press，1980.
233. Bangdiwala SI，Tucker JD，Zodpey SM，et al. Public Health Education in India and China：History，Opportunities，and Challenges. Public Health Reviews. 2011；33：204-224.
234. 杨念群. 再造病人——中西医冲突下的空间政治（1832—1985）. 北京：中国人民大学出版社，2006.
235. 何观清. 我在协医及第一卫生事务所的工作经过. 话说老协和. 北京：中国文史出版社，1987.
236. 唐文娟，甄橙. 协和护校公共卫生护士与北平市第一卫生区事务所. 中国科技史杂志. 2010，31：70-78.
237. 全国政协文史资料委员会. 中华文史资料文库（第十六卷）文化教育编. 北京：中国文史出版社，1996.
238. 傅惠. 国立第一助产学校与杨崇瑞校长. 北京市东城区文史资料选编（第三辑），1992.
239. 左奇，严仁英. 杨崇瑞博士——中国妇幼卫生事业的开拓者. 北京：北京医科大学出版社，2002.
240. 张大庆. 中国近代疾病社会史（1912—1937）. 济南：山东教育出版社，2006.
241. Tina Johnson. Childbirth in Republican China：Delivering Modernity. Virginia：Lexington Books，2011.
242. 晏阳初纪念文集编辑委员会. 晏阳初纪念文集. 重庆：重庆出版社，1996.
243. 晏阳初. 晏阳初全集，第2卷. 长沙：湖南教育出版社，1992.
244. 晏阳初，赛珍珠. 告语人民. 桂林：广西师范大学出版社，2003.
245. 晏阳初. 晏阳初文集. 成都：四川教育出版社，1990.
246. 吴相湘. 晏阳初传——为全球乡村改造奋斗六十年. 长沙：岳麓书社，2001.
247. 陈志潜.《请医药卫生技术人员下乡》.《民间》，1934；1：1-6.

248. 陈志潜.《定县社会改造事业中之乡村卫生实验》. 上海市卫生局，《卫生月刊》1934，4.
249. 陈志潜. 中国农村的医学. 成都：四川人民出版社，1998.
250. Chau-Chyun Chen. Medicine in rural China：a personal account. Berkeley：University of California Press，1989.
251. 胡宜. 送医下乡：现代中国的疾病政治. 北京：社会科学文献出版社，2011.
252. 张朋园，罗久蓉. 周美玉先生访问纪录. 中研院近代史研究所，口述历史丛书47，1985.
253. 胡一峰. 医学与国家——丙寅医学社之新医学运动研究. 清华大学：硕士学位论文，2005.
254. 胡一峰. 丙寅医学社初探——成立背景、早期活动与历史意义. 北京档案史料. 2005，3：184-196.
255. 史沫特莱著，袁文译. 中国的战歌. 北京：新华出版社，1985.
256. 王安娜著，龙翔译. 嫁给革命的中国. 香港：香港广角镜出版社，1978.
257. 易劳逸著，王建朗译. 毁灭的种子：战争与革命中的国民党中国. 香港，南京：凤凰出版传媒集团，江苏人民出版社，2010.
258. 池子华. 中国红十字会救护总队部的“林可胜时期”（上）. 南通工学院学报（社会科学版）. 2004，20（2）：1-6.
259. 张建俅. 抗战时期战地救护体系的建构及其运作——以中国红十字会救护总队为中心的探讨. 中央研究院近代史研究所集刊，2001，36：117-165.
260. 戴斌武. 池子华. 中国红十字会救护总队抗战救护述论. 深圳大学学报（人文社会科学版）. 2010，27：126-130.
261. 陈嘉庚. 南侨回忆录. 新加坡：南洋印刷社，1946.
262. 池子华，郝如一. 中国红十字历史编年（1904—2004）. 合肥：安徽人民出版社，2005.
263. 刘士永，郭世清. 林可胜（1897—1969）：暗声晦影的中研院院士与国防医学院院长. 台湾史研究，2012，19：141-205.
264. 中国科技史料编委会. 中国科技史料—1999 年第 20 卷. 北京：中国科学技术出版社，1999，166.
265. 池子华. 中国红十字会救护总队部的“林可胜时期”（下）. 南通工学院学报（社会科学版）. 2004，20（3）：1-5.
266. 杜聿明. 中国远征军入缅对日作战述略. 见：文史资料选辑：第八辑. 北京：中国文史出版社，1986.
267. 蔡作雍. 中枢血管心脏调控机制研究历程的回顾. 国防医学. 1998，27：247-271.
268. 张南琛，宋路霞. 张静江、张石铭家族：一个传奇家族的历史纪实. 台北：秀威信息科技股份有限公司，2008.
269. 肖彬夫. 大秘书. 北京：中国工人出版社，2009.
270. 传记文学编辑委员会. 传记文学第六十六卷. 台北：传记文学出版社，1995，92.
271. 李仕波. 抗战时期贵州医疗卫生政策探析. 重庆教育学院学报. 2011；24：68-71.

272. 北京协和医院. 张孝骞画传. 北京：中国协和医科大学出版社，2007.
273. 北京协和医院《张孝骞》编辑组. 张孝骞. 北京：中央文献出版社，1988.
274. 龚放，冒荣. 南京大学百年史. 南京：南京大学出版社，2002.
275. 田铁伦，郭继鸿. 戚寿南：先生之风山高水长——记我国内科学、心血管病学的奠基人. 临床心电学杂志. 2012；21：218-220.
276. 中国科技史料编委会. 中国科技史料—1998 年第 19 卷. 北京：中国科学技术出版社，1998，35.
277. The Rockefeller Foundation Annual Report 1939. 61 Broadway, New York : The Rockefeller Foundation.
278. 王宁. 协和医学院：洛氏基金会对中国医学进步的贡献. 见：聿开沅，林蔚. 中西文化与教会大学. 长沙：湖北教育出版社，1991.
279. 陶文钊，梁碧莹. 美国与近现代中国. 北京：中国社会科学出版社，1996.
280. The Rockefeller Foundation Annual Report 1944. 61 Broadway, New York : The Rockefeller Foundation.
281. Robert E. Herzstein. Henry R. Luce, Time, and the American Crusade in Asia. Cambridge: CambridgeUniversity Presss, 2005.
282. John R. Watt. A Friend in Deed: ABMAC and the Republic of China, 1937—1987 New York: ABMAC, 1992.
283. Abmac Bulletin. 1941, 11; 110 (10) : 1-8.
284. 池子华，郝如一. 中国红十字会百年往事. 合肥：合肥工业大学出版社，2011.
285. Ping Linghu. Surviving on the gold mountain: a history of Chinese American women and their lives. New York: SUNY Press, 1998.
286. Bowl of Rice Parties Will Aid Chinese Now Forced to Eat Buds, Leaves, Mud. The Pittsburgh Press. 1938; 54 (348): June 12, Two.
287. 彭建新. 宋庆龄与"一碗饭运动". 文史精华. 2013；1：60-64.
288. 易见龙. 军医署血库成立之经过. 中华医学杂志. 1945；31：449-453.
289. 史如松. 抗战期间美国医学界对中国的关注. 中国科技史杂志，2006，27：211-220.
290. 颜宜葳，张大庆. 我国第一座血库的建立. 科学文化评论，2006，3：67-82.
291. 胡俊，甄橙，李东. 韦伯斯特与中国整形外科的蕴育. 中华整形杂志，2011；27：222-226.
292. J Watt, P Source. The Development of Nursing in Modern China 1870—1949. See: P D'Antonio. Nursing History Review. New York: Springer Publishing Company, 2004; 12: 67-96.
293. Ferguson, Mary E. China Medical Board and Peking Union Medical College: A Chronicle of Fruitful Collaboration, 1914—1951. New York: China Medical Board of New York, Inc., 1970.
294. 刘似锦. 刘瑞恒博士与中国医药及卫生事业. 台北：台湾商务印书馆，1989.